Physiologie générale

Chez le même éditeur

Sciences humaines et sociales, par S. Bimes-Arbus, Y. Lazorthes, D. Rougé, et coll., collection *Abrégés PCEM1*, 2006.

Biologie Cellulaire, par M. Maillet, 10e édition, collection *Abrégés PCEM1*, 2006.

Biochimie génétique, biologie moléculaire, par É. Clauser, J. Étienne, C. Housset, P. Roingeard, 9e édition, collection *Abrégés PCEM1*, 2006.

Biophysique. Radiobiologie, radiopathologie, par R. Paulin, P. Galle, collection *Abrégés cours + exos*, 2000.

Anatomie générale, par J.-P. Chevrel, J.-L. Dumas, J.-P. Guéraud, J.-B. Lévy, collection *Abrégés cours + exos*, 2000.

Embryologie. Développement précoce chez l'humain, par M. Catala, 3e édition, collection *Abrégés PCEM1*, 2006.

Histologie. Les tissus, par J. Poirier, M. Catala, J.-M. André, R. Gherardi, J.-F. Bernaudin, 3e édition, collection *Abrégés PCEM1*, 2006.

Chimie organique, par H. Galons, 2e édition, collection *Abrégés cours + exos*, 2003.

Biomathématiques, par S. Bénazeth, M. Boniface, I. Nicolis, V. Lasserre, C. Demarquilly, M. Lemdani, 2e édition, collection *Abrégés cours + exos*, 2004.

Évolution de l'organisation animale, par J. Bailenger, collection *Abrégés cours + exos*, 2001.

Chimie générale, par G. Germain, R. Mari, D. Burnel, collection *Abrégés cours + exos*, 2001.

Probabilités et statistique, par A.-J. Valleron, 2001.

Dans la collection QCM

Anatomie 300 QCM, Tome 1, par J.-P. Chevrel, 2002.

Anatomie 300 QCM, Tome 2, par J.-P. Chevrel, 2002.

Biologie cellulaire 300 QCM, par Marc Maillet, 2002.

Chimie organique, 120 QCM et exercices, par H. Galons, 2002.

Embryologie, 300 QCM, par M. Catala, 2002.

Histologie, 300 QCM, par J. Poirier, M. Catala, J.-M. André avec la collaboration de J.-F. Bernaudin et R.K. Gherardi, 2002.

Chimie générale, 330 *QCM et exercices*, par G. Germain, 2003.

Physiologie, 320 QCM, par J.-L. Ader, F. Carré, A. T. Dinh-Xuan, M. Duclos, N. Kubis, J. Mercier, F. Mion, C. Préfaut, S. Roman, 2004.

Biochimie génétique, biologie moléculaire, 300 QCM et exercices, par É. Clauser, S. Conchon, 2004.

Physiologie générale

Jean-Louis Ader
François Carré
Anh Tuan Dinh-Xuan
Martine Duclos
Nathalie Kubis
Jacques Mercier
François Mion
Christian Préfaut
Sabine Roman

2e édition

MASSON

La maquette intérieure a été réalisée par Pascal Plottier.

Les figures ont été dessinées par Vadim Rolland.

ISBN: 2-294-02052-9
EAN : 978-2-294-02052-0

ELSEVIER-MASSON S.A.S. – 62, rue Camille-Desmoulins, 92442 Issy-les-Moulineaux Cedex

Table des matières

III

PHYSIOLOGIE RESPIRATOIRE

IV

PHYSIOLOGIE CARDIOVASCULAIRE

V

PHYSIOLOGIE RÉNALE

VI

PHYSIOLOGIE DIGESTIVE

VII

PHYSIOLOGIE ENDOCRINIENNE

VIII

NEUROPHYSIOLOGIE

Les auteurs

Jean-Louis Ader
professeur des universités – praticien hospitalier, chef de service, faculté de médecine de Rangueil et CHU de Toulouse.

François Carré
professeur de physiocardiologie vasculaire, faculté de médecine, université Rennes 1, hôpital Pontchaillou, Rennes.

Anh Tuan Dinh-Xuan
professeur des universités – praticien hospitalier, service de physiologie-explorations fonctionnelles, Groupe hospitalier Cochin-Port-Royal, faculté de médecine de l'université Paris V, Paris.

Martine Duclos
docteur en médecine, ancien chef de clinique d'endocrinologie, docteur en sciences, MCU-PH physiologie, service sport santé, CHU et Inserm U. 471, Bordeaux.

Nathalie Kubis
maître de conférences des universités – praticien hospitalier, service de physiologie – explorations fonctionnelles du Pr. Lévy, Hôpital Lariboisière, Paris.

Jacques Mercier
professeur de physiologie à la faculté de médecine, praticien hospitalier, service central de physiologie clinique, CHU de Montpellier.

François Mion
chef du service d'exploration fonctionnelle digestive, Hospices civils de Lyon, professeur de physiologie, UFR Lyon-Nord, université Claude-Bernard Lyon 1.

Christian Préfaut
professeur de physiologie à la faculté de médecine, praticien hospitalier, service central de physiologie clinique, CHU de Montpellier.

Sabine Roman
assistant hospitalo-universitaire : service d'exploration fonctionnelle digestive, hôpital Édouard-Herriot, Lyon ; physiologie, UFR Lyon-Nord, université Claude-Bernard Lyon 1.

Avant-propos à la première édition

Vous avez dit Pédagogie ? *Pédagogue* est un mot d'origine grecque qui signifie littéralement « enfant-conduire ». En fait il s'agissait du serviteur qui conduisait l'enfant. La pédagogie serait-elle au service de l'apprenant, comme l'on dit maintenant, ou, si vous préférez, de l'étudiant ?

La pédagogie a beaucoup évolué. Dans le passé, le maître enseignait, l'étudiant écoutait, et le savoir était censé s'écouler de l'un vers l'autre comme dans l'expérience des vases communicants. Le maître restait le maître et l'étudiant restait passif, sa tâche étant simplement de retenir la connaissance avant qu'elle ne fuie, comme l'eau à travers les parois du vase. Comment retenir ? En apprenant passivement par cœur ? Apprendre la physiologie par cœur, hérésie, schisme. La physiologie est par excellence la matière qui se comprend. Le pédagogue n'explique pas un phénomène ; il donne un mode de raisonnement et le fait appliquer par l'étudiant à un phénomène donné. L'élève commence alors à avoir un rôle actif, grâce à l'interactivité mise en place par le pédagogue.

On croyait aussi qu'il fallait tout connaître, dans toutes les disciplines : en somme, le savoir encyclopédique. Et pourtant Rabelais, illustre médecin de Montpellier, disait il y a bien longtemps, citant Montaigne : « Mieux vaut une tête bien faite qu'une tête bien pleine ».

Alors comment faire ? Que choisir ? Il faut décider de ce qu'il sera indispensable de connaître plus tard, décider des méthodes qu'il faut mettre en place pour acquérir, pour maîtriser ces connaissances... Méthodes qui permettront d'appréhender des données non enseignées, puisqu'il est ni possible ni souhaitable de tout enseigner, et parce que l'étudiant devra un jour acquérir de manière autonome de nouvelles connaissances. Méthodes privilégiant le raisonnement, la logique, la cognition, aux dépens de la mémoire pure. Solliciter activement celle-ci la rend d'autant plus réactive.

Ainsi, la pédagogie moderne implique de faire des choix, de préciser des objectifs pédagogiques réalistes qui puissent tenir compte des activités futures et des besoins cognitifs. Cet ouvrage collectif a souhaité répondre à ces critères. Il n'est pas exhaustif, par définition. Il n'est pas non plus un résumé de la discipline. Il a l'ambition de regrouper des données essentielles et utiles aux objectifs pédagogiques considérés comme réalistes par ses auteurs. Il souhaite donner une culture physiologique mais aussi un apprentissage au raisonnement applicable aux chapitres traités, aux futures connaissances à acquérir y compris dans d'autres disciplines. La physiologie n'est-elle pas la « mère » de celles-ci pour toute profession médicale ou plus largement de soignant ?

L'écriture des chapitres dans cet esprit n'a pas toujours été facile. Que mes collègues reçoivent ici les remerciements qu'ils méritent pour avoir accepté de se plier à cette discipline.

Bonne lecture, bon apprentissage, actifs, interactifs... bien sûr.

Christian PRÉFAUT

Avant-propos à la deuxième édition

La réussite de la première édition de cet Abrégé a dépassé toutes les espérances. Cela s'est d'abord traduit par un succès d'estime qui nous a particulièrement encouragés : un jury d'enseignants et « d'apprenants » nous a attribué en 2003 le prix « Premier Cycle » du Deuxième Festival International du Livre Médical. Puis nous avons eu l'honneur rare d'être traduit en langue portugaise. Enfin, c'est l'intérêt des utilisateurs qui nous amène en trois ans à cette deuxième édition.

Cette nouvelle parution se devait d'être revue. Non pas que les données physiologiques basiques aient tant changé en si peu de temps, mais pour répondre à ce qui fut, ce qui est, notre objectif majeur : la pédagogie. Également pour faire un lien plus étroit entre la cellule, la molécule, la physiologie intégrative, la physiopathologie et le soignant au sens le plus large du terme. Nous avons donc tenu compte des suggestions faites à chacun des auteurs, de notre propre évolution. Merci aux éditeurs qui ont optimisé la présentation de cet ouvrage rendant les schémas plus explicites, augmentant la banque des incontournables QCM.

La physiologie intégrative ? Il s'agit quasiment d'un pléonasme, la physiologie est intégration. Intégration des sciences basiques du raisonnement : physique, chimie,... Intégration des données morphologiques : anatomie, histologie, dans ces chapitres fondamentaux que sont les relations structure-fonction. Intégration d'une fonction donnée : comment s'adapte-t-elle aux modifications de son environnement, à ses propres signaux, comment se régule-t-elle ? Intégration des fonctions des différents appareils. Certes les enseignants savent que par nécessité ils doivent séquencer l'enseignement de la physiologie chapitre par chapitre. Ils savent également que l'étudiant n'est formé que le jour où il est capable de relier, d'interconnecter les différents appareils entre eux. L'homme n'est pas cerveau ou motricité, tube digestif ou appareil respiratoire... Il est un tout, au fonctionnement harmonieux, intégré. Il est rassurant de voir qu'en ce début du XXIe siècle, la notion d'intégration se généralise. Les chercheurs égarés à la fin du siècle dernier dans la physiologie de tel ou tel canal sodique, calcique... isolé de son ensemble, réintègrent aujourd'hui ce même canal dans l'organisme entier, redécouvrant la physiologie intégrative, lui donnant de nouvelles lettres de noblesse. Être physiologiste, c'est intégrer le fonctionnement de l'infiniment petit dans la physiologie globale et ce en fonction de l'environnement. C'est aussi partir d'une observation physiologique ou physiopathologique et tenter de l'expliquer par des mécanismes moléculaires.

Ainsi, pour les soignants, connaître la physiologie apparaît incontournable mais cela dépasse la simple connaissance, même intégrée. La physiologie est aussi raisonnement depuis la méthode expérimentale chère à Claude Bernard jusqu'à la physiologie clinique de nos jours. Ce raisonnement appris en physiologie s'applique intégralement à l'approche clinique. Étudier la physiologie c'est apprendre à raisonner, c'est devenir un bon clinicien.

Christian PRÉFAUT

Physiologie cellulaire

I

Anh Tuan Dinh-Xuan

Communication cellulaire

1

I. **Communication cellulaire par contact direct**
II. **Communication cellulaire par l'intermédiaire des molécules de signalisation**

Objectifs

- Savoir définir les différents types de communication intercellulaire.
- Connaître les principales familles de molécules de signalisation et leurs rôles respectifs dans la signalisation cellulaire.

La vie de tout organisme pluricellulaire repose sur la communication et les interactions entre les cellules qui le composent. On distingue deux types d'interactions cellulaires :

- par contact direct ;
- par l'intermédiaire des molécules de signalisation.

I. Communication cellulaire par contact direct

Ce type de communication n'est utilisé que si deux cellules sont suffisamment proches l'une de l'autre. On distingue deux types de communications par contact direct :

- à travers les jonctions communicantes (fig. 1.1A) ;
- par l'intermédiaire des molécules d'adhérence (fig. 1.1B).

A. Jonctions communicantes

Les jonctions communicantes permettent le passage direct entre deux cellules voisines de petites molécules (de poids moléculaire inférieur à 1 500 Da) comme les électrolytes (Ca^{2+}) et les seconds messagers (AMPc).

B. Molécules d'adhérence

Les molécules d'adhérence sont des glycoprotéines transmembranaires appartenant à cinq grandes familles :

- les intégrines ;
- les cadhérines ;
- les sélectines ;
- les immunoglobulines ;
- les molécules riches en leucine.

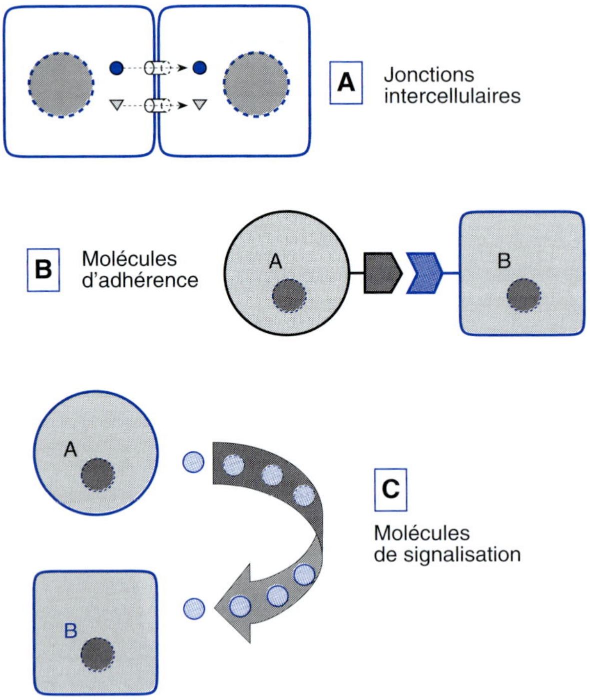

Fig. 1.1
La communication cellulaire.

Selon la nature moléculaire et le type cellulaire, on distingue quatre types d'interactions cellulaires utilisant les molécules d'adhérence (fig. 1.2). Une interaction est qualifiée d'homophillique si les molécules d'adhérence sont de même nature, et d'hétérophillique si les molécules d'adhérence sont de natures différentes. De même, on dira d'une interaction qu'elle est homotypique si les cellules sont de même type et qu'elle est hétérotypique si les types cellulaires sont distincts.

Les molécules d'adhérence cellulaire (*cell adhesion molecules*, CAM) jouent un rôle important dans trois circonstances : au cours du développement embryonnaire, lors des phénomènes de réparation tissulaire chez l'adulte normal, et dans la lutte contre l'invasion tumorale.

II. Communication cellulaire par l'intermédiaire des molécules de signalisation

Les molécules de signalisation sont des substances chimiques d'origine cellulaire, capables de jouer le rôle de messagers en mettant en communication deux cellules plus ou moins distantes l'une de l'autre (fig. 1.1C). Les molécules de communication peuvent appartenir à diverses familles de substances biochimiques (tableau 1.I).

On distingue divers types de communication cellulaire selon la nature des cellules qui émettent et/ou qui reçoivent le signal moléculaire, et la disposition de ces cellules les unes par rapport aux autres (tableau 1.II).

A. Communication endocrine

La communication endocrine permet de relier, par des signaux chimiques, des cellules situées à distance les unes des autres. Les molécules de

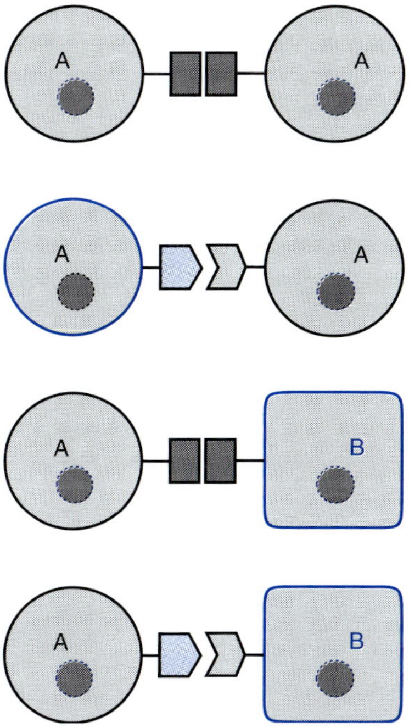

Fig. 1.2
Les quatre modes d'interactions cellulaires, selon la nature des molécules d'adhérence et le type cellulaire.

Tableau 1.I. **Les différentes familles de molécules de signalisation**

Neurotransmetteurs
Hormones et neurohormones
Cytokines
Immunoglobulines
Eicosanoïdes (dérivés de l'acide arachidonique)
Gaz (NO, CO)

Tableau 1.II. **Les différents types de communication cellulaire**

Communication endocrine
Communication paracrine
Communication neurocrine
Communication autocrine
Communication intracrine
Communication juxtacrine

signalisation sont des hormones. Elles utilisent la circulation sanguine pour atteindre la cellule cible à partir de la cellule émettrice. Par définition, les cellules émettrices appartiennent aux glandes endocrines ; les molécules de signalisation qu'elles synthétisent sont appelées des hormones (fig. 1.3). Les cellules cibles peuvent, dans certains cas, se comporter comme de véritables cellules émettrices en synthétisant d'autres hormones (fig. 1.4). Les nouvelles hormones peuvent agir soit sur la première cellule émettrice (principe de rétroaction), soit sur une autre cellule cible (actions en cascades). Ces mécanismes de rétroaction (*feed-back* des auteurs anglosaxons) et/ou d'actions en cascades permettent de contrôler la synthèse des hormones et un ajustement précis de leurs effets sur les organes cibles (voir *chapitres* 29 à 34).

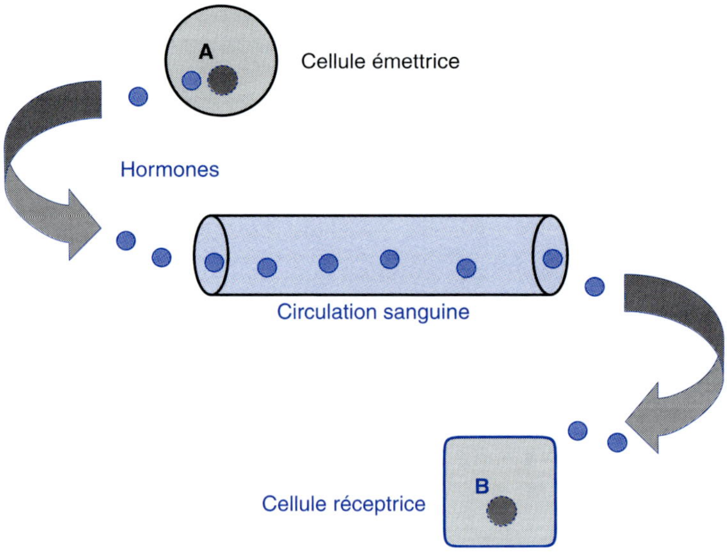

Fig. 1.3
La communication endocrine.
Glandes endocrines :
- Antéhypophyse
- Thyroïde
- Parathyroïdes
- Pancréas
- Surrénales
- Gonades

B. Communication paracrine

La communication paracrine est, à la différence de la communication endocrine, le moyen utilisé par des cellules voisines dont la proximité rend inutile l'utilisation de la circulation sanguine pour amener un message à distance de son lieu d'origine. La communication entre cellules endothéliales et cellules du muscle lisse vasculaire est un exemple type de la communication paracrine illustrant l'importance du monoxyde d'azote (NO), un facteur relaxant dérivé de l'endothélium, dans la modulation du tonus vasculaire local (voir *chapitre* 16, p. 179) (fig. 1.5). Notons que le NO synthétisé par la cellule endothéliale agit également sur les plaquettes sanguines circulantes en inhibant leur agrégation (fig. 1.5). L'action antiagrégante plaquettaire est également un effet paracrine, et non pas un effet endocrine, du NO. Ceci est dû au fait que bien qu'ayant lieu dans le sang, l'effet du NO ne s'exerce que sur des plaquettes de voisinage et non sur l'ensemble des plaquettes de l'organisme. Ainsi, c'est bien la notion de proximité (ou de distance) entre deux cellules qui détermine le type de communication (paracrine ou endocrine) mise en jeu.

C. Communication neurocrine

La communication neurocrine est semblable à la communication paracrine car elle permet également de connecter deux cellules voisines. Les principaux points de différence concernent le lieu où s'effectuent l'émis-

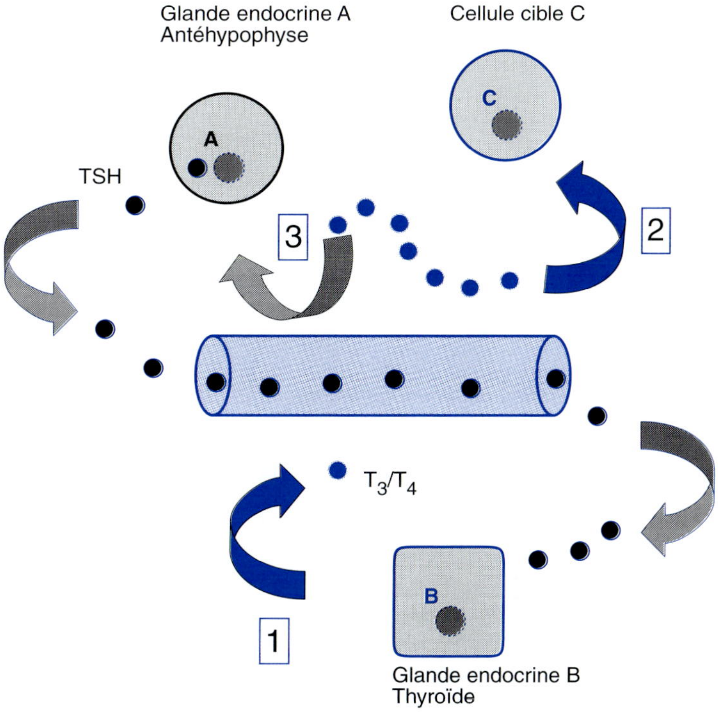

Fig. 1.4
Exemple de communication endocrine entre l'antéhypophyse, la glande thyroïde et les cellules cibles périphériques.
Les hormones thyroïdiennes (T_3/T_4) sont synthétisées suite à la stimulation de la glande thyroïde par la TSH provenant de l'antéhypophyse, agissent sur des cellules cibles périphériques et inhibent la synthèse de TSH par l'antéhypophyse (mécanisme de rétrocontrôle négatif).

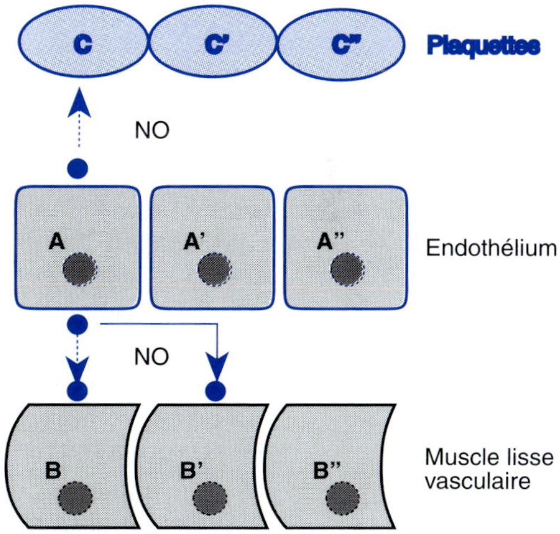

Fig. 1.5
Exemple de communication paracrine assurée par le monoxyde d'azote (NO) entre la cellule endothéliale (A), le muscle lisse vasculaire sous-jacent (B) et les plaquettes sanguines (C).

sion et la réception du signal, ainsi que les types de cellules impliquées. En effet, la communication neurocrine (à une exception près, concernant le NO) doit survenir à un endroit bien précis qui est la synapse (fig. 1.6). De plus, alors que la communication paracrine peut connecter n'importe quel type de cellules, la communication neurocrine ne s'établit qu'entre deux cellules nerveuses (synapse neuroneuronale) ou entre une cellule nerveuse et une cellule musculaire (synapse neuromusculaire). La communication neurocrine est donc une forme particulière de la communication paracrine (bon nombre d'auteurs la classe par ailleurs dans la communication paracrine), elle s'en distingue néanmoins sur deux principaux points : le caractère *orienté* de la communication (allant toujours de la cellule présynaptique vers la cellule postsynaptique) et son aspect *sélectif* vis-à-vis des cellules nerveuses (entre elles, ou avec des cellules musculaires qu'elles innervent).

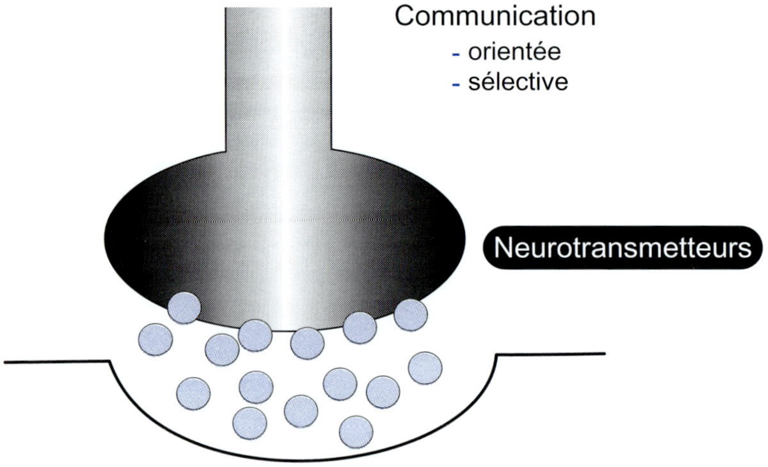

Fig. 1.6
Synapse (neuromusculaire ou neuroneuronale).

D. Communication autocrine

On parle de communication autocrine lorsqu'un signal agit sur la cellule qui lui a donné naissance (fig. 1.7A). La cellule cible se confond, dans ce cas, avec la cellule émettrice du signal. Un tel mécanisme est parfois utilisé dans des processus d'amplification du signal quand celui-ci stimule sa propre production (rétroaction positive). Cependant, la communication autocrine est le plus souvent impliquée dans des boucles de rétroaction négative lorsqu'un signal agit en inhibant sa propre synthèse, ce qui permet aux cellules de réguler leur propre activité en fonction des besoins et des effets physiologiques obtenus. Qu'elle soit positive ou négative, la rétroaction permise par la communication autocrine n'est possible que si la cellule exprime aussi le récepteur spécifique du signal qu'elle synthétise, ce qui n'est bien sûr pas le cas de toutes les cellules.

E. Communication intracrine

La communication intracrine est une forme particulière de la communication autocrine. Dans ce cas, le signal ne sort pas de la cellule qui le synthétise et agit sur elle en se liant à un récepteur intracellulaire (fig. 1.7B). Ainsi, c'est la nature du récepteur qui détermine le type de communication autocrine ou intracrine. Un récepteur de type membranaire est nécessairement impliqué dans la communication autocrine alors qu'un récepteur intracellulaire est requis dans la communication intracrine. Dans les deux cas, les récepteurs appartiennent à la cellule qui a donné naissance au signal.

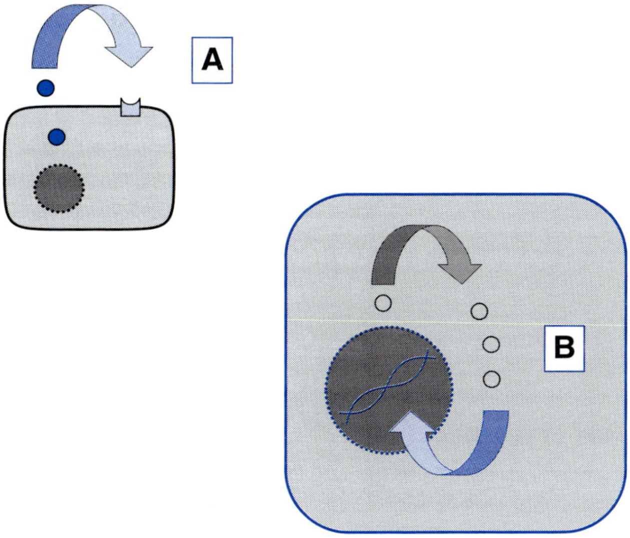

Fig. 1.7
**Communication autocrine (A)
et communication intracrine (B).**

F. Communication juxtacrine

La communication juxtacrine a été précédemment abordée (voir p. 3). Retenons ici que les molécules de signalisation impliquées sont soit des molécules de faibles poids moléculaires (Ca^{2+}, AMPc), soit des molécules d'adhérence. Comme dans les autres types de communication, ces molécules jouent pleinement leur rôle de molécules de signalisation. Ainsi, le contact étroit entre les diverses molécules d'adhérence à la surface membranaire permet non seulement d'accoler les cellules voisines mais il favorise également la transmission des signaux entre les cellules ainsi solidarisées.

POINTS CLÉS

- ▶ La communication cellulaire s'effectue soit par contact direct entre deux cellules voisines, soit par l'intermédiaire des molécules de signalisation.
- ▶ On distingue six types de communication cellulaire selon la distance séparant la cellule émettrice de la cellule cible, et les moyens de transport empruntés par les molécules de signalisation pour aller de l'une à l'autre.

2 Signalisation inter- et intracellulaire

Objectifs
- Savoir déduire la nature d'un récepteur selon le type de molécules de signalisation.
- Connaître la destination cellulaire d'une molécule de signalisation selon sa nature chimique.
- Connaître la fonction cellulaire des récepteurs nucléaires des hormones liposolubles.
- Connaître les principales familles de molécules de signalisation et leurs rôles respectifs dans la signalisation cellulaire.
- Savoir la définition d'un second messager et en connaître les principaux types.
- Savoir ce qu'est un facteur de transcription.
- Savoir la définition de l'apoptose et en connaître l'intérêt physiologique.

Comme nous l'avons vu dans le chapitre précédent, les échanges d'information entre les cellules conditionnent et régulent le fonctionnement des organes et déterminent l'homéostasie à l'échelle de l'organisme entier. Les informations sont ainsi transmises de cellules en cellules sous forme de molécules, dont la nature et la fonction déterminent les mécanismes d'action au niveau cellulaire et leurs conséquences fonctionnelles au niveau tissulaire.

I. Nature des molécules de signalisation

Les molécules de signalisation sont :
- soit hydrosolubles ;
- soit liposolubles.

Leurs destinations cellulaires dépendent en grande partie de leurs natures chimiques.

Les substances hydrosolubles sont soit des molécules de gros poids moléculaires (des peptides), soit des petites molécules dérivées des acides aminés (les catécholamines). Ces substances sont soit des hormones, soit des neurotransmetteurs. Les neurohormones représentent une classe particulière de substances qui, bien que synthétisées par des neurones, agissent comme des hormones (voir *chapitre* 1, p. 4).

Les substances liposolubles sont des molécules de petites tailles, caractérisées par leur capacité à diffuser à travers la membrane cellulaire. Selon leurs natures biochimiques, ces substances peuvent être classées en :

- substances dérivées du cholestérol constituant la famille des hormones stéroïdiennes ;
- substances dérivées d'un acide aminé, la tyrosine, formant la famille des hormones thyroïdiennes ;
- composés gazeux : monoxyde d'azote (NO) et monoxyde de carbone (CO).

Ainsi, les hormones peptidiques, les neurotransmetteurs (à l'exception du NO et du CO) et les neurohormones (voir *chapitre* 29, p. 294) sont incapables de traverser la membrane cellulaire. Celle-ci est, en revanche, perméable aux hormones stéroïdiennes, thyroïdiennes et aux gaz (NO et CO). De cette perméabilité sélective, dépend la destination cellulaire de chacune des molécules de signalisation. Les signaux portés par les molécules hydrosolubles étant bloqués au niveau de la surface de la cellule doivent être captés à ce niveau par des *récepteurs membranaires* (fig. 2.1). Les signaux des molécules liposolubles, capables de traverser la membrane cellulaire, sont liés à l'intérieur de la cellule à des *récepteurs intracellulaires* (fig. 2.1). Ces derniers peuvent, selon les circonstances, être localisés soit dans le cytosol (récepteurs cytosoliques) soit dans le noyau (récepteurs nucléaires).

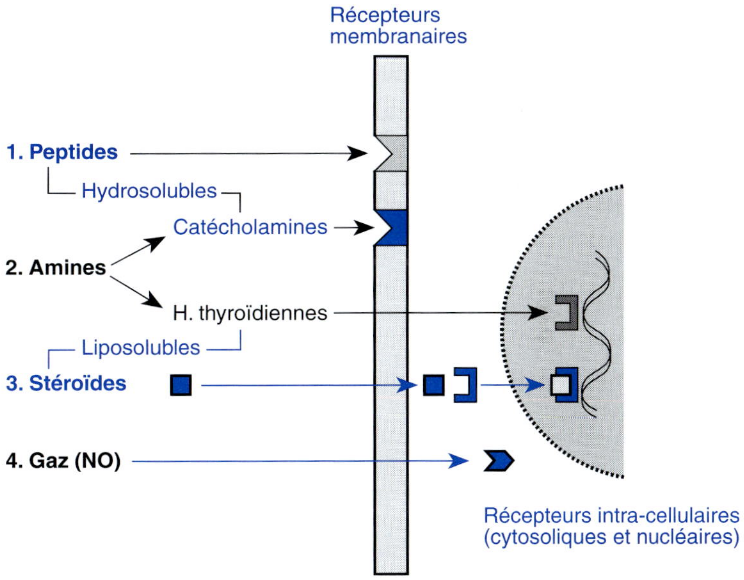

Fig. 2.1
Natures biochimiques des molécules de signalisation et leurs destinations cellulaires.

À l'exception des récepteurs des hormones thyroïdiennes (voir *chapitre* 30, p. 300) qui ne sortent pas du noyau, la majeure partie des récepteurs intracellulaires des hormones liposolubles voyage sans cesse entre les deux compartiments, cytosoliques et nucléaires. Pour les hormones corticoïdes, le passage à l'intérieur du noyau (encore appelé translocation nucléaire) du récepteur survient suite à sa liaison avec l'hormone. Le complexe hormone-récepteur ainsi formé a la même fonction physiologique qu'un facteur de transcription activé. Il régule (en activant ou en inhibant) la transcription de gènes spécifiques et rend compte des effets physiologiques et/ou physiopathologiques des hormones stéroïdiennes (fig. 2.2) (voir *chapitre* 33, p. 321).

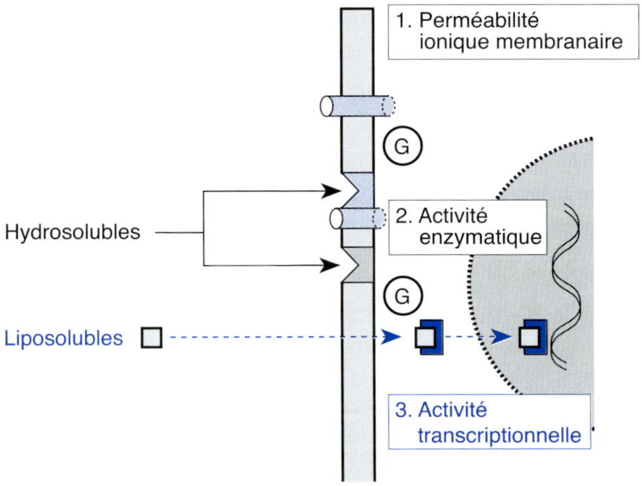

Fig. 2.2
Les trois types de conséquences cellulaires des effets des molécules de signalisation hydrosolubles et liposolubles.

Les hormones peptidiques, ainsi que les autres molécules hydrosolubles (tableau 2.I) agissent, en se liant (d'où le terme de « ligand » parfois utilisé) à des protéines membranaires. L'interaction ligand-récepteur membranaire est le début d'une série de réactions aboutissant à diverses modifications du comportement cellulaire. Ces modifications sont de trois ordres (fig. 2.2) :

- changements de perméabilité membranaire vis-à-vis des ions et de l'eau ;
- modifications des activités enzymatiques à la surface et à l'intérieur de la cellule ;
- modifications des activités transcriptionnelles.

Tableau 2.I. **Les molécules de signalisation et leurs récepteurs**

Molécules de signalisation agissant sur des récepteurs membranaires
Hormones peptidiques – Hormones hypothalamiques (TRH, CRH, GH-RH, GnRH, etc.) – Hormones antéhypophysaires (GH, TSH, ACTH, prolactine, LH, FSH) – Hormones posthypophysaires (ADH, ocytocine) – Hormones thyroïdiennes (calcitonine) – Hormones parathyroïdiennes (PTH) – Hormones pancréatiques (insuline, glucagon) – Facteurs endothéliaux (endothéline) Cytokines Eicosanoïdes (prostaglandines et thromboxanes) Neurotransmetteurs (noradrénaline, acétylcholine, sérotonine, etc.) et neuropeptides
Molécules de signalisation agissant sur des récepteurs intracellulaires (cytosoliques et/ou nucléaires)
Hormones stéroïdiennes – Hormones gluco- et minéralocorticoïdes – Hormones stéroïdes sexuelles (testostérone, œstrogènes, progestérone) – Vitamine D Hormones thyroïdiennes (T_3/T_4) Gazotransmetteurs (CO, NO)

II. Transduction du signal à partir des récepteurs membranaires

Un grand nombre d'hormones (notamment les hormones peptidiques) et la plupart des neuromédiateurs ne traversent pas la membrane cellulaire (tableau 2.I). Le message porté par ces molécules de signalisation, ne pouvant aller au-delà de ce premier obstacle, doit être reçu et interprété par des structures protéiques particulières disposées à la surface cellulaire, les récepteurs membranaires.

Les récepteurs membranaires sont des protéines transmembranaires ayant la double capacité :

- de reconnaître spécifiquement une molécule de signalisation (ligand) ;
- d'induire des modifications (à la surface ou à l'intérieur) de la cellule suite à l'occupation du récepteur par le ligand.

On distingue trois classes de récepteurs membranaires :

- les récepteurs-canaux ;
- les récepteurs-enzymes ;
- les récepteurs couplés à une protéine G (RCPG).

A. Récepteurs couplés à une protéine G

Ils appartiennent à des structures modulaires constituées de trois éléments :

- le récepteur membranaire (RCPG) ;
- la protéine G ;
- l'effecteur.

1. RCPG

La famille des RCPG est probablement la famille de récepteurs membranaires la plus nombreuse et la plus diverse, avec plus de 1 000 RCPG identifiés jusqu'à ce jour. Les gènes encodant ces récepteurs membranaires dérivent d'un gène ancestral commun qui se serait multiplié en se diversifiant au cours de l'évolution. Les RCPG servent de récepteurs à des molécules dont la fonction et la structure moléculaire peuvent fortement varier entre elles (tableau 2.II).

Tableau 2.II. **Les ligands des RCPG**

Photons
Molécules de petites tailles :
– molécules odorantes
– catécholamines (adrénaline, noradrénaline)
– prostaglandines
Hormones peptidiques (TSH, LH, FSH, parathormone, glucagon, endothéline, etc.)
Cytokines (interleukine-8, etc.)

2. Transduction du signal par les RCPG

Le message (porté par la molécule de signalisation) doit passer par plusieurs étapes, afin d'être reçu et correctement interprété par la cellule cible qui, à son tour, élaborera des réactions adaptées en réponse au message initial. Ces étapes sont au nombre de sept dans les mécanismes de transduction du signal par les RCPG (fig. 2.3) :

- le ligand se fixe sur le RCPG qui lui est spécifique ;
- le RCPG modifie sa conformation tridimensionnelle et active, de ce fait, la protéine G qui lui est associée[1] ;
- le nucléotide guanosine diphosphate (GDP) quitte la sous-unité α de la protéine G ;
- le nucléotide guanosine triphosphate (GTP) remplace le GDP sur le site de fixation nucléotidique de la sous-unité α ;
- la sous-unité α est activée (par sa liaison avec le GTP) et se détache du dimère β/γ de la protéine G ;
- les deux complexes α-GTP et β/γ activent, chacun de son côté, un effecteur différent ;
- hydrolyse du GTP en GDP par l'activité GTPase intrinsèque de la sous-unité α, la molécule α-GDP se réassocie avec le dimère β/γ.

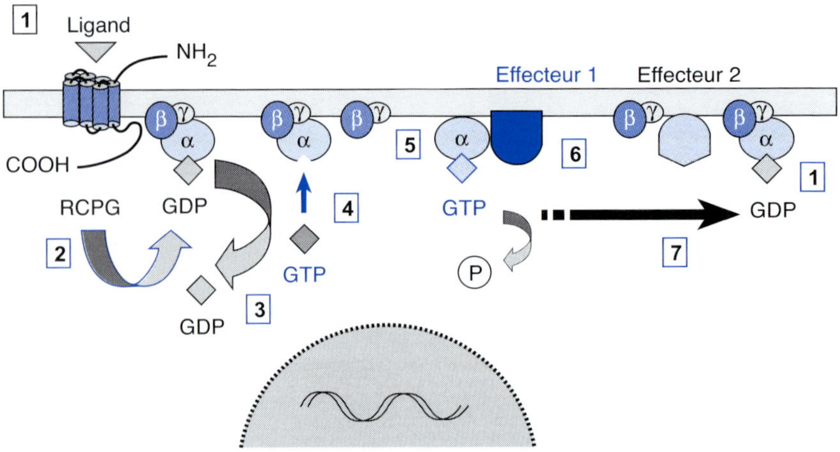

Fig. 2.3
Les sept étapes de la transduction du signal par les RCPG (voir texte).

La liaison de la molécule de signalisation à son récepteur membranaire permet donc l'activation de la protéine G. Cette dernière est composée de trois sous-unités, α, β et γ. Les deux sous-unités β et γ forment un dimère indissociable, alors que la sous-unité α possède le site de liaison dont l'occupation est convoitée par les deux nucléotides : GDP et GTP. La liaison du GDP à la sous-unité α maintient celle-ci dans une conformation inactive en l'associant au dimère β/γ. Le remplacement du GDP par le GTP (dont la concentration cellulaire est 100 fois supérieure à celle du GDP) induit un changement de la conformation tridimensionnelle de la sous-unité α et favorise sa séparation du dimère β/γ. Aussi bien la sous-unité α activée (α-GTP) que le dimère β/γ (détaché de α) peuvent agir en activant (ou en inhibant) des effecteurs moléculaires. Ces derniers peuvent être soit des enzymes membranaires, soit des canaux ioniques (tableau 2.III). Ainsi les conséquences des effets cellulaires des protéines G (et de leurs sous-unités α et β/γ) sur les effecteurs sont l'activation (ou l'inhibition) de

1. Le prix Nobel de physiologie et de médecine a été décerné en 1994 aux professeurs Alfred G. Gilman (1941-) et Martin Rodbell (1925-1998), États-Unis, pour leurs travaux ayant permis la découverte des protéines G. http://www.nobel.se/medicine/Laureates/1994.

la synthèse de petites molécules, appelées seconds messagers (tableau 2.III) et l'altération de la perméabilité ionique de la membrane cellulaire (tableau 2.III).

Tableau 2.III. **Effets des protéines G sur les effecteurs membranaires : conséquences moléculaires et cellulaires**

Protéines G	Sous-unités	Effecteurs	Conséquences moléculaires	Effets physiologiques cellulaires
G_s	α_s	Adénylyl cyclase	Synthèse d'AMPc (stimulée)	Relaxation du muscle lisse Métabolisme glucidique
G_i	α_i	Adénylyl cyclase	Synthèse d'AMPc (inhibée)	Diminution de la relaxation musculaire lisse
	β/γ	Canaux K^+	Efflux d'ions K^+	Hyperpolarisation membranaire Relaxation du muscle lisse
G_q	α_q	Phospholipase C-β	Synthèse du DAG et de l'IP_3	Prolifération cellulaire Contraction musculaire Sécrétion vésiculaire
G_t	α_t	Phosphodiestérase	Hydrolyse du GMPc en GMP	Perception lumineuse

AMPc : adénosine monophosphate cyclique ; K^+ : ion potassium ; DAG : 1,2-diacyl-glycérol, IP_3 : inositol 1,4,5-triphosphate ; GMPc : guanosine monophosphate (cyclique).

B. Seconds messagers

Les seconds messagers sont de petites molécules synthétisées (ou libérées) dans la cellule en réponse aux molécules de signalisation extracellulaires dont elles prennent la suite sous la forme de signaux intracellulaires. On peut, de ce fait, assimiler la molécule de signalisation extracellulaire à un premier messager (fig. 2.4).

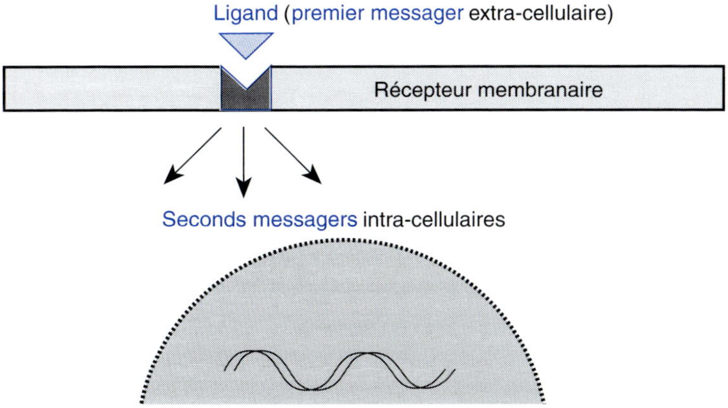

Fig. 2.4
Messagers extra- et intracellulaires.

Les seconds messagers peuvent être classés en plusieurs familles (tableau 2.IV).

Tableau 2.IV. **Les seconds messagers**

Nucléotides cycliques
– Adénosine monophosphate cyclique (AMPc)
– Guanosine monophosphate cyclique (GMPc)
Ion calcium (Ca^{2+})
Glucides : inositol 1,4,5-triphosphate (IP_3)
Lipides : 1,2-diacylglycérol (DAG)

1. Adénosine monophosphate cyclique

L'adénosine monophosphate cyclique (AMPc) est synthétisée à partir de l'adénosine triphosphate (ATP) grâce à l'action catalytique d'une enzyme membranaire, l'adénylyl cyclase (fig. 2.5). L'adénylyl cyclase peut être soit activée soit inhibée par des ligands. L'activation survient à la suite de la stimulation de la protéine Gs, alors que l'inhibition est consécutive à la stimulation de la protéine Gi par des récepteurs membranaires différents (respectivement couplés à Gs et à Gi). Il est à noter qu'une même molécule de signalisation peut avoir des effets diamétralement opposés, selon qu'elle active un récepteur couplé à Gs ou à Gi. Ainsi, l'adrénaline stimule la synthèse d'AMPc lorsqu'elle est liée au récepteur β2-adrénergique (couplé à Gs). À l'inverse, la liaison de l'adrénaline au récepteur α2-adrénergique (couplé à Gi) inhibe la synthèse d'AMPc (fig. 2.5). On retiendra donc que ce n'est pas tant la nature du premier messager que la spécificité du récepteur (et le type de la protéine G liée au récepteur) qui détermine la réaction cellulaire et la synthèse du second messager en réponse au premier messager.

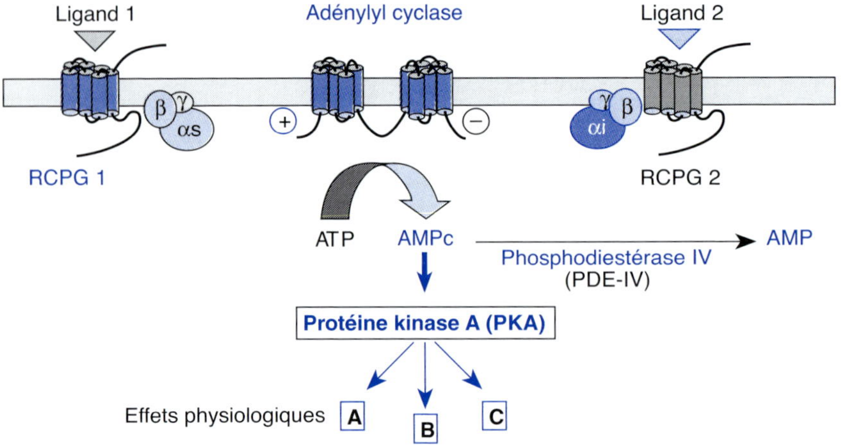

Fig. 2.5
Biosynthèse et effets cellulaires de l'AMPc.

L'AMPc intervient dans de nombreux processus cellulaires. Dans la plupart des cas, l'action intracellulaire de ce second messager passe par l'activation d'une protéine kinase, la protéine kinase dépendante de l'AMPc (PKA). La PKA est capable de reconnaître un grand nombre de substrats, ce qui explique la diversité des effets physiologiques de l'augmentation de la concentration intracellulaire de l'AMPc, allant de la relaxation du muscle lisse bronchique, aux processus de la mémorisation en passant par des effets métaboliques de la libération du glucose à partir du glycogène[1].

2. Guanosine monophosphate cyclique

La guanosine monophosphate cyclique (GMPc) est synthétisée à partir de la guanosine triphosphate (GTP) grâce à l'action catalytique de la guanylyl cyclase. Il existe deux formes de guanylyl cyclase, la forme membranaire et la forme soluble. La guanylyl cyclase membranaire est l'exemple typique de récepteur-enzyme (voir plus haut) qui reconnaît comme ligands les hormones peptidiques de la famille des peptides natriurétiques synthétisées par l'oreillette (*atrial natriuretic peptide*, ANP). La guanylyl cyclase soluble est le récepteur intracellulaire du NO et du CO (voir *chapitre* 1). Le principal effet physiologique du NO (plus accessoirement du CO) est donc la stimulation de la synthèse du GMPc par la guanylyl cyclase soluble.

C. **MAP kinases**

Les protéines kinases activées par des signaux mitogènes (*mitogen-activated protein* – MAP – kinases) assurent la liaison entre l'activation des récepteurs membranaires et celle des gènes du noyau. Du fait de leur contrôle sur l'activité transcriptionnelle du noyau, les MAP kinases jouent un rôle fondamental dans de nombreux processus impliquant la multiplication cellulaire. Des anomalies constitutives ou acquises d'un (ou de plusieurs) élément(s) de cette voie de transduction du signal sont à l'origine de plusieurs maladies cancéreuses humaines.

La mise en route des MAP kinases met en jeu une série d'activations en cascade, que l'on peut schématiquement décomposer en cinq étapes (fig. 2.6) :

- activation d'un récepteur transmembranaire par un signal extracellulaire (par exemple, le facteur de croissance EGF, *epidermal growth factor*) ;
- assemblage de diverses petites molécules intracytosoliques, comme l'adaptateur moléculaire Grb2 (*growth factor recpetor-bound protein 2*) et le facteur d'échange nucléotidique Sos (*son of sevenless*) (fig. 2.6), aboutissant ainsi à l'activation de la petite protéine G monomérique Ras[2] ;
- déclenchement d'une série de réactions en cascade de réactions selon la séquence suivante :
  - la protéine Ras (activé par Sos) active la MAP-KKK,
  - une fois activée, la MAP-KKK activera à son tour la MAP-KK (en la phosphorylant),

1. Le prix Nobel de physiologie et de médecine a été décerné en 1971 au professeur Earl W. Sutherland Jr (1915-1974), États-Unis, pour ses travaux sur les mécanismes d'action des hormones, dans lesquels il a clairement démontré l'existence et le rôle de l'AMPc, synthétisé par l'adényl cyclase, dans la libération du glucose en situation de stress (avec sécrétion d'adrénaline). Ces travaux ont également permis de développer le concept de second messager, dont l'AMPc demeure un exemple classique, et probablement le plus connu.
http://www.nobel.se/medicine/Laureates/1971
2. La petite protéine G monomérique Ras est également l'un des proto-oncogènes les plus étudiés jusqu'à ce jour.

– cette dernière effectuera alors la deuxième phosphorylation sur la MAP kinase qui pourrait ainsi devenir active si elle était préalablement phosphorylée par Raf (fig. 2.6) ;

- implication des facteurs de transcription (voir paragraphe suivant) rendus actifs grâce à leurs phosphorylations par les MAP kinases ;
- transcription des gènes contrôlés par les facteurs de transcription activés par la voie des MAP kinases.

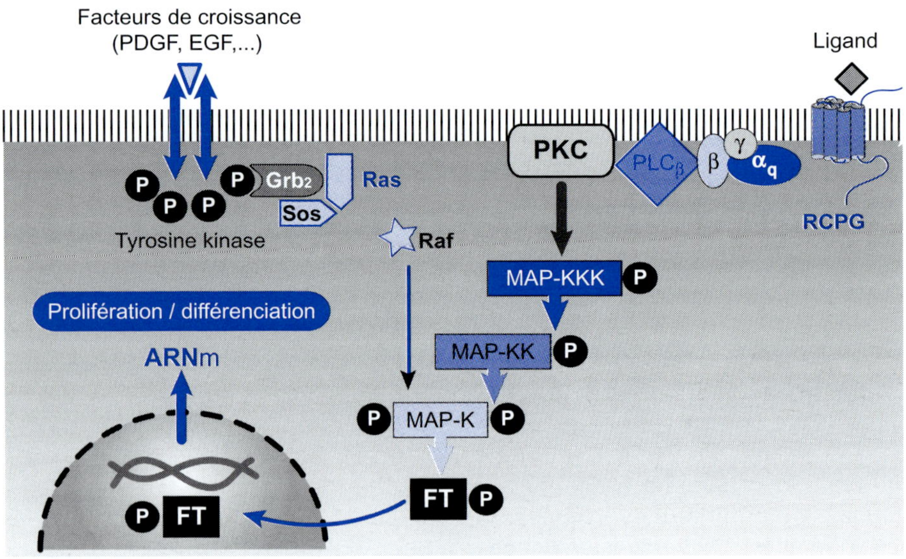

Fig. 2.6
Activation des MAP kinases.

D. Facteurs de transcription

Les facteurs de transcription sont des protéines intracellulaires à destinée intranucléaire et ayant pour fonction le contrôle (soit positif ou activateur, soit négatif ou inhibiteur) de la transcription des gènes. Contrairement à la diversité moléculaire des signaux extracellulaires, les facteurs de transcription connus sont relativement peu nombreux. Nous allons décrire un facteur de transcription remarquable, aussi bien par le caractère ubiquitaire, l'abondance cellulaire que l'importance physiologique qu'il possède. Il s'agit du facteur nucléaire activant la transcription de la chaîne légère des immunoglobulines produites par les lymphocytes B (*nuclear factor*-κB, NF-κB).

1. NF-κB

NF-κB est un hétérodimère formé de deux sous-unités (p50 et p65), toutes deux liées à une protéine inhibitrice (IκB) dont le rôle essentiel est d'empêcher l'entrée de NF-κB dans le noyau (fig. 2.7). De nombreuses molécules de signalisation extracellulaires agissent sur la cellule cible en activant des enzymes spécialisés, les protéines kinases membranaires et/ou cytosoliques, dont la fonction est d'induire la phosphorylation d'IκB et sa transformation en substrat préférentiel pour les protéasomes[1]. La pro-

1. Les travaux décrivant la dégradation protéolytique par le protéasome et les processus d'ubiquitinylation ont été récompensés par le prix Nobel 2004 de Chimie, décerné à Aaron Ciechanover, Avram Hershko et Irwin Rose.
http://nobelprize.org/chemistry/laureates/2004/index.html

téolyse d'IκB par ces dernières libère NF-κB qui peut désormais traverser la membrane nucléaire et entrer dans le noyau pour y activer la transcription de gènes spécifiques. Les protéines codées par des gènes dont la transcription est contrôlée par NF-κB sont nombreuses et appartiennent, pour la plupart, au groupe des cytokines pro-inflammatoires (tableau 2.V). Notons que la disparition d'IκB de la cellule n'est que transitoire car, une fois activé, NF-κB stimulera la transcription du gène IκB. La réapparition de la protéine inhibitrice IκB dans la cellule arrête la transcription des gènes dépendants de NF-κB par la reconstitution du complexe inactif NF-κB/IκB, permettant ainsi de fermer la boucle d'activation de NF-κB. Il est probable qu'une partie des effets anti-inflammatoires des hormones glucocorticoïdes (voir *chapitre* 33, p. 321) passe également par la synthèse *de novo* d'IκB dont la réapparition graduelle dans le cytosol permet la reconstitution progressive du complexe protéique inactif NF-κB/IκB et, par conséquent, l'inhibition de NF-κB.

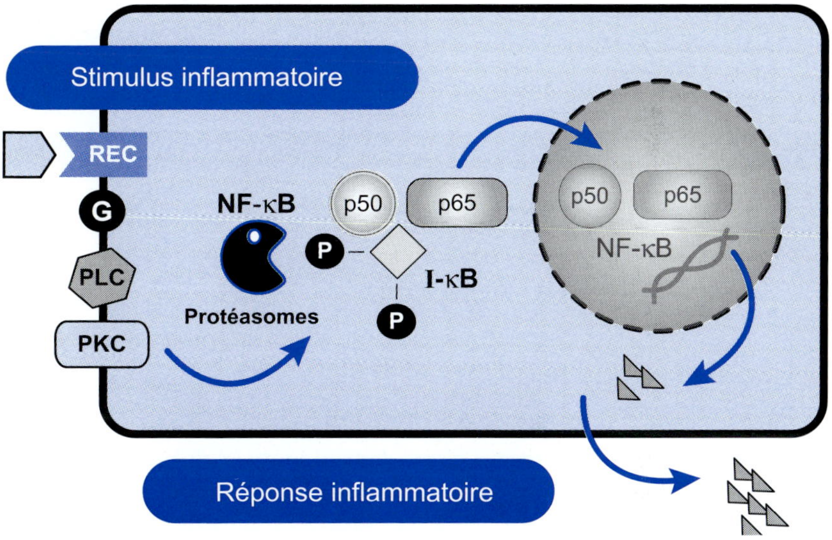

Fig. 2.7
Rôle de la protéine inhibitrice (IB).

2. AP-1

La protéine activatrice 1 (*activator protein-1*, AP-1) est un autre facteur de transcription capable d'activer des gènes (notamment ceux impliqués dans la réaction inflammatoire et la prolifération cellulaire). Un complexe AP-1 typique est constitué d'une sous-unité c-Jun et d'une sous-unité Fos, liées par une glissière de leucine (*leucine zipper*). Chez des malades présentant une résistance acquise aux effets thérapeutiques des corticoïdes, il semble qu'il y ait une liaison anormale entre le complexe AP-1 et les récepteurs aux corticoïdes aboutissant à la séquestration intranucléaire de ces derniers. Le complexe AP-1 peut être activé par des enzymes, en particulier les protéines kinases spécifiques de la sous-unités c-Jun (*Jun kinase*, JNK). Sous sa forme activée, AP-1 inhibe les récepteurs des corticoïdes et empêche ces derniers (même lorsqu'ils sont liés aux corticoïdes) d'induire la transcription des gènes anti-inflammatoires.

Tableau 2.V. **Protéines codées par des gènes régulés par NF-κB**

Cytokines pro-inflammatoires
Facteur de nécrose tissulaire (TNF)-α
Interleukine (IL)-1β
IL-2
IL-6
IL-8
Facteur de stimulation des granulocytes et des macrophages (GM-CSF)
Enzymes pro-inflammatoires
NO synthase inductible
Cyclo-oxygénase 2
5-lipoxygénase
Phospholipase A_2 cytosolique
Molécules d'adhérence
Molécule d'adhérence intercellulaire (ICAM)-1
Sélectine E
Protéines inhibitrices
IκB

III. Apoptose

L'apoptose (ou mort cellulaire programmée) est un processus physiologique dont le dérèglement est à l'origine de nombreuses maladies. Schématiquement, on peut dire que l'apoptose est une mort cellulaire « propre », caractérisée par une succession d'événements ordonnés aboutissant à la condensation de la chromatine et à la fragmentation de l'acide désoxyribonucléique. Les fragments oligonucléosomiques ainsi formés sont ensuite empaquetés dans des structures membranaires avant d'être phagocytés puis éliminés par les cellules phagocytaires. Cette séquence d'événements explique comment une cellule apoptotique peut disparaître sans laisser de traces, phénomène rarement observé en cas de nécrose. Cette différence entre apoptose et nécrose est due aux circonstances de survenue et à la nature même de la mort cellulaire. Alors que l'apoptose est une mort programmée par la cellule qui, le moment venu, décidera d'arrêter elle-même les mécanismes lui permettant de se maintenir en vie (d'où la métaphore souvent utilisée de suicide cellulaire), la nécrose est, quant à elle, une mort accidentelle provoquée par des agressions extérieures. Le caractère traumatique de ces agressions, quel qu'en soit le type (chimique, physique ou infectieux), entraîne une réaction inflammatoire locale dont la séquelle la plus communément observée au niveau tissulaire est une fibrose cicatricielle.

Les mécanismes induisant, ou inhibant, l'apoptose font intervenir essentiellement trois familles de protéines. Ces protéines furent d'abord identifiées grâce à l'étude d'un des plus petits organismes pluricellulaires, le nématode *Cænorhabditis elegans (C. elegans)*. Ce ver transparent ne comporte que 1 090 cellules parmi lesquelles 131 vont, au cours du développement embryonnaire, invariablement mourir d'apoptose. L'analyse systématique de ces 131 cellules, dont le programme génétique doit contenir les gènes de mort cellulaire, a ainsi permis d'identifier les principales protéines impliquées dans l'apoptose. Ces protéines peuvent être schématiquement classées en deux familles : les protéines proapoptotiques et les protéines anti-apoptotiques. Chez *C. elegans*, les protéines proapoptotiques sont codées par les gènes *Ced-3* et *Ced-4*, alors que le gène *Ced-9* code pour une protéine anti-apoptotique. Les équivalents de ces protéines dans l'espèce humaine sont maintenant identifiés.

POINTS CLÉS

- Selon leurs capacités (ou non) à traverser la membrane cellulaire, les molécules de signalisation peuvent se lier soit à des récepteurs membranaires soit à des récepteurs intracellulaires.
- Il existe trois principales familles de récepteurs membranaires : les récepteurs-canaux, les récepteurs-enzymes et les récepteurs couplés à une protéine G (RCPG).
- L'activation des récepteurs membranaires donne lieu à la synthèse des seconds messagers : molécules de petite taille permettant la signalisation intracellulaire en relais du premier signal porté par les molécules de signalisation extracellulaire (premiers messagers).
- La transcription des gènes dépend de l'activité intranucléaire des facteurs de transcription, eux-mêmes contrôlés par des réactions en cascade (phosphorylation des protéines, assemblage et désassemblage de sous-unités protéiques) déclenchées par des signaux extracellulaires.
- L'apoptose (ou mort cellulaire programmée) est un mécanisme physiologique permettant l'autorégulation par élimination des cellules devenues potentiellement dangereuses (soit par leur nombre soit par leur activité)

ENTRAÎNEMENT

QCM

1. Les molécules d'adhérence cellulaire :
- ❑ **A.** sont des glycoprotéines transmembranaires.
- ❑ **B.** interviennent au cours du développement embryonnaire.
- ❑ **C.** participent à la lutte contre l'invasion tumorale.
- ❑ **D.** sont à la base de la communication endocrine.
- ❑ **E.** comprennent plusieurs familles de protéines dont les intégrines et les sélectines.

2. La communication endocrine :
- ❑ **A.** permet de connecter des cellules distantes les unes des autres.
- ❑ **B.** utilise la circulation sanguine pour véhiculer les molécules de signalisation.
- ❑ **C.** est basée sur les messagers particuliers appelés hormones.
- ❑ **D.** permet la communication entre les cellules de l'hypothalamus et l'antéhypophyse.
- ❑ **E.** permet la communication entre les neurones de l'hypothalamus.

3. La communication paracrine :
- ❑ **A.** permet de connecter deux cellules voisines.
- ❑ **B.** utilise obligatoirement des molécules transportables par des éléments sanguins.
- ❑ **C.** est basée sur les messagers particuliers appelés hormones.
- ❑ **D.** est à la base des mécanismes de modulation de la contractilité du muscle lisse vasculaire par l'endothélium.
- ❑ **E.** utilise des molécules dont le périmètre de diffusion est généralement faible, comme le NO.

4. Les molécules de signalisation suivantes agissent sur des récepteurs membranaires :
- ❑ **A**. hormones peptidiques.
- ❑ **B.** catécholaminess.
- ❑ **C.** prostaglandines.
- ❑ **D.** photons.
- ❑ **E.** NO et CO.

5. Les récepteurs membranaires :
- ❑ **A.** sont des protéines traversant une ou plusieurs fois la membrane cellulaire.
- ❑ **B.** peuvent posséder une activité enzymatique intrinsèque.
- ❑ **C.** peuvent être également des canaux ioniques.
- ❑ **D.** sont indispensables aux actions cellulaires des hormones glucocorticoïdes.
- ❑ **E.** associés à une protéine G membranaire (RCPG) sont impliqués dans l'odorat.

6. Les seconds messagers :
- ❑ **A.** permettent de relayer à l'intérieur de la cellule les effets des hormones liposolubles (corticoïdes et hormones thyroïdiennes).
- ❑ **B.** sont synthétisés suite à l'action des hormones (premiers messagers).
- ❑ **C.** comprennent notamment l'AMP et le GMP.
- ❑ **D.** sont sécrétés à l'extérieur de la cellule.
- ❑ **E.** déterminent une partie de la spécificité des effets cellulaires des hormones.

7. Le GMPc est :
- ❑ **A.** un nucléotide cyclique synthétisé à partir de l'ATP.
- ❑ **B.** le principal second messager du NO.
- ❑ **C.** synthétisé par la cellule cible suite à l'activation du récepteur membranaire de l'ANP.
- ❑ **D.** synthétisé par la cellule cible suite à l'activation de la guanylyl cyclase soluble par le NO et/ou le CO.
- ❑ **E.** dégradé par les MAP kinases.

8. Les facteurs de transcription NF-κB et AP-1 sont :
- ❑ **A.** des protéines membranaires.
- ❑ **B.** destinés à contrôler l'activité transcriptionnelle du noyau.
- ❑ **C.** constitués de plusieurs sous-unités.
- ❑ **D.** en permanence actifs.
- ❑ **E.** continuellement localisés dans le noyau.

Pour les corrections, se reporter à la page 405

Physiologie générale

II

3

Bioénergétique

Jacques Mercier

Objectifs
Connaître :
- les méthodes de calorimétrie ;
- les conditions et l'intérêt de la mesure du métabolisme de base ;
- les facteurs de variations du métabolisme de base et de la dépense énergétique ;
- les besoins alimentaires et les principes d'une alimentation mixte équilibrée.

La bioénergétique traite de l'origine et du devenir de l'énergie dans la matière vivante. La vie, d'une façon générale, est basée sur des transformations d'énergie rendues possibles grâce à des échanges de matière avec l'environnement. Les animaux et l'homme sont des organismes hétérotrophes, c'est-à-dire qu'ils utilisent l'énergie chimique élaborée par les autotrophes (végétaux). Cette énergie chimique est principalement contenue dans les glucides, les lipides et les protides apportés par l'alimentation. Dans l'organisme, l'énergie chimique peut être stockée sous forme de composés phosphorylés riches en énergie tels que l'adénosine triphosphate (ATP), l'adénosine diphosphate (ADP) et la créatine phosphate (CP) ou servir à la réalisation d'un travail mécanique (contraction musculaire, ventilation pulmonaire, péristaltisme intestinal, activité cardiaque…) ou d'un travail chimique (élaboration de nouvelles molécules). Toutefois, la transformation de l'énergie chimique en travail n'a pas un rendement parfait car elle produit de la chaleur.

I. Principes de la thermodynamique

Les êtres vivants sont de simples transducteurs d'énergie assujettis aux banales lois de la thermodynamique telles que la constance et la conservation d'énergie et l'équivalence des formes d'énergie. La constance et la conservation de l'énergie signifient que dans un système isolé, toute transformation d'énergie fait apparaître une part d'énergie thermique. Ainsi, dans un système isolé, la proportion d'énergie thermique ne peut qu'augmenter : c'est la définition même de l'entropie. Cependant, la somme du travail fourni et de la quantité de chaleur produite reste constante. Ceci peut se résumer par la phrase célèbre de Lavoisier : « *Rien ne se perd, rien ne se crée, tout se transforme.* »

Énergie → Travail mécanique (20 %)
↘ Chaleur (80 %)

Toutefois, même si dans un système clos, la quantité totale d'énergie reste constante, cette énergie peut apparaître sous différentes formes : thermique, mécanique, électrique, chimique, osmotique et lumineuse. Il y a équivalence entre ces différentes formes d'énergie pour lesquelles on peut utiliser les mêmes unités de mesure : la kilocalorie (kcal).

> ▶ 1 kcal est la quantité d'énergie qui permet d'élever la température de 1 kg d'eau de 15 °C à 16 °C
>
> ▶ 1 kcal = 4,185 kJ = 426 kgm.

II. Calorimétrie

La calorimétrie consiste à faire une évaluation globale du fonctionnement d'un organisme vivant en mesurant la quantité d'énergie qu'il utilise. Une telle mesure peut être pratiquée :

- soit à partir de la quantité d'énergie apportée sous forme d'aliments ;
- soit à partir de la quantité d'oxygène consommée pour l'utilisation de l'énergie chimique contenue dans les aliments ;
- soit à partir des déchets thermiques ou chimiques issus de cette utilisation.

A. Calorimétrie directe

Cette méthode permet l'évaluation globale de l'énergie utilisée par l'organisme en mesurant la quantité de chaleur produite et cédée à l'environnement par conduction, convection, évaporation et radiation.

Historiquement, l'appréciation de la quantité de chaleur produite était effectuée par la mesure de la quantité de glace que faisait fondre la présence d'un animal (Lavoisier et Laplace) ou l'élévation de température induite par l'immersion d'un individu (Lefèvre). Par la suite d'autres techniques plus sophistiquées ont été développées :

- Atwater et Benedict ont ainsi conçu le calorimètre compensateur dont le principe consistait à mesurer la quantité d'énergie nécessaire pour maintenir constante la température d'une enceinte calorifugée dans laquelle se trouvait un individu. Ils mesuraient aussi les entrées et les sorties : oxygène, gaz carbonique, aliments et déchets ;
- Noyons avait imaginé le calorimètre différentiel qui était constitué de deux enceintes identiques : à l'intérieur de l'une se trouvait un individu alors que l'autre était vide et pouvait être chauffée à l'aide d'une résistance électrique. La quantité de chaleur produite par l'individu était évaluée en mesurant la quantité d'énergie électrique nécessaire pour maintenir la température de l'enceinte vide égale à celle dans laquelle se trouvait l'individu.

Actuellement, seules deux méthodes sont utilisées :

- *la calorimétrie globale* : le principe consiste à maintenir constante la température d'une enceinte adiabatique dans laquelle se trouve un sujet à l'aide d'un échangeur thermique. La quantité d'énergie soustraite permet d'évaluer la quantité d'énergie fournie par le sujet ;

• *la calorimétrie fractionnelle* : cette méthode permet d'estimer l'énergie thermique échangée séparément par radiation, convection, conduction et évaporation. Elle permet des mesures prolongées à condition de vérifier la stabilité de la température centrale.

B. Calorimétrie indirecte

Moins complexe que la calorimétrie directe, elle comprend deux méthodes utilisables en pratique clinique : la thermochimie alimentaire et la thermochimie respiratoire. Ces méthodes reposent sur le fait que l'utilisation de l'énergie chimique contenue dans les aliments nécessite la consommation d'oxygène (O_2) et aboutit à des produits terminaux de dégradation : le gaz carbonique (CO_2) et l'urée.

▪ *La calorimétrie globale et la calorimétrie fractionnelle sont des méthodes d'application difficile, elles demandent un équipement très sophistiqué et sont uniquement utilisées par des laboratoires de recherche. Néanmoins, la calorimétrie globale a permis de vérifier le principe de la conservation d'énergie.*

1. Thermochimie alimentaire

La quantité d'énergie utilisée par l'organisme est estimée à partir du calcul de l'énergie apportée par la ration alimentaire (méthode des *ingesta*) ou la mesure du gaz carbonique et de l'urée excrétée par l'organisme (méthode des *egesta*).

a. Méthode des *ingesta*

Elle consiste à estimer la quantité d'énergie utilisée par l'organisme à partir de la quantité d'énergie apportée (ration calorique) en connaissant la quantité des aliments ingérés, leur composition en glucides, en lipides et en protides et leur valeur calorique.

▸ Valeur calorique et utilisation des aliments

La combustion complète des glucides et des lipides en présence d'oxygène à haute pression (bombe de Berthelot) conduit à la production d'eau, de CO_2 et de chaleur. Celle des protides conduit en plus à la production d'azote (N). La quantité de chaleur que dégage la combustion totale dans ces conditions est appelée : *valeur calorique théorique*.

▸ Ainsi :
1 g glucide → 4,1 kcal → 17,2 kJ
1 g lipide → 9,3 kcal → 38,9 kJ
1 g protide → 5,7 kcal → 23,9 kJ

Dans l'organisme, la dégradation des glucides et des lipides est identique à celle observée dans la bombe de Berthelot. En revanche, pour les protides, la dégradation est incomplète. L'azote n'est pas libéré et reste « emprisonné » sous forme d'urée ce qui constitue une perte d'énergie de 0,86 kcal/g (3,6 kJ/g). Ceci permet de définir la *valeur calorique réelle* qui est donc pour les protides différente de la valeur calorique théorique.

1 g glucide → 4,1 kcal → 17,2 kJ
1 g lipide → 9,3 kcal → 38,9 kJ
1 g protide → 4,84 kcal → 20,3 kJ

De plus, dans l'organisme, l'absorption intestinale des glucides, des lipides et des protides est incomplète. Par exemple, pour les protides, le coefficient d'utilisation digestive est égal à 0,82. Ainsi, on définit la *valeur calorique pratique*.

1 g glucide → 4 kcal → 16,7 kJ
1 g lipide → 9 kcal → 37,7 kJ
1 g protide → 4 kcal → 16,7 kJ

▪ *La valeur calorique pratique doit être utilisée lorsque l'on applique la méthode des* ingesta.

Exemple :

Si un sujet ingère en 24 heures, 350 g de glucides, 100 g de lipides et 100 g de protides, sa ration calorique en kcal est égale à :

350 x 4 = 1 400 kcal

+ 100 x 9 = 900 kcal

+ 100 x 4 = 400 kcal

soit : 2 700 kcal/24 h

▸ Limites de la méthode des *ingesta*

▪ *Cette méthode est principalement utilisée en pratique clinique courante pour déterminer la ration calorique d'un individu ou pour des études épidémiologiques sans tenir compte des modifications des réserves.*

Comme cela a été précisé précédemment, on considère lorsqu'on applique la méthode des *ingesta* que la quantité d'énergie apportée est égale à la quantité d'énergie utilisée. Or, cela n'est valable que si l'individu ne fait pas de réserves énergétiques ou n'utilise pas ses réserves énergétiques pendant la période considérée.
La méthode des *ingesta* est donc une méthode simple dans des conditions telles que les modifications des réserves énergétiques peuvent être négligées. Elle devient plus complexe dès lors que les modifications des réserves doivent être évaluées par des techniques telles que la mesure des plis cutanés, l'impédancemétrie, la densitométrie ou la résonance magnétique.

b. Méthode des *egesta*

Alors que la méthode des *ingesta* s'intéresse aux entrées d'énergie dans l'organisme, la méthode des *egesta* consiste à estimer l'énergie chimique utilisée par l'organisme à partir de la mesure des déchets (carbone, urée, eau), contenus dans l'air expiré, les matières fécales et l'urine. C'est une méthode intéressante par son principe et qui permet une analyse sélective de la part des différents aliments dans la dépense énergétique. Toutefois, elle ne sera pas détaillée car sa complexité la rend inapplicable en pratique clinique humaine.

2. Thermochimie respiratoire

Cette méthode repose sur le calcul de l'énergie utilisée par l'organisme à partir de la mesure de la consommation d'oxygène ($\mathring{V}O_2$). Elle nécessite de connaître l'équivalent calorique qui est la quantité d'énergie produite rapportée à la masse d'aliment dégradée.
Toutefois, au moment de la mesure de la $\mathring{V}O_2$ il est difficile de connaître la participation exacte de chacun des trois substrats. Aussi, en pratique on utilise généralement l'équivalent calorique moyen qui est égal à

▶ L'équivalent calorique varie avec le type d'aliment.
Glucides → 5,05 kcal/LO_2
Lipides → 4,70 kcal/LO_2
Protides → 4,70 kcal/LO_2

4,8 kcal/LO_2 ou 20 kJ/LO_2. Cette valeur a été constatée chez des sujets recevant une alimentation « standard ».

Exemple :

Si un individu a une $\mathring{V}O_2$ de 0,250 L/min, la quantité d'énergie utilisée est égale à : 0,250 x 20 = 5 kJ/min.

▪ Si la méthode utilisant le quotient respiratoire pour analyser la part respective des glucides, des lipides et des protides dans la dépense énergétique est intéressante pour le physiologiste, le calcul plus simple fondé sur l'utilisation de l'équivalent calorique moyen convient dans la majorité des cas en pratique clinique. La méthode analytique n'est nécessaire que lorsque l'alimentation du sujet s'écarte notablement des conditions standards. Du fait de sa simplicité, la thermochimie respiratoire est la méthode de calorimétrie la plus utilisée en pratique clinique. Toutefois, elle impose que le sujet soit en état stable et au repos depuis au moins 15 à 30 minutes.

De même que la $\mathring{V}O_2$, la quantité de gaz carbonique (VCO_2) produit lors de la dégradation des substrats varie selon leur nature. Ainsi, on définit le quotient respiratoire qui est le rapport $\mathring{V}CO_2/\mathring{V}O_2$. Les valeurs du quotient respiratoire sont différentes pour chaque type d'aliment. Ainsi, le quotient respiratoire est égal à 1 pour les glucides, 0,70 pour les lipides et 0,80 pour les protides. La mesure du quotient respiratoire permet, si l'on connaît la quantité de protéines dégradées, de déterminer par calcul ou à l'aide d'abaques les quantités de glucides et de lipides utilisées. En appliquant ensuite les valeurs spécifiques des équivalents caloriques, il est possible de calculer l'énergie produite par la dégradation de chacun des substrats.

III. Métabolisme

Le métabolisme est l'ensemble des transformations chimiques et biologiques qui s'accomplissent dans l'organisme et qui constituent l'acte de nutrition. On distingue l'anabolisme qui correspond à l'activité de construction (synthèse) et d'entretien de la matière vivante et le catabolisme qui est l'activité de destruction (combustion) des molécules organiques. L'anabolisme est endothermique car il consomme de l'énergie alors que le catabolisme est exothermique car il libère de l'énergie. L'énergie libérée par le catabolisme est utilisée pour l'anabolisme et pour effectuer un travail.

A. Dépense énergétique de fond et métabolisme de base

La dépense énergétique de fond correspond à l'utilisation d'énergie mesurée chez un sujet à jeun, éveillé, au repos et placé dans des conditions de neutralité thermique. La dépense énergétique de fond n'est pas la dépense énergétique minimale car au cours du sommeil la dépense énergétique diminue. La dépense énergétique de fond résulte des activités irréductibles comme le travail cardiaque, le travail respiratoire, le travail sécrétoire, le tonus musculaire et l'activité cellulaire. De la dépense énergétique de fond sont exclues les dépenses énergétiques liées à la lutte contre le chaud et le froid ainsi que celles non immédiatement indispensables à la vie.

1. Conditions basales de mesure

La dépense énergétique de fond doit être mesurée dans les conditions standardisées suivantes :

- *jeûne depuis 12 à 16 heures* : c'est-à-dire depuis la veille si la mesure est effectuée le matin ;
- *neutralité thermique* : c'est-à-dire absence de lutte contre le chaud et le froid, ce qui correspond à 26 °C si le sujet est nu et à 21 °C si le sujet est légèrement vêtu ;
- *repos et détente musculaire* : c'est-à-dire que le sujet doit être allongé depuis au moins 30 minutes et en état de relaxation musculaire.

2. Technique de mesure

La dépense énergétique de fond est calculée à partir de la mesure de la consommation d'oxygène ($\mathring{V}O_2$) et de l'équivalent calorique moyen.

> ▶ Dépense énergétique de fond (W, J/s) = Équivalent calorique moyen x $\mathring{V}O_2/60$.

3. Facteurs de variation

La dépense énergétique de fond varie considérablement en fonction des espèces et d'une façon générale elle augmente selon une fonction puissance de la masse. Des variations interindividuelles existent aussi au sein d'une même espèce en fonction du sexe, de la taille, de l'âge et de la masse de l'individu. La dépense énergétique de fond est en fait très significativement reliée à la surface corporelle de l'individu.

4. Métabolisme de base

Le métabolisme de base est la dépense énergétique de fond rapportée à la surface corporelle. Les unités de mesure sont le W/m^2 ou $kcal/h/m^2$. En réduisant considérablement les différences interindividuelles, cette expression permet une meilleure interprétation physiologique des variations liées au sexe, à l'âge, aux conditions climatiques et aux habitudes alimentaires.

La détermination directe de la surface corporelle par des méthodes de planimétrie est extrêmement difficile et fastidieuse. Aussi, en pratique clinique, on estime la surface corporelle à partir du poids (kg) et de la taille (m) à l'aide de la formule de Du Bois : $S (m^2) = P^{0,425} \times T^{0,725} \times 71,84$.

Ainsi, le métabolisme de base d'un sujet de 20 ans de sexe masculin est d'environ : 46,5 W/m^2 ou 40 $kcal/h/m^2$.

5. Facteurs de variation du métabolisme de base

Plusieurs facteurs modifient le métabolisme de base et permettent d'expliquer les variations interindividuelles :

- *le sexe* : le métabolisme de base est plus élevé chez l'homme (45 W/m^2) que chez la femme (42 W/m^2) ; cette différence s'explique par une masse métaboliquement active plus faible chez la femme. En réalité, en valeurs relatives à la masse dégraissée ou à la masse protoplasmique active, la différence devient négligeable ;

- *l'âge* : le métabolisme de base augmente de la naissance jusqu'à un an puis diminue progressivement ;
- *certains états physiologiques* : le métabolisme de base augmente au moment de la puberté. Chez la femme, il s'élève pendant la grossesse et l'allaitement alors qu'il diminue après la ménopause ;
- *les habitudes alimentaires et climatiques* : le métabolisme de base est plus élevé chez des sujets chroniquement hyperalimentés ou vivants dans des pays froids ;
- *les états pathologiques* : en raison de l'action métabolique importante des hormones thyroïdiennes, les troubles de la sécrétion thyroïdienne se répercutent sur le métabolisme de base. Ainsi, en situation d'hyperthyroïdie, le métabolisme de base augmente alors qu'il est réduit dans l'hypothyroïdie. Ceci explique qu'à une époque où le dosage des hormones thyroïdiennes n'était pas de pratique courante, la mesure du métabolisme de base était une exploration déterminante pour le diagnostic d'un trouble de la sécrétion thyroïdienne. Enfin, le métabolisme de base augmente dans les états fébriles.

B. Facteurs de variation du métabolisme

Le métabolisme de base varie relativement peu si les conditions standards de mesure sont respectées. En revanche, la dépense énergétique peut varier de façon importante dans certaines circonstances. En particulier, l'alimentation, l'activité musculaire ou la lutte contre le chaud ou le froid induisent une augmentation du métabolisme.

1. Effet de l'alimentation

Après un repas, la dépense énergétique augmente pendant plusieurs heures (environ 6 heures) même si le sujet est au repos et à neutralité thermique. Cette augmentation du métabolisme induite par la prise alimentaire est appelée thermogenèse postprandiale ou action dynamique spécifique des aliments ou extrachaleur postprandiale (fig. 3.1).

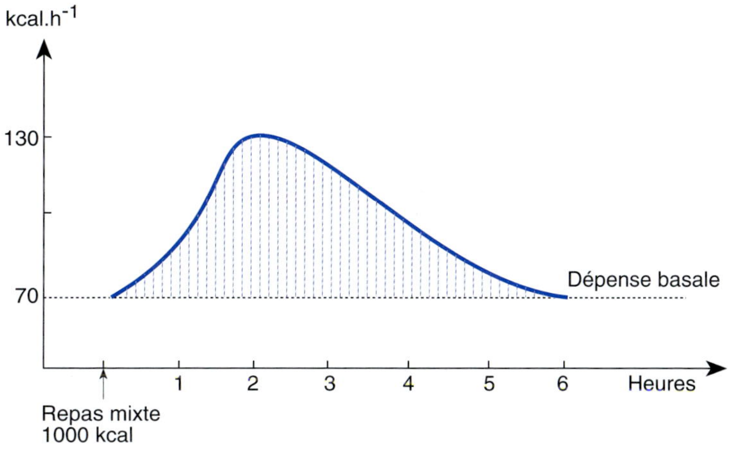

Fig. 3.1
Thermogenèse postprandiale.

La thermogenèse postprandiale augmente avec l'importance de la prise alimentaire et varie en fonction de la qualité des aliments ingérés (tableau 3.I). Ainsi, la thermogenèse postprandiale est d'autant plus importante que la teneur en protéines de la prise alimentaire est élevée et, dans une même classe d'aliment, elle peut varier selon la voie métabolique empruntée.
La thermogenèse postprandiale est principalement due au travail métabolique lié aux transformations chimiques contemporaines de l'assimilation des aliments. Ce travail est particulièrement important pour les protéines qui nécessitent des réactions de désamination et de transamination.

Tableau 3.I. **Valeurs de la thermogenèse pour chaque classe d'aliment**

Aliments	Thermogenèse postprandiale	
	Kcal/g	%
Glucose → glycogène	0,2	5
Glucose → acides gras	0,96	24
Lipides	0,18 à 0,36	2 à 4
Protides	1	25

2. Thermorégulation

L'homme est un homéotherme ce qui signifie qu'il doit maintenir sa température centrale dans des limites étroites. S'il est exposé à des variations de température ambiante, l'homme met en place des processus de thermorégulation qui lui permettent de maintenir sa température la plus proche possible de 37 °C.

a. Production et échanges thermiques

La production de chaleur par l'organisme (thermogenèse) résulte des oxydations cellulaires et de l'activité musculaire. Elle est largement influencée par les hormones thyroïdiennes et surrénaliennes.
Les échanges thermiques entre l'organisme et son environnement s'effectuent par conduction, convection, radiation et évaporation.

▪ *La peau est donc le lieu principal des échanges thermiques entre l'organisme et l'environnement. La circulation sanguine cutanée règle la quantité de chaleur cédée à l'environnement. Ainsi, la vasoconstriction cutanée diminue les échanges thermiques alors que la vasodilatation cutanée les favorise.*

Les échanges par conduction nécessitent un contact avec un objet. Ils sont donc faibles si le sujet est debout mais augmentent fortement si le sujet est étendu sur le sol.
Les échanges par convection s'effectuent par déplacement du fluide dans lequel se trouve le sujet. Ils sont modérés si le sujet se trouve dans l'air sans vent et sont accrus en présence de vent ou lorsque le sujet est immergé.
Les échanges par radiation sont d'autant plus importants que la différence de température entre la peau et l'environnement est grande.
Les échanges par évaporation constituent une source importante de perte de chaleur par les voies respiratoires ou la peau. La perte de chaleur est d'autant plus importante que la température de l'air ambiant est élevée et que l'hygrométrie est basse. La sudation est un phénomène actif qui peut considérablement accroître les pertes thermiques, surtout si les conditions ambiantes (air sec et vent) sont favorables à l'évaporation de la sueur.

b. Lutte contre le froid

L'homme s'adapte au froid en diminuant la thermolyse (perte de chaleur) et en augmentant la thermogenèse (production de chaleur).
Dans la lutte contre le froid, les pertes de chaleur sont très variables selon les conditions, notamment en fonction du type de vêtement, des surfaces d'appui au sol, de l'exposition au vent et de la température environnante. Chez un homme normalement vêtu, au repos, et placé dans un air ambiant à 20 °C, les pertes thermiques par conduction sont de l'ordre de 5 %, celles par convection de 5 %, celles par radiation de 60 % et enfin celles par évaporation de 30 %.
La production de chaleur peut être augmentée par la thermogenèse de frisson qui est une activité musculaire involontaire dont la presque totalité de l'énergie chimique dépensée est transformée en chaleur. L'augmentation du tonus musculaire mais aussi l'activité musculaire volontaire constituent deux mécanismes importants d'augmentation de la thermogenèse. Enfin, la thermogenèse postprandiale peut aussi contribuer à une production de chaleur utile dans la lutte contre le froid. Il existe d'ailleurs une adaptation spontanée du régime alimentaire selon les saisons et les climats, avec une alimentation plus riche en protéines lorsque le sujet est exposé au froid.
Lorsque le sujet lutte contre le froid, sa dépense énergétique peut augmenter jusqu'à un maximum que l'on qualifie de métabolisme de sommet. Si l'exposition au froid est de courte durée, le métabolisme de sommet peut atteindre quatre fois la valeur du métabolisme de base (fig. 3.2). Toutefois, cette situation ne peut être que transitoire.

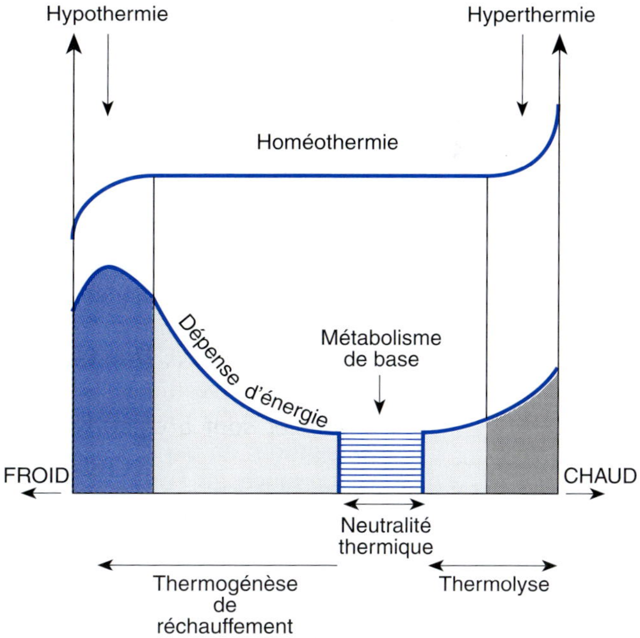

Fig. 3.2
Variations de la dépense énergétique et de la température corporelle centrale en fonction de la température ambiante.

c. Lutte contre le chaud

Lorsqu'un individu lutte contre une élévation de la température ambiante, il réduit la thermogenèse en diminuant l'activité musculaire et accroît la thermolyse. La thermolyse peut augmenter grâce à la vasodilatation cutanée qui accentue les pertes de chaleur par conduction et convection. Ce mécanisme n'est toutefois efficace que jusqu'à une température ambiante de 35,5 °C. La sudation constitue un autre moyen pour augmenter les pertes de chaleur par évaporation. En effet, l'évaporation est un moyen efficace de thermolyse car le passage d'un gramme d'eau de l'état liquide à l'état gazeux consomme 2,45 kJ. Cependant, dans la lutte contre le chaud, le travail des glandes sudoripares ainsi que l'élévation du travail cardiaque provoquée par la vasodilatation cutanée élèvent la dépense énergétique (fig. 3.2). La variation de la dépense énergétique induite par la thermolyse reste toutefois nettement plus faible que celle observée lors de la lutte contre le froid.

3. Activité musculaire

L'activité musculaire est responsable d'un accroissement de la dépense énergétique qui peut s'apprécier à l'aide d'un ergomètre (bicyclette, tapis roulant) et d'un dispositif de mesure de la consommation d'oxygène ($\mathring{V}O_2$). Le rendement qui est le rapport du travail fourni par l'activité musculaire sur la dépense énergétique n'est que de 20 à 25 %, le reste étant transformé en chaleur.

Si un sujet effectue une activité musculaire à puissance constante, la $\mathring{V}O_2$ s'élève lentement au début de l'exercice pour atteindre un état stable vers la deuxième et troisième minute (fig. 3.3). Cette lente augmentation de $\mathring{V}O_2$ s'explique par l'inertie de la mise en jeu des adaptations cardiorespiratoires. Pendant cette phase qui constitue la dette d'oxygène, l'organisme uilise la faible quantité d'oxygène fixée sur la myoglobine mais l'énergie provient principalement des mécanismes anaérobies tels que la dégradation des composés phosphorés (créatine phosphate et adénosine triphosphate) présents dans le muscle et la dégradation du glycogène qui conduit à la formation d'acide lactique. À l'arrêt de l'effort, la $\mathring{V}O_2$ reste élevée pendant plusieurs minutes afin de permettre l'élimination de l'acide lactique, la fixation d'oxygène sur la myoglobine et la resynthèse des composés phosphorés.

Si le sujet effectue un exercice à puissance progressivement croissante, la $\mathring{V}O_2$ s'élève linéairement en fonction de l'augmentation de puissance jusqu'à un maximum qui correspond à la consommation maximale d'oxygène ($\mathring{V}O_2$ max). À ce niveau, les possibilités maximales d'approvisionnement en oxygène des muscles en activité sont atteintes et au-delà la puissance de l'exercice ne pourra être augmentée que pendant une courte durée grâce aux mécanismes énergétiques anaérobies. La puissance pour laquelle la $\mathring{V}O_2$ max est atteinte est appelée : « puissance maximale aérobie » (fig. 3.4).

La consommation maximale d'oxygène peut représenter 10 fois la valeur de la consommation d'oxygène de repos, c'est-à-dire atteindre 2,5 à 3 L/min chez un sujet sédentaire. Elle est un bon reflet de l'aptitude cardiorespiratoire et musculaire à l'exercice. Plusieurs facteurs peuvent l'influencer :

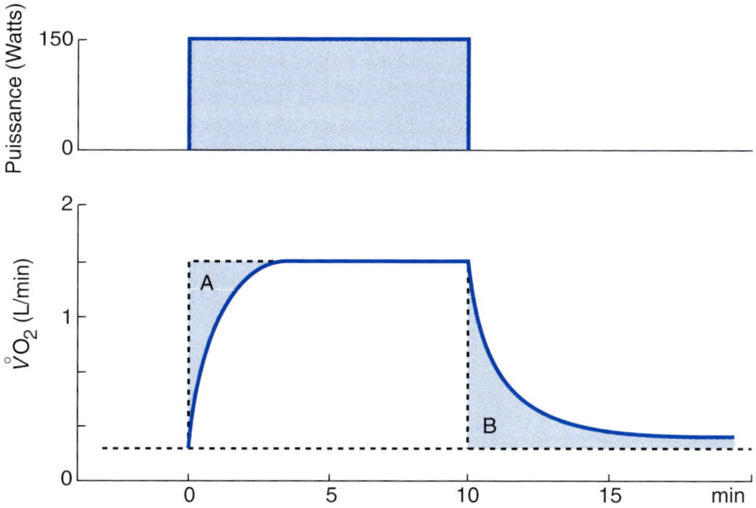

Fig. 3.3
Évolution de la consommation d'oxygène lors d'un exercice à puissance constante.
En haut : puissance imposée.
En bas : la consommation d'oxygène atteint un état stable qu'après quelques minutes.
Surface A : dette d'oxygène – Surface B : paiement de la dette d'oxygène

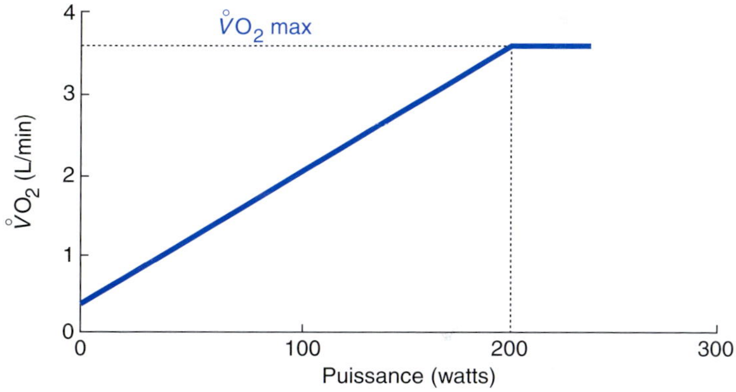

Fig. 3.4
Évolution de la consommation d'oxygène lors d'un exercice à puissance progressivement croissante.
$\dot{V}O_2$ max : consommation maximale d'oxygène

- *les caractéristiques anthropométriques* : comme la $\dot{V}O_2$ max exprimée en L/min dépend étroitement de la masse musculaire mise en jeu lors de l'exercice, il est classique de normaliser la $\dot{V}O_2$ max par le poids du sujet afin de réduire les différences interindividuelles liées aux caractéristiques anthropométriques. Ainsi normalisée, la $\dot{V}O_2$ max d'un sujet sédentaire se situe entre 20 et 30 ans à 40 mL/kg/min ;
- *l'âge* : exprimée en valeur absolue (L/min), la $\dot{V}O_2$ max augmente parallèlement aux caractéristiques anthropométriques durant la période de croissance sans différence entre les garçons et les filles jusqu'au pic de croissance pubertaire. À partir du pic de croissance pubertaire, la $\dot{V}O_2$ max augmente plus rapidement chez le garçon que chez la fille. De ce fait, lorsqu'elle est normalisée par le poids, la $\dot{V}O_2$ max des garçons est stable pendant la croissance alors qu'elle diminue légèrement chez la fille. Entre 20 et 30 ans, la $\dot{V}O_2$ max reste relativement stable, et au-delà elle diminue d'environ 10 % par décennie ;

- *le sexe* : à partir de la croissance pubertaire, la $\dot{V}O_2$ max des filles est inférieure même normalisée par le poids à celle des garçons. Cela s'explique par des différences de composition corporelle et notamment parce qu'à partir de la puberté les filles présentent une masse de tissu adipeux plus importante que celle des garçons. Si on normalise la $\dot{V}O_2$ max par le poids maigre ou par la masse musculaire active, les différences deviennent extrêmement faibles ;
- *l'entraînement* : alors que pendant de nombreuses années, on a pensé que la $\dot{V}O_2$ max était déterminée génétiquement, il est actuellement admis que l'entraînement en endurance (exercices effectués à des intensités modérées sur une longue durée) peut l'améliorer dans des proportions importantes. Ainsi, chez des sportifs entraînés en endurance, comme des cyclistes, des nageurs, des coureurs de fond, des valeurs de $\dot{V}O_2$ max de 5 à 6 L/min (80 à 90 mL/kg/min) ont pu être mesurées.

4. Autres facteurs de variation de la dépense énergétique

La dépense énergétique varie au cours du sommeil. Elle diminue lors du sommeil lent et augmente au cours du sommeil rapide ou paradoxal.

L'activité intellectuelle ne s'accompagne pas d'une augmentation de la dépense énergétique. Par contre, des états émotionnels qui engendrent des réactions nerveuses végétatives (tachycardie, hyperventilation, augmentation du tonus musculaire) peuvent augmenter de façon très significative la dépense énergétique. Pour cette raison, la mesure du métabolisme de base doit être pratiquée chez un sujet parfaitement calme et détendu.

IV. Principes de nutrition

Dans le monde, de nombreux individus souffrent de malnutrition. En effet, une large part de la population du globe souffre de sous-nutrition par insuffisance de denrées alimentaires de base. Cette sous-nutrition conduit à des états de carences qui constituent une cause importante de mortalité. À l'inverse, une part beaucoup plus limitée d'individus vivants dans les sociétés modernes est exposée à la surnutrition qui favorise le développement de pathologies comme le diabète, l'obésité, les maladies cardiovasculaires et le cancer.

Le but de l'alimentation est de permettre un apport calorique quotidien afin de couvrir les dépenses énergétiques. Il est donc logique d'observer de grandes variations individuelles en fonction de l'âge, du sexe, de la taille, du poids et de l'activité socioprofessionnelle et/ou sportive. Toutefois, même si l'alimentation d'un sujet peut momentanément varier dans des proportions relativement importantes, tant par sa qualité que par sa quantité, un équilibre à long terme est indispensable. Le poids dont la mesure est simple permet de juger de cet équilibre et constitue un excellent témoin des conditions alimentaires.

A. Poids « idéal »

Le poids « idéal » est celui qui correspond à la plus faible mortalité et morbidité. Il peut se calculer par la formule de Quetelet qui permet de calculer un indice de masse corporelle (IMC).

IMC (kg/m^2) = masse/taille^2

Les valeurs doivent être inférieures à 25. L'obésité se définit par un IMC supérieur à 30.

B. Réserves

Les variations des conditions alimentaires fréquentes dans la vie quotidienne sont compatibles avec un bon fonctionnement de l'organisme grâce à la présence de réserves énergétiques.

Les réserves glucidiques sont faibles (10 à 200 g) et sont représentées par le glycogène musculaire et hépatique.

Les réserves protéiques ne sont pas réellement des réserves car leur utilisation ne s'effectue que dans des conditions extrêmes de jeûne prolongé ou de carences alimentaires. Leur utilisation a des conséquences très négatives comme par exemple la perte de la masse musculaire.

Les réserves lipidiques sont très importantes et très variables. Elles constituent la principale réserve de l'organisme.

C. Ration alimentaire

La ration alimentaire doit apporter quotidiennement de l'énergie mais aussi de l'eau, des minéraux, et des vitamines en quantité suffisante pour le bon fonctionnement de l'organisme, voire le développement de l'individu (période de croissance, grossesse...).

1. Couverture des besoins en énergie

L'apport calorique quotidien doit compenser les dépenses énergétiques inhérentes au métabolisme de base et celles liées à l'activité du sujet. Ainsi, la ration calorique quotidienne comprend la ration d'entretien à laquelle s'ajoute un supplément calorique (ou ration de travail) dont la valeur dépend de l'activité du sujet (professionnelle, sportive...) ou éventuellement du travail de croissance.

La ration d'entretien d'un homme adulte est de l'ordre de 2 000 à 2 200 kcal/24 h. Celle d'une femme est de 1 600 à 1 800 kcal/24 h. Le supplément calorique dépend de l'activité professionnelle ou sportive du sujet et des conditions environnementales dans lesquelles il la réalise. Par exemple, s'il s'agit d'un travail nécessitant une activité physique légère, le supplément calorique sera de 500 kcal/24 h alors qu'il pourra s'élever jusqu'à 1 500 kcal/24 h s'il s'agit d'une activité physique plus intense. Dans des conditions de température extrême (travail dans les mines, travail en Antarctique dans des conditions de froid extrême), le supplément calorique peut atteindre 4 000 kcal/24 h.

2. Loi de l'isodynamie

Les glucides, les lipides et les protides sont théoriquement interchangeables pour la couverture des besoins énergétiques. C'est ce que l'on appelle : « l'isodynamie des aliments ». Cependant, l'isodynamie a des limites. En effet, en ce qui concerne les protéines, la loi de l'isodynamie n'est pas complètement applicable car l'apport d'acides aminés essentiels et le maintien de l'équilibre azoté sont une nécessité. De même, les lipides ne peuvent pas être éliminés de l'alimentation car ils fournissent les acides gras essentiels.

D. Besoins en matériaux énergétiques

1. Protéines

Les protides sont des aliments constructeurs. Ils fournissent les acides aminés nécessaires à la synthèse des protéines endogènes mais sont aussi, dans une moindre mesure et dans des conditions particulières d'alimentation (jeûne extrême), des substrats énergétiques. De plus comme cela a été évoqué précédemment, la présence de protides dans la ration alimentaire est nécessaire afin de maintenir l'équilibre azoté et pour apporter à l'organisme les acides aminés essentiels.

2. Équilibre azoté

Le catabolisme protéique conduit à une perte d'azote d'environ 2,5 g/24 h. Comme 1 g d'azote provient de la dégradation de 6,25 g de protéines, 15 à 18 g d'apport protéique par 24 h devraient suffire pour couvrir les besoins protéiques. En fait, cette valeur est insuffisante car la valeur biologique des protéines est inférieure à 100 %. Ainsi, la ration protéique quotidienne chez un adulte doit être d'environ 30 à 50 g/24 h et doit être augmentée chez la femme en période de grossesse ou d'allaitement.

3. Apport en acides aminés essentiels

Les acides aminés essentiels sont ceux dont la synthèse dans l'organisme est impossible. Ils doivent donc nécessairement être apportés par l'alimentation et ce de façon simultanée car l'absence des uns peut interdire l'utilisation des autres. Les acides aminés essentiels sont :

- l'isoleucine ;
- la leucine ;
- la lysine ;
- la méthionine ;
- la phénylalanine ;
- la thréonine ;
- le tryptophane ;
- la valine.

4. Lipides

Les lipides sont des aliments énergétiques dont la présence dans la ration alimentaire est nécessaire car ils apportent les acides gras essentiels (acide linoléïque, l'acide α linolénique, acide arachidonique) indispensables et permettent l'absorption des vitamines liposolubles A, D, E, et K. Les lipides peuvent contenir des acides gras non saturés et des acides gras saturés. Les acides gras non saturés sont surtout présents dans les graisses végétales (huile de maïs et de tournesol) et ont un effet antiathérogène. Les acides gras saturés sont apportés par les graisses animales (viandes rouges) et sont très athérogènes.

5. Glucides

Les glucides sont des aliments énergétiques. En cas de jeûne glucidique, l'organisme réagit par l'activation de la néoglucogenèse hépatique et du catabolisme lipidique qui conduit à une production de corps cétoniques pouvant aboutir à une acidose. Les glucides sont apportés dans l'alimentation sous deux formes :

- *les sucres « rapides »* : ce sont des mono- et des disaccharides (glucose, saccharose, lactose, fructose). Ces sucres ont un index glycémique élevé, c'est-à-dire que leur ingestion provoque une augmentation rapide de la glycémie et une réponse insulinique brutale orientant le métabolisme du glucose vers la glycogénogenèse et la synthèse de lipides de réserve. Chez certains sujets prédisposés, leur ingestion peut favoriser la survenue d'une hypoglycémie réactionnelle ;
- *les sucres « lents »* : il s'agit de polysaccharides comme l'amidon. Ils ont un index glycémique faible et n'ont pas de ce fait les conséquences métaboliques néfastes des sucres rapides.

▪ *Le glucose est la seule source d'énergie pour le cerveau, les reins et les globules rouges.*

E. Besoins hydrominéraux et vitaminiques

Ces besoins sont couverts dans des conditions normales d'alimentation et les apports complémentaires sont inutiles. L'eau, qui est la boisson « idéale » doit être apportée quotidiennement à un volume de 2 à 2,5 L/24 h. Parmi les vitamines, on distingue les vitamines hydrosolubles (B, acide folique, C) et les vitamines liposolubles (A, D, E, K). La carence en vitamine peut induire à des maladies comme le rachitisme (carence en vitamine D), le scorbut (carence en vitamine C) et le béribéri (carence en vitamine B1). Enfin la ration alimentaire doit aussi quotidiennement apporter des minéraux (Mg^{2+}, Fe^{2+}, Na^{+}, K^{+}, Ca^{2+}) pour combler les pertes inévitables par l'urine, les matières fécales et la sueur. L'apport en Na^{+}, K^{+} et Ca^{2+} est particulièrement important pour l'enfant en période de croissance et pour la femme qui allaite.

F. Classes d'aliments et alimentation mixte équilibrée

Une alimentation équilibrée doit être quantitativement adaptée aux besoins énergétiques et qualitativement variée en fonction des six classes d'aliments.

1. Besoins quantitatifs

Les protides doivent représenter 10 à 15 % de la ration alimentaire et la moitié doit être d'origine animale. Les besoins sont évalués à 1 g/kg/j.
L'apport en lipide doit constituer 20 à 30 % de la ration alimentaire et la moitié doit provenir des graisses végétales. Environ 1 g/kg/j doit être apporté par l'alimentation.
Les glucides représentent le reste de la ration alimentaire soit 55 % à 70 %. La quantité recommandée est de 4 à 5 g/kg/j dont moins de 10 % de sucres rapides.

2. Classes d'aliments

Groupe I : viandes, poissons, œufs.
Groupe II : lait, laitages, fromages.

Groupe III : matières grasses.
Groupe IV : pain, céréales.
Groupe V : fruits, légumes secs.
Groupe VI : légumes cuits, fruits cuits.
Pour s'assurer d'une alimentation équilibrée, il convient de respecter les besoins quantitatifs précédemment décrits et de répartir les types d'aliments selon deux méthodes classiques :

- la *méthode des six groupes* qui consiste à prendre lors du repas un aliment de chacune des six classes ;
- la *méthode glucides-protides-lipides (4-2-1)* : dans cette méthode, il est recommandé de prendre : 4 éléments glucidiques : pain, féculant ou produits sucrés, légumes cuits ou crus, légumes ou fruits ; 2 éléments protidiques : viande, poisson ou œuf et fromage ou lait ; 1 élément lipidique.

Certaines situations physiologiques peuvent imposer des adaptations de l'alimentation : par exemple en période de grossesse ou d'allaitement les apports en calcium et en protides doivent être augmentés ; chez le sportif pratiquant une activité physique intense un supplément calorique doit également être apporté et chez le sujet âgé les apports supplémentaires en acides aminés et en acides gras essentiels sont recommandés.

POINTS CLÉS

▶ Les êtres vivants sont de simples transducteurs d'énergie assujettis aux lois de la thermodynamique telles que la constance et la conservation d'énergie et l'équivalence des formes d'énergie.

▶ La calorimétrie permet d'évaluer le fonctionnement de l'organisme en mesurant la quantité d'énergie qu'il utilise. Les méthodes indirectes de calorimétrie telles que la thermochimie alimentaire et la thermochimie respiratoire sont les plus couramment utilisées en pratique courante.

▶ Le métabolisme de base est la dépense énergétique mesurée chez un sujet à jeun, éveillé, au repos et placé dans des conditions de neutralité thermique. Il résulte des activités irréductibles de l'organisme comme le travail cardiaque, respiratoire et sécrétoire.

▶ Les principaux facteurs de variation du métabolisme sont l'alimentation, la thermorégulation et l'activité musculaire.

▶ Le poids et l'Indice de Masse Corporelle (IMC) sont de bons témoins des conditions alimentaires.

▶ La ration alimentaire doit apporter quotidiennement de l'énergie (principalement sous forme de glucides et de lipides), des matériaux de constructions (sous forme de protides), des minéraux, des vitamines et de l'eau en quantité suffisante pour assurer le bon fonctionnement de l'organisme et son développement.

Physiologie du nerf et du muscle squelettique

4

Jacques Mercier

Objectifs

Connaître :

- les relations structure-fonction du neurone ;
- les conditions d'efficacité d'un excitant ;
- la genèse du potentiel d'action et les mécanismes de la propagation de l'influx nerveux ;
- les relations entre l'ultrastructure et les mécanismes moléculaires de la contraction musculaire ;
- les mécanismes du couplage excitation-contraction ;
- les propriétés et les réponses mécaniques du muscle squelettique ;
- les phénomènes métaboliques dans le muscle squelettique ;
- les caractéristiques morphologiques et fonctionnelles d'une synapse chimique ;
- le fonctionnement d'une synapse neuroneuronique ;
- le fonctionnement de la jonction neuromusculaire.

I. Nerf

Le système nerveux humain est constitué d'environ 100 milliards de neurones (ou cellules nerveuses) et de 10 à 50 fois plus de cellules gliales (neuroglie). Les principales propriétés du neurone sont l'intégration et la transmission de l'influx nerveux alors que les cellules gliales constituent le tissu de soutien des cellules nerveuses. Les nerfs, principalement constitués d'axones (ou fibres nerveuses) qui sont des prolongements cylindriques des neurones, transmettent l'influx nerveux sous forme de potentiel d'action de la périphérie vers les centres nerveux (messages sensoriels) et des centres vers la périphérie (messages moteurs). Dans l'organisme, beaucoup de nerfs sont des nerfs mixtes qui contiennent des fibres nerveuses motrices efférentes et des fibres nerveuses sensitives afférentes.

A. Neurone

1. Relation structure-fonction du neurone

Les neurones du système nerveux des mammifères sont de formes et de taille très variables. Toutefois, la plupart d'entre eux possèdent les mêmes éléments que le motoneurone médullaire (fig. 4.1).

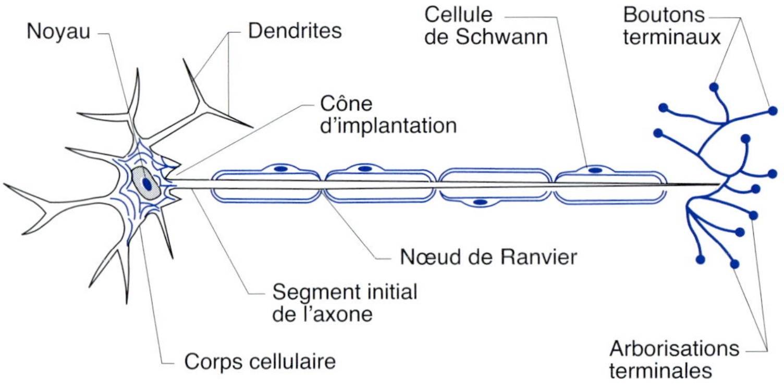

Fig. 4.1
Représentation schématique d'un motoneurone médullaire.

Le neurone qui constitue l'unité fondamentale du système nerveux présente un corps cellulaire et deux types de prolongements : l'axone et les dendrites. L'axone naît d'une zone épaissie du corps cellulaire : le cône d'implantation. La portion initiale de l'axone constitue le segment initial. La longueur des axones est très variable et certains d'entre eux peuvent atteindre un mètre. Dans sa partie terminale l'axone se ramifie pour former une arborisation terminale dont chacune des branches se finit par un bouton terminal. Chaque bouton terminal contient des vésicules de neuromédiateur. On distingue d'une part des axones myélinisés (ou myéliniques) qui possèdent une gaine de myéline (structure protéolipidique) élaborée par les cellules de Schwann et interrompue à intervalles réguliers par les nœuds de Ranvier et d'autre part des axones non myélinisés (ou amyéliniques) qui sont simplement entourés de cellules de Schwann. Le diamètre des axones amyéliniques est inférieur à celui des axones myélinisés (les axones amyéliniques ont un diamètre inférieur à 1,5 µm alors que les axones myélinisés ont un diamètre compris entre 1 et 20 µm). Comme il existe une relation linéaire entre la vitesse de propagation de l'influx nerveux et le diamètre de l'axone, il est évident que les axones myélinisés conduisent l'influx nerveux à des vitesses nettement supérieures à celles des neurones amyéliniques. Ces différences morphologiques et fonctionnelles ont permis d'établir des classifications des fibres nerveuses. La première établie par Erlanger et Gasser, classe les fibres nerveuses en trois groupes A, B, et C ; les fibres de type A étant subdivisées en fibres α, β, γ et δ (tableau 4.I). Toutefois, le fait que des études ultérieures ont montré que les catégories de cette nomenclature alphabétique n'étaient pas homogènes a amené les physiologistes à établir une autre classification numérique (Ia, Ib, II, III, IV) pour les fibres sensitives (tableau 4.II). Même si ces deux classifications peuvent amener à des confusions, elles sont importantes à connaître en raison des relations qui existent entre les fonctions physiologiques et les caractéristiques morphologiques.

Tableau 4.I. **Classification des fibres nerveuses (selon Erlanger et Gasser)**

Type de fibre	Fonction	Diamètre (µm)	Vitesse (m/s)
Aα	Motricité volontaire, proprioception	12-20	70-120
Aβ	Tact, pression	5-12	30-70
Aγ	Motricité des fuseaux neuromusculaires	3-6	15-30
Aδ	Tact, température, douleur	2-5	12-30
B	Fibres préganglionnaires du système nerveux végétatif	< 3	3-15
C	Douleur, température Fibres postganglionnaires sympathiques	0,4-1,2 0,3-1,3	0,5-2 0,7-2,3

Les fibres A et B sont des fibres myélinisées ; les fibres C sont amyéliques.

Dans le neurone, toutes les protéines sont synthétisées dans le corps cellulaire et sont transportées le long de l'axone jusqu'aux boutons terminaux par le flux axoplasmique. C'est donc le corps cellulaire qui maintient l'intégrité anatomique et fonctionnelle de l'axone. Si l'axone est sectionné, la partie distale dégénère : ce phénomène est connu sous le nom de dégénérescence wallerienne.

Tableau 4.II. **Classification des fibres nerveuses sensitives**

Chiffres	Origine	Classification par lettres
Ia	Fuseau neuromusculaire : *terminaisons annulospiralées*	Aα
Ib	Organe tendineux de Golgi	Aα
II	Fuseau neuromusculaire : *terminaisons en bouquet* Récepteurs : tact et pression	Aβ
III	Récepteurs : douleur, température, Tact	Aδ
IV	Récepteurs : douleur, température, autres récepteurs	C

2. Potentiel de repos de la fibre nerveuse

Les cellules nerveuses sont des cellules excitables, et elles se distinguent des autres cellules de l'organisme par le fait que leur membrane est capable de maintenir une importante différence de potentiel entre le milieu intracellulaire et extracellulaire. Cette différence de potentiel représente le potentiel de repos.

Le potentiel de repos peut facilement être mis en évidence sur des axones de calmar (diamètre d'environ 1 mm) à l'aide de deux microélectrodes reliées à un oscilloscope à rayons cathodiques. Si les deux électrodes sont placées à la surface de l'axone, aucune différence de potentiel n'est enregistrée. Par contre si l'on fait pénétrer une électrode à l'intérieur de l'axone, il apparaît une différence de potentiel d'environ – 90 mV qui se maintient constante en l'absence de stimulation. Cette différence de potentiel signifie que le potentiel à l'intérieur de la fibre est de 90 mV inférieur à celui de l'extérieur de la fibre. Chez l'homme, le potentiel de repos est d'environ – 70 mV.

Le potentiel de repos est dû à l'existence de concentrations inégales, entre les milieux intra- et extracellulaires, d'ions pouvant diffuser à travers la membrane. Les ions diffusent à travers la membrane plasmique selon leur gradient électrique et leur gradient de concentration par des canaux ioniques et la bicouche lipidique sert d'isolant. Néanmoins, l'excès de charges positives à l'extérieur de la cellule et le déficit en charges positives à l'intérieur de la cellule rendant compte de la différence de potentiel s'expliquent par plusieurs mécanismes impliquant principalement les mouvements des ions K^+. Le potassium est l'ion qui contribue le plus à la genèse de cette différence de potentiel car c'est lui qui diffuse le plus facilement à travers la membrane et qui est le plus inégalement concentré entre les deux compartiments. Toutefois, plusieurs mécanismes permettent d'expliquer les différences de concentrations ioniques de part et d'autre de la membrane. Ainsi, les protéines intracellulaires qui sont de gros anions non diffusibles contribuent à créer une électronégativité intracellulaire et empêchent les ions K^+ de migrer complètement. Les ions K^+ s'accumulent ainsi à la surface de la membrane et il se crée un équilibre électrochimique (équilibre de Donnan). Par ailleurs, il existe en permanence à travers la membrane neuronale des fuites de Na^+ et de K^+ qui sont sous la dépendance de protéines qui jouent le rôle de canaux de fuite. Cependant, comme les canaux de fuite sont beaucoup plus perméables au K^+ qu'au Na^+ (environ 100 fois), le flux sortant de K^+ est supérieur au flux entrant de Na^+. Enfin, au niveau de la membrane, la pompe Na^+/K^+ qui fonctionne selon un mécanisme actif (consommateur d'énergie) transporte continuellement le Na^+ hors de la cellule alors qu'elle fait entrer le K^+ dans la cellule. Cette pompe électrogène fait sortir un nombre plus grand de charges positives qu'elle n'en introduit : en effet, cette pompe expulse 3 Na^+ chaque fois qu'elle fait entrer 2 K^+. Ce transport inégal de charges positives contribue à rendre l'intérieur de la cellule plus électronégatif qu'il ne le serait par la seule diffusion ionique. L'ensemble de ces mécanismes et plus particulièrement les flux de K^+ permettent de maintenir la membrane de la cellule nerveuse polarisée, l'extérieur étant positif par rapport à l'intérieur.

3. Excitabilité du neurone

La cellule nerveuse (comme la cellule musculaire) est une cellule excitable ce qui signifie qu'elle est capable de modifier son potentiel de membrane sous l'effet d'une action extérieure (excitant ou stimulus). Les excitants peuvent être artificiels ou physiologiques. Les excitants physiologiques peuvent être appliqués au niveau des dendrites lorsqu'il s'agit de messages sensitifs, ou au niveau de l'axone pour les messages moteurs. Dans le cas de messages sensitifs, les principaux excitants, mécaniques, thermiques, lumineux ou vibratoires sont appliqués au niveau d'une terminaison nerveuse libre ou d'un récepteur spécifique où s'effectue la transformation du stimulus physique en stimulus chimique. Pour les messages moteurs, c'est le corps cellulaire qui joue le rôle d'excitant. Les excitants artificiels sont de type chimique, physicochimique ou physique mais le plus utilisé est le stimulus électrique car il est le plus facile à quantifier en termes d'intensité, de durée, de vitesse d'application et de fréquence. C'est notamment grâce aux stimulations électriques qu'on a pu établir les

lois de l'excitabilité nerveuse qui permettent de définir les conditions d'efficacité d'un excitant.
Pour être efficace, l'intensité du courant électrique doit varier rapidement. En effet, une élévation trop lente du courant n'arrive pas à engendrer une réponse de la fibre nerveuse car celle-ci s'adapte au stimulus. Ce phénomène porte le nom d'accommodation et la climalyse correspond à la vitesse seuil d'établissement du courant. L'intensité du courant doit aussi atteindre une valeur suffisante (intensité seuil) qui, appliquée pendant un certain temps, suffit tout juste à déclencher une réponse de la fibre nerveuse. Cette intensité varie en fonction de la durée d'application du stimulus ; ainsi un stimulus de forte intensité devra être appliqué moins longtemps qu'un stimulus de faible intensité. La relation qui lie l'intensité et la durée de la stimulation est illustrée par la courbe intensité-durée (fig. 4.2).

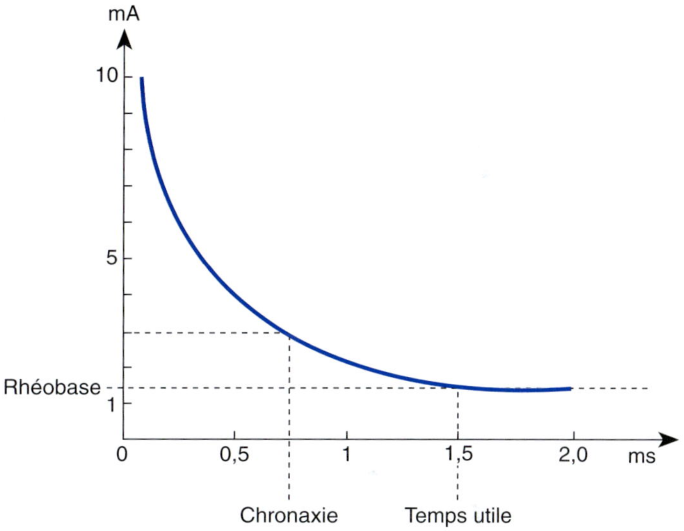

Fig. 4.2
Courbe intensité-durée de stimulation.

Au-dessous d'une certaine intensité, appelée rhéobase, la stimulation électrique n'est jamais efficace quel que soit le temps de passage du courant. Le temps utile est le temps pendant lequel doit être appliquée une stimulation d'intensité égale à la rhéobase. En pratique, on préfère déterminer la chronaxie qui correspond au temps pendant lequel doit être appliquée une stimulation d'une intensité égale au double de la rhéobase. La relation intensité-durée a le même aspect pour les différents types de fibres nerveuses (et même pour les fibres musculaires), seule diffère l'échelle de temps. La chronaxie est souvent utilisée pour caractériser l'excitabilité d'une fibre nerveuse ou musculaire. Par exemple, la chronaxie d'une fibre de gros diamètre (type A) est de 0,1 à 0,2 ms alors qu'elle est de 0,5 ms pour les fibres amyéliniques.
Même si elles ne déclenchent pas de réponse de la fibre nerveuse, les stimulations inférieures à l'intensité seuil modifient localement le potentiel de membrane. Ces changements de potentiels de membrane sont appelés potentiels électrotoniques ou gradués (fig. 4.3). On les appelle ainsi

car leur valeur dépend de l'intensité de stimulation. Lorsque leur amplitude atteint + 15 mV, c'est-à-dire que le potentiel de membrane se situe à – 55 mV, le potentiel membranaire se met à chuter rapidement et une réponse nerveuse propagée (potentiel d'action) apparaît. Le potentiel de membrane à partir duquel le potentiel d'action propagé apparaît est appelé : potentiel seuil ou seuil d'excitation.

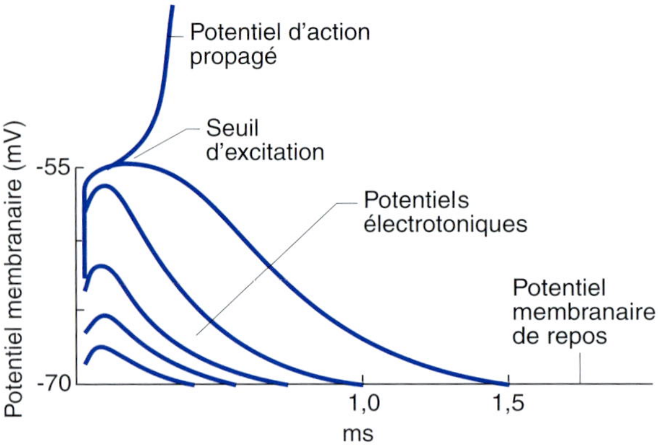

Fig. 4.3
Potentiels électrotoniques.

L'efficacité d'une stimulation dépend aussi des changements du seuil d'excitabilité du neurone qui varie en fonction de l'état de polarisation de la membrane. Toutefois, pour faciliter la compréhension, ces changements du seuil d'excitabilité du neurone ne seront abordés qu'après avoir décrit le potentiel d'action de la fibre nerveuse.

4. Potentiel d'action

Lorsqu'une stimulation répondant aux critères d'efficacité précédemment décrits est portée sur une fibre nerveuse, il apparaît une variation brève du potentiel de membrane qui passe de – 70 mV à + 30 mV. Cette variation de potentiel qui a donc une amplitude de l'ordre de 100 mV représente le potentiel d'action. C'est la propagation de ce potentiel d'action qui permet la transmission des messages nerveux plus communément appelé influx nerveux.

Le dispositif expérimental permettant de mettre en évidence un potentiel d'action comprend un système de stimulation et un système d'enregistrement qui comprend une électrode d'enregistrement placée à l'intérieur de la fibre nerveuse et une électrode de référence de surface reliées à un oscilloscope à rayons cathodiques.

a. Aspect et caractéristiques du potentiel d'action

La première manifestation qui apparaît au niveau d'une fibre nerveuse sur laquelle est portée une stimulation répondant aux critères d'efficacité est une lente variation du potentiel de membrane qui permet d'atteindre le seuil d'excitation. À partir de ce niveau la variation de potentiel s'accélère jusqu'à atteindre environ + 35 mV : c'est la dépolarisation. Quelque dix millièmes de seconde après s'effectue la repolarisation pendant laquelle le potentiel de membrane retourne à sa valeur de repos. Au début, cette repolarisation s'effectue très rapidement puis plus lentement. Les phases de dépolarisation et de repolarisation rapides constituent le potentiel de pointe. La phase lente de la repolarisation correspond au postpotentiel négatif auquel fait suite une phase d'hyperpolarisation de faible amplitude et de longue durée, le postpotentiel positif. Sur la figure 4.4, l'échelle de temps a été modifiée afin de visualiser les différentes composantes du potentiel d'action. En effet, si l'échelle de temps n'est pas modifiée, les différentes phases sont si rapides qu'il est difficile de les visualiser (fig. 4.5).

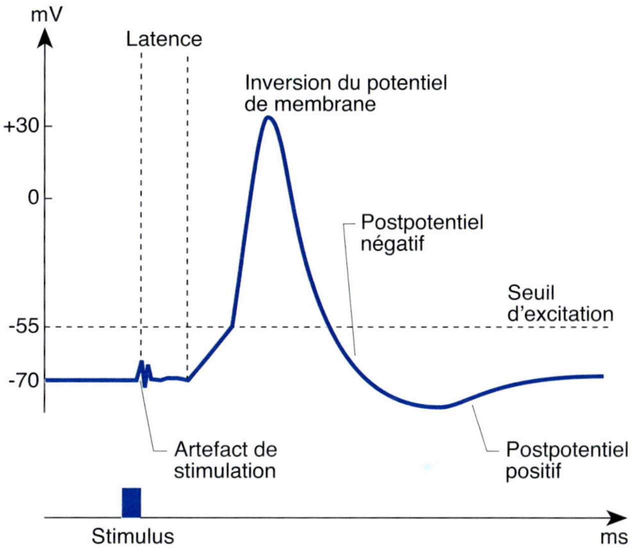

Fig 4.4
Potentiel d'action obtenu à l'aide d'un dispositif d'enregistrement comprenant une électrode intracellulaire et représenté selon une échelle de temps modifiée pour permettre la visualisation des différentes phases.

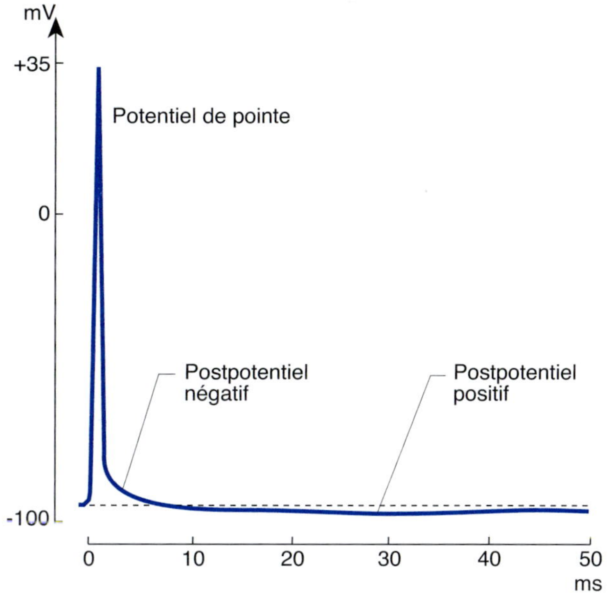

Fig. 4.5
Potentiel d'action représenté en fonction d'une échelle de temps réelle.

Les termes de postpotentiel négatif et postpotentiel positif peuvent paraître inappropriés dans la mesure où le postpotentiel positif est plus négatif que le postpotentiel négatif. Cela s'explique par le fait que les premiers enregistrements étaient réalisés avec un dispositif d'enregistrement ne comprenant que des électrodes extracellulaires. Dans ce cas, le postpotentiel positif correspond bien à une phase de potentiel positif et le postpotentiel négatif à une phase de potentiel négatif.

Durant le potentiel d'action, le seuil d'excitabilité du neurone varie. En effet, pendant la phase de variation lente du potentiel de membrane qui précède le potentiel de pointe, le seuil d'excitabilité est abaissé. À l'inverse, pendant la phase ascendante (dépolarisation) et pendant la majeure partie de la phase descendante (repolarisation) du potentiel de pointe, le neurone est réfractaire à la stimulation. En fait cette période réfractaire se subdivise en période réfractaire absolue et en période réfractaire relative. Pendant la période réfractaire absolue, qui s'étend du moment où le seuil d'excitation est atteint jusqu'au tiers de la repolarisation (1 ms), aucune stimulation quelle que soit son intensité ne peut exciter le neurone. Pendant la période réfractaire relative (5 ms) qui va de la fin de la période réfractaire absolue jusqu'au début du postpotentiel négatif, des stimulations d'intensité supérieure à la normale peuvent déclencher une excitation. Enfin, pendant le postpotentiel négatif, le seuil diminue de nouveau alors qu'il augmente pendant le postpotentiel positif.

Le potentiel d'action d'une fibre nerveuse répond à la loi du tout ou rien. Cela signifie que son amplitude est indépendante de l'intensité de stimulation. En revanche, le nerf qui est constitué d'un ensemble de fibres nerveuses, répond à la loi de l'efficacité croissante puis maximale. En effet, lorsque des stimulations d'intensité croissante sont appliquées à un nerf, la réponse croît en amplitude en raison d'un recrutement progressif des fibres, puis atteint un maximum quand toutes les fibres sont recrutées. Enfin, l'aspect du potentiel d'action n'est ni spécifique de la nature de la stimulation ni de la nature de la fibre nerveuse.

b. Mécanismes du potentiel d'action

Les phases de dépolarisation et de repolarisation du potentiel d'action s'expliquent par des changements de conductance (mesure de la perméabilité membranaire) de la membrane au Na^+ et au K^+ (fig. 4.6).

Avant le déclenchement du potentiel d'action, lorsque la membrane est au repos, la conductance du K^+ est 50 à 100 fois supérieure à celle du Na^+. Ensuite au début du potentiel d'action, il apparaît brutalement une augmentation de la conductance au Na^+ (500 à 5 000 fois) qui permet une entrée massive de Na^+ dans la fibre et donc l'inversion du potentiel de membrane (dépolarisation). Très rapidement, la conductance du Na^+ diminue alors que celle du K^+ atteint son maximum ; le K^+ sort de la cellule, et le potentiel de membrane revient à son niveau de repos (repolarisation). Contrairement à la conductance du Na^+ qui décroît très rapidement, la conductance du K^+ reste élevée plusieurs millisecondes ce qui permet une fuite accrue d'ions K^+ responsable de l'hyperpolarisation observée pendant le postpotentiel positif.

Ces changements de conductances s'expliquent par des modifications d'activité des canaux Na^+ et K^+ voltage dépendants.

Les canaux Na^+ possèdent deux portes, une porte d'activation située côté externe et une porte d'inactivation située côté interne. Lorsque le potentiel de membrane est de – 70 mV (potentiel de repos), la porte d'activation est fermée et s'oppose à l'entrée de Na^+, tandis que la porte d'inactivation est ouverte. Si une stimulation engendre une dépolarisation supérieure à 7 mV, elle active le canal, et dès lors que le potentiel seuil est atteint, elle provoque une ouverture brutale de la porte d'activation. À ce moment là, la perméabilité membranaire augmente brutalement et les ions Na^+ peuvent s'engouffrer dans la fibre nerveuse : c'est la dépolarisa-

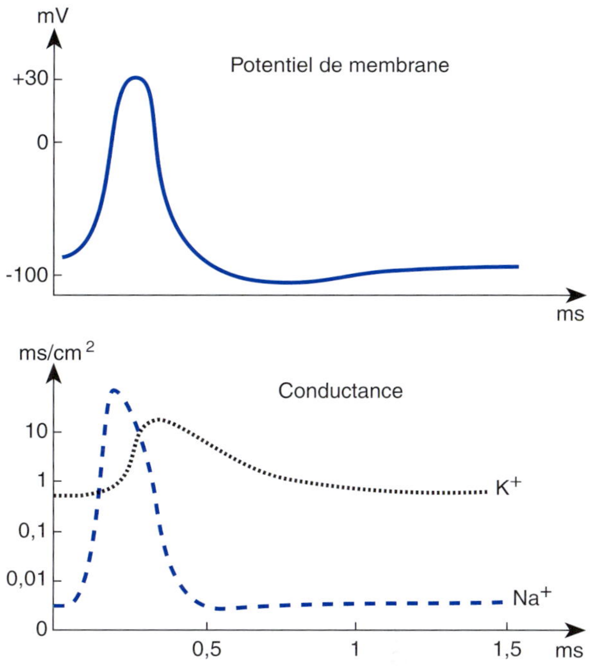

Fig. 4.6

Changements de la conductance du Na^+ et du K^+ pendant le potentiel d'action.

tion. Cependant, la variation de potentiel qui a ouvert le canal Na^+ inactive celui-ci en faisant basculer la porte d'inactivation environ dix millièmes de seconde après son ouverture. Cela a pour effet de bloquer l'entrée des ions Na^+ et le potentiel de membrane se rapproche du potentiel de repos : c'est le début de la repolarisation.

Les canaux K^+ possèdent une seule porte située côté interne. Lorsque la membrane est à son potentiel de repos, la porte est fermée et les ions K^+ ne peuvent pas sortir de la fibre nerveuse. Lors d'une stimulation, les canaux K^+ s'ouvrent lentement et permettent la sortie lente des ions K^+. Toutefois, du fait de la lenteur de leur ouverture, les canaux K^+ sont ouverts quand les canaux Na^+ se sont déjà refermés. À ce moment là, l'entrée des ions Na^+ a diminué et la sortie des ions K^+ est augmentée, ce qui a pour conséquence d'accélérer la repolarisation et de permettre le retour du potentiel de membrane à sa valeur de repos. Ensuite les canaux potassiques restent ouverts quelques millisecondes, ce qui entraîne un excès d'ions positifs à l'extérieur responsable de l'hyperpolarisation correspondant au postpotentiel positif.

L'ouverture et la fermeture lentes des canaux K^+ permettent d'expliquer le phénomène d'accommodation. En effet, si la stimulation est suffisamment brutale, elle engendre une ouverture rapide des canaux Na^+ qui ne peut pas être contrebalancée par l'ouverture des canaux K^+, et la fibre nerveuse se dépolarise. Si au contraire la stimulation est progressive, elle induit une ouverture graduelle des canaux Na^+ qui est contrebalancée par l'ouverture des canaux K^+, et la fibre ne se dépolarise pas.

Enfin, la distribution des canaux Na^+ et K^+ voltage-dependant varie en fonction de la zone de la fibre nerveuse et du type de fibre nerveuse. Ainsi dans une fibre myélinisée, les canaux Na^+ sont surtout concentrés au niveau des nœuds de Ranvier, environ 2 000 à 12 000 par μm^2 de membrane, alors que l'on en compte que 50 à 75 au niveau du corps cellulaire. Le long de l'axone des fibres amyéliniques le nombre moyen est de 110.

5. Conduction nerveuse

Dans l'organisme, la transmission de l'influx nerveux s'effectue grâce à la propriété qu'ont les cellules nerveuses de propager le potentiel d'action. Le potentiel d'action propagé correspond à un flux de courant circulaire qui occupe sur la surface de l'axone un segment de quelques millimètres. Cette propriété de conduction des cellules nerveuse peut se mettre en évidence à l'aide d'un dispositif d'enregistrement placé à distance du système de stimulation. Dans ces conditions, lorsqu'une stimulation efficace est portée sur la cellule nerveuse, il est possible d'enregistrer un potentiel d'action avec un délai qui est fonction de la distance entre le point de stimulation et le dispositif d'enregistrement et du type de fibre nerveuse. Ce délai correspond au temps de latence. Connaissant la distance qui sépare le système de stimulation du dispositif d'enregistrement et le temps de latence, on peut calculer la vitesse de conduction de la fibre nerveuse.

a. Mécanisme de la conduction

- *Lorsque l'influx se propage, il ne peut pas dépolariser la région située en arrière car elle se trouve en période réfractaire.*

Le mécanisme de la conduction nerveuse est basé sur l'apparition de courants locaux induits par le potentiel d'action (fig. 4.7). Les charges positives des portions de membrane situées en avant et en arrière du potentiel d'action s'écoulent dans la région d'électronégativité que constitue le potentiel d'action. Il en résulte une augmentation du potentiel de membrane qui, lorsqu'il atteint le seuil d'excitation, entraîne l'activation des canaux Na^+ voltage dépendants. À ce moment, la perméabilité au Na^+ augmente brutalement et le potentiel d'action est recréé. Ainsi, la propagation du potentiel d'action est en fait une « autopropagation » qui est la conséquence indirecte de l'extension de courants locaux.

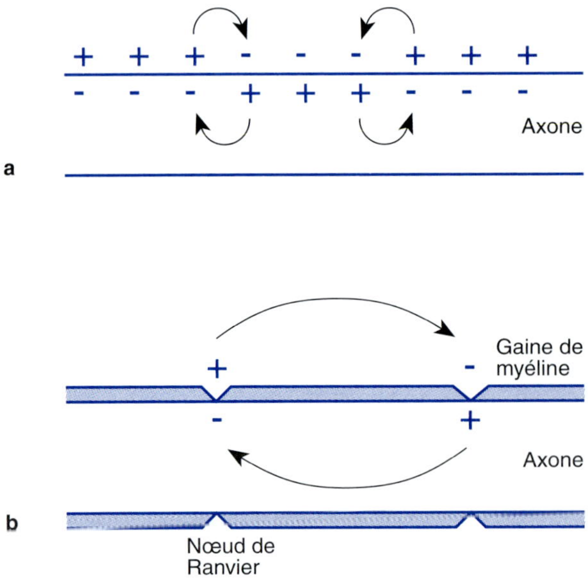

Fig. 4.7
Mécanismes de propagation du potentiel d'action.
a. Axone amyélinique.
b. Axone myélinisé.

b. Influence de la gaine de myéline

Dans les axones amyéliniques, toute la surface de la fibre nerveuse participe aux mouvements ioniques et le potentiel d'action se propage de proche en proche. La vitesse de conduction est lente, de l'ordre de 0,5 à 2 m/s. Dans les fibres myélinisées, du fait de la gaine de myéline qui joue le rôle d'isolant, les ions ne peuvent traverser la membrane qu'au niveau des nœuds de Ranvier. Ainsi, les mouvements ioniques ne peuvent s'effectuer que d'un nœud de Ranvier à un autre (voir fig. 4.7). La dépolarisation se fait par sauts successifs d'où le terme de conduction saltatoire. Ce mode de conduction permet d'augmenter la vitesse de conduction qui se situe entre 2 et 120 m/s selon le type de fibre myélinisée. Enfin, la gaine de myéline en réduisant le métabolisme nécessaire au rétablissement des gradients de concentration ionique permet une économie d'énergie pour la fibre nerveuse.

c. Caractéristiques de la conduction

La vitesse de conduction varie en fonction du type de fibre nerveuse alors qu'elle reste constante pour un type de fibre nerveuse donné. Elle n'est pas influencée par le type ou l'intensité de stimulation. Dans un nerf, le potentiel d'action n'est pas propagé aux fibres adjacentes : on dit que la conduction est isolée. Lorsqu'une stimulation est portée sur un axone, la conduction peut se faire dans les deux sens, vers l'extrémité de l'axone (conduction orthodromique) et vers le corps cellulaire (conduction antidromique). On dit que la conduction est indifférente. Contrairement aux axones, les synapses chimiques sont unidirectionnelles, c'est-à-dire qu'elles ne conduisent que dans un seul sens, et dans une chaîne de neurones, un influx antidromique ne peut franchir la première synapse. *In vivo*, la conduction des influx nerveux s'effectue normalement dans le sens orthodromique car la dépolarisation naît au niveau du corps cellulaire. Enfin, la conduction de l'influx nerveux se fait sans décrément ce qui signifie que l'amplitude du potentiel d'action reste identique tout le long de l'axone.

6. Potentiel d'action des nerfs mixtes

Les nerfs périphériques des mammifères sont composés de plusieurs types d'axones qui ont des vitesses de conduction différentes (voir tableau 4.I). Ainsi, le potentiel d'action d'un nerf mixte présente des caractéristiques très différentes du potentiel d'action de la fibre nerveuse. D'une part, le potentiel d'action du nerf répond à la loi de l'efficacité croissante puis maximale, c'est-à-dire que lorsqu'on stimule un nerf avec des intensités croissantes, l'amplitude du potentiel augmente en raison du recrutement des fibres nerveuses jusqu'à un maximum qui correspond au recrutement de toutes les fibres. Le stimulus qui permet le recrutement de tous les axones est appelé stimulus maximal. D'autre part, le potentiel d'action des nerfs mixtes se distingue du potentiel d'action de la fibre nerveuse dans la mesure où il présente plusieurs pics : il s'agit donc d'un potentiel polyphasique (fig. 4.8). Cela s'explique par la présence de fibres nerveuses de vitesses de conduction différentes. Par conséquent, lorsque toutes les fibres sont stimulées, les influx transmis par les fibres à conduction rapides arrivent au niveau de l'électrode d'enregistrement plus tôt que ceux transmis par les fibres à conduction plus lente. Plus la distance entre le point de stimulation et le dispositif d'enregistrement augmente, plus les pics du potentiel polyphasique sont séparés. De plus, le nombre et l'amplitude des pics varient selon le type de fibres qui constituent le nerf mixte et pour des stimulations d'intensité sous-maximale, la forme du potentiel d'action polyphasique dépend aussi du nombre et du type de fibres stimulées.

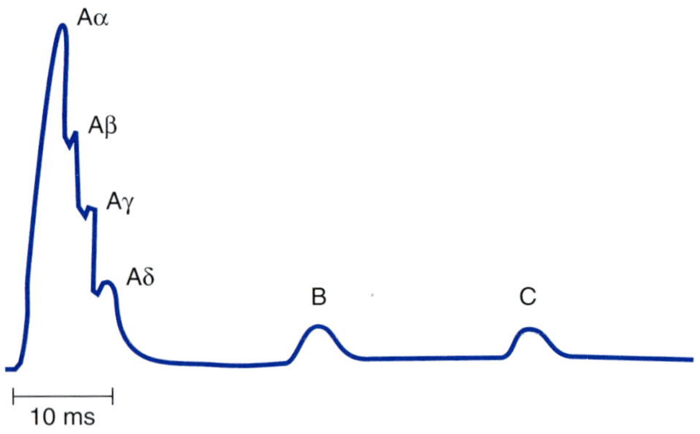

Fig. 4. 8
Potentiel d'action polyphasique d'un nerf mixte.

B. Neuroglie

La neuroglie est constituée de cellules gliales qui constituent le tissu de soutien des neurones. Ces cellules sont environ 10 à 15 fois plus nombreuses que les neurones. Les cellules de Schwann sont des cellules gliales que l'on trouve au niveau du système nerveux périphérique. Dans le système nerveux central, la neuroglie est constituée de trois types de cellules : les astrocytes qui envoient des prolongements vers les vaisseaux sanguins, les synapses et la surface des cellules nerveuses ont un rôle trophique sur les neurones ; les oligodendrocytes qui participent à l'élaboration de la gaine de myéline ; et la microglie qui joue le rôle de cellules phagocytaires.

POINTS CLÉS

▶ Les cellules nerveuses transmettent les informations sous forme de potentiels d'action générés par un stimulus d'une intensité seuil minimale. Des stimulations supérieures à ce seuil génèrent des potentiels d'action d'amplitude d'emblée maximale (loi du « tout ou rien »).

▶ Le potentiel d'action, dont la durée est d'environ 1 ms, est induit par une augmentation de la perméabilité de la membrane au sodium qui résulte de l'ouverture des canaux sodiques voltage-dépendants.

▶ Après le passage d'un potentiel d'action, il existe pendant environ 1 ms une période d'inexcitabilité appelée période réfractaire absolue. À la suite de la période réfractaire absolue, l'axone est moins excitable que la normale. Cette période s'appelle période réfractaire relative.

▶ Les axones de gros diamètre conduisent plus rapidement que les axones de petit diamètre. Les axones myélinisés, qui propagent le potentiel d'action par conduction saltatoire, conduisent les influx plus vite que les axones non myélinisés.

▶ Un stimulus électrique porté sur un nerf génère un potentiel d'action composé qui est la somme de l'activité des fibres nerveuses présentes dans le nerf. Les potentiels d'action composés augmentent en amplitude avec l'augmentation de l'intensité de stimulation jusqu'à ce que tous les axones du nerf soient recrutés.

II. Muscle squelettique

La cellule musculaire, comme le neurone, est une cellule excitable qui peut être stimulée par des excitants chimique, électrique ou mécanique. Sa stimulation génère un potentiel d'action qui, en se propageant le long de la membrane (sarcolemme), provoque le déclenchement de la contraction musculaire. La contraction musculaire implique plusieurs protéines contractiles en particulier l'actine et la myosine. La myosine grâce à sa propriété d'hydrolyser l'adénosine triphosphate (ATP) joue un rôle déterminant pour permettre la transformation d'énergie chimique en énergie mécanique.

Dans l'organisme, il existe trois types de muscles : le muscle squelettique, le muscle cardiaque, et le muscle lisse. Le muscle squelettique est constitué de cellules musculaires (ou fibres musculaires) qui présentent une striation transversale et qui n'ont pas de connexions entre elles. Les muscles squelettiques représentent environ 40 % du poids du corps et participent de façon importante à la dépense énergétique de l'organisme en particulier au cours de l'exercice musculaire. Ils sont sous le contrôle de la volonté et ne peuvent pas se contracter en l'absence d'innervation. Ils interviennent dans les mouvements et la posture mais aussi dans les fonctions végétatives (comme par exemple les muscles respiratoires) et la thermogénèse puisque lors de la contraction, 75 à 80 % de l'énergie apparaît sous forme de chaleur. Le muscle cardiaque (myocarde) possède aussi une striation transversale, mais il se comporte comme un syncytium. À la différence du muscle squelettique, il peut se contracter en l'absence de stimulation nerveuse externe, car il contient des cellules douées d'une activité rythmique spontanée. Enfin, le muscle lisse qui ne possède pas de striation transversale se trouve surtout dans la plupart des viscères comme le tube digestif, les bronches, les artères… Il fonctionne lui aussi comme un syncytium et possède des cellules qui ont une activité rythmique.

A. Structure

Le muscle squelettique est constitué de fibres musculaires qui sont des cellules cylindriques polynucléées dont le diamètre est compris entre 10 et 100 µm et la longueur peut aller de quelques millimètres à plusieurs centimètres (fig. 4.9). Elles s'étendent généralement sur toute la longueur du muscle et sont disposées en parallèle entre les extrémités tendineuses du muscle de sorte que les forces générées par leur contraction s'additionnent. Chaque fibre musculaire reçoit une seule terminaison nerveuse provenant d'un motoneurone médullaire.

Chaque fibre musculaire est entourée par une membrane : le sarcolemme. C'est à ce niveau qu'apparaît le potentiel de plaque motrice généré par le motoneurone puis le potentiel d'action propagé. Le sarcolemme présente à intervalles réguliers des invaginations, appelées système tubulaire transverse ou système T, qui s'enfoncent en profondeur à l'intérieur de la fibre musculaire. Lorsque la fibre musculaire est stimulée, ce système se dépolarise comme le reste du sarcolemme et permet le déclenchement du couplage excitation-contraction.

Les fibres musculaires sont constituées de plusieurs milliers de myofibrilles qui sont des éléments allongés cylindriques disposés longitudinalement dans la fibre musculaire (fig. 4.9). Les myofibrilles présentent une

En plus des protéines contractiles qui viennent d'être décrites, il existe dans le muscle d'autres protéines qui jouent un rôle de support et d'ancrage de l'appareil contractile au sarcolemme et à la matrice extracellulaire. Parmi celles-ci, on trouve notamment la dystrophine qui lie les filaments fins d'actine au sarcolemme. Son absence est à l'origine d'une dystrophie musculaire génétique la plus fréquente : la dystrophie musculaire de Duchenne.

Le réticulum endoplasmique est particulièrement dense dans la fibre musculaire et constitue un réseau de canalicules qui entourent les myofibrilles. Le réticulum endoplasmique et le système T constituent le système sarcotubulaire. Au niveau des extrémités du sarcomère et à proximité du système T, les canalicules s'anastomosent et forment les citernes terminales qui contiennent une concentration importante de Ca^{2+}. Le système sarcotubulaire joue un rôle capital dans le couplage excitation-contraction.

Enfin, dans le muscle squelettique, toutes les fibres musculaires ne présentent pas les mêmes caractéristiques biochimiques, histologiques, enzymologiques et physiologiques. Ainsi, on distingue deux grands types de fibres musculaires.

1. Fibres de type I

Ce sont des fibres musculaires qui contiennent beaucoup de mitochondries et de myoglobine ce qui explique leur coloration rouge. Elles sont riches en glycogène et en triglycérides, et sont entourées d'un réseau capillaire dense. Elles ont un métabolisme essentiellement de type oxydatif. Les muscles qui ont une proportion élevée de ces fibres sont appelés muscles rouges. Ils se caractérisent par une faible fatigabilité et des contractions lentes et prolongées. Ces muscles servent dans le maintien de la posture.

2. Fibres de type II

Des facteurs tels que le vieillissement, l'inactivité ou l'entraînement et des pathologies peuvent modifier la proportion de fibres de type I et de fibres de type II dans les muscles. Par exemple, une personne qui pratique régulièrement des exercices de longue durée aura des muscles essentiellement constitués de fibres de type I alors que celle qui pratique des exercices courts et puissants aura surtout des muscles constitués de fibres de type II.

Ces fibres ont plus de myofibrilles que les fibres de type I et ont une capacité de pompage de Ca^{2+} du réticulum sarcoplasmique supérieure. La quantité de glycogène y est comparable mais par contre elles ne possèdent pas de triglycérides. Les mitochondries sont peu abondantes et le réseau capillaire peu développé. Ces fibres musculaires ont un métabolisme essentiellement de type glycolytique. Les muscles qui sont constitués majoritairement de ces fibres sont appelés muscles blancs. Lorsqu'ils sont activés, ils répondent par une contraction rapide en développant une tension élevée, mais ils sont rapidement fatigables. Ces muscles sont surtout impliqués dans les mouvements fins et précis. Parmi, les fibres de type II, on distingue deux sous-types : les fibres de type IIa et les fibres de type IIb. Les fibres de type IIb représentent la forme type des fibres II et sont souvent appelées fibres glycolytiques rapides. Les fibres de type IIa sont des fibres qui possèdent des caractéristiques intermédiaires entre les fibres IIb et I sont généralement appelées fibres glycolytiques lentes.

B. Organisation en unités motrices

Dans le muscle squelettique, les fibres musculaires sont regroupées en plusieurs unités motrices. Une unité motrice comprend le motoneurone médullaire et toutes les fibres musculaires qu'il innerve. Elle constitue l'unité fonctionnelle du muscle. La quantité d'unités motrices peut varier de 50 à 2 000 par muscle squelettique. Le nombre de fibres musculaires dans une unité motrice dépend de la taille et de la finesse d'action du muscle. Ainsi, les muscles responsables de mouvements fins, tels que les muscles de la main ou les muscles oculomoteurs, ont peu de fibres musculaires par unité motrice. À l'inverse, dans les muscles impliqués dans des mouvements grossiers ou dans la posture comme le muscle quadriceps, le nombre de fibres musculaires par unité motrice est beaucoup plus important. Dans une unité motrice, toutes les fibres musculaires ont les mêmes propriétés physiologiques, histologiques, biochimiques et enzymologiques et elles sont toutes activées de façon simultanée quand le motoneurone est activé. En fonction du type de fibre musculaire qui constitue l'unité motrice, on distingue des unités motrices rapides (fibres de type II) et des unités motrices lentes (fibres de type I). Les unités motrices rapides sont constituées par des motoneurones de grosse taille à conduction rapide tandis que les unités motrices lentes ont des motoneurones de petite taille à conduction lente. Au cours du mouvement, les unités motrices lentes sont activées en premier, puis lorsque le mouvement devient plus vigoureux, les unités motrices rapides sont recrutées. Ce mécanisme de recrutement progressif des unités motrices permet d'expliquer la gradation de la force musculaire au cours du mouvement.

■ *L'activation des unités motrices peut être étudiée par l'électromyographie. Cette technique consiste à étudier l'activité électrique du muscle en utilisant des électrodes placées sur la surface de la peau au-dessus du muscle étudié ou à l'aide d'aiguilles hypodermiques reliées à un oscilloscope à rayons cathodiques.*

C. Potentiel d'action

Les mécanismes impliqués dans la production et la propagation du potentiel d'action de la fibre musculaire sont globalement comparables à ceux qui ont été décrits dans la cellule nerveuse. Les différences portent essentiellement sur la durée du potentiel d'action et la vitesse à laquelle il est propagé. En effet, la durée du potentiel d'action est plus longue (1 à 5 ms) et la vitesse de propagation (3 à 5 m/s) est plus lente pour la fibre musculaire que pour les fibres nerveuses myélinisées. Le potentiel d'action de la fibre musculaire naît dans la partie médiane au niveau de la jonction neuromusculaire et se propage de façon bidirectionnelle vers les deux extrémités de la fibre.

Enfin, l'amplitude du potentiel d'action obtenu sur un muscle entier est proportionnelle à l'intensité de la stimulation.

D. Couplage excitation-contraction

Le couplage excitation-contraction correspond à l'ensemble des processus qui permettent le déclenchement de la contraction musculaire.

Le potentiel d'action en se propageant à la surface de la fibre nerveuse va dépolariser la membrane des tubules T ce qui va activer le réticulum sarcoplasmique *via* les récepteurs dihydropyridine qui sont des canaux calciques (Ca^{2+}) sensibles au voltage de la membrane. Il en résulte une libération de Ca^{2+} contenu dans les citernes terminales du réticulum sarcoplasmique du fait de l'ouverture des récepteurs ryanodine. Les ions Ca^{2+} ainsi libérés diffusent dans le sarcoplasme vers les myofibrilles et en se fixant sur la troponine C vont déclencher la contraction musculaire (fig. 4.11). En effet, lorsque le muscle est au repos, la tropomyosine recouvre les sites par lesquels les têtes de myosine se lient à l'actine en raison de la liaison entre la troponine I et l'actine. Ainsi, en empêchant l'interaction entre la myosine et l'actine, le complexe troponine-tropomyosine joue le rôle de protéine inhibitrice de la contraction musculaire. Lorsque le Ca^{2+} libéré par le réticulum se lie à la troponine C, il se produit une modification de la liaison entre la troponine I et l'actine qui permet à la tropomyosine de démasquer les sites auxquels peuvent se lier les têtes de myosine (fig. 4.11). Les mécanismes moléculaires de la contraction musculaire peuvent alors se dérouler.

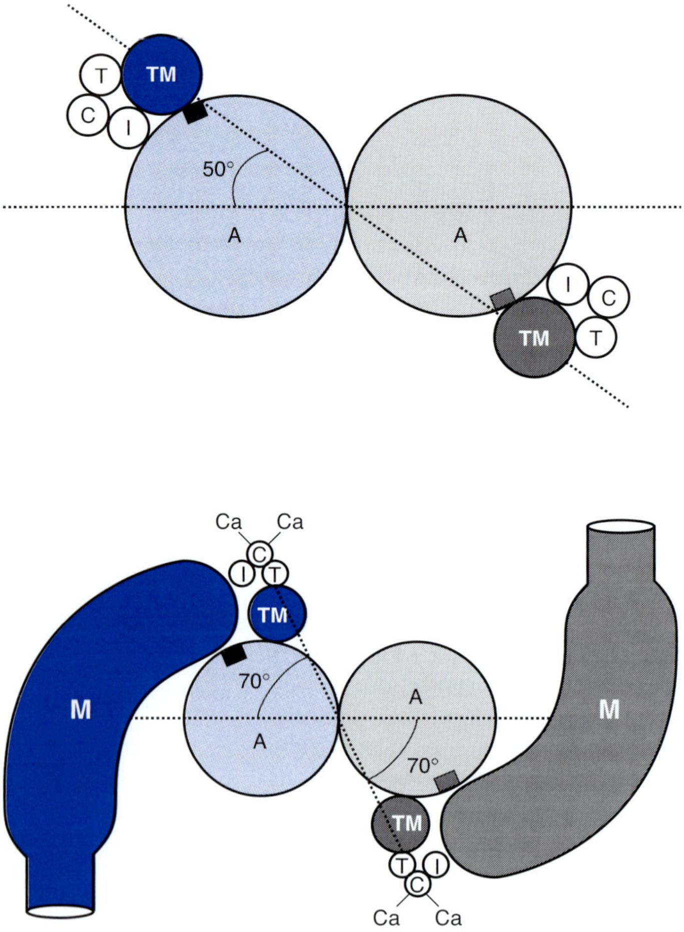

Fig. 4.11
Représentation, en coupe transversale, des relations entre l'actine, la tropomyosine et la myosine.
En haut : en absence de libération de Ca^{2+}
En bas : lors de la libération de Ca^{2+}
I, T, C : sous unités de troponine ; TM : tropomyosine ; A : actine ; M : myosine ; Ca : calcium.

▪ *Pour qu'une contraction musculaire puisse être maintenue, le muscle doit recevoir une série continue de potentiels d'action de manière à conserver un niveau élevé de Ca^{2+} dans le sarcoplasme. Toutefois, en cas d'inhibition du transport du Ca^{2+} dans le réticulum, le muscle peut rester contracté même s'il n'y a plus de potentiel d'action : on parle alors de contracture musculaire.*

Quand l'excitation du muscle cesse, c'est-à-dire lorsqu'il n'arrive plus de potentiel d'action, la libération du Ca^{2+} par le réticulum s'arrête et grâce à une pompe, la Ca^{2+}-ATPase, le Ca^{2+} est transporté activement dans le réticulum sarcoplasmique ce qui a pour effet de diminuer sa concentration dans le sarcoplasme. La liaison troponine I et actine se rétablit et entraîne la tropomyosine qui masque à nouveau les sites de l'actine. C'est la relaxation musculaire.

E. Phénomènes moléculaires de la contraction

Lors de la contraction d'un sarcomère, les filaments fins d'actine sont attirés vers l'intérieur entre les filaments de myosine. Ainsi, les bandes A ont une largeur constante alors que les stries Z se rapprochent. La contraction se fait donc par un mécanisme de glissement des filaments les uns sur les autres grâce à l'interaction entre les filaments de myosine avec les filaments d'actine. Les têtes de myosine se lient d'abord à l'actine, puis se replient sur la queue de la myosine pour ensuite se détacher. Ce cycle se reproduit plusieurs fois.

Sur chaque tête de myosine se trouvent deux sites : un site de liaison pour l'actine et un site de liaison pour l'ATP. Lorsque l'ATP se fixe sur la myosine, il est hydrolysé par l'adénosine triphosphatase (ATPase) mais l'ADP et le Pi (phosphate inorganique) restent liés à la tête (fig. 4.12). Dans ces conditions, la tête de myosine est perpendiculaire au filament d'actine. La liaison entre la tête de myosine et le site de l'actine provoque une libération de l'ADP et du Pi, ce qui induit une bascule de la tête de myosine (90° → 45°) qui fait glisser l'actine sur la myosine. L'énergie qui permet la bascule de la tête de myosine est l'énergie emmagasinée dans la tête lors du clivage de l'hydrolyse de l'ATP. Après libération de l'ADP et du Pi, une nouvelle molécule d'ATP peut venir se lier à la myosine, ce qui a pour effet de détacher la tête de myosine de l'actine. Ainsi, la tête de myosine pourra ensuite se fixer sur un autre site de l'actine. Ce cycle se répète environ 5 fois par seconde pour chacune des 500 têtes de myosine qui constituent chaque filament épais. La bascule d'une tête de myosine induit un raccourcissement du sarcomère d'environ 10 nm.

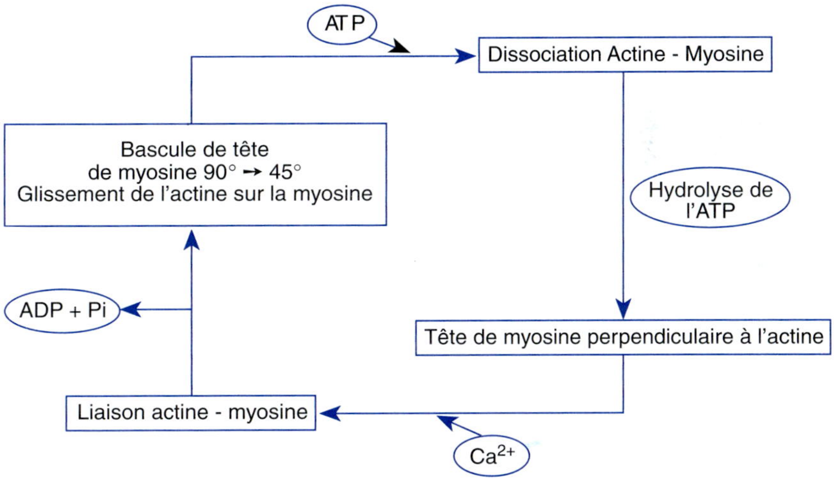

Fig. 4.12
Cycle de l'ATP lors de la contraction musculaire.

F. Propriétés mécaniques

L'application d'une faible force est suffisante pour allonger le muscle : il est donc extensible. Mais lorsque l'on supprime cette force, le muscle reprend sa longueur initiale : il est donc élastique. Le muscle n'est cependant pas un corps élastique parfait mais plutôt une structure viscoélastique. Cette propriété de viscoélasticité peut se démontrer par l'étude de la relation tension-longueur. En effet, lorsque cette relation est étudiée dans des conditions d'allongement progressif par une augmentation de charge puis de raccourcissement progressif par suppression de charge, les courbes obtenues ne sont pas superposées. Pour une même longueur, la tension développée par le muscle est plus élevée lors de l'allongement et pour une même charge, la longueur est supérieure lors du raccourcissement. Ainsi, la déformation du muscle sous l'effet d'une contrainte dépend de son état antérieur : c'est le phénomène d'hystérésis.
Enfin, le muscle possède la propriété de contractilité, c'est-à-dire qu'à une excitation, il répond par un raccourcissement ou par une augmentation de tension. Ainsi, on peut définir deux types de contraction musculaire. La

contraction isotonique au cours de laquelle les deux extrémités du muscle peuvent se rapprocher et la contraction isométrique au cours de laquelle il n'y a pas de raccourcissement mais uniquement une augmentation de tension (fig. 4.13).

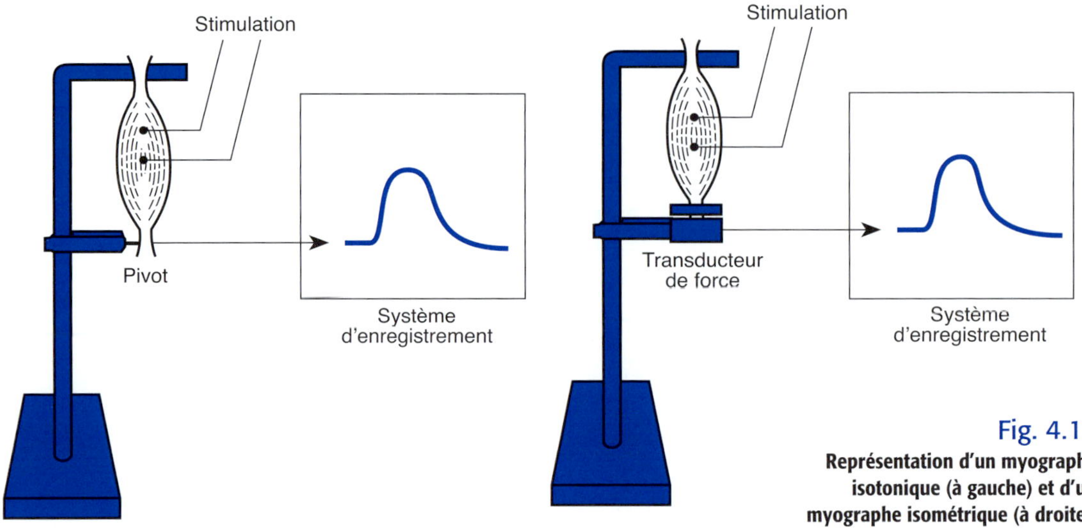

Fig. 4.13
Représentation d'un myographe isotonique (à gauche) et d'un myographe isométrique (à droite).

G. Réponses contractiles

Les réponses contractiles du muscle varient suivant que l'on porte sur le muscle une stimulation unique ou des stimulations répétés.

1. Secousse musculaire

La secousse musculaire est la réponse mécanique induite par un potentiel d'action unique (fig. 4.14). Cette secousse musculaire, qui survient environ 2 ms après la dépolarisation membranaire (phase de latence), se décompose en une phase de contraction de courte durée suivie d'une phase plus longue de relaxation. Les secousses musculaires obtenues en conditions isotonique et isométrique ont un aspect comparable. La seule différence est que, dans le premier cas, on enregistre une variation de longueur et dans le deuxième cas, une variation de tension. Le temps de demi-relaxation qui correspond au délai séparant le moment de la stimulation de la diminution de 50 % de la variation de longueur ou de tension qu'elle a provoqué permet d'apprécier la vitesse de contraction. Ainsi, les muscles rouges ont un temps de demi-relaxation plus long que les muscles blancs.
Plusieurs facteurs peuvent modifier la durée et l'amplitude de la secousse musculaire :

- le type de fibre musculaire : les muscles constitués de fibres musculaires rouges (fibres de type I) répondent par une secousse musculaire d'une durée plus longue que les muscles constitués de fibres blanches (fibres de type II). Pour cette raison les muscles rouges sont dits « muscles à contraction lente » alors que les muscles blancs sont dits « muscles à contraction rapide ». Les muscles rouges sont surtout impliqués dans les

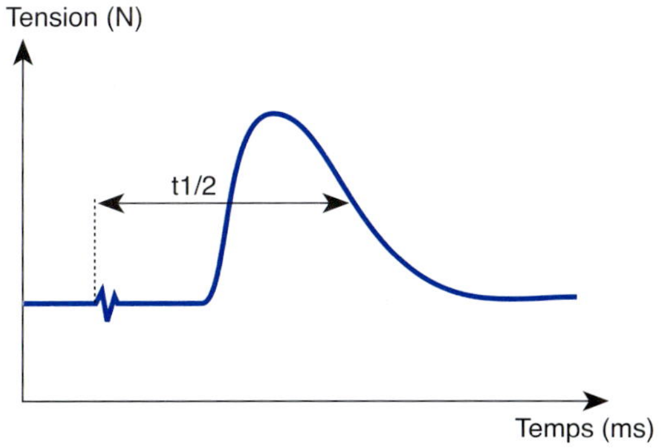

Fig. 4.14
Enregistrement d'une secousse musculaire en condition isométrique (t1/2 : temps de demi-relaxation).

mouvements lents et soutenus ainsi que la posture alors que les muscles blancs sont surtout spécialisés dans les mouvements fins et précis ;
- les conditions biochimiques locales : la diminution du pH musculaire réduit l'amplitude alors qu'une augmentation des ions K^+ l'augmente ;
- la température du muscle : la vitesse de contraction augmente avec l'échauffement du muscle.
- les hormones thyroïdiennes ont une action importante sur la vitesse de contraction. Ceci explique que pendant longtemps, la mesure du temps de demi-relaxation a été utilisée pour explorer des troubles de la sécrétion en hormones thyroïdiennes. En effet, le temps de demi-relaxation est diminué dans l'hyperthyroïdie alors qu'il est augmenté dans l'hypothyroïdie.

2. Sommation des contractions

Ce phénomène apparaît lorsque l'on porte sur un muscle des stimulations répétées et suffisamment rapprochées. Dans ces conditions, on obtient une réponse mécanique (raccourcissement ou augmentation de tension) plus importante que celle produite par chacune des stimulations prise isolément. En effet, la répétition du stimulus, avant que ne survienne la relaxation, déclenche une nouvelle activation car le mécanisme contractile ne présente pas de période réfractaire. Si la fréquence des stimulations est telle que la relaxation a le temps de débuter, il y aura une fusion incomplète des secousses que l'on appelle : tétanos imparfait. Si la fréquence de stimulation est telle que la relaxation n'a pas le temps de débuter, il y aura une fusion complète des secousses : le tétanos est alors un tétanos parfait (fig. 4.15). La fréquence de stimulation pour laquelle il est possible d'obtenir un tétanos parfait est appelée fréquence de fusion tétanique. Elle dépend de la durée de la secousse et de la température du muscle étudié. Elle se situe généralement entre 30 et 100/s. La contraction volontaire correspond toujours à un tétanos parfait quelle que soit la force développée : c'est le tétanos physiologique.

3. Relation entre longueur du muscle, tension et vitesse de contraction

Les tensions que développe un muscle lorsqu'il est progressivement étiré au repos et lorsqu'il se contracte en conditions isométriques varient en fonction de la longueur des fibres musculaires. La relation qui lie la ten-

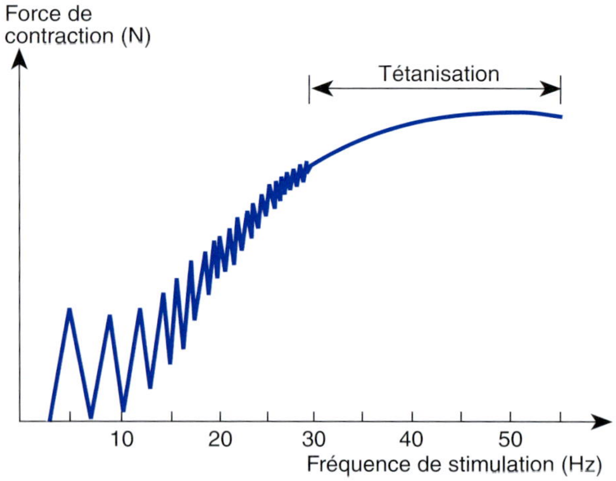

Fig. 4.15
Enregistrement d'un tétanos.

sion et la longueur du muscle peut être étudiée sur une préparation de muscle dans laquelle il est possible de faire varier la longueur du muscle en modifiant la distance entre les points d'attache. Pour chaque longueur de muscle est mesurée la tension passive, c'est-à-dire la tension que développe le muscle en l'absence de stimulation, et la tension totale qui est la tension obtenue lorsque le muscle est stimulé en condition isométrique (fig. 4.16). La différence entre ces deux tensions est la tension active qui correspond à la tension effectivement générée par le mécanisme contractile.

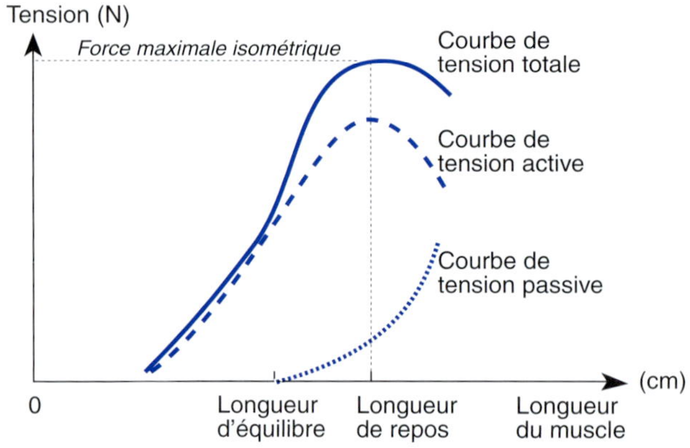

Fig. 4.16
Relation entre la tension et la longueur dans le muscle.

Lors de l'étirement passif du muscle au repos, la tension apparaît pour une longueur appelée longueur d'équilibre. Cette longueur est la longueur que présente le muscle désinséré lorsqu'il n'est soumis à aucune force. À partir de cette longueur, la tension augmente d'abord lentement puis plus rapidement à partir d'une longueur nommée longueur de repos qui correspond environ à 125 % de la longueur d'équilibre. Ce terme a été choisi car dans l'organisme au repos les muscles sont insérés à cette longueur. La courbe qui représente l'augmentation de tension au cours d'un étirement passif est appelée courbe de tension passive (fig. 4.16). Lorsque le muscle est activé en conditions isométriques, la tension appa-

raît pour une longueur inférieure de 40 % à la longueur de repos. Ensuite, elle croît rapidement et passe par un maximum qui est obtenu pour une longueur de muscle égale à la longueur de repos (fig. 4.16). Le muscle est capable de développer le maximum de force à la longueur de repos car pour cette longueur un maximum de liens entre l'actine et la myosine peuvent s'effectuer au niveau du sarcomère. De part et d'autre de cette longueur, la force diminue en raison d'une longueur moins favorable des sarcomères.
Comme la tension, la vitesse de contraction d'un muscle dépend de sa longueur. La vitesse de contraction est maximale à la longueur de repos et diminue lorsque le muscle s'en éloigne. Enfin, la vitesse de contraction d'un muscle décroît lorsque la charge imposée au muscle augmente.

H. Sources d'énergie de la contraction musculaire

Comme cela a été précisé précédemment, le muscle a besoin d'énergie sous forme d'ATP pour se contracter mais aussi pour se relâcher. Ainsi, un apport suffisant d'ATP est nécessaire pour permettre le développement des processus contractiles. Or, dans le muscle, les réserves d'ATP sont faibles (environ 5 mmol/kg muscle) et ne permettent des contractions que pendant quelques secondes. Par conséquent, pour que le muscle puisse se contracter plus longtemps, il est donc nécessaire que l'ATP soit resynthétisé au fur et à mesure qu'il est utilisé. Cette resynthèse peut s'effectuer grâce à la créatine phosphate (CP) musculaire et à des voies métaboliques, anaérobie ou aérobie, qui utilisent principalement comme substrats les glucides et les lipides.
La resynthèse de l'ATP à partir de la CP s'effectue grâce à la créatine phosphokinase selon la réaction :

$$\text{ADP} + \text{CP} \rightarrow \text{ATP} + \text{créatine}$$

Ce processus permet la résynthèse d'ATP au début des contractions musculaires, mais comme la quantité de CP musculaire est faible (environ 20 mmol/kg muscle), il est nécessaire que très rapidement d'autres voies métaboliques prennent le relais. Ainsi, lorsque les contractions musculaires se prolongent, l'énergie est apportée par le métabolisme des glucides et des lipides. La dégradation extramitochondriale du glycogène et du glucose nécessite la régénération de NAD (nicotine-adénine-dinucléotide) à partir du $NADH_2$. Si cette régénération est insuffisamment réalisée par les mitochondries soit parce que l'apport en oxygène est insuffisant soit parce que le fonctionnement mitochondrial est trop lent par rapport à la demande d'énergie, la régénération se fait par transfert du H_2 du $NADH_2$ sur l'acide pyruvique. Cela conduit à la formation de trois molécules d'ATP qui peuvent être utilisées par le muscle mais aussi à la production d'acide lactique. Cette voie métabolique intervient surtout au début de l'exercice quand l'apport en oxygène aux muscles est insuffisant, et lors d'exercices intenses lorsque l'activité mitochondriale ne permet pas une régénération suffisamment rapide de NAD. L'acide lactique produit peut alors s'accumuler dans le muscle et causer une acidose qui perturbe les mécanismes contractiles. Quand l'apport en oxygène est satisfaisant et que l'intensité de l'exercice n'est pas trop élevée, les oxydations mitochondriales fournissent la majeure partie de l'énergie. En effet, l'oxydation du glucose conduit à la production de 36 molécules d'ATP et celle de certains lipides peut dépasser 120 molécules d'ATP. Dans de bonnes conditions d'oxygénation et d'apport en substrats, la production mitochondriale d'ATP peut assurer la poursuite des contractions musculaires pendant plusieurs heures.

I. Phénomènes thermiques

La chaleur dégagée par le muscle au repos est faible (de l'ordre de 1 kJ/min) et elle est la manifestation des processus métaboliques de base. Lors de l'exercice physique, le travail musculaire s'accroît et la production de chaleur augmente de façon très importante. Cette production de chaleur, qui pourrait apparaître comme une perte d'énergie quand le muscle est utilisé comme producteur d'énergie mécanique, n'est pas en fait perdue pour l'organisme car elle joue un rôle important dans la thermorégulation. La production de chaleur lorsque le muscle se contracte se fait en deux temps : la chaleur initiale et la chaleur retardée. La chaleur initiale comprend la chaleur d'activation, qui correspond à celle que le muscle génère lors de la contraction, et la chaleur de raccourcissement qui est proportionnelle à la force et au raccourcissement. Après la contraction musculaire, le muscle continue à produire de la chaleur à un taux plus élevé que lorsqu'il était au repos. Cette chaleur retardée ou de récupération provient des processus métaboliques qui permettent au muscle de retrouver l'état dans lequel il était avant la contraction. Cette production de chaleur peut s'observer jusqu'à 30 minutes après l'arrêt des contractions musculaires et représente une proportion élevée de la quantité de chaleur totale. Lorsqu'un muscle revient à sa longueur originale après avoir été contracté en isotonie, il dégage une chaleur supplémentaire : la chaleur de la relaxation qui s'additionne à la chaleur de récupération.

POINTS CLÉS

▶ Le muscle squelettique est constitué de fibres musculaires qui contiennent des myofibrilles formées d'une succession d'unités fonctionnelles contractiles : les sarcomères. Les sarcomères contiennent des molécules de myosine qui forment les filaments épais et de l'actine, de la tropomyosine, et de la troponine qui constituent les filaments fins.

▶ Les nerfs moteurs qui innervent un muscle squelettique sont myélinisés et leurs axones se ramifient pour se mettre en contact avec plusieurs fibres musculaires afin de constituer une unité motrice.

▶ Lors du couplage excitation-contraction, l'augmentation du calcium autour des myofibrilles permet l'interaction entre l'actine et la myosine.

▶ Pendant la contraction, l'actine et la myosine forment des ponts d'union qui se rompent et se reconstituent au fur et à mesure que l'adénosine triphosphate (ATP) est hydrolysé. Il en résulte un glissement des filaments épais et des filaments fins entre eux qui conduit à l'augmentation de la tension.

▶ Un potentiel d'action unique donne naissance à une réponse contractile appelée secousse musculaire. Lors de l'activiation répétée du muscle, les secousses fusionnent pour donner un tétanos.

▶ La force développée par un muscle dépend du nombre d'unités motrices recrutées, de la longueur du muscle, de sa surface de section, et de la fréquence de stimulation.

▶ La production de chaleur par le muscle au repos est faible mais elle augmente de façon très importante au cours du travail musculaire. Cette production de chaleur joue un rôle important dans la thermorégulation.

III. Synapses

Dans le système nerveux, les influx se propagent d'une cellule à l'autre grâce à des synapses qui sont des structures spécialisées qui mettent en présence deux cellules dont une est une cellule nerveuse. On distingue les synapses neuroneuroniques qui s'effectuent entre deux axones (axoaxoniques), entre un axone et un dendrite (axodendritique), entre un axone et le corps cellulaire (axosomatique) et les synapses neuroeffectrices dans lesquelles la deuxième cellule est une fibre musculaire (jonction neuromusculaire) ou une cellule glandulaire. Dans la plupart des synapses, la transmission de l'influx nerveux s'effectue grâce à un neuromédiateur. On parle de synapse chimique. Il existe aussi des synapses électriques mais comme ce type de synapse est plus rare, seules les synapses chimiques seront abordées dans cette section.

A. Caractéristiques générales

Les synapses neuroneuroniques et neuroeffectrices possèdent des caractéristiques communes tant sur le plan morphologique que fonctionnel.

D'un point de vue morphologique (fig. 4.17), une synapse comprend toujours un élément présynaptique et un élément postsynaptique séparés par un espace (20 à 40 nm de largeur) appelé fente synaptique. L'élément présynaptique est toujours d'origine nerveuse et il est généralement représenté par les boutons terminaux des fibres nerveuses. Il contient de nombreuses vésicules de neuromédiateur ainsi que des mitochondries qui fournissent l'énergie nécessaire à la synthèse du neuromédiateur. L'élément postsynaptique présente des récepteurs spécifiques pour le neuromédiateur.

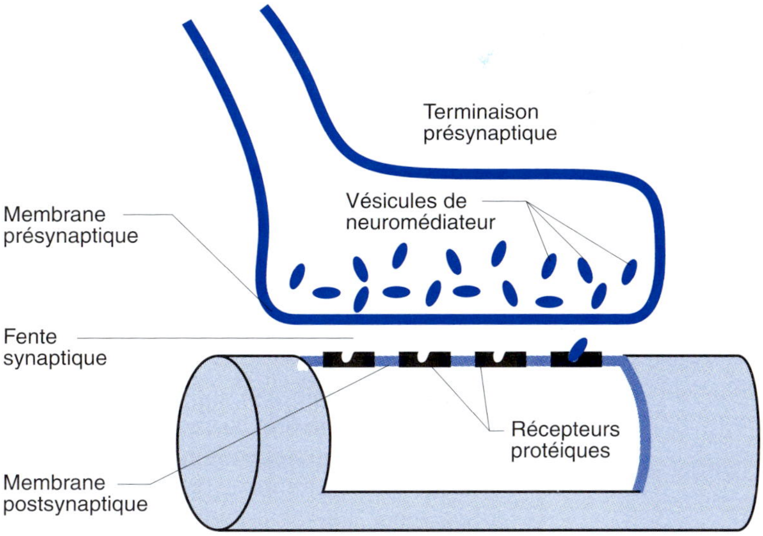

Fig. 4.17
Morphologie générale d'une synapse chimique.

Sur le plan fonctionnel, l'activité sécrétoire est localisée au niveau de l'élément présynaptique. C'est l'arrivée du potentiel d'action au niveau de la terminaison de la fibre nerveuse qui, en provoquant l'entrée de

Ca^{2+}, déclenche la libération du neuromédiateur spécifique de la fibre nerveuse. La quantité de neuromédiateur libérée est directement dépendante de la quantité de Ca^{2+}. Sur la membrane de l'élément postsynaptique sont localisés des récepteurs spécifiques de structure protéique. Ces récepteurs possèdent un composant de liaison sur lequel viennent se fixer le neuromédiateur et un composant ionophore. Le composant ionophore peut être un canal ionique ou une enzyme capable d'activer un système métabolique intracellulaire. Les canaux ioniques peuvent être des canaux Na^+, K^+ ou Cl^-. L'ouverture des canaux Na^+ en induisant une dépolarisation de la membrane provoque une activation de l'élément postsynaptique alors que l'ouverture des canaux K^+ ou Cl^-, en induisant une hyperpolarisation de la membrane, inhibent l'élément postsynaptique. Comme le neuromédiateur est toujours libéré par l'élément présynaptique et que les récepteurs spécifiques se trouvent sur l'élément postsynaptique, l'influx nerveux ne peut se propager que dans un seul sens. À la différence des synapses électriques qui peuvent transmettre l'influx nerveux dans les deux sens, la synapse chimique est unidirectionnelle. Dans les synapses chimiques, la sécrétion du neuromédiateur, sa diffusion dans la fente synaptique et sa fixation sur les récepteurs spécifiques ralentissent la transmission des messages nerveux. Le délai synaptique est d'environ 0,5 ms par synapse. Lorsque le neuromédiateur a été libéré, sa durée d'action est très limitée à cause de sa disparition rapide. Selon le type de neuromédiateur, celle-ci peut s'effectuer par diffusion, destruction enzymatique (comme l'acétylcholine par les acétylcholinestérases) et recaptation par l'élément présynaptique (mécanisme spécifique des terminaisons présynaptiques sympathiques). Enfin, les synapses peuvent être excitatrices ou inhibitrices selon la nature du neuromédiateur et des récepteurs postsynaptiques. Ainsi, un neurone peut être excité par l'acétylcholine si la membrane possède un récepteur excitateur, alors que ce même neurone peut être inhibé par un autre transmetteur (tel que la glycine) s'il existe sur la membrane postsynaptique des récepteurs inhibiteurs. L'adrénaline peut exercer un effet inhibiteur au niveau de certaines synapses alors qu'elle a un effet excitateur dans d'autres, suivant que des récepteurs inhibiteurs ou excitateurs sont présents au niveau de l'élément postsynaptique. Dans les synapses excitatrices, la fixation du neuromédiateur en augmentant la perméabilité au Na^+ provoque une dépolarisation de la membrane postsynaptique tandis que dans les synapses inhibitrices, la fixation du neuromédiateur en augmentant la perméabilité au K^+ ou au Cl^- induit une hyperpolarisation.

B. Synapse neuroneuronique

Le système nerveux humain renferme une quantité innombrable de synapses compte tenu du nombre extrêmement élevé de neurones et du fait que chaque neurone donne de très nombreuses terminaisons synaptiques. Ainsi, les influx nerveux peuvent emprunter des voies très différentes et peuvent activer ou inhiber diverses structures dans l'organisme. Un motoneurone médullaire reçoit environ 10 000 contacts synaptiques si bien que les corps cellulaires et les dendrites sont quasiment entièrement recouverts de boutons synaptiques (fig. 4.18). Aucun caractère morphologique ne permet de différencier les synapses excitatrices et les synapses inhibitrices.

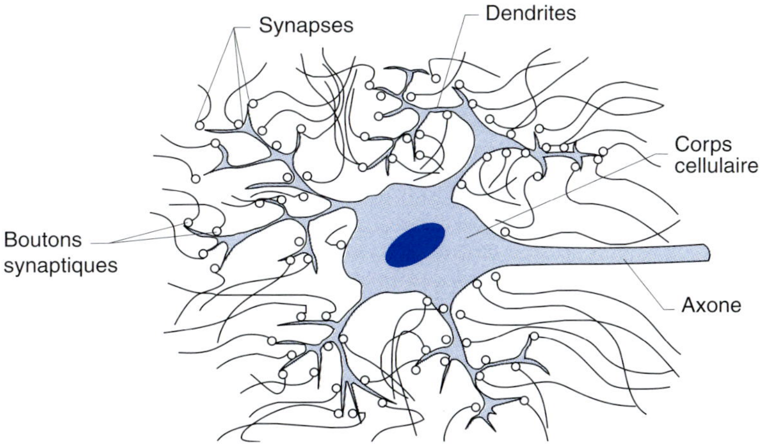

Fig. 4.18
Synapses au niveau d'un motoneurone médullaire.

1. Phénomènes électriques dans le neurone postsynaptique

L'étude des phénomènes électriques au niveau du neurone postsynaptique peut se réaliser en introduisant une microélectrode dans le corps cellulaire d'un motoneurone de la corne antérieure de la moelle spinale et en activant les terminaisons présynaptiques, qui font synapse avec ce motoneurone en stimulant les racines postérieures (fig. 4.19).

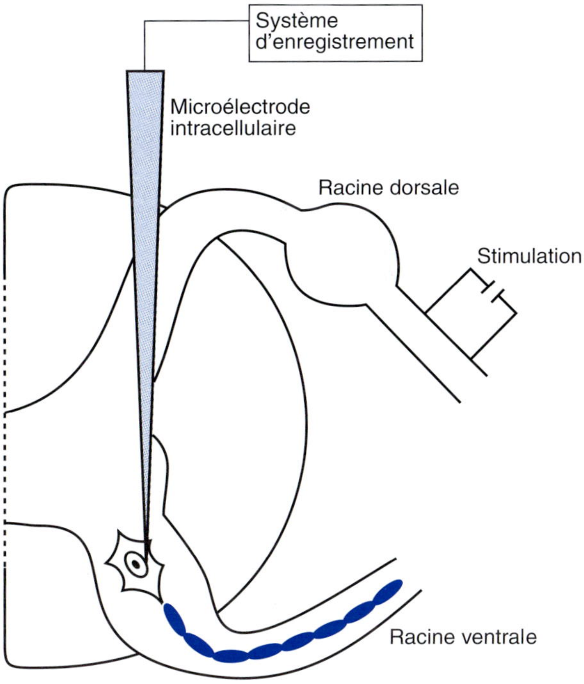

Fig. 4.19
Dispositif pour l'étude des phénomènes électriques dans les motoneurones médullaires.

a. Potentiels postsynaptiques excitateurs et inhibiteurs

Une stimulation de faible intensité portée sur une fibre nerveuse de la racine postérieure de la moelle ne déclenche pas de potentiel d'action dans le motoneurone avec lequel la fibre sensitive est en contact synaptique mais fait apparaître au niveau de celui-ci une dépolarisation partielle. Cette dépolarisation atteint son amplitude maximale environ 1 à 1,5 ms après l'application de la stimulation puis décroît de façon exponentielle. Cette dépolarisation est appelée postpotentiel synaptique excitateur (PPSE) car pendant cette période l'excitabilité du neurone est accrue (fig. 4.20). Ce PPSE est un potentiel local qui ne répond pas à la loi du tout ou rien mais qui est graduable en fonction de l'intensité du stimulus afférent par sommation temporelle et spatiale. Les sommations spatiale et temporelle correspondent respectivement à l'addition dans l'espace et le temps des effets des stimulations de faible intensité. Ces deux mécanismes permettent de comprendre comment le PPSE peut atteindre une amplitude de 20 mV, alors que la variation de potentiel induite par une seule terminaison nerveuse n'est que de l'ordre du millivolt. Lorsque l'amplitude du PPSE permet d'atteindre le seuil d'excitation, il déclenche l'apparition d'un potentiel d'action propagé au niveau du motoneurone. Le PSSE est dû à une augmentation de la perméabilité de la membrane postsynaptique au Na^+ induite par la libération du neuromédiateur contenu dans la terminaison présynaptique.

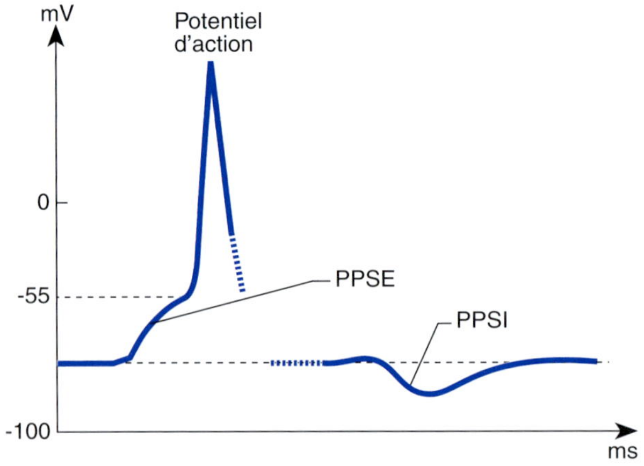

Fig. 4.20
Enregistrement des PPSE et PPSI au niveau d'un motoneurone médullaire.

La stimulation de certaines afférences ne produit pas de dépolarisation au niveau du motoneurone mais une hyperpolarisation (fig. 4.20). Comme le PPSE, cette réponse atteint son amplitude maximale entre 1 et 1,5 ms puis décroît de façon exponentielle. Durant cette variation de potentiel, l'excitabilité du neurone postsynaptique est diminuée car le potentiel de membrane est plus éloigné du seuil d'excitation et il faut qu'une stimulation excitatrice plus importante soit portée pour que le seuil d'excitation soit atteint. Ainsi, ce potentiel est appelé potentiel postsynaptique inhibiteur (PPSI). Ce potentiel comme le PPSE peut faire l'objet de sommation spatiale ou temporelle. L'inhibition créée par le PPSI est qualifiée d'inhibition postsynaptique. L'hyperpolarisation de la membrane du neurone postsynaptique s'explique généralement par une ouverture des canaux Cl^- ou K^+ qui a pour effet d'augmenter le potentiel de membrane mais peut aussi résulter d'une fermeture des canaux Na^+ ou Ca^{2+}.

b. Fonction d'intégration synaptique

Elle consiste à faire la sommation des PPSE et des PPSI. Si la somme algébrique de ces potentiels permet d'atteindre le seuil d'excitation, il y a induction d'un potentiel d'action dans le neurone postsynaptique. Si la somme reste inférieure, l'élément postsynaptique ne sera pas activé. Ainsi, le fonctionnement du système nerveux est simple. Il consiste en l'addition de phénomènes électriques excitateurs ou inhibiteurs. La complexité de la transmission des influx nerveux et des fonctions nerveuses provient de la multiplicité des connexions nerveuses.

2. Neuromédiateurs

Un neuromédiateur est une substance chimique qui possède les caractéristiques suivantes :

- elle est contenue dans les terminaisons neuronales présynaptiques ;
- ses précurseurs chimiques et les enzymes nécessaires à sa synthèse sont présents dans le neurone ;
- sa durée d'action est courte en raison de mécanismes d'inactivation ou de réabsorption ;
- sa fixation sur des récepteurs postsynaptiques spécifiques provoque une modification de perméabilité ionique ;
- les effets physiologiques induits par la libération de cette substance peuvent être reproduits par un apport expérimental.

De très nombreux neuromédiateurs ont été identifiés dans le système nerveux des mammifères. Certains d'entre eux sont localisés dans des zones bien précises du système nerveux alors que d'autres ont une distribution beaucoup plus ubiquitaire. Ils sont regroupés essentiellement en quatre classes : la *classe 1* est représentée uniquement par l'acétylcholine ; la *classe 2*, des amines, regroupe la noradrénaline, l'adrénaline, la dopamine, la sérotonine et l'histamine ; la *classe 3*, contient des acides aminés excitateurs (glutamate et aspartate) et inhibiteur (glycine et acide gamma-amminobutyrate : GABA) et enfin la *classe 4* des polypeptides. Cette dernière classe qui est la plus importante en nombre contient des substances très diverses telles que : les facteurs hypothalamiques (somatostatine, CRH, TRH, GRH...), la substance P, les enképhalines, les endorphines, le peptide intestinal vasoactif...

C. **Jonction neuromusculaire**

La jonction neuromusculaire est la zone de contact entre le motoneurone médullaire et une fibre musculaire striée squelettique. Elle se situe au milieu de la fibre musculaire et il n'y a qu'une seule terminaison nerveuse par fibre musculaire ce qui implique qu'il n'y a pas de convergence d'influx nerveux. Elle possède toutes les caractéristiques morphologiques et fonctionnelles d'une synapse.

D'un point de vue morphologique (fig. 4.21), l'élément présynaptique est constitué par le motoneurone médullaire et l'élément postsynaptique par la fibre musculaire. À proximité du muscle, le motoneurone perd sa gaine de myéline et chaque branche de l'arborisation terminale vient se loger dans une dépression d'une fibre musculaire, appelée gouttière synaptique, pour constituer la plaque motrice. Sous la terminaison nerveuse, la gouttière synaptique forme de très nombreux replis appelés : fentes sousneurales. Cette zone n'est recouverte que par les cellules de Schwann qui forment la téloglie. La terminaison du motoneurone contient de très nombreuses mitochondries et une grande quantité de vésicules remplies d'acétylcholine. La fente synaptique est remplie de liquide extracellulaire et contient des molécules d'acétylcholinestérase, enzyme capable de dégrader l'acétylcholine.

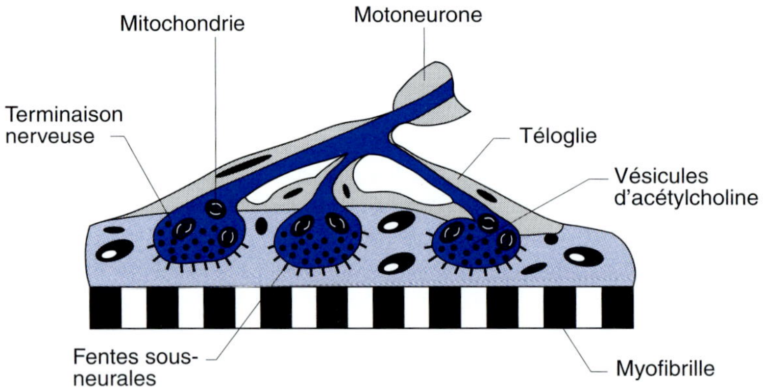

Fig. 4.21
La jonction neuromusculaire.

Même en l'absence de potentiel d'action au niveau de la terminaison nerveuse, de petites quantités d'acétylcholine sont libérées dans la fente synaptique et entraînent l'apparition de potentiels miniature de plaque motrice d'une amplitude de l'ordre du millivolt et d'une durée de quelques millisecondes.

Sur le plan fonctionnel, c'est la modification de la perméabilité de la terminaison nerveuse au Ca^{2+} induite par l'arrivée du potentiel d'action qui provoque la libération des vésicules d'acétylcholine dans la fente synaptique. L'acétylcholine se fixe alors sur des récepteurs nicotiniques situés au niveau des replis de la gouttière synaptique. La liaison de l'acétylcholine à ces récepteurs augmente la perméabilité au Na^+ et au K^+ de la membrane de la fibre musculaire ce qui a pour effet d'induire un potentiel dépolarisant : le potentiel de plaque motrice (PPM) (fig.4.22). L'amplitude de ce potentiel est graduable en fonction de la quantité d'acétylcholine libérée. Lorsque l'amplitude du PPM est suffisante pour atteindre le seuil d'excitation, des potentiels d'action musculaires apparaissent alors de part et d'autre de la plaque motrice. Ces potentiels d'action musculaires en se propageant vers les deux extrémités de la fibre musculaire déclenchent la contraction musculaire.

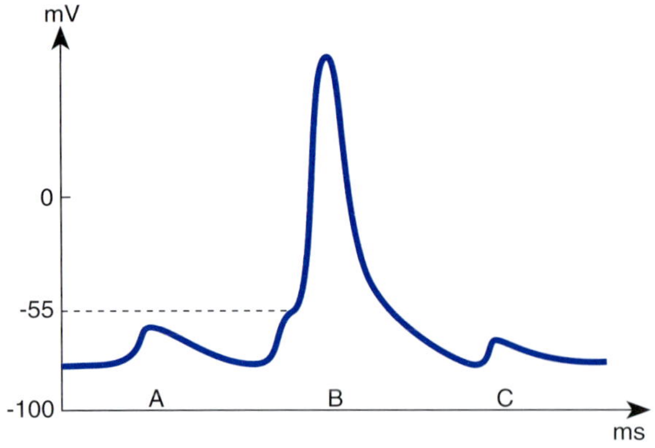

Fig. 4.22
Potentiels de plaque motrice.
En A et C, les potentiels de plaque motrice ne déclenchent pas de potentiel d'action musculaire car ils ne permettent pas d'atteindre le seuil d'excitation. En B, le seuil d'excitation est atteint et un potentiel d'action musculaire est généré.

Lorsque l'acétylcholine est libérée dans la fente synaptique, elle est rapidement dégradée par les acétylcholinestérases qui sont en quantité importante dans la fente synaptique. Toutefois, le délai est suffisant pour que l'acétylcholine puisse exercer ses effets sur les récepteurs nicotiniques.

POINTS CLÉS

▶ Dans une synapse chimique, l'entrée de calcium dans la terminaison nerveuse présynaptique déclenche la libération du neurotransmetteur qui, après diffusion à travers la fente synaptique, se lie à des récepteurs spécifiques pour induire un bref changement du potentiel de membrane de la cellule postsynaptique.

▶ L'activation d'une synapse excitatrice provoque une dépolarisation de la membrane postsynaptique, appelée potentiel postsynaptique excitateur (PPSE). L'activation d'une synapse inhibitrice conduit à une hyperpolarisation de la membrane postsynaptique, appelée potentiel postsynaptique inhibiteur (PPSI). Les PPSE et les PPSI sont des potentiels graduables qui ne répondent pas à la loi du « tout ou rien ».

▶ La jonction neuromusculaire est un exemple de synapse chimique entre le motoneurone et la fibre musculaire. Le motoneurone libère de l'acétylcholine qui active les récepteurs cholinergiques nicotiniques pour dépolariser la membrane musculaire. Cette dépolarisation s'appelle potentiel de plaque motrice (PPM). Lorsque le PPM atteint une amplitude suffisante, il déclenche un potentiel d'action dans la membrane musculaire qui conduit à la contraction musculaire. L'effet de l'acétylcholine est limité par l'acétylcholinestérase.

▪ *La transmission au niveau de la jonction neuromusculaire est affectée par différentes substances chimiques. Certaines, dites cholinomimétiques, reproduisent les effets de l'acétylcholine et d'autres agissent par compétition avec l'acétylcholine ou en activant les acétylcholinestérases. La métacholine, le carbachol et la nicotine qui sont des drogues cholinomimétiques produisent les mêmes effets que l'acétylcholine mais ont une durée d'action plus longue du fait d'une dégradation plus lente par les acétylcholinestérases. Le curare, qui est une drogue qui se fixe sur les récepteurs cholinergiques nicotiniques, empêche la liaison de l'acétylcholine et de ce fait bloque la transmission. Enfin, la néostigmine et la physiostigmine inactivent les acétylcholinestérases ce qui a pour effet d'augmenter la concentration d'acétylcholine dans la fente synaptique et d'entraîner un spasme musculaire.*

5 Physiologie des compartiments liquidiens

Jean-Louis Ader

Objectifs
- Connaître les méthodes d'étude des volumes liquidiens.
- Savoir définir et calculer les caractéristiques physicochimiques des liquides biologiques.
- Connaître le volume, la composition et les caractères physicochimiques des compartiments liquidiens.
- Connaître les mécanismes d'échange entre les compartiments liquidiens.

C'est un chapitre particulier de la physiologie : l'étude d'une organisation structurale et fonctionnelle qui est une condition plutôt qu'une manifestation de la vie.

L'eau, contenant les substances minérales, est le constituant moléculaire le plus abondant de l'organisme : environ 60 % du poids corporel d'un adulte. Elle est répartie en *compartiments* ou *secteurs* ou *volumes liquidiens*. Le volume, la composition en solutés et les propriétés physicochimiques des différents compartiments sont normalement stables. Cette stabilité constitue l'*équilibre hydroélectrolytique*. Différents mécanismes nerveux et, surtout, hormonaux concourent à cet équilibre en assurant l'annulation des bilans journaliers de l'eau et des électrolytes, c'est-à-dire l'égalité des *entrées (ou gains ou absorptions)* et des *sorties (ou pertes ou excrétions)*. Cette stabilité et les mécanismes qui la maintiennent constituent l'*homéostasie*. Elle est particulièrement importante pour le secteur interstitiel qui est le milieu ambiant de la vie cellulaire qu'on appelle « *milieu intérieur* » depuis Claude Bernard.

Les *déséquilibres hydroélectrolytiques* sont fréquents en pathologie humaine. Ils résultent d'une altération passagère ou définitive soit des organes d'absorption ou d'excrétion de l'eau et des électrolytes soit des systèmes de régulation homéostasique. Les traitements visant à la restauration de l'équilibre sont une composante importante de la réanimation médicale.

I. Caractères généraux des liquides biologiques

A. Composition

Les liquides de l'organisme sont des solutions aqueuses.
L'eau est le solvant unique des organismes vivants. Ce solvant possède deux propriétés particulières. L'eau a une structure dipolaire qui détermine la solvatation des sels, la dissociation électrolytique et l'ionisation. L'eau est amphotère : elle peut accepter (comme une base faible) ou céder (comme un acide faible) des protons H^+ en fonction de l'affinité pour les protons des solutés qu'elle contient.
Les solutés sont très divers. Ce sont des molécules simples ou complexes, dissociées ou non. Les électrolytes sont dissociés en ions par perte (cations) ou par gain (anions) d'électron(s).
Un point important est que les liquides biologiques *ne sont pas vraiment des solutions idéales* : la quantité de solutés est importante par rapport au volume de solvant, la dissociation électrolytique n'y est pas complète et toutes les particules n'ont pas un diamètre inférieur à 1 nm.

B. Méthodes d'étude et de notation

1. Méthode des bilans externes

C'est la méthode de base de la réanimation médicale. Elle utilise la comparaison journalière des *entrées* (apports oraux, apports parentéraux et formation métabolique) et des *sorties* normales (urinaires, cutanées, digestives et respiratoires) et, éventuellement, anormales (hémorragies, vomissements, diarrhée, brûlures étendues...) d'eau et des différents électrolytes. Les gains et les pertes sont mesurés directement quand cela est possible. Ils sont évalués approximativement quand ils ne peuvent pas être mesurés (exemple : les pertes cutanées et respiratoires sont évaluées en tenant compte de l'activité, de la température corporelle, de la température externe et de l'hygrométrie).

> ▶ Le bilan est dit *nul* quand les gains sont égaux aux pertes, *positif* quand les gains sont supérieurs aux pertes, et *négatif* quand les gains sont inférieurs aux pertes. La nullité des bilans conditionne l'équilibre hydroélectrolytique.

2. Méthodes de dilution de traceurs

Elles sont réservées aux études physiologiques et physiopathologiques spécialisées.

a. Traceurs répartis dans des volumes liquidiens

Après l'injection intraveineuse d'une quantité connue Q d'un traceur coloré ou marqué, sa concentration dans le plasma sanguin n'est jamais stable. On observe une augmentation initiale jusqu'à un pic de concentration qui correspond à la dispersion du traceur dans le compartiment sanguin. Puis, une seconde phase de décroissance irrégulière si le traceur diffuse hors du compartiment plasmatique tout en commençant à disparaître. Enfin, une troisième phase plus ou moins tardive est la seule utilisable quand la diffusion est achevée : la décroissance de concentration n'est due qu'à la disparition du traceur par métabolisation et/ou excrétion et est une fonction monoexponentielle par rapport au temps. On peut ainsi déterminer la concentration à l'origine (Co) et calculer le *volume de dilution du traceur* V = Q/Co.

b. Traceurs répartis dans des masses d'électrolytes

Après comptage de son activité, l'isotope radioactif d'un ion (^{24}Na, ^{42}K par exemple) est injecté par voie intraveineuse. Les urines sont recueillies pendant 24 heures Un échantillon sanguin est prélevé à la 24e heure (par décision arbitraire car il faudrait un temps beaucoup plus long pour que l'isotope injecté se mélange à la totalité de la masse ionique correspondante de l'organisme). On calcule « *la masse ou capital échangeable en 24 heures* » de l'ion =

$$\frac{\text{activité injectée} - \text{activité excrétée dans les urines}}{\text{activité sanguine à 24 h}}$$

3. Méthodes d'expression des caractères physicochimiques

a. Concentration

La concentration exprime le rapport quantitatif entre un soluté et un solvant. La concentration d'un soluté est de 1 mol/L de solution (*molarité*) ou de 1 mol/kg de solvant (*molalité*) quand 1 L de la solution ou 1 kg de solvant contient une quantité de soluté égale à sa masse moléculaire ou atomique. Cette notation s'applique aux molécules non dissociées, aux molécules dissociées ou électrolytes et aux ions. Elle ne s'applique pas aux solutés de masse moléculaire inconnue et aux mélanges de substances (protéines).

Dans les liquides biologiques, l'unité la plus utilisée est la millimole (mmol).

$$\text{mmol/ L} = \frac{\text{mg/ L}}{\text{masse moléculaire ou atomique}}$$

La molalité et la molarité d'un soluté sont deux expressions proches mais pas identiques. L'expression correcte devrait être la molalité car la molarité est trompeusement modifiée quand le rapport entre le volume total des solutés et le volume du solvant s'écarte de la normale (exemple : fausse diminution de la concentration molaire du sodium dans le plasma sanguin quand le volume des solutés est augmenté par une grande hyperlipidémie).

Les *gradients de concentration* entre deux compartiments liquidiens déterminent des transferts passifs de solutés par diffusion.

b. Charge électrique

La dissociation électrolytique donne naissance à des ions porteurs de charges électriques par gain ou perte de un ou de plusieurs électrons. Un Équivalent correspond à la masse d'un anion (gain d'électrons) se combinant à 1 g d'hydrogène H^{+} ou à la masse d'un cation (perte d'électrons) se combinant à 17 g de radical OH^{-}.

La « *concentration électrolytique* » d'un ion dans une solution biologique s'exprime le plus souvent en milliÉquivalents (mEq).

$$mEq/L = \frac{mg/L}{\text{masse atomique}} \times \text{valence} = mmol/L \times \text{valence}$$

Cette notation peut être trompeuse en raison de la dissociation électrolytique incomplète et de la liaison aux protéines de certains ions.

Exemple du calcium :

Bien que la concentration du calcium dans le plasma sanguin ou calcémie totale soit 100 mg/L ou 100 : 40 = 2,5 mmol/L, le calcium ionisé Ca^{2+} n'est pas 5 mEq/L mais 2,5 mEq/L parce que 50 % environ sont liés aux protéines.

De plus, la valence des ions polyvalents change selon les conditions de pH et de température. La valence moyenne qui permet de calculer que 4,5 g de protéines correspondent à 1 mEq d'anions protéinates n'est valable qu'à la température et au pH normaux du plasma.
Les solutions biologiques sont électroneutres.
Les *gradients électriques* entre deux compartiments déterminent des transferts passifs de solutés ionisés jusqu'à l'équilibre.

c. Pression osmotique

La pression osmotique (PO) d'une solution équivaut à la pression hydrostatique qui doit lui être appliquée pour empêcher l'entrée du solvant hydrique à travers une membrane perméable à l'eau et imperméable aux solutés. L'effet des solutés est de réduire le potentiel chimique du solvant hydrique. La pression hydrostatique appliquée à la solution augmente l'activité chimique de l'eau jusqu'à annuler l'effet des solutés. La PO est donc proportionnelle au nombre de particules de solutés. Elle est surtout développée par les solutés de faible masse moléculaire et les électrolytes dissociés parce qu'ils représentent un grand nombre de particules.
Une Osmole est la PO développée par une solution contenant une mole de soluté par litre de la solution (*osmolarité*) ou par kg de solvant (*osmolalité*) à 20 °C. La PO des liquides biologiques est le plus souvent exprimée en milliosmoles (mOsm) :

$$mOsm/L = \frac{mg/L \times n \text{ particules}}{\text{masse moléculaire ou atomique}}$$

La PO d'une solution peut être mesurée par cryoscopie et application de la loi de Raoult puisqu'une mole de soluté dans un kg d'eau abaisse le point de congélation de 1,86 °C au-dessous de celui de l'eau pure. Dans le langage physiologique et médical, on fait référence à la PO normale du plasma sanguin pour définir l'isotonie, l'hypotonie ou l'hypertonie d'une solution. Les *gradients de pression osmotique* entre deux compartiments liquidiens déterminent des transferts passifs d'eau par osmose.

Exemple concernant l'expression de la concentration, du potentiel électrique et de la pression osmotique :

Une solution supposée idéale contient 22,2 g de chlorure de calcium $CaCl_2$ dans un litre d'eau.

Masses atomiques et moléculaires : $Cl^- = 35,5$, $Ca^{2+} = 40$, $CaCl_2 = 111$

Concentration 22 200 mg ÷ 111 = 200 mmol/L

Potentiel électrique (22 200 mg ÷ 111) x 4 = 800 mEq/L
Pression osmotique (22 200 mg ÷ 111) x 3 = 600 mOsm/L

d. Potentiel acide

Un litre d'eau pure à 25 °C contient 1 000 g : 18 = 55,5 moles d'eau. L'eau pure étant faiblement dissociée, les concentrations d'ions H^+ (ou hydronium H_3O^+) et d'ions OH^- (ou hydroxyle) sont toutes deux égales à $1 \cdot 10^{-7}$ mole. Par commodité, le potentiel acide d'une solution est exprimé par le pH, c'est-à-dire le logarithme changé de signe de la concentration molaire des ions $H^+ \cdot pH = - \log H^+$.
L'eau pure est neutre et son pH est 7. De l'acidité extrême à l'alcalinité extrême, le pH d'une solution est noté de 0 ($H^+ = 1$ mole/L) à 14 ($H^+ = 1 \cdot 10^{-14}$ mole/L).
Les liquides de l'organisme ne sont pas neutres. En particulier, les liquides extracellulaires sont maintenus dans un état de faible alcalinité qui constitue l'équilibre acidobasique.

II. Volumes liquidiens

L'eau est répartie dans l'organisme de manière non homogène en compartiments ou secteurs séparés les uns des autres (fig. 5.1) :
- le *volume plasmatique* contenu dans le réseau vasculaire ;
- le *volume interstitiel* compris entre les parois capillaires et les membranes cellulaires (ils forment à eux deux le secteur ou *volume extracellulaire*) ;
- le *volume intracellulaire* contenu à l'intérieur des membranes plasmiques.

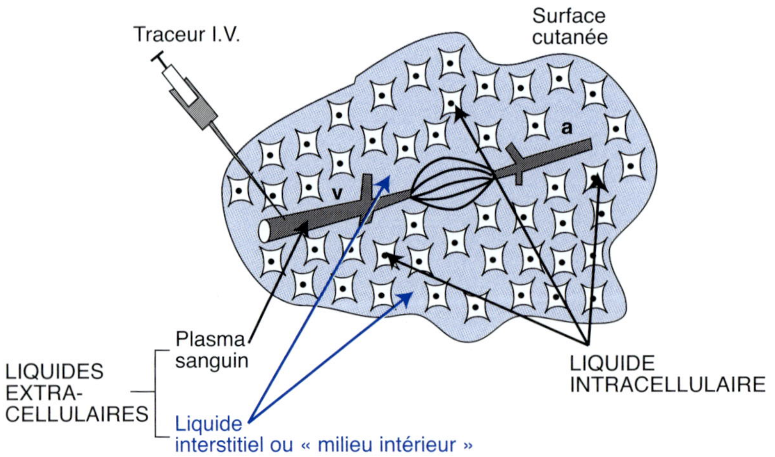

Fig. 5.1
Représentation amiboïde des liquides de l'organisme.

A. Eau totale

Le capital hydrique total est mesuré à l'aide de traceurs qui traversent les parois capillaires et les membranes cellulaires (urée, antipyrine, eau tritiée, eau lourde). Dans la pratique médicale, une méthode très simple et très utile pour évaluer les modifications de l'hydratation totale consiste à suivre les variations rapides de la courbe de poids.

Chez un adulte de morphologie standard, l'eau représente environ *60 % du poids*. En raison de la faible teneur en eau du tissu adipeux, le contenu en eau exprimé en % de poids identiques est inférieur à 60 % chez les femmes, les vieillards et les obèses, et supérieur à 60 % chez les sujets longilignes ou maigres.

B. Volume extracellulaire

C'est l'addition du volume plasmatique et du volume interstitiel. Il est mesuré à l'aide de traceurs traversant la paroi des capillaires mais non les membranes cellulaires (inuline, mannitol, thiocyanate, ^{82}brome). Le volume extracellulaire représente environ *20 % du poids* corporel.

C. Volume plasmatique (VP)

En pratique, c'est le volume le plus intéressant pour deux raisons : il peut être aisément prélevé et étudié, et ses caractéristiques fournissent des informations indirectes sur l'état d'autres volumes liquidiens.

1. Mesures et index

a. Mesure directe

Elle utilise des traceurs qui ne traversent pas la paroi des capillaires : soit des macromolécules, soit des colorants ou des molécules marquées (^{131}iode) qui se fixent sur la sérumalbumine. Le VP représente normalement environ *4 % du poids* corporel.

b. Mesure indirecte

Elle passe par celle du volume sanguin total (VST). C'est le volume de distribution d'hématies marquées au monoxyde de carbone ou au ^{51}chrome. Le VST représente normalement environ *7 % du poids* corporel. Le volume plasmatique est ensuite calculé à partir du VST et de l'hématocrite (Hct %).

$$VP = \frac{VST \times (100 - Hct)}{100}$$

c. Volémie efficace

En pratique journalière, on ne dispose pas des méthodes de mesure du VP ou du VST. Ils sont évalués indirectement en appréciant l'état de ce qu'on appelle conventionnellement la *volémie efficace*. La volémie n'est pas un volume mesurable mais une fraction abstraite qui exprime l'adéquation entre le remplissage et la capacité du réseau vasculaire. En pratique clinique, deux moyens permettent d'apprécier l'état de la volémie.

Le premier est la mesure des pressions intravasculaires : pression sanguine artérielle (PA) et pression veineuse centrale (PVC). La PVC est un index sensible des modifications de la volémie. On la mesure en introduisant un cathéter de fort calibre contenant du sérum hépariné dans une veine périphérique. Son extrémité est poussée jusque dans une veine cave ou l'oreillette droite. L'extrémité externe du cathéter est reliée à un tube vertical dont la base est placée au niveau du cœur. La hauteur de la

■ *L'hématocrite est le volume occupé par les cellules, exprimé en pourcentage du volume sanguin. On le mesure après centrifugation d'un faible volume sanguin (environ 60 μL) dans un tube capillaire en verre anticoagulé. Un peu plus élevé chez l'homme que chez la femme, il est normalement compris entre 40 et 45 %. Le plasma représente donc 55 à 60 % du volume sanguin.*

colonne de liquide dans ce tube vertical indique la PVC : normalement 2 à 8 cm H_2O, avec de faibles oscillations dues aux mouvements respiratoires (diminution à l'inspiration). Dans certaines situations de choc grave, il est utile d'introduire un cathéter de Swan-Ganz : on peut ainsi mesurer la pression capillaire pulmonaire (qui renseigne sur la pression dans l'oreillette gauche) et le débit cardiaque par thermodilution.

Le second moyen est de mesurer *l'hématocrite et la protidémie* qui s'élèvent quand le VP diminue et s'abaissent quand il augmente (naturellement, l'hématocrite diminue si l'hypovolémie est due à une perte de sang total et non de plasma).

2. Composition

Le plasma sanguin est le surnageant obtenu par centrifugation de sang anticoagulé (alors que le sérum est le surnageant dépourvu de fibrinogène obtenu après coagulation spontanée). C'est un liquide jaune clair, environ 2,2 fois plus visqueux que l'eau et limpide à jeun. Il est constitué d'eau (92 %), de protéines (70 à 72 g/L), de substances organiques non protéiques (azotées, glucidiques et lipidiques) et de constituants minéraux.

La composition minérale est exprimée en charges anioniques et cationiques dont l'ensemble constitue *l'ionogramme plasmatique* (improprement appelé bilan électrolytique sanguin ou BES) (fig. 5.2). Le langage courant utilise les préfixes normo, hypo et hyper pour qualifier les concentrations ioniques (exemples : normokaliémie, hyponatrémie, hyperchlorémie...).

Plusieurs conclusions importantes peuvent être tirées de l'ionogramme plasmatique.

Le plasma sanguin est électroneutre : il contient autant d'anions que de cations.

Le plasma est avant tout une solution de chlorures et de bicarbonates de sodium.

▶ Chlores et bicarbonates représentant des anions d'accompagnement, on considère en pratique que *la quantité de sodium détermine le volume du plasma et globalement, des liquides extracellulaires.* En d'autres termes, le gain ou la perte isotonique de 140 mmol de sodium détermine une augmentation ou une diminution de 1 litre du volume des liquides extracellulaires.

Les laboratoires ne dosent couramment que la natrémie, la kaliémie, la calcémie (soit presque tous les cations), la chlorémie, la bicarbonatémie et les protéines (en g/L) ; il existe donc des *anions indosés* ; en pratique courante, ils sont évalués par la formule anions indosés $= Na^+ - (Cl^- + HCO_3^-)$, différence normalement inférieure à 12 ± 3 mEq/L. Lorsque la différence excède cette valeur, on dit qu'il existe un trou anionique (exemples : acidocétose diabétique, acidose lactique...).

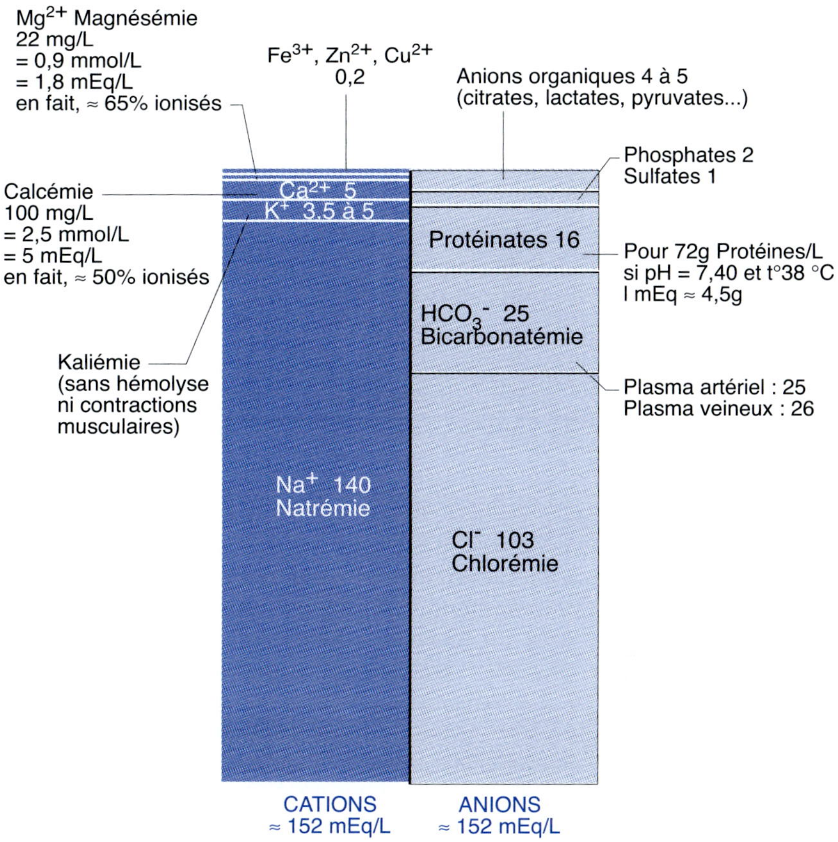

Fig. 5.2
Ionogramme plasmatique.

3. Pression osmotique (PO)

Mesuré par cryoscopie, le point de congélation du plasma normal est inférieur de 0,54 °C à celui de l'eau pure. Le point de congélation d'une solution dont la PO est 1 Osm/kg étant inférieur de 1,86 °C, selon la loi de Raoult la *PO totale* du plasma est 0,54 : 1,86 = 0,290 Osm/kg ou 290 mOsm/kg.

En pratique médicale, une valeur approchée de la PO . T peut être obtenue par la formule

PO . T = 2 natrémies + azotémie et glycémie en mmol/L.

= 2 · 140 mmol/L + 5 mmol/L + 5,5 mmol/L.

= environ 290 mOsm/kg.

La pression osmotique efficace ne tient pas compte du glucose ni de l'urée qui sont des solutés très diffusibles dont les variations ne sont pas à l'origine de gradients osmotiques entre les compartiments.

PO · E = 2 natrémies = environ 280 mOsm/kg.

> ▶ La simple valeur de la natrémie renseigne sur l'état osmotique du plasma. *La concentration du sodium détermine la pression osmotique du plasma et, globalement, des liquides extracellulaires.*

D. Volume interstitiel

1. Mesure

Elle est indirecte, par différence entre le volume extracellulaire et le volume plasmatique. Chez un adulte, le volume interstitiel représente environ *16 % du poids* corporel. Il comprend en fait trois fractions inégales :

- le *liquide interstitiel proprement dit* ou *lymphe non canalisée*, véritable « *milieu intérieur* » compris entre les capillaires de la grande circulation et les cellules ;
- la *lymphe canalisée* ;
- les *liquides transcellulaires* : liquide céphalorachidien, liquides de l'œil, de l'oreille, des séreuses, des néphrons et du tube digestif.

Ce qui suit concerne seulement le liquide interstitiel proprement dit.

2. Composition

Sa détermination est difficile parce que les méthodes de prélèvements sont imparfaites. La lymphe non canalisée a la structure physique d'un *gel relativement déshydraté* : l'eau, les solutés et des cellules sont enfermés dans un réseau maillé de protéines fibrillaires. La pression hydrostatique (Pi) est négative par rapport à la pression atmosphérique d'environ – 3 mmHg. L'hydratation interstitielle peut être augmentée de 30 % environ sans que Pi ne dépasse 0 mmHg. Au-delà, l'inflation interstitielle se manifeste par des œdèmes déclives, visibles et palpables.
Le liquide interstitiel peut être considéré comme un *ultrafiltrat plasmatique* presque dépourvu de protéines (2 à 5 g/L à la périphérie). Sa composition électrolytique est proche de celle du plasma avec de faibles différences dues à l'équilibre de Donnan-Gibbs : en raison de la quasi-absence d'anions protéiques, la concentration des anions Cl^- est un peu supérieure à celle du plasma, et celle des cations Na^+ un peu inférieure (fig. 5.3).

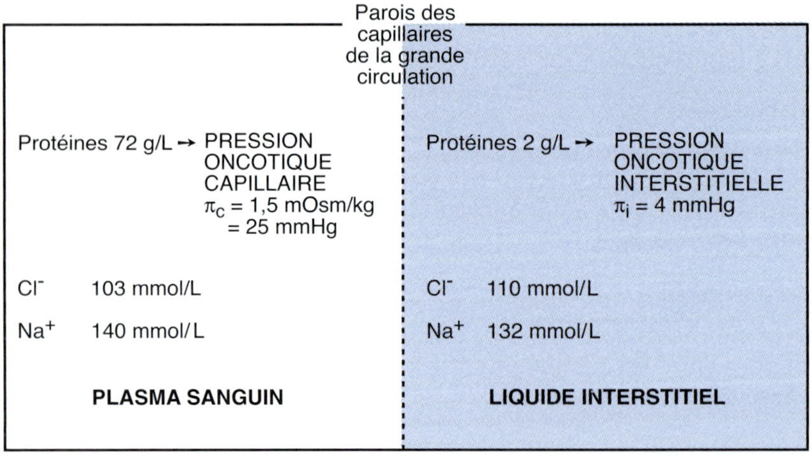

Fig. 5.3
Pression oncotique des protéines.

3. Pression osmotique

Elle est légèrement inférieure à celle du plasma. La pression oncotique ou pression colloïde osmotique Πc des protéines plasmatiques représente environ 1,5 mOsm/kg (ou 25 mmHg) dans les 290 mOsm/kg de la pression osmotique totale du plasma. La pression oncotique Πi des protéines interstitielles ne représente qu'environ 4 mmHg (fig. 5.3). Cette faible différence joue un rôle important dans le mécanisme des échanges capillaires.

E. **Volume intracellulaire**

C'est le volume liquidien enfermé dans les membranes plasmiques des cellules. Sa mesure est indirecte, par différence entre l'eau totale et le volume extracellulaire. Il représente environ *40 % du poids* corporel d'un adulte. En fait, la proportion d'eau est très différente selon les types cellulaires : 70 % dans les hépatocytes, 10 % dans les adipocytes…
La composition est également variable d'un type cellulaire à l'autre. En moyenne, les anions principaux sont les phosphates et les protéinates ; les cations principaux sont le potassium et le magnésium. La composition électrolytique cellulaire est donc *complètement différente de la composition extracellulaire*. Ce liquide est une solution peu idéale dans laquelle beaucoup d'électrolytes sont incomplètement dissociés et beaucoup d'ions liés aux protéines. La pression osmotique semble un peu supérieure à la pression osmotique extracellulaire. Cette composition et cette pression osmotique différentes de celles du milieu extracellulaire impliquent, pour être préservées, des transports actifs cellulaires permanents.

III. Échanges entre les compartiments

Les compartiments liquidiens ne sont pas des volumes statiques. Ils échangent en permanence entre eux et avec le milieu extérieur : l'*équilibre hydroélectrolytique est dynamique*. Ces compartiments, constamment renouvelés, ne sont pas juxtaposés mais *disposés de façon concentrique* (fig. 5.4) :

- à la périphérie du dispositif, se trouve le volume plasmatique qui circule rapidement et qui est en contact avec le milieu extérieur à travers *quatre zones d'échange d'eau et d'électrolytes : la surface cutanée, le tube digestif, les voies respiratoires et le rein* ;
- au centre du dispositif, se trouve le compartiment intracellulaire ;
- entre les deux est interposé le liquide interstitiel ou milieu intérieur.

A. **Échanges entre plasma et milieu extérieur**

Par les quatre organes d'échange déjà cités, l'individu prélève et rejette de façon intermittente de l'eau et des électrolytes dans le milieu extérieur. Pour l'eau, le sodium, le potassium, le calcium, le phosphore ou tout autre électrolyte, le bilan de ces échanges est normalement nul (ou les différentes balances sont en équilibre).

> Exemples de bilans de l'eau, du sodium et du potassium :
>
> Le sujet a une activité sédentaire en climat tempéré et ingère une alimentation mixte.
>
> • Bilan hydrique annulé à 2,4 L/24 h :

– gains : eau des aliments 0,9 L, boissons 1,1 L, eau endogène 0,4 L ;

– pertes : perspiration insensible 0,4 L, transpiration 0,4 L, air expiré 0,3 L, selles 0,1 L, urines 1,2 L.

• Bilan sodé annulé à 150 mmol/24 h :

– gains : sodium des aliments 82 mmol, sel condiment 68 mmol (1 g NaCl = 17 mmol Na) ;

– pertes : sudation et selles 15 mmol, urines 135 mmol.

• Bilan potassique annulé à 100 mmol/24 h :

– gains : potassium des aliments 100 mmol ;

– pertes : sudation et selles 10 mmol, urines 90 mmol.

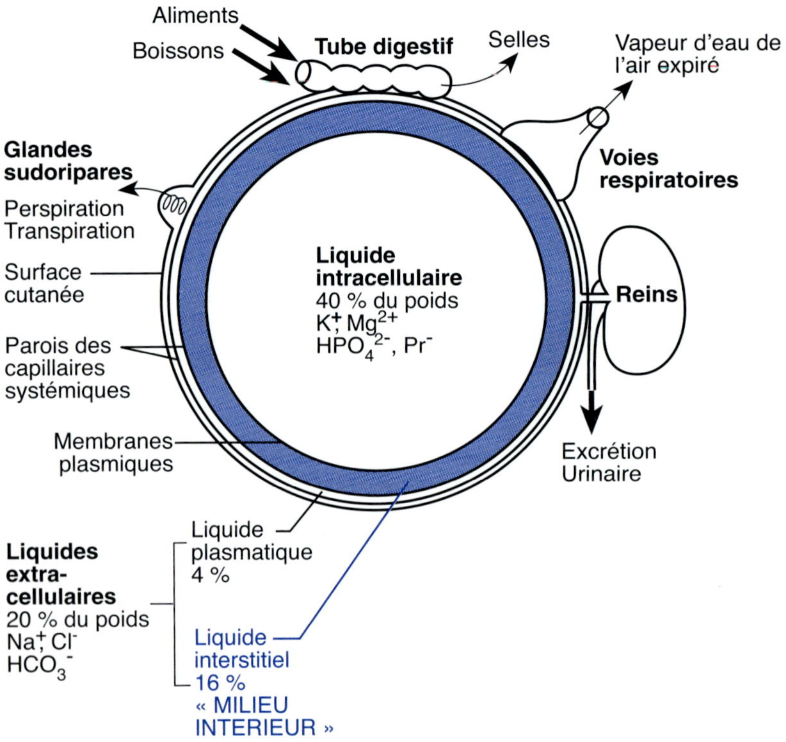

Fig. 5.4
Disposition des compartiments liquidiens.

Deux points majeurs sont à souligner.

▶ Il n'existe pas un bilan normal mais une infinité de bilans normaux de l'eau et des électrolytes selon les individus et les circonstances.

Un sujet ayant une activité physique importante en climat chaud perd plusieurs litres d'eau par voie cutanée, compense par la prise de boissons et annule normalement son bilan hydrique bien au-delà de 10 L/24 h ; un sujet abusant du sel peut en consommer 25 g/24 h, soit 425 mmol, et annuler son bilan journalier par une augmentation proportionnée de la perte urinaire.

▶ Sans minimiser les mécanismes de la soif qui règle les prises de boissons et de l'appétence pour le sel, *l'organe principal de ces adaptations et de l'annulation des bilans est le rein.*

Les pertes urinaires sont réglées en permanence pour maintenir l'équilibre des balances hydriques et électrolytiques. Cette fonction homéostasique est la fonction la plus importante des reins.

B. Échanges entre plasma et liquide interstitiel

Ils empruntent deux voies : à travers la paroi des capillaires et par le drainage lymphatique.

1. Échanges transcapillaires

Les capillaires de la grande circulation représentent une structure semi-perméable de très grande surface variable (environ 300 à 1 000 m^2 selon l'état physiologique), étendue entre le plasma et l'interstitium.

a. Échanges par diffusion

Ils sont permanents, massifs (environ 60 L/min), bidirectionnels et égaux. L'échange hydrique entraîne les gaz respiratoires et les petites molécules.

b. Échanges par filtration-réabsorption

Ce sont les échanges principaux parce qu'ils peuvent varier et modifier les deux volumes concernés. Ils sont régis par la relation inégale entre les pressions hydrostatiques capillaires et interstitielles (Pc et Pi) et les pressions oncotiques capillaires et interstitielles (Πc et Πi) selon le schéma de Starling.
$Jv = Kf (\Delta P - \Delta\Pi) = Kf (Pc - Pi) - (\Pi c - \Pi i)$ où Jv est le flux transcapillaire par unité de temps et Kf le coefficient d'ultrafiltration de la paroi capillaire. Le rapport change le long des capillaires systémiques en raison de la diminution progressive de Pc due à la résistance à l'écoulement du sang. Au pôle artériel des capillaires, la résultante de ces forces est une pression de filtration (Pf) d'environ 9 mmHg et au pôle veineux, une pression de réabsorption (Pr) d'environ 6 mmHg (fig. 5.5).

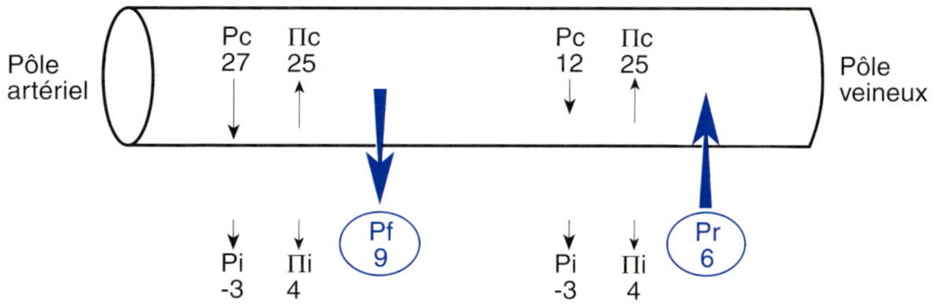

Fig. 5.5
Pressions intra- et péricapillaires en mmHg.

Le résultat est la sortie des capillaires d'environ 15 mL/min d'eau et de substances dissoutes plasmatiques, suivie de la réabsorption d'environ 13,5 mL de ce volume filtré (pour l'ensemble des capillaires systémiques, chez un sujet au repos) (fig. 5.6). Le volume non réabsorbé de 1,5 mL/min est repris par les innombrables vaisseaux lymphatiques en doigts de gant qui prennent naissance dans l'interstitium.

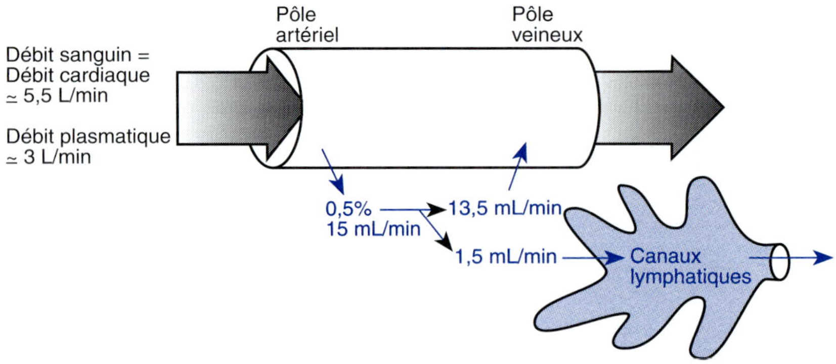

Fig. 5.6
Filtration-réabsorption capillaire.

Les anomalies des pressions hydrostatiques et oncotiques capillaires peuvent mécaniquement altérer ces transferts en diminuant ou en augmentant les flux. Par exemple, une chute de la pression sanguine artérielle et de Pc réduit la filtration et induit une anoxie tissulaire ; une diminution de la protidémie et de Πc ou une augmentation de la pression capillaire au pôle veinulaire par insuffisance cardiaque droite induit une diminution de la réabsorption, une inflation interstitielle et des œdèmes.

2. Drainage lymphatique

Les vaisseaux lymphatiques, nés dans l'interstitium, se regroupent en canaux de plus en plus gros qui forment finalement le canal thoracique et la grande veine lymphatique. Ces derniers se jettent dans la circulation générale au niveau des veines sous-clavières. Le drainage ramène lentement 2 à 4 L de lymphe canalisée par 24 heures des espaces interstitiels vers la circulation systémique. La lymphe a la même composition que le liquide interstitiel mais contient 20 à 30 g/L de protéines en moyenne. La circulation lymphatique draine les protéines interstitielles et entretient la très basse concentration protéique du milieu intérieur. La compression ou l'obstruction de lymphatiques provoque, en amont, un lymphœdème localisé.

C. Échanges entre liquide interstitiel et liquide intracellulaire

Trois types d'échanges ont lieu à travers les membranes cellulaires.

1. Transferts passifs par diffusion

Des éléments non polarisés et des ions diffusent toujours en fonction de gradients de concentration ou électriques. La diffusion simple peut avoir lieu directement à travers la membrane plasmique pour les gaz respiratoires et quelques molécules lipophiles. La diffusion des ions se produit à travers des canaux sélectifs. La diffusion facilitée utilise des transporteurs protéiques membranaires, par exemple pour le glucose, l'urée ou les acides aminés, ce qui augmente la vitesse des transferts.

2. Transports actifs

Le transfert a lieu contre des gradients de concentration ou électrique. Ils sont *primaires*, par des « pompes » ioniques ATPasiques qui maintiennent des compositions électrolytiques différentes à l'intérieur et à l'extérieur des cellules. Ces pompes ioniques utilisent l'énergie libérée par l'hydrolyse de l'ATP. La principale d'entre elles est la Na^+, K^+-ATPase qui expulse du sodium et introduit du potassium ($3Na^+$ pour $2K^+$) en permanence et pour tous les types cellulaires. Ou ils sont *secondaires* aux gradients ioniques créés par l'activité des pompes : ce sont les cotransports et contre-transports (ou échangeurs) membranaires.

3. Transferts passifs de l'eau par osmose

Ils ont lieu principalement à travers des canaux membranaires spécifiques appelés aquaporines. Ils sont exclusivement régis par les gradients de pression osmotique entre l'intérieur et l'extérieur des cellules, l'eau se déplaçant vers le compartiment dont la PO est plus élevée.

> ▶ La PO intracellulaire étant peu variable, les gradients et les transferts d'eau sont secondaires aux changements de la PO extracellulaire. *En pratique, on peut considérer que les variations de la PO efficace des liquides extracellulaires, donc de la natrémie, règlent les transferts hydriques et le volume cellulaire.* En d'autres termes, les gains et les pertes hypo- ou hypertoniques font varier la natrémie et le volume cellulaire.

IV. Cas particuliers

A. Nourrisson

L'eau totale représente environ 80 % du poids corporel d'un nouveau-né. La différence avec l'adulte est due à l'importance des liquides extracellulaires (en fait, le volume interstitiel) qui représentent environ 40 % du poids. De plus, le renouvellement et le besoin d'eau du nourrisson sont proportionnellement beaucoup plus intenses. Par exemple, chez un adulte de 70 kg, les liquides extracellulaires représentent 14 L ; un échange de 2 L/24 h avec le milieu correspond à un renouvellement journalier de 1/7e. Chez un nourrisson de 3,750 kg, les liquides extracellulaires représentent 1,5 L ; l'échange avec le milieu est d'environ 0,5 L/24 h qui correspond à un renouvellement journalier de 1/3.

Le besoin hydrique et les risques de déséquilibre du bilan sont donc beaucoup plus grands. D'autant plus que le nourrisson est totalement dépendant de son environnement, que sa grande surface cutanée, son immaturité rénale et sa forte activité métabolique tendent à majorer les pertes.

B. Femme enceinte

La grossesse est un état physiologique d'hypervolémie et d'hyperhydratation globale. La prise de poids normale est de 12 kg ± 10 % à terme. Elle inclut une rétention d'environ 8 L d'eau et de 1 000 mmol de sodium

répartis entre la mère, le fœtus et les annexes. L'inflation volumétrique concerne principalement le secteur interstitiel et, à un moindre degré, les secteurs plasmatique et cellulaire. L'inflation extracellulaire s'accompagne d'une dilution : l'osmolalité plasmatique est normalement abaissée de 8 à 10 mOsm/kg.
La grossesse est caractérisée par un déplacement provisoire mais total de la normalité physiologique.

V. Conclusion

De la répartition et des modes d'échange de l'eau et des électrolytes résultent une contrainte et un avantage biologiques.
La contrainte est celle de la régulation homéostasique permanente et précise du volume et des qualités physicochimiques du liquide interstitiel qui est le milieu intérieur. Cette stabilité est une condition impérative du fonctionnement des cellules et donc, de la vie.
L'avantage est une relative indépendance ou liberté biologique. Indépendance, parce que les cellules vivent dans un milieu liquide constant et sont soustraites aux variations du milieu ambiant subies par l'individu selon les moments et selon les lieux. Liberté, parce que la satisfaction des besoins d'absorption et d'excrétion hydroélectrolytiques est intermittente et brève. Cette discontinuité représente un avantage adaptatif considérable pour l'exercice des facultés cognitives et opératives.

POINTS CLÉS

- ▶ L'eau et les substances minérales sont réparties dans l'organisme de façon non homogène en volumes (ou compartiments ou secteurs) : volume intracellulaire et volume extracellulaire qui comprend le volume plasmatique et le volume interstitiel, véritable milieu intérieur de la vie cellulaire.
- ▶ L'équilibre hydroéléctrolytique implique la nullité des bilans externes de l'eau et des substances minérales, c'est-à-dire l'égalité des gains et des pertes. Le rein tient un rôle prédominant dans l'annulation des bilans.
- ▶ La quantité de sodium détermine l'état des volumes extracellulaires.
- ▶ La concentration extracellulaire du sodium détermine la pression osmotique extracellulaire efficace et l'état du volume cellulaire.

Système nerveux végétatif

6

Nathalie Kubis

Objectifs

- Comprendre l'organisation anatomique des systèmes nerveux sympathique, parasympathique et entérique.
- Connaître les neurotransmetteurs impliqués dans ces voies.
- Connaître les effets de l'activation de l'innervation sympathique et parasympathique sur les principaux organes.
- Comprendre comment interpréter un test cardiovasculaire de stimulation du système nerveux végétatif.
- Il est recommandé de lire le chapitre « Organisation et structure du système nerveux » avant de débuter la lecture de celui-ci.

Le *système nerveux végétatif* (SNV) a aussi été appelé système nerveux autonome car le plus souvent, il n'est pas perçu de manière consciente et fonctionne « de son propre chef ». Il assure le maintien et la régulation de l'équilibre interne de l'organisme. Il participe aux réactions émotionnelles et aux comportements fondamentaux (faim, soif, thermorégulation, reproduction…). À la différence des voies efférentes du système nerveux somatique qui innervent les muscles striés squelettiques, les fibres efférentes du système nerveux végétatif innervent les muscles lisses, le muscle cardiaque, les glandes et le tube digestif.

Le système nerveux végétatif comporte des voies afférentes et des voies efférentes permettant la mise en jeu des circuits de façon réflexe immédiate, mais il est également sous le contrôle de l'hypothalamus, du tronc cérébral et du système limbique. Les voies afférentes du système nerveux végétatif ne lui sont pas propres mais sont communes au système nerveux somatique, contrairement à ses voies efférentes dont les organisations anatomique et biochimique lui sont uniques.

Enfin, les fonctions végétatives sont non seulement sous contrôle nerveux mais également sous contrôle hormonal, dont la réponse est plus durable mais qui apparaît plus lentement. Le contrôle hormonal prend naissance dans l'hypothalamus et l'hypophyse au niveau central et dans les glandes endocrines au niveau périphérique (voir *Physiologie endocrinienne*, p. 289).

I. Mise en place anatomique

Le système nerveux végétatif est constitué de deux ensembles : le *système nerveux sympathique* ou *orthosympathique* ou thoracolombaire car ses fibres efférentes quittent le système nerveux central (SNC) au niveau de la moelle thoracique et lombaire, et le *système nerveux parasympathique* ou crâniosacré car ses fibres efférentes quittent le système nerveux central au niveau du tronc cérébral et de la moelle sacrée. La plupart des organes reçoit une double innervation excepté les glandes sudoripares et les vaisseaux. Les deux systèmes ont souvent l'effet opposé sur leur organe cible. Néanmoins, il existe une activation *tonique* des deux systèmes permettant une régulation fine par l'augmentation ou la diminution de l'activité de l'un ou l'autre. On individualisera le *système nerveux entérique* du tube digestif qui, associé au système nerveux sympathique et parasympathique, contrôle la motricité intestinale et les sécrétions digestives. Un certain nombre de réflexes du système nerveux entérique restent sous la dépendance du système nerveux végétatif.

Le système nerveux végétatif relie le système nerveux central aux cellules effectrices par l'intermédiaire de deux neurones et d'une synapse. Le corps cellulaire du premier neurone se situe dans le système nerveux central ; la synapse se trouve dans un agglomérat de cellules appelé ganglion végétatif ; les fibres qui se rendent du SNC au ganglion sont les fibres préganglionnaires, celles qui se rendent du ganglion aux cellules effectrices sont les fibres postganglionnaires.

A. Voies centrifuges

1. Système nerveux sympathique (fig. 6.1)

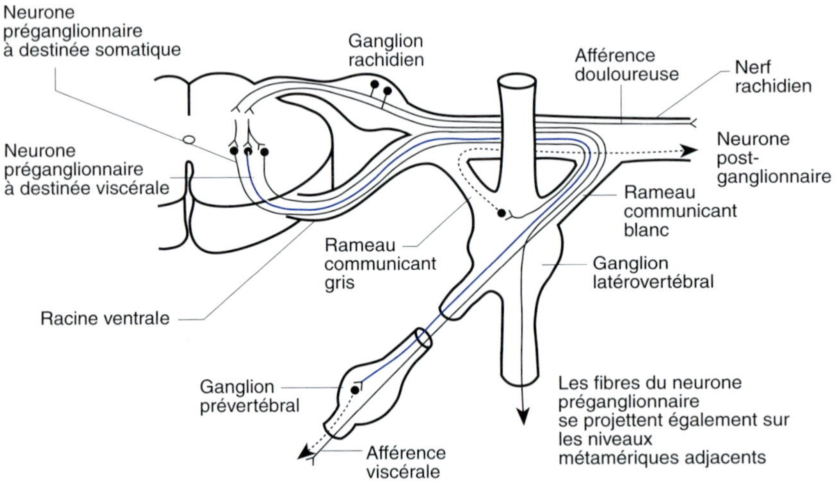

Fig. 6.1
Organisation anatomique des voies efférentes de la chaîne orthosympathique du système nerveux végétatif.

Les centres sont situés dans la corne latérale de la moelle spinale, étagés de C8 à L2. Ils donnent naissance aux neurones préganglionnaires qui passent par les racines ventrales puis quittent le nerf rachidien en empruntant le *rameau communicant blanc* (ainsi nommé car les fibres qu'il contient sont myélinisées) :

- les axones à destinée somatique (dont la fonction est la piloérection, la sudation et la vasomotricité) font relais dans un ganglion situé dans la *chaîne ganglionnaire latérovertébrale* ; deux chaînes droite et gauche descendent ainsi de chaque côté de la moelle spinale ; les fibres postganglionnaires gagnent ensuite le nerf rachidien par l'intermédiaire du *rameau communicant gris* (ainsi nommé car les fibres qu'il contient sont amyéliniques) ; le ganglion est situé loin de l'organe effecteur ; aucune de ces structures cibles ne reçoit d'innervation supplémentaire parasympathique ;
- les axones à destinée viscérale traversent la chaîne latérovertébrale sans synapse et font relais dans la *chaîne prévertébrale*. Il existe une relative organisation segmentaire de la colonne sympathique : les neurones préganglionnaires destinés à la face émergent en regard de C8 à D3 ; au cœur, aux bronches et aux poumons en regard de D1 à D5 ; à l'estomac, au pancréas, et au territoire mésentérique supérieur en regard de D5 à D11 et au territoire mésentérique inférieur et au territoire pelvien en regard de D11 à L2 ; les *nerfs splanchniques* sont issus des cinq derniers ganglions thoraciques.

2. Système nerveux parasympathique

Son anatomie est opposée point par point à celle du système nerveux sympathique. Les ganglions parasympathiques se trouvent près ou dans les organes à innerver. Les fibres préganglionnaires parasympathiques sont donc beaucoup plus longues que leurs homologues sympathiques.

Les noyaux des fibres préganglionnaires parasympathiques sont représentés au niveau du tronc cérébral par les noyaux végétatifs annexés aux nerfs crâniens III, VII, IX et X ou *colonne viscéromotrice* du plancher du IVe ventricule. Dans le mésencéphale est situé le noyau pupillaire d'Edinger-Westphal, contenant les corps cellulaires des neurones qui se projettent *via* le III, sur le ganglion ciliaire dont les fibres innervent le dilatateur de l'iris. Dans le bulbe et la protubérance sont distribués :

- le noyau cardiopneumo-entérique ou noyau dorsal du vague contenant les corps cellulaires des fibres préganglionnaires des neurones qui projettent *via* le X ou nerf vague sur les ganglions previscéraux du cœur, des poumons et du tube digestif ;
- le noyau salivaire inférieur contenant les corps cellulaires des fibres préganglionnaires des neurones qui se projettent sur le ganglion otique *via* le IX, dont les fibres postganglionnaires innervent la parotide ;
- le noyau salivaire supérieur contenant les corps cellulaires des fibres préganglionnaires des neurones qui se projettent *via* le VII sur les ganglions sub-maxillaire et sublingual, dont les fibres postganglionnaires innervent les glandes sub-maxillaire et sublinguale ;
- le noyau lacrymal contenant le corps cellulaire des fibres préganglionnaires des neurones qui se projettent *via* le VII sur le ganglion sphénopalatin, dont les fibres postganglionnaires innervent les glandes lacrymales.

Dans la partie intermédiolatérale des segments S2 à S4 de la moelle sacrée sont issus les neurones préganglionnaires destinés à la vessie, aux organes génitaux externes, au rectum et au côlon descendant.

Certaines fibres préganglionnaires parasympathiques font synapse sur les cellules chromaffines de la médullosurrénale.

3. Système nerveux entérique

Il existe un rétrocontrôle mécanique (distension des organes creux) et chimique (libération des sucs gastriques) qui arrive au système nerveux central. Les neurones sensoriels sont distribués dans la paroi des organes du tube digestif mais aussi du pancréas et des voies biliaires ; ils sont reliés aux neurones moteurs par des interneurones formant les *plexus myentérique* (d'Auerbach) et *sous-muqueux* (de Meissner) : de la profondeur vers la lumière de l'organe, le plexus myentérique est situé dans la musculaire externe entre le muscle circulaire et le muscle longitudinal et le plexus nerveux sous-muqueux est situé dans la sous-muqueuse. Les neurones de ces plexus établissent des synapses entre eux. Ainsi, les aliments une fois dans la lumière du tube digestif déclenchent la sécrétion d'acide gastrique dans l'estomac et de bile dans l'intestin grêle et les mouvements péristaltiques qui propulsent les aliments.

On décrit deux types d'arcs réflexes : les réflexes courts qui relient les récepteurs aux effecteurs par l'intermédiaire des plexus nerveux ; les réflexes longs qui vont des récepteurs dans le tube digestif au SNC par l'intermédiaire de nerfs afférents et qui reviennent aux plexus nerveux et aux cellules effectrices par l'intermédiaire des fibres nerveuses du système nerveux sympathique et parasympathique. Certains mécanismes de régulation n'utilisent que l'un ou l'autre de ces deux réflexes ou bien les deux. Tous les réflexes nerveux ne sont pas déclenchés par un signal émis de l'intérieur du tube digestif ; la vue, l'odeur des aliments, l'état émotionnel ont des effets sur le tube digestif par l'intermédiaire de l'hypothalamus lui-même relié au *faisceau solitaire*.

B. **Voies centripètes**

Pour que le système soit informé de ce qui se passe à sa périphérie, des fibres doivent conduire l'information de la périphérie vers la moelle spinale et le tronc cérébral : elles constituent la partie afférente du système nerveux végétatif. En périphérie, il existe dans la paroi des viscères des récepteurs sensibles à la tension de l'organe d'une part et aux stimulations nociceptives d'autre part. Le corps cellulaire des neurones conduisant l'influx nerveux à partir de ces récepteurs est situé dans le ganglion rachidien dorsal. L'influx nerveux est ensuite acheminé vers la corne dorsale de la moelle, où il y est relayé par les neurones effecteurs de la voie végétative. Les projections afférentes venant des récepteurs non nociceptifs vont participer aux boucles réflexes visceromotrices, vasomotrices et sécrétoires : elles pénètrent dans le SNC avec les nerfs glossopharyngien et vague jusqu'au *noyau du faisceau solitaire*. Celui-ci a un rôle majeur dans la plupart des réflexes vitaux. Il existe à partir de ce noyau des projections ascendantes jusqu'à l'hypothalamus et le cerveau limbique qui font relais avec le système parasympathique.

II. Neurotransmetteurs

A. **Acétylcholine**

L'acétylcholine est le neurotransmetteur de toutes les fibres préganglionnaires des deux contingents sympathique et parasympathique. Les fibres postganglionnaires du système nerveux parasympathique libèrent aussi de l'acétylcholine au niveau des cellules effectrices, ainsi que les fibres postganglionnaires sympathiques des glandes sudoripares (fig. 6.2).

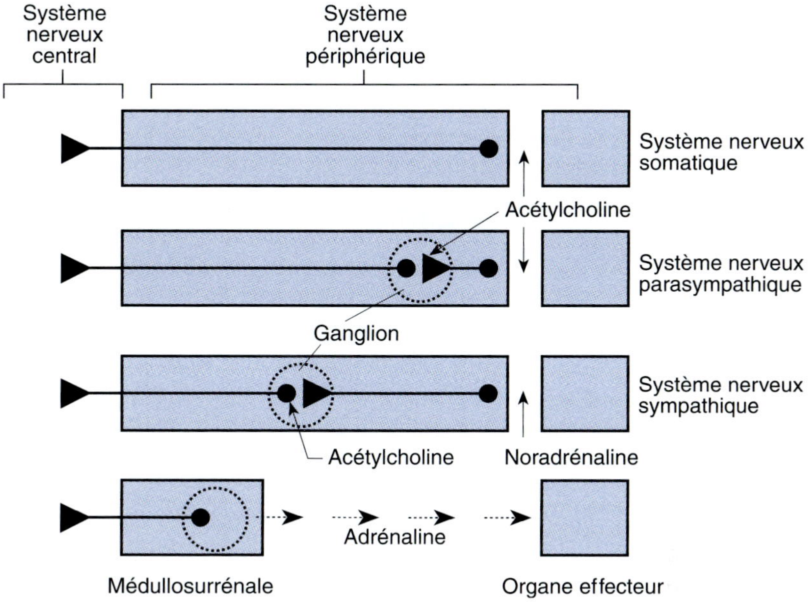

Fig. 6.2
Organisation des voies pré- et postganglionnaires et des neurotransmetteurs impliqués dans le système nerveux végétatif.

Elle a une durée de vie très courte. L'acétylcholine se fixe sur deux types de récepteurs : *nicotinique* au niveau de la synapse ganglionnaire qui active un canal ionique, et *muscarinique* (récepteurs M_1 et M_2) au niveau de la synapse postganglionnaire parasympathique qui active une protéine G. Les récepteurs muscariniques sont activés par des agonistes muscariniques tels que la *pilocarpine* et bloqués par les antagonistes muscariniques tels que l'*atropine* ou la *scopolamine*. Les récepteurs nicotiniques sont activés par des agonistes nicotiniques tels que la *nicotine* et bloqués par les antagonistes nicotiniques tels que le *curare*, également appelé ganglioplégique car il bloque à la fois l'activité sympathique et parasympathique.

B. Noradrénaline

La noradrénaline est le neurotransmetteur principal des fibres postganglionnaires du système nerveux sympathique. Les récepteurs sont de quatre types : $\alpha 1$, $\alpha 2$, $\beta 1$ et $\beta 2$. Ils ont été individualisés en fonction de leur sensibilité préférentielle à l'adrénaline (récepteurs α et β), la noradrénaline (récepteurs α) et l'isoprotérénol (récepteurs β).
Une particularité de ce système est la médullosurrénale qui reçoit un neurone préganglionnaire sympathique qui innerve directement la médullosurrénale qui, à son tour, sécrète des hormones dans la circulation à type d'*adrénaline* (80 %) et de noradrénaline (20 %) : ces cellules jouent le rôle de fibres postganglionnaires sympathiques (fig. 6.2). Ces neurotransmetteurs ont une durée de vie plus longue que l'acétylcholine, de l'ordre de 20 à 30 secondes. Il existe des différences anatomiques et fonctionnelles entre les types de récepteurs : Les récepteurs $\alpha 1$ sont postsynaptiques et les récepteurs $\alpha 2$ présynaptiques ; le récepteur $\beta 1$ est

stimulé à la fois par la noradrénaline et l'adrénaline et le β2 par l'adrénaline ; le récepteur β2 est responsable de la plupart des effets périphériques de la stimulation bêta-adrénergique.

L'acétylcholine et la noradrénaline coexistent avec d'autres cotransmetteurs qui ont un rôle de modulateur tel que le neuropeptide Y ou le vaso-intestinal peptide ou VIP. Ils agissent par l'intermédiaire d'une protéine G.

La transduction de ces récepteurs et le métabolisme de leurs neuromédiateurs sont traités au chapitre 4.

III. Organisation des réflexes et leurs contrôles

Le système nerveux sympathique a un rôle d'intégrateur et de coordonnateur : le rapport du nombre de fibres préganglionnaires sur le nombre de fibres postganglionnaires est d'environ 1 : 200 pour le système nerveux sympathique ce qui implique une réponse étendue et généralisée alors que ce rapport est 10 fois moins élevé pour le système nerveux parasympathique. De plus, l'amplification de son action est assurée par la sécrétion endocrine de la médullosurrénale. L'exemple le plus illustratif est représenté par les réactions à un sentiment de frayeur qui vont impliquer la plupart des systèmes de l'organisme : accélération de la fréquence cardiaque, augmentation de la pression sanguine, augmentation de la sécrétion d'adrénaline dans la circulation sanguine, élévation de la concentration en glucose sanguin, diminution de la motilité gastrique, diminution du débit sanguin vers les viscères et la peau, dilatation des pupilles (mydriase) et sudation. Ce système est très coûteux en énergie. Au contraire, le système nerveux parasympathique fonctionne dans chaque organe de manière indépendante et spécifique. Il prend le relais au moment du repos et de la digestion. Il économise l'énergie. Les réponses à l'activation des innervations sympathique et parasympathique sont résumées au tableau 6.I.

A. Exemple de mise en jeu des réflexes

1. Régulation de la pression artérielle

Les barorécepteurs artériels de l'artère carotide (sinus carotidien) et de l'aorte sont des mécanorécepteurs activés par une distension pariétale localisée provoquée par toute variation de la pression artérielle. Cette distension artérielle génère alors un potentiel d'action qui se propage en train d'ondes le long des nerfs afférents. Lorsque la pression artérielle augmente, les nerfs afférents qui sont stimulés se projettent sur le noyau du faisceau solitaire du bulbe par l'intermédiaire du nerf glossopharyngien pour les fibres issues du sinus carotidien et par le nerf vague pour celles issues du glomus aortique ; ils activent les nerfs efférents parasympathiques qui, en se projetant sur le cœur, provoquent une bradycardie et, par l'intermédiaire d'un interneurone inhibiteur qui se projette sur une région vasopressive du bulbe, induit une diminution de l'activité du tonus orthosympathique efférent. La résultante en est une diminution de la pression artérielle. Lors du passage en orthostatisme, au contraire, la chute de la pression artérielle réduit la stimulation des barorécepteurs entraînant une activation sympathique, par diminution de l'inhibition, et une baisse de l'activité vagale cardiaque, responsables alors d'une tachycardie et d'une vasoconstriction artériolaire, permettant ainsi de maintenir la pression artérielle à un niveau stable.

2. Sécrétion glandulaire

L'odeur d'une nourriture stimule les récepteurs olfactifs à l'origine des influx véhiculés par les nerfs glossopharyngien et vague du tronc cérébral, et provoque en retour la stimulation sympathique glandulaire sécrétoire de la partie haute du tube digestif.

3. Évacuation de l'ampoule rectale

La distension rectale provoque la stimulation du système parasympathique responsable d'une augmentation du péristaltisme colique et l'évacuation de l'ampoule rectale.

4. Déclenchement de la miction

La distension de la vessie stimule le centre de la miction dans le tronc cérébral et provoque son déclenchement par inhibition des projections sympathiques et activation des projections parasympathiques aboutissant à la contraction du détrusor et au relâchement du trigone et du sphincter interne.

B. Centres de contrôle

Ces réflexes sont sous la dépendance de centres de contrôle. Les noyaux du tronc cérébral sont sous la dépendance de l'hypothalamus et du système limbique. Le rôle de ces régions a été mis en évidence par la stimulation électrique expérimentale chez l'animal de certaines zones de l'hypothalamus qui modifie les comportements alimentaires (boulimie, anorexie), les états émotionnels (rage, peur) et les comportements de recherche de stimulation appétitive (plaisir, sensations agréables) ou aversive (déplaisir, sensations désagréables). Tous ces états s'accompagnent de manifestations végétatives. Ainsi, les connexions du système nerveux végétatif avec les centres supérieurs et avec l'hypophyse par l'intermédiaire de l'hypothalamus permettent l'intégration du SNV aux comportements élaborés.

Les comportements élaborés sont détaillés au chapitre 38. La thermorégulation et le contrôle du bilan hydrique sont traités aux chapitres 3 et 29.

IV. Tests d'exploration : deux exemples

A. Tests pupillaires

Ce test pharmacologique consiste en l'instillation de cocaïne à 4 % (qui augmente la concentration d'adrénaline dans la fente synaptique) entraînant une mydriase lorsque l'innervation sympathique est intacte. Au contraire lors de lésions de la voie sympathique, cette instillation n'entraîne pas de mydriase permettant d'affirmer l'atteinte spécifique de cette voie.

B. Étude d'une boucle réflexe : régulation de la pression artérielle

Une manœuvre simple telle que le passage en orthostatisme permet d'étudier la totalité de la boucle réflexe.

Tableau 6.I. **Effets des innervations sympathique et parasympathique sur leurs organes cibles**

Organe cible	Innervation sympathique	Innervation parasympathique
Pupille	Mydriase (dilatation pupillaire) (α) Accommodation (β)	Myosis (contraction pupillaire) Accommodation
Glande lacrymale		Sécrétion
Glande salivaire		Sécrétion
Muscle piloérecteur	Contraction (α)	
Glande sudoripare	Sécrétion (α) (récepteur cholinergique)	
Vaisseaux – peau – muscles – viscères abdominaux – coronaires	 Vasoconstriction (α) Vasoconstriction (α), vasodilatation (β2) Vasoconstriction (α) Vasoconstriction (α), vasodilatation (β2)	
Cœur	Augmentation de la fréquence cardiaque (β1) Augmentation de la contractilité (β1) Augmentation de la vitesse de conduction (β) Augmentation de l'excitabilité (β)	Diminution de la fréquence cardiaque Diminution de la contractilité Diminution de la vitesse de conduction
Poumons	Bronchorelaxation (β2)	Bronchoconstriction Augmentation de la sécrétion
Médullosurrénale	Sécrétion d'adrénaline (récepteur cholinergique)	
Foie	Néoglucogenèse (β)	Glycogenèse
Tube digestif	Vasoconstriction (α) Fermeture du pylore (α) Diminution des sécrétions gastrique, pancréatique et intestinale Diminution du péristaltisme (α, β) entraînant un ralentissement du bol alimentaire	 Augmentation des sécrétions pancréatique, gastrique, intestinale, colique Augmentation du péristaltisme entraînant une augmentation de la progression du bol alimentaire
Reins	Sécrétion de rénine (β2)	
Uretères	Augmentation de la motilité et du tonus (α)	
Vessie – détrusor – trigone et sphincter interne	 Relaxation (β) Contraction (α) → empêche la vidange de la vessie non remplie	 Contraction Relaxation → entraîne la miction, une fois la vessie remplie
Organes génitaux	Éjaculation (α)	Érection
Utérus	Contraction (α) Relaxation (β)	

POINTS CLÉS

▶ Le système nerveux végétatif ou système nerveux autonome maintient et régule l'équilibre interne de l'organisme. Il est constitué du système nerveux sympathique ou thoracolombaire et du système nerveux parasympathique ou crâniosacré dont les fibres efférentes sont constituées de deux neurones faisant synapse dans le ganglion végétatif.

▶ L'acétylcholine est le neurotransmetteur des fibres préganglionnaires des deux contingents et des fibres postganglionnaires du contingent parasympathique.

▶ La noradrénaline est le neurotransmetteur des fibres postganglionnaires du contingent sympathique.

▶ L'activation du système nerveux sympathique implique une réponse étendue et généralisée, alors que l'activation du système nerveux parasympathique fonctionne dans chaque organe de manière indépendante et spécifique.

ENTRAÎNEMENT

QCM

1. Parmi les méthodes suivantes, lesquelles sont des méthodes de calorimétrie directe :

- ❑ **A.** calorimétrie globale.
- ❑ **B.** calorimétrie fractionnelle.
- ❑ **C.** méthode des *ingesta*.
- ❑ **D.** thermochimie respiratoire.

2. La valeur calorique réelle :

- ❑ **A.** des protides est égale à 5,7 kcal/g.
- ❑ **B.** des glucides est égale à 9,3 kcal/g.
- ❑ **C.** des lipides est égale à 9,3 kcal/g.
- ❑ **D.** des protides est inférieure à la valeur calorique mesurée dans la bombe de Berthelot.

3. Quelle est la ration calorique, en kcal, d'un sujet qui ingère quotidiennement : 450 g de glucides, 100 g de protides, 100 g de lipides ?

- ❑ **A.** 3 245 kcal.
- ❑ **B.** 3 100 kcal.
- ❑ **C.** 650 kcal.
- ❑ **D.** 3 262 kcal.

4. La ration calorique d'un sujet, calculée par la méthode des *ingesta*, est égale à 3 000 kcal par 24 heures. Sachant que ce sujet a mis en réserve 300 g de lipides en 30 jours, quelle est sa dépense énergétique quotidienne ?

- ❑ **A.** 2 910 kcal.
- ❑ **B.** 2 600 kcal.
- ❑ **C.** 1 800 kcal.
- ❑ **D.** 2 907 kcal.

5. Le quotient respiratoire :

- ❑ **A.** est d'autant plus proche de 1 que l'alimentation est riche en glucides.
- ❑ **B.** est égale au rapport de la consommation d'oxygène (mL/min)/la production de gaz carbonique (mL/min).
- ❑ **C.** est utile pour déterminer la part respective des glucides et des lipides dans la dépense énergétique, si l'on connaît la quantité de protéines utilisée.
- ❑ **D.** permet de déterminer le métabolisme de base d'un sujet.

6. Le métabolisme de base d'un individu de sexe masculin, âgé de 20 ans est égal à :

- ❑ **A.** 40 kcal/h/m^2.
- ❑ **B.** 50 kcal/h/m^2.
- ❑ **C.** 46 W/m^2.
- ❑ **D.** 30 W/m^2.

7. Parmi les facteurs suivants, quels sont ceux qui peuvent influencer la mesure du métabolisme de base ?

- ❑ **A.** la prise d'un repas.
- ❑ **B.** l'âge.
- ❑ **C.** la puberté.
- ❑ **D.** l'exposition au froid.

8. La thermogenèse postprandiale est :

- ❑ **A.** plus élevée pour les lipides que les protides car la valeur énergétique des lipides est supérieure.
- ❑ **B.** principalement la traduction du travail métabolique nécessaire à l'assimilation des aliments.
- ❑ **C.** plus élevée lorsque le glucose est orienté vers la formation d'acide gras plutôt que vers celle du glycogène.
- ❑ **D.** un moyen efficace de lutte contre le chaud car elle permet d'éliminer de la chaleur.

9. Si un homme normalement vêtu, au repos, est exposé à un air ambiant sec de 20 °C et sans vent, les pertes de chaleur se font environ à raison :

- ❑ **A.** de 35 % par conduction.
- ❑ **B.** de 5 % par convection.
- ❑ **C.** de 30 % par évaporation.
- ❑ **D.** de 60 % par radiation.

QCM

10. Parmi les propositions suivantes relatives à la thermorégulation, quelles sont celles qui sont vraies ?

- ❑ **A.** la lutte contre le chaud induit une augmentation du métabolisme.
- ❑ **B.** la lutte contre le froid peut provoquer une augmentation du métabolisme qui peut atteindre sur une courte période quatre fois la valeur du métabolisme de bas.
- ❑ **C.** la vasodilatation cutanée constitue un moyen efficace de thermolyse jusqu'à une température de 35 °C.
- ❑ **D.** la sudation est un phénomène efficace pour éliminer de la chaleur si l'air est saturé en vapeur d'eau.

11. Le métabolisme de sommet est :

- ❑ **A.** la valeur maximale d'oxygène que peut consommer un individu lors de l'exercice musculaire.
- ❑ **B.** la dépense énergétique maximale lorsque l'organisme lutte contre le froid.
- ❑ **C.** de l'ordre de 3 à 4 fois la valeur du métabolisme de base.
- ❑ **D.** la valeur du métabolisme que présente un individu placé à haute altitude.

12. Au cours de l'exercice musculaire :

- ❑ **A.** la consommation d'oxygène augmente linéairement en fonction de la puissance de l'exercice.
- ❑ **B.** le rendement musculaire est égal à 50 %.
- ❑ **C.** la détermination de la consommation maximale d'oxygène renseigne sur l'aptitude cardiorespiratoire et musculaire à l'exercice d'un individu.
- ❑ **D.** la valeur de la consommation maximale d'oxygène est étroitement dépendante du niveau d'entraînement en endurance de l'individu.

13. Les glucides :

- ❑ **A.** sont des aliments énergétiques.
- ❑ **B.** doivent principalement être apportés par l'alimentation sous forme de sucres rapides.
- ❑ **C.** doivent représenter 55 à 70 % de la ration calorique.
- ❑ **D.** ont une valeur calorique inférieure à celle des lipides.

14. Les protides :

- ❑ **A.** sont des aliments constructeurs qui apportent les acides aminés nécessaires à la synthèse des protéines endogènes.
- ❑ **B.** peuvent devenir des substrats énergétiques dans des conditions particulières d'alimentation (jeune extrême).
- ❑ **C.** doivent représenter 70 % de la ration calorique.
- ❑ **D.** induisent une thermogénèse postprandiale supérieure à celle des glucides.

15. Une alimentation équilibrée doit apporter :

- ❑ **A.** 2 g/kg/j de glucides.
- ❑ **B.** 1 g/kg/j de protides.
- ❑ **C.** 4 à 5 g/kg/j de lipides.
- ❑ **D.** des glucides, des lipides et des protides en quantité égale.

16. Le seuil d'excitation d'une cellule nerveuse :

- ❑ **A.** est atteint lorsqu'une stimulation fait varier le potentiel de membrane de + 15 mV.
- ❑ **B.** est toujours atteint quelle que soit l'intensité de stimulation.
- ❑ **C.** se situe au niveau d'un potentiel de membrane de – 55 mV.
- ❑ **D.** est dépendant de l'intensité et de la durée de stimulation.
- ❑ **E.** est toujours atteint quel que soit le type de cellule nerveuse pour une intensité de stimulation de 55 mA.

17. La chronaxie :

- ❑ **A.** caractérise la vitesse de conduction d'une fibre nerveuse.
- ❑ **B.** est plus faible dans les fibres nerveuses qui conduisent des sensations douloureuses que dans celles qui transmettent des sensations tactiles.
- ❑ **C.** est le temps pendant lequel doit être appliquée une stimulation égale à la rhéobase.
- ❑ **D.** est toujours inférieure au temps utile quel que soit le type de fibre nerveuse.
- ❑ **E.** est d'autant plus faible que la fibre nerveuse est excitable.

QCM

18 Le potentiel d'action de fibre nerveuse :

- ❑ **A.** est obtenu quel que soit le temps de passage du courant de stimulation à condition que celui-ci soit d'une intensité supérieure à la rhéobase.
- ❑ **B.** résulte d'une entrée massive et brutale de sodium dans la fibre nerveuse qui dépend de l'activation de canaux voltage-dépendants.
- ❑ **C.** a une amplitude graduable en fonction de l'intensité de stimulation.
- ❑ **D.** est toujours transmis dans une fibre nerveuse dans le sens orthodromique.
- ❑ **E.** peut entraîner la libération de médiateurs inhibiteurs ou excitateurs par l'extrémité de la fibre nerveuse.

19 Dans une fibre nerveuse :

- ❑ **A.** la vitesse de propagation du potentiel d'action dépend de l'intensité de stimulation.
- ❑ **B.** la vitesse de propagation du potentiel d'action dépend du diamètre de la fibre nerveuse.
- ❑ **C.** l'amplitude du potentiel d'action décroît lors de sa propagation.
- ❑ **D.** lorsque la stimulation est portée sur l'axone, la propagation de l'influx nerveux se fait vers le corps cellulaire et l'extrémité axonique.
- ❑ **E.** de type Aα, la conduction de l'influx nerveux se fait selon un mode saltatoire.

20 Dans le muscle strié squelettique :

- ❑ **A.** les filaments fins sont principalement constitués de molécules de myosine.
- ❑ **B.** le sarcomère constitue l'unité fonctionnelle contractile.
- ❑ **C.** le sarcolemme présente à intervalles réguliers des invaginations, appelées système T, qui contiennent le Ca^{2+}.
- ❑ **D.** chaque fibre musculaire reçoit une seule terminaison nerveuse provenant d'un motoneurone.
- ❑ **E.** se sont les têtes de myosine qui contiennent le site de liaison pour l'actine et le site catalytique hydrolysant l'adénosine triphosphate.

21 Parmi les affirmations suivantes, quelles sont celles qui caractérisent les unités motrices du muscle strié squelettique :

- ❑ **A.** le nombre de fibres musculaires par unité motrice est d'autant plus faible que le muscle est destiné à réaliser des mouvements fins.
- ❑ **B.** le mécanisme de gradation de la force musculaire s'explique par un recrutement progressif des unités motrices.
- ❑ **C.** une unité motrice peut contenir à la fois des fibres musculaires de type I et II.
- ❑ **D.** lors de la contraction musculaire, les unités motrices sont toutes recrutées en même temps.
- ❑ **E.** les fibres nerveuses qui constituent les unités motrices peuvent être des fibres de type C.

22 Lors du couplage excitation-contraction dans le muscle strié squelettique :

- ❑ **A.** le Ca^{2+} est libéré par le réticulum endoplasmique sous l'effet du potentiel de plaque motrice.
- ❑ **B.** le Ca^{2+} en se fixant sur la sous-unité I de la troponine permet le glissement des molécules de tropomyosine.
- ❑ **C.** le Ca^{2+} contenu dans les citernes terminales du réticulum endoplasmique est libéré du fait de l'ouverture des récepteurs ryanodine.
- ❑ **D.** c'est la libération du site actif de l'actine qui permet l'interaction avec la myosine.
- ❑ **E.** la rupture de la liaison entre la troponine I et l'actine permet le glissement de la molécule de tropomyosine.

23. La longueur de repos du muscle :

- ❑ **A.** correspond à la longueur du muscle désinséré.
- ❑ **B.** est la longueur pour laquelle il développe une tension minimale.
- ❑ **C.** est toujours supérieure à la longueur d'équilibre.
- ❑ **D.** correspond à la longueur minimale des sarcomères.
- ❑ **E.** est la longueur pour laquelle le muscle développe le maximum de force lorsqu'il se contracte en condition isométrique.

QCM

24. Dans le muscle strié squelettique :

- ❑ **A.** l'adénosine triphosphate est nécessaire pour la contraction mais aussi pour le relâchement musculaire.
- ❑ **B.** la resynthèse de l'adénosine triphosphate se fait uniquement grâce à des mécanismes consommateurs d'oxygène.
- ❑ **C.** les fibres musculaires de type I sont plus fatigables et plus riches en glycogène et triglycérides que les fibres musculaires de type II.
- ❑ **D.** la longueur de repos est la longueur que présente le muscle dans l'organisme au repos.
- ❑ **E.** la chaleur produite lors du raccourcissement est proportionnelle à la force.

25. Dans une synapse neuroneuronique :

- ❑ **A.** c'est l'entrée de Ca^{2+} dans la terminaison nerveuse qui provoque la libération de neuromédiateur.
- ❑ **B.** le neuromédiateur libéré provoque une dépolarisation de la membrane postsynaptique s'il entraîne l'ouverture de canaux ioniques Na^+.
- ❑ **C.** le neuromédiateur est toujours de l'acétylcholine.
- ❑ **D.** l'influx nerveux ne peut se propager que dans un seul sens.
- ❑ **E.** la propagation de l'influx nerveux est ralentie et le délai synaptique est évalué à 5 ms.

26. Au niveau de la jonction neuromusculaire :

- ❑ **A.** la libération d'acétylcholine est provoquée par l'arrivée du potentiel d'action du motoneurone qui permet l'entrée de sodium dans la terminaison présynaptique.
- ❑ **B.** la durée d'action de l'acétylcholine est limitée car elle est recaptée par la terminaison nerveuse présynaptique et hydrolysée par les acétylcholinestérases.
- ❑ **C.** le potentiel de plaque motrice entraîne toujours un potentiel d'action musculaire car il est excitateur.
- ❑ **D.** le potentiel de plaque motrice est un potentiel local et graduable par sommations spatiale et temporelle.
- ❑ **E.** la transmission peut être bloquée par le curare qui se fixe sur les récepteurs postsynaptiques cholinergiques nicotiniques.

27. On compare deux solutions supposées idéales : l'une de 22,2 g de chlorure de calcium ($CaCl_2$) dans un litre d'eau ; l'autre de 17,55 g de chlorure de sodium (NaCl) dans un litre d'eau. Il est exact que :

- ❑ **A.** les deux solutions ont la même concentration molaire.
- ❑ **B.** les deux solutions contiennent le même nombre de milliéquivalents d'ions.
- ❑ **C.** les deux solutions développent la même pression osmotique.
- ❑ **D.** la solution de $CaCl_2$ contient autant d'anions que de cations.
- ❑ **E.** la solution de NaCl contient autant d'anions que de cations.

(Masses atomiques : Na = 23, Ca = 40, Cl = 35,5.)

28. Il est exact que le capital hydrique total :

- ❑ **A.** représente une fraction d'autant plus importante du poids corporel que le sujet est plus jeune.
- ❑ **B.** représente une fraction d'autant plus importante du poids corporel que le sujet est plus maigre.
- ❑ **C.** représente une fraction plus importante du poids corporel chez une femme que chez un homme de même poids.
- ❑ **D.** peut être mesuré par la dilution de traceurs traversant les parois capillaires et les membranes cellulaires.
- ❑ **E.** présente des variations rapides qui peuvent être appréciées par les changements du poids corporel.

29. Un sujet adulte pesant 68,75 kg, de morphologie normale et en bonne santé, a un volume plasmatique de 2,75 L et un volume sanguin total de 5 L. Il est exact que :

- ❑ **A.** son volume liquidien intracellulaire est d'environ 27,5 L.
- ❑ **B.** son volume interstitiel est d'environ 11 L.
- ❑ **C.** son hématocrite calculé serait de 41 %.
- ❑ **D.** son volume liquidien extracellulaire représente environ 23,3 % du poids corporel.
- ❑ **E.** la concentration des anions chlore dans le liquide interstitiel est inférieure à leur concentration dans le liquide plasmatique.

QCM

30. Il est exact que le liquide interstitiel proprement dit ou lymphe non canalisée :

- ❑ **A.** occupe un volume qui peut être mesuré directement par la dilution de traceurs traversant la paroi des capillaires.
- ❑ **B.** contient des anions chlore à une concentration un peu supérieure à leur concentration plasmatique.
- ❑ **C.** représente environ 14 L chez un adulte de morphologie normale pesant 70 kg.
- ❑ **D.** contient des protéinates à la concentration d'environ 16 mEq/L.
- ❑ **E.** a une pression hydrostatique inférieure à la pression atmosphérique.

31. Il est exact que le volume de liquide réabsorbé chaque minute du milieu interstitiel vers le volume plasmatique à travers la paroi des capillaires sanguins de la grande circulation :

- ❑ **A.** est égal au volume liquidien ultrafiltré dans le même temps du plasma sanguin vers le milieu interstitiel à travers la paroi des mêmes capillaires.
- ❑ **B.** correspond à environ 5 % du débit plasmatique dans ces capillaires.
- ❑ **C.** est augmenté par l'abaissement de la pression oncotique plasmatique.
- ❑ **D.** est augmenté par l'élévation de la pression hydrostatique interstitielle.
- ❑ **E.** est diminué par l'élévation de la pression oncotique interstitielle.

32. Un sujet organiquement sain et ayant une activité sédentaire en climat tempéré boit 5 L d'eau par jour. Il est exact que :

- ❑ **A.** son bilan hydrique journalier est positif.
- ❑ **B.** son excrétion urinaire est d'environ 5,1 L par 24 heures.
- ❑ **C.** ce sujet est potomane.
- ❑ **D.** à l'ionogramme plasmatique, la natrémie est d'environ 140 mEq/L.
- ❑ **E.** l'osmolalité efficace du plasma est d'environ 280 mOsm/kg d'eau.

33. Un sujet sain ajoute habituellement de grandes quantités de sel à sa nourriture. Son ingestion journalière totale correspond à 20 g de NaCl. Sachant qu'il perd 25 mmol de Na^+ par 24 heures dans les selles et la sueur, il est exact que :

- ❑ **A.** son bilan journalier du sodium est positif.
- ❑ **B.** sa natrémie est égale ou supérieure à 147 mmol/L de plasma.
- ❑ **C.** son excrétion urinaire de sodium est d'environ 315 mmol par 24 heures.
- ❑ **D.** le volume de ses liquides extracellulaires est supérieur à la normale.
- ❑ **E.** le volume de ses liquides intracellulaires est inférieur à la normale.

34. Un sujet sain et végétarien ingère tous les jours 250 mmol de potassium. Sachant qu'il perd 20 mmol de potassium par jour dans les selles et la sueur, il est exact que :

- ❑ **A.** son bilan journalier du potassium est nul.
- ❑ **B.** sa kaliémie est égale ou supérieure à 5,5 mmol/L de plasma.
- ❑ **C.** son excrétion urinaire de potassium est d'environ 150 mmol par 24 heures.
- ❑ **D.** sa masse de potassium échangeable en 24 heures est supérieure à la normale.
- ❑ **E.** sa kaliémie est comprise entre 3,5 et 5 mmol/L de plasma.

35. Au cours d'un épisode de gastroentérite aiguë, un enfant de 5 ans, antérieurement sain, a une température corporelle de 39,5 °C. Il vomit et a de la diarrhée. Sa pression veineuse centrale est inférieure à la normale et son hématrocrite est de 50 %. L'ionogramme plasmatique indique : $Na^+ = 152$ mEq/L et $K^+ = 2,5$ mEq/L. Il est exact que :

- ❑ **A.** son volume plasmatique est inférieur à la normale.
- ❑ **B.** le volume de ses liquides intracellulaires est inférieur à la normale.
- ❑ **C.** l'excrétion de sodium dans les urines de 24 heures est diminuée.
- ❑ **D.** le volume de ses urines de 24 heures est diminué.
- ❑ **E.** ses pertes d'eau par les voies cutanée et respiratoire sont diminuées.

QCM

36. À la 36e semaine d'une grossesse normale, il est exact qu'on observe :

- ❑ **A.** une prise de poids totale d'environ 7 kg.
- ❑ **B.** une augmentation du volume des liquides intracellulaires proportionnellement plus importante que celle des liquides extracellulaires.
- ❑ **C.** une augmentation du volume des liquides interstitiels proportionnellement plus importante que celle du volume des liquides intracellulaires.
- ❑ **D.** une augmentation du volume plasmatique proportionnellement plus importante que celle du volume des liquides interstitiels.
- ❑ **E.** un abaissement d'environ 3 % de la pression osmotique du plasma sanguin.

37. Quelle(s) est (sont) la (les) caractéristique(s) exacte(s) du système nerveux parasympathique ?

- ❑ **A.** le neurotransmetteur libéré lors de la première synapse est l'acétylcholine.
- ❑ **B.** les fibres du neurone préganglionnaire font synapse dans les chaînes latérovertébrales.
- ❑ **C.** les fibres du neurone préganglionnaire font synapse dans les chaînes prévertébrales.
- ❑ **D.** il est responsable de l'innervation de la médullosurrénale.
- ❑ **E.** ses fibres quittent le système nerveux central au niveau du tronc cérébral et de la moelle sacrée.

38. Quelle(s) est (sont) la (les) caractéristique(s) anatomique(s) exacte(s) du système nerveux sympathique ?

- ❑ **A.** les fibres préganglionnaires qui se rendent aux organes effecteurs quittent la moelle spinale par la racine postérieure.
- ❑ **B.** les fibres empruntant le rameau communicant blanc sont amyéliniques.
- ❑ **C.** les fibres préganglionnaires qui font relais dans la chaîne prévertébrale sont destinées aux viscères.
- ❑ **D.** les fibres préganglionnaires qui sont destinées aux viscères quittent la moelle spinale au niveau sacré.
- ❑ **E.** les fibres préganglionnaires du système nerveux sympathique sont longues et font relais près ou dans les organes effecteurs.

39. Quelle(s) est (sont) la (les) conséquences(s) de la stimulation des récepteurs α-adrénergiques ?

- ❑ **A.** vasoconstriction des vaisseaux de la peau.
- ❑ **B.** bronchodilatation.
- ❑ **C.** vasoconstriction des coronaires.
- ❑ **D.** augmentation des sécrétions intestinales et gastriques.
- ❑ **E.** myosis.

40. Concernant les voies afférentes de la boucle de régulation de la pression artérielle :

- ❑ **A.** elles sont activées par la stimulation des barorécepteurs carotidiens et aortiques.
- ❑ **B.** elles sont exclusivement constituées par des fibres du nerf vague.
- ❑ **C.** leur activation conduit à une bradycardie.
- ❑ **D.** leur activation conduit à une tachycardie.
- ❑ **E.** leur activation conduit à une augmentation de la pression artérielle.

Pour les corrections, se reporter à la page page 405

Physiologie respiratoire III

Christian Préfaut

Introduction

L'objet de la fonction respiratoire est d'assurer les échanges gazeux entre l'air atmosphérique et la cellule. Pour se faire, le poumon, tel une pompe, va puiser l'air, donc son oxygène, dans le milieu ambiant et l'amener par convection vers les alvéoles. La mécanique ventilatoire étudie le fonctionnement de cette pompe. L'oxygène traverse ensuite la membrane alvéolocapillaire et investit le compartiment sanguin. Ce processus de diffusion fait partie d'un ensemble plus global, les échanges respiratoires. Le sang transporte alors par convection cette même molécule d'oxygène jusqu'aux tissus. Il s'agit de la fonction respiratoire du sang ; un processus de diffusion permettra à l'oxygène de pénétrer dans les tissus, il terminera sa course dans la mitochondrie où il servira d'accepteur final d'électrons pour la formation d'ATP. C'est le processus de la phosphorylation oxydative ou respiration cellulaire.

Si un « fil rouge » devait être suivi dans cette partie, ce serait celui du parcours de l'oxygène ou « cascade de l'oxygène ». Nous commencerons toutefois par rappeler succinctement *les relations structure-fonction du système respiratoire* et terminerons par *le contrôle de la ventilation*.

Relations structure-fonction

7

Objectifs

- Appréhender qu'une structure donnée est « dessinée » pour permettre une fonction, mais que cette structure peut avoir parallèlement des effets négatifs sur cette, ou une autre, fonction.
- Savoir que la résistance maximale à l'écoulement de l'air dans les voies aériennes se trouve au niveau des grosses bronches.
- Comprendre que les fibres élastiques du poumon peuvent être comparées à des « extenseurs » amarrés sur la plèvre et sur les gaines péribronchovasculaires. Une inspiration allongera les « extenseurs » ; ceux-ci, en tirant sur leurs amarres, abaisseront la pression pleurale et augmenteront le diamètre des bronches et des vaisseaux.

Le système respiratoire est formé de deux éléments fondamentaux, le thorax et le poumon, reliés entre eux par une séreuse la plèvre. Le thorax est une cavité fermée comprenant outre les poumons, les organes médiastinaux ; c'est une paroi osseuse et musculaire. Le poumon est constitué par les voies aériennes, le parenchyme pulmonaire, la circulation pulmonaire.

I. Voies aériennes

Les voies aériennes intrathoraciques succèdent aux voies aériennes extrathoraciques ou supérieures (nez, pharynx, larynx, trachée extrathoracique). On compare les voies aériennes intrathoraciques à un arbre : *l'arbre bronchique*. Celui-ci est constitué d'un nombre variable de générations bronchiques, selon les individus, mais qui oscille en moyenne autour de 25 et que l'on divise en trois zones.
La *zone de convection* s'étend de la trachée intrathoracique ou génération 0 jusqu'à environ la 15e génération. Cette zone de convection est divisée en deux : les grosses voies aériennes jusqu'à la 6e-7e génération, les petites bronches (diamètre interne 1-2 mm) jusqu'à la 15e génération (bronchioles terminales). Comme son nom l'indique, cette zone va servir uniquement à la conduction des mélanges gazeux inspirés ou expirés. Lui succède la *zone de transition* de la 16e à la

20e génération, ces bronches ayant la particularité d'être partiellement alvéolisées et donc de permettre des échanges, d'où le terme de transition. La dernière zone, ou *zone respiratoire* qui s'étend de la 21e à la 25e génération, est constituée de canaux alvéolaires, de sacs et d'alvéoles. Cette zone est entièrement alvéolisée, c'est la zone des échanges respiratoires.

■ *L'arbre bronchique est indispensable pour conduire l'air vers la zone des échanges, mais le mélange gazeux qu'il contient ne participe pas à ceux-ci et représente un volume « mort ».*

Deux particularités s'attachent à l'arbre bronchique. Tout d'abord la zone de convection contient un volume gazeux important qui ne participe pas aux échanges et que l'on appelle l'*espace mort*. Par ailleurs, au fur et à mesure que les générations se déroulent, le diamètre bronchique est de plus en plus petit, c'est ainsi qu'il passe de 18 mm au niveau de la trachée pour atteindre 0,1 mm au niveau des bronchioles respiratoires terminales. Parallèlement, les divisions bronchiques successives entraînent une augmentation considérable du nombre de ces bronches donc de la surface de section totale (tableau 7.I). La question est de savoir où se trouve la résistance majeure à l'écoulement de l'air. Considérer le diamètre bronchique serait une erreur. En revanche, la surface de section est de 2,5 cm^2 au niveau de la trachée mais de 500 cm^2 au niveau des bronchioles respiratoires terminales. Ainsi, l'arbre bronchique ressemble à un entonnoir dont le goulot d'étranglement est constitué par les *grosses bronches qui présentent la résistance maximale à l'écoulement de l'air.*

Tableau 7.I. **Les bronchioles dont le diamètre est le plus petit représentent une surface de section très importante car elles sont très nombreuses**

Génération bronchique	Nombre	Diamètre (mm)	Surface de section (cm^2)
0 Trachée	1	18	2,5
8e Petites bronches	10^3	2	10
15e Bronchioles terminales	3.10^4	0,7	70
20e Bronchioles respiratoires terminales	2.10^5	0,1	500

II. Parenchyme pulmonaire

■ *Paradoxalement, ce sont les grosses voies aériennes dont le diamètre est le plus grand qui représentent la résistance maximale à l'écoulement de l'air parce que leur nombre étant réduit, leur surface de section totale est faible.*

Avec une épaisseur de 0,3 à 0,5 µm, la membrane alvéolocapillaire est constituée de l'intérieur de l'alvéole vers le capillaire par quatre éléments (fig. 7.1). Tout d'abord un *film liquidien endoalvéolaire* qui contient essentiellement la substance tensioactive du poumon ou surfactant. Ensuite un *épithélium alvéolaire* constitué par les 300 à 400 millions d'alvéoles qui occupent une surface d'environ 100 m^2. Les pneumocytes de type I ou membraneux forment de grandes cellules minces qui représentent 95 % de la surface alvéolaire. Les pneumocytes de type II ou granuleux, beaucoup plus petits, sécrètent eux le surfactant et pourraient être le départ de la régénération de l'épithélium alvéolaire en cas de destruction. L'*interstitium* ou troisième couche de la membrane alvéolocapillaire représente la charpente conjonctive du poumon, il est formé de fibres collagènes et de fibres élastiques. On peut imaginer que ces fibres parcourent le poumon entre les alvéoles et sont amarrées d'une part à la plèvre, d'autre part à la gaine péribronchovasculaire qui entoure les éléments bronchiques et artériels du poumon. Ainsi, lors de l'inspiration, lorsque ces fibres élastiques sont étirées, elles exercent une force de rétraction qui va tendre à diminuer la pression dans le sac pleural et agrandir le diamètre des bronches et des artères. Finalement, cette membrane est constituée par les cellules de l'*endothélium capillaire* qui sont analogues aux pneumocytes de type I. la surface de l'endothélium capillaire est inférieure à celle de l'épithélium alvéolaire puisqu'elle ne fait qu'environ 75 m^2. C'est en fait la véritable surface d'échange.

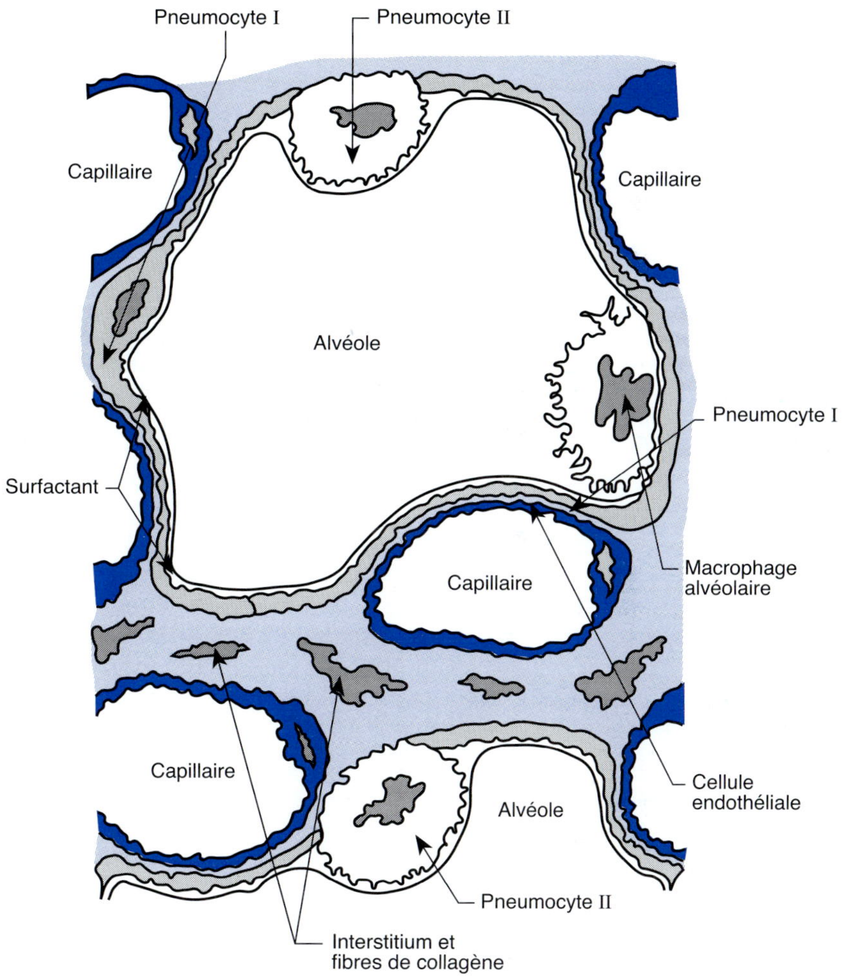

Fig. 7.1
La membrane alvéolocapillaire.

■ Les fibres élastiques de l'interstitium pulmonaire sont amarrées d'un côté sur les gaines péribronchovasculaires. Lors de l'inspiration elles vont exercer une traction sur leurs points d'amarrage donc augmenter le diamètre des bronches et des vaisseaux. Ce sera l'inverse à l'expiration.

■ La surface alvéolaire est d'environ 100 m^2 soit la surface d'un appartement de type F5 bon confort !

■ À la sortie du cœur droit (ou gauche) les artères sont essentiellement constituées de fibres élastiques. Ainsi elles pourront transformer un jet discontinu en écoulement continu.

■ En raison du gradient de pression pleurale, lors d'une expiration, la pression peut devenir positive dans les parties inférieures du poumon avec pour conséquence une fermeture des petites voies aériennes dans cette région et l'apparition d'un « effet shunt » facteur d'hypoxémie, phénomène fréquent en cas d'obésité abdominale par exemple.

III. Circulation pulmonaire

La circulation pulmonaire s'étend du ventricule droit à l'oreillette gauche. Elle est d'abord formée d'artères pulmonaires essentiellement constituées de fibres élastiques (diamètre : 1 mm) qui se continuent par des artères plus petites de type musculaire (diamètre : 100 μm à 1 mm). Ces éléments vasculaires évoluent parallèlement aux bronches et bronchioles et sont protégés comme nous l'avons dit par une gaine péribronchovasculaire, ces *vaisseaux extra-alvéolaires* se dilateront donc à l'inspiration. Ils se poursuivent par les *vaisseaux interalvéolaires*, quant à eux comprimés par les alvéoles lors de l'inspiration. Il s'agit des artérioles précapillaires, des capillaires artériels puis veineux. Ces derniers se poursuivront par des petites veines dont le cheminement périphérique est différent de celui des artères.

IV. Plèvre

Comme toute *séreuse*, la plèvre est formée de deux feuillets, le feuillet interne viscéral est accolé au poumon (en particulier aux fibres élastiques interstitielles), le feuillet externe pariétal, né de la réflexion du premier au niveau du hile du poumon, épouse le médiastin, le diaphragme, la cage thoracique. Les deux feuillets de la plèvre sont accolés, conséquence de mécanismes qui empêchent la collection de liquide ou de gaz entre eux. Ainsi délimitant un espace « virtuel », ils unissent le poumon à la cage thoracique, le premier suivra tous les mouvements induits par le second. Mais ces feuillets sont également soumis aux forces de rétraction élastique du poumon, aux forces de rétraction ou de distension élastique de la cage thoracique. La pression pleurale qui règne à l'intérieur de l'espace virtuel du sac pleural est légèrement subatmosphérique. Lors de l'inspiration, puisque les fibres élastiques parenchymateuses exercent une traction sur la plèvre viscérale, la pression pleurale devient plus négative ; lors de l'expiration le phénomène inverse se manifeste. Parallèlement, le poids du poumon, du diaphragme, des viscères abdominaux (donc la pesanteur) s'exerce sur les parties inférieures du poumon, il existe ainsi un *gradient vertical de pression pleurale*, la pression étant plus négative dans les parties supérieures que dans les parties inférieures du poumon. À ce niveau, la pression peut même devenir positive, par exemple en fin d'expiration.

POINTS CLÉS

▶ Ce sont les grosses bronches qui présentent la résistance maximale à l'écoulement de l'air.

▶ La surface d'échanges du poumon est représentée par le plus petit dénominateur commun entre surfaces alvéolaire et capillaire, donc par cette dernière c'est-à-dire 75 m^2.

▶ Les vaisseaux extra-alvéolaires, comme les bronches qui les accompagnent dans la gaine péri-broncho-vasculaire, se dilatent à l'inspiration. En effet, les fibres élastiques du parenchyme pulmonaire étirées lors de cette même inspiration exercent une traction sur leurs points d'amarrage ce qui augmente le diamètre de la gaine donc des vaisseaux et des bronches.

▶ Le gradient vertical de pression pleurale est une conséquence de la pesanteur. Il induit une augmentation des diamètres des bronches, des alvéoles et des vaisseaux dans les parties supérieures du poumon. Ainsi il contribue à l'hétérogénéité de la structure pulmonaire.

8 Mécanique ventilatoire

I. Mécanique élémentaire : cycle ventilatoire
II. Muscles de la respiration
III. Propriétés statiques de l'appareil respiratoire
IV. Propriétés dynamiques de l'appareil respiratoire
V. La spirographie du généraliste

Il s'agit de l'étude des phénomènes qui vont permettre ou s'opposer au renouvellement de l'air dans les alvéoles.

Objectifs

- Retenir que l'entrée ou la sortie du mélange gazeux dans les poumons est la simple conséquence de variations de pression alvéolaire par rapport à la pression atmosphérique.
- Démontrer que les muscles inspiratoires agissent en synergie pour augmenter le volume thoracopulmonaire.
- Retenir que les muscles de l'expiration forcée ont une action identique mais de sens opposé à celle du diaphragme.
- Savoir construire les courbes pression-volume.
- Définir le niveau ventilatoire de repos.
- Démontrer comment les propriétés statiques du système respiratoire définissent les différents volumes pulmonaires.
- Comprendre l'importance du surfactant.
- Définir la zone silencieuse du poumon et les conséquences qui résultent de ce « silence ».
- Connaître la notion de courbe d'expiration forcée et de VEMS.
- Pouvoir réaliser la « spirographie du généraliste ».

I. Mécanique élémentaire : cycle ventilatoire

Avant que l'inspiration ne commence, l'appareil respiratoire est au repos. Il est en apnée ou en condition statique, les voies aériennes sont ouvertes, donc en communication avec l'atmosphère, la pression dans les alvéoles (PA) est égale à la pression barométrique (PB). *Lors de l'inspiration*, le volume pulmonaire augmente. Par application de la loi de Boyle-Mariotte (pression x volume = constante), la pression alvéolaire va diminuer en dessous de sa valeur de repos, c'est-à-dire qu'elle va être inférieure à la pression barométrique. Puisque les gaz comme les liquides s'écoulent des zones de haute pression vers les zones de basse pression, l'air va pénétrer dans les voies aériennes jusqu'à ce que les pressions alvéolaires et barométriques se soient à nouveau égalisées. *Lors de l'expi-*

ration, le volume alvéolaire diminue, la pression alvéolaire augmente par rapport à la pression barométrique et le mélange gazeux pulmonaire s'écoule depuis l'alvéole vers l'environnement extérieur.

A. Forces en présence

La *force motrice* de l'inspiration est indiscutablement la contraction des muscles inspiratoires qui a permis l'augmentation des trois diamètres du système respiratoire. Ces muscles ont dû lutter contre des *forces résistantes* : tout d'abord *l'élasticité du système thoracopulmonaire* qu'il a fallu étirer, la force étant d'autant plus importante que le volume pulmonaire est élevé ; l'écoulement de l'air dans les voies aériennes, le frottement des tissus sur eux-mêmes provoquent une *résistance* au passage des gaz, plus le débit inspiratoire est élevé plus cette résistance est importante. Finalement puisque le système respiratoire était au repos il a fallu lutter contre son *inertie*.
L'expiration normale est la conséquence du retour élastique et passif du système respiratoire sur lui-même. Ce qui précédemment était une force résistante, la force de rétraction élastique du système respiratoire, devient une force motrice, mais celle-ci va devoir lutter contre les résistances du système respiratoire, plus particulièrement des voies aériennes, qui sont plus importantes à l'expiration qu'à l'inspiration, et contre l'inertie du système.

B. Relation forces motrices et résistantes

La relation entre les forces motrices et résistantes peut être exprimée par l'équation du mouvement de Newton appliquée au système à trois dimensions, qui nous dit que la pression totale appliquée au système doit être égale à la somme des produits de l'élastance totale par le volume, la résistance totale par le débit et de l'inertie par l'accélération :

$$Ptot = Etot \times V + Rtot \times \mathring{V} + I \times \mathring{\mathring{V}}$$

L'inertie est négligeable, ce qui permet de supprimer le dernier terme et l'équation simplifiée indique les principaux chapitres de la mécanique ventilatoire, pression totale ou étude des muscles respiratoires, élastance totale ou étude des propriétés élastiques du poumon et du thorax, résistance totale ou étude des propriétés dynamiques dont les plus importantes sont de loin celles des voies aériennes.

■ *L'expiration spontanée est un phénomène passif. La pression de rétraction élastique du système respiratoire contre laquelle doivent lutter les muscles inspiratoires devient la force motrice de l'expiration.*

II. Muscles de la respiration

A. Diaphragme

Mince lame musculotendineuse qui sépare la cage thoracique de la cavité abdominale, il s'agit du principal muscle inspiratoire, inséré de la septième à la douzième paire de côtes sur tout le pourtour de la cage thoracique. Les coupoles qu'il dessine remontent jusqu'à la quatrième, cinquième paire de côtes lorsque le diaphragme est en position de repos (fig. 8.1). On parle alors de zone d'apposition entre diaphragme et paroi thoracique. Le diaphragme est caractérisé par sa riche vascularisation et par les possibilités remarquables d'augmentation du débit sanguin lors d'un accroissement important de la ventilation. Par ailleurs, avec 75 % de fibres résistantes à la fatigue (55 % de fibres de type I, 20 % de fibres de type IIa), le diaphragme se révèle être un muscle particulièrement endurant.

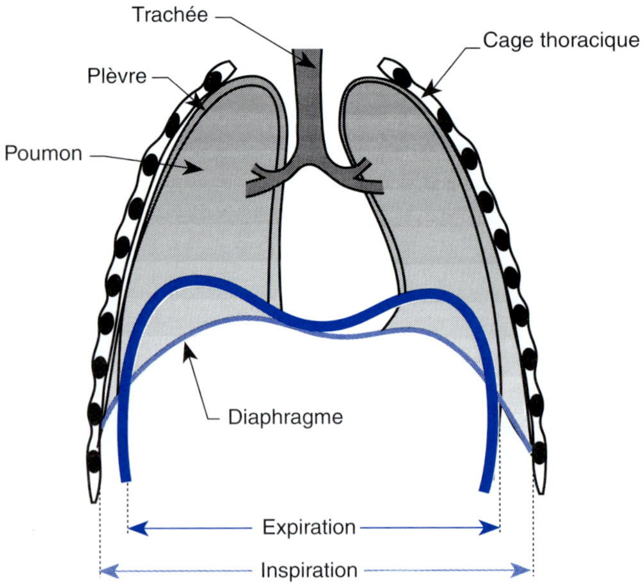

Fig. 8.1

Le diaphragme s'abaisse au cours de l'inspiration et parallèlement refoule les côtes vers l'extérieur.

La contraction diaphragmatique induit un abaissement de ce muscle ce qui produit trois phénomènes :

- augmentation du diamètre vertical de la cage thoracique, c'est l'*effet inspiratoire craniocaudal* ;
- refoulement actif par les fibres diaphragmatiques, au niveau de leurs insertions, des côtes en haut et en dehors ; cette augmentation des diamètres horizontaux de la cage thoracique correspond à l'*effet inspiratoire d'insertion* ;
- parallèlement, l'abaissement des coupoles a augmenté la pression abdominale, ce qui, par l'intermédiaire de la zone d'apposition, déplace les côtes inférieures en dehors ; cet *effet inspiratoire passif est dit d'apposition*.

B. Autres muscles de l'inspiration spontanée

1. Intercostaux

Les muscles intercostaux externes sont en position postérieure et latérale par rapport à la cage thoracique et leurs fibres sont dirigées en bas et en avant. Les muscles intercostaux internes sont constitués de deux parties, l'une antérieure interchondrale que l'on appelle les muscles parasternaux, l'autre latérale intercostale. Leurs fibres sont dirigées en haut et en avant.

Les muscles intercostaux externes vont soulever la côte sous-jacente et leur rôle est inspiratoire. Les muscles intercostaux internes vont abaisser la côte sus-jacente et ont donc un rôle expiratoire. Les muscles parasternaux fixés sur le sternum attirent vers celui-ci les côtes et sont inspiratoires.

Au cours de la respiration normale, les *muscles parasternaux* jouent un rôle important dans l'expansion thoracique.

2. Scalènes

Les scalènes s'insèrent sur les dernières vertèbres cervicales et sur les deux premières côtes. Leur rôle est de fixer la partie supérieure de la cage thoracique (afin d'éviter une « aspiration » de celle-ci lors de la contraction diaphragmatique), voire de la soulever donc d'avoir un rôle inspiratoire.

C. Muscles inspiratoires accessoires

D'autres muscles à action inspiratoire ne sont pas actifs lors de la respiration spontanée. Ils le deviennent en cas d'hyperventilation lors d'un exercice musculaire par exemple.
Nous avons déjà envisagé le rôle des *intercostaux externes* qui augmentent le diamètre horizontal de la cage thoracique. Signalons les *muscles sternocléidomastoïdiens* qui soulèvent la partie supérieure de la cage thoracique et qui peuvent, en cas de parésie ou d'hémiparésie diaphragmatique, assurer une ventilation de repos satisfaisante. De nombreux autres muscles peuvent être activés lors d'un exercice maximal mais leur rôle est minime.

D. Muscles expiratoires

Rappelons que l'expiration spontanée est un phénomène passif. Le système respiratoire étiré activement pendant l'inspiration revient passivement sur lui même lorsque celle-ci s'interrompt. Ce mouvement est freiné par une *contraction postinspiratoire du diaphragme* afin d'éviter un retour trop brutal et un collapsus de certains territoires alvéolaires.

▪ *L'inspiration normale est la conséquence d'une activation du diaphragme mais aussi des intercostaux parasternaux et des scalènes.*

Les muscles expiratoires sont mis à contribution lors d'une expiration forcée. Nous avons déjà envisagé le rôle des *intercostaux internes*. Les autres muscles de l'expiration forcée sont les *muscles abdominaux*. Lorsque les grands droits, les obliques, les transverses de l'abdomen se contractent, ils augmentent la pression abdominale ce qui refoule en direction craniale le diaphragme, alors complètement relâché, et induit une diminution du diamètre vertical de la cage thoracique. En se contractant, les muscles de la paroi abdominale vont exercer une traction sur les côtes inférieures et ainsi diminuer les diamètres horizontaux de la cage thoracique.

▪ *Les muscles abdominaux ne participent qu'à l'expiration forcée. Leur rôle est identique, mais de sens opposé, donc en « miroir », de celui du diaphragme.*

III. Propriétés statiques de l'appareil respiratoire

En l'absence de mouvement respiratoire, c'est-à-dire en condition statique, l'équation de Newton se simplifie :
$Ptot = Etot \times V$. Il s'agit donc d'étudier les *propriétés élastiques* de l'appareil respiratoire et les volumes pulmonaires qu'elles déterminent.

A. Relations pression-volume

▪ *Mesurer la compliance d'un organe revient à mesurer sa distensibilité.*

Considérant l'équation de Newton en condition statique, l'élastance du système respiratoire ou de ses composantes, la paroi thoracique et le poumon, est égale au rapport pression (motrice) sur volume (mobilisé)

[E = P/V]. En fait, on ne mesure pas l'élastance, on lui préfère son inverse, la compliance.

$$\text{Compliance} = 1/\text{élastance} : C = 1/E = V/P$$

En d'autres termes, on mesure la quantité d'air qui pénètre dans le poumon pour une variation de pression égale à l'unité. La compliance est donc une *mesure de la distensibilité du poumon* ou du système respiratoire ou de la cage thoracique.

1. Mesure de la pression motrice et des volumes pulmonaires

Lorsque l'on veut gonfler un ballon ou une chambre à air, il suffit d'augmenter la pression interne par rapport à la pression (externe) environnante. La pression motrice est donc la différence entre pressions interne et externe. Si l'on considère le système thoracopulmonaire, la pression interne est représentée par la pression alvéolaire (PA) et la pression externe par la pression atmosphérique ou barométrique (Pb). Si l'on considère maintenant la composante pulmonaire, sa pression interne est la pression alvéolaire mais sa pression externe est la pression pleurale (Ppl) et on peut écrire :

$$\text{P transpulm} = \text{PA} - \text{Ppl}$$

En condition statique, la pression interne s'équilibre dans tout le poumon. Si les voies aériennes ne sont pas en communication avec l'air atmosphérique et si la glotte est ouverte, la pression buccale (Pb) sera égale à la pression alvéolaire : Pb = PA. Mesurer la pression pleurale est plus délicat. On admet que si un organe, soumis à la pression pleurale, n'a pas de pression propre particulièrement importante, ses variations de pressions reflètent fidèlement les variations de pression pleurale. La veine cave supérieure et l'œsophage répondent à cette définition. En usage clinique, on mesure la pression dans l'œsophage en lieu et place de la pression pleurale : Pœsoph = Ppl. On peut donc écrire :

$$\text{Ptranspulm} = \text{Pb} - \text{Pœsoph}$$

Concernant les volumes pulmonaires, ceux-ci sont mesurés au cours d'une manœuvre mobilisant l'ensemble des volumes pulmonaires (inspiration totale suivie d'une expiration complète). Cette manœuvre, que l'on appelle une *capacité vitale*, peut être enregistrée par un simple système mécanique : le spirographe. À l'heure actuelle, ce système pionnier est remplacé par des systèmes électroniques. En pratique le sujet inspire (ou expire) une certaine quantité d'air, se met en apnée et on mesure à cet instant (statique) la différence de pression : Pb – Pœsoph.

2. Courbes pression-volume

Lorsqu'on mesure la *relation pression-volume du poumon* (fig. 8.2), on s'aperçoit que la variation de volume suit de manière linéaire la variation de pression, puis que les variations de pression doivent être de plus en plus importantes pour entraîner de petites augmentations de volume, la courbe devient asymptotique à l'horizontale. Lorsque l'on observe cette courbe, on constate qu'elle reste toujours du même côté de l'axe des ordonnées ; sa distance par rapport à celui-ci est grande à haut volume pulmonaire, elle existe toujours à bas volume pulmonaire. Cette distance représente la *pression de rétraction élastique du poumon*. Tel un « extenseur » celui-ci, lorsqu'il est étiré, tend donc à revenir sur lui même avec une pression proportionnelle à l'étirement du poumon. Un autre point est que cette courbe pression-volume ne croise pas l'axe des ordonnées. On dit que le poumon ne satisfait pas à son élasticité. En fin d'expiration, il exerce encore une pression de rétraction, et ne peut se vider complètement.

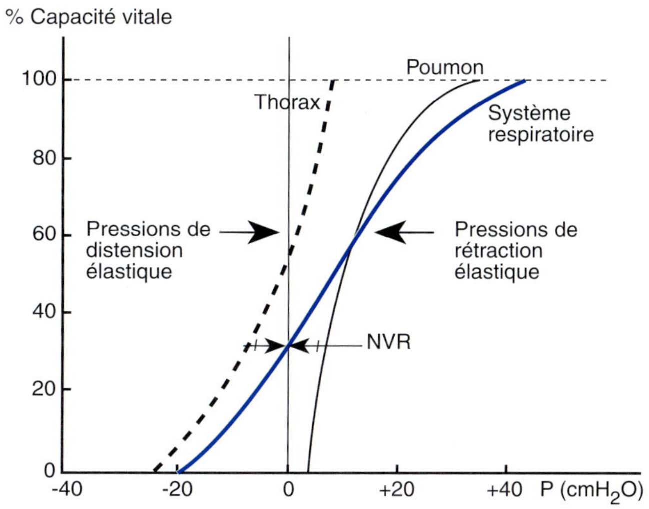

Fig. 8.2
Courbes pression-volume du poumon, du thorax et de leur résultante : le système respiratoire.
Les flèches désignent les pressions de rétraction (←) ou de distension élastique (→).

En pratique, on évalue les propriétés élastiques du poumon de deux manières différentes, d'une part en mesurant la *compliance de ce poumon*, c'est-à-dire le rapport $\Delta V/\Delta P$ au niveau de la partie linéaire de la courbe. Cette compliance est égale à 0,250 L/cmH_2O : une variation de pression de 1 cmH_2O en condition statique permet l'entrée dans le poumon d'un volume d'air de 0,250 L. On mesure également la *pression de rétraction élastique maximale*, elle est de l'ordre de 35 cmH_2O.

Si l'on réalise la *courbe pression-volume de la paroi thoracique* (fig. 8.2) on observe un aspect différent. À haut volume pulmonaire, cette courbe se trouve du même côté que la courbe pulmonaire, la paroi exerce donc une pression de rétraction élastique. Mais pour un volume pulmonaire d'environ 60 % de la capacité vitale, la courbe de la paroi croise l'axe des ordonnées. Il s'agit du volume de repos, d'équilibre de la paroi, volume dit de relaxation car la paroi n'exerce alors aucune traction. En dessous de ce volume, la paroi va exercer une *pression de distension élastique*, elle aura donc tendance non plus à se « vider » mais au contraire à se « gonfler ». Si l'élasticité du poumon pouvait être comparée à celle d'un extenseur, celle de la cage thoracique (et du système respiratoire) peut être comparée à un ressort rigide. Lorsque l'on étire ce ressort puis le relâche, il revient vers son point de repos donc se raccourcit (se vide). Lorsque l'on enfonce ce ressort, il revient ensuite vers son point de repos en s'allongeant (se gonfle).

La *courbe pression-volume du système respiratoire* (voir fig. 8.2) est la somme algébrique des courbes de ses deux composantes : le poumon et la paroi. À haut volume pulmonaire, le système respiratoire exerce une pression de rétraction élastique, puis la courbe coupe l'axe des ordon-

■ *Lorsque ces deux pressions sont égales et de sens opposé, la courbe du système respiratoire croise l'axe des ordonnées et définit le niveau ventilatoire de repos (NVR) où se termine l'expiration spontanée.*

nées. Il s'agit du volume de relaxation du système respiratoire. À ce niveau, les pressions de rétraction élastique du poumon sont égales et de sens opposé aux pressions de distension élastique de la paroi thoracique. C'est donc à ce niveau que se terminera l'expiration spontanée passive évoquée plus haut. En dessous de ce niveau ventilatoire de repos, le système respiratoire exerce une pression de distension élastique.

> Expérimentation :
>
> Faire une inspiration complète, relâcher les muscles inspiratoires. Spontanément, le système respiratoire va se vider (jusqu'au niveau ventilatoire de repos). Faire maintenant une expiration forcée, relâcher les muscles expiratoires, le système respiratoire va spontanément se gonfler. Vous avez mis en jeu tour à tour les pressions de rétraction puis de distension élastique de l'ensemble thoracopulmonaire.

En pratique clinique, on mesure couramment la compliance pulmonaire, et de manière beaucoup moins usuelle, la compliance de la paroi ou celle du système respiratoire pour une raison simple, l'activité résiduelle des muscles respiratoires en condition statique. Lors de la mesure de compliance pulmonaire, cette activité résiduelle influence à la fois la pression alvéolaire et la pression pleurale donc s'annule. Pour les autres compliances, cette activité parasite de manière rédhibitoire les tracés en pratique clinique.

3. Relation courbes pression-volume/volumes pulmonaires

Lorsque le sujet respire spontanément, l'inspiration dépend du niveau de stimulation de ses centres respiratoires mais l'expiration se termine systématiquement au *niveau ventilatoire de repos* (NVR), c'est-à-dire au niveau pulmonaire pour lequel les pressions de rétraction élastique du poumon sont égales et de sens opposé aux pressions de distension élastique de la cage thoracique (fig. 8.2 et 8.3).

Si le sujet fait une inspiration profonde, celle-ci est limitée pour le volume pulmonaire auquel la pression développée par les muscles inspiratoires ne peut plus compenser la pression de rétraction élastique du système respiratoire. L'élément le plus rigide à haut volume pulmonaire, donc le plus limitatif, est le poumon. La différence entre ce volume pulmonaire maximal et le niveau ventilatoire de repos s'appelle la *capacité inspiratoire* (CI). Si le sujet fait une expiration forcée, celle-ci se termine pour le volume pulmonaire auquel la pression développée par les muscles expiratoires ne peut plus compenser la pression de distension élastique du système respiratoire, le facteur limitatif étant à bas volume pulmonaire la rigidité du thorax. La différence entre le niveau ventilatoire de repos et ce volume pulmonaire s'appelle le *volume de réserve expiratoire* (VRE). La somme de la capacité inspiratoire et du volume de réserve expiratoire va donner la *capacité vitale* (CV), c'est-à-dire le volume pulmonaire maximal qu'un sujet est capable de mobiliser.

Nous avons précisé que le poumon n'atteignait pas son point de relaxation à la fin d'une expiration forcée. Ainsi, il exerce toujours une pression de rétraction élastique qui correspond à un volume pulmonaire. Ce volume pulmonaire non mobilisable est appelé : le *volume résiduel* (VR). La somme du volume résiduel et de la capacité vitale est dénommée *capacité pulmonaire totale* (CPT), elle représente l'ensemble des volumes pulmonaires mobilisables et non mobilisables (voir fig. 8.3). Précisons

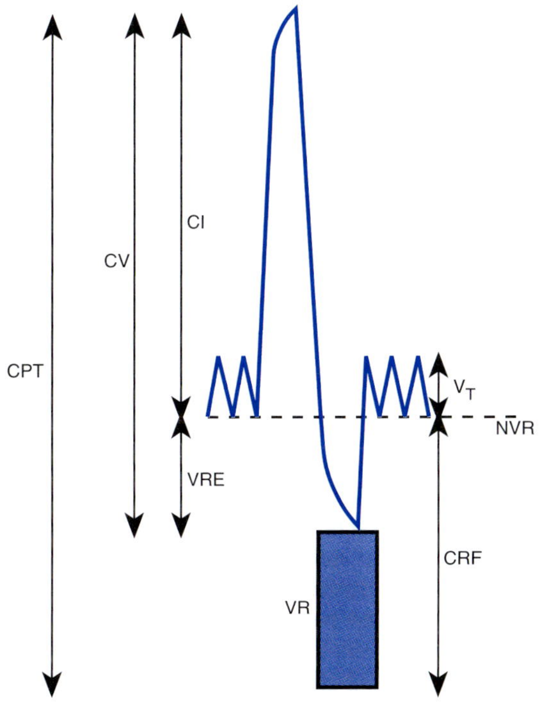

Fig. 8.3
Les volumes pulmonaires.
CI : capacité inspiratoire ;
VRE : volume de réserve expiratoire ;
V_T : volume courant ;
CV : capacité vitale ;
VR : volume résiduel ;
CPT : capacité pulmonaire totale ;
CRF : capacité résiduelle fonctionnelle ;
NVR : niveau ventilatoire de repos.

que la somme du volume de réserve expiratoire et du volume résiduel s'appelle la *capacité résiduelle fonctionnelle* (CRF). Cette capacité est physiologiquement très importante car c'est à partir d'elle que l'oxygène amené de manière discontinue par l'inspiration va diffuser de manière continue dans le sang capillaire pulmonaire. Notons enfin que les volumes pulmonaires, comme les débits, dépendent du sexe, de l'âge et de la taille.

B. Origine de l'élasticité pulmonaire

1. Notion de tension superficielle

Intuitivement, parler de l'élasticité d'un organe fait appel aux facteurs histologiques, qu'il s'agisse de l'élasticité du parenchyme pulmonaire, de celle des bronches, des vaisseaux, voire du contenu liquidien du poumon lui-même (qui peut être variable). Toutefois, le poumon avec sa membrane alvéolocapillaire, dont la première couche est formée par du liquide, est en fait une interface gaz-liquide. Toute *interface gaz-liquide*, entraîne un déséquilibre des forces d'attraction intermoléculaires, elles sont toujours supérieures dans le liquide par rapport au gaz. Ce déséquilibre se traduit par une force de rétraction physicochimique du liquide vers le gaz, il s'agit de la *force de tension superficielle*. C'est l'exemple classique de la bulle de savon : se rétractant sur elle-même, elle induit une augmentation de sa pression interne, qui lorsqu'elle devient supérieure à la pression atmosphérique fait éclater la bulle. C'est Von Neergaard qui, en 1929, a proposé qu'une force de tension superficielle pulmonaire pouvait participer à la force de rétraction élastique de cet organe. Il a ensuite prouvé l'existence de ce phénomène. Comparant voies aériennes, même s'il est moins sensible que d'autres variables. On mesure également le débit maximal expiratoire 25-75 % (DME 25-75), c'est-à-dire que l'on mesure le temps nécessaire pour expirer la partie de l'expiration forcée comprise entre 25 et 75 % de la capacité vitale. Pour la *relation débit-volume* (fig. 8.4), on exprime les débits instantanés en fonction du volume expiré. Par convention on mesure le débit instantané maximal (ou débit de pointe) ainsi que les débits à 75 %, 50 % et 25 % de la capacité vitale forcée.

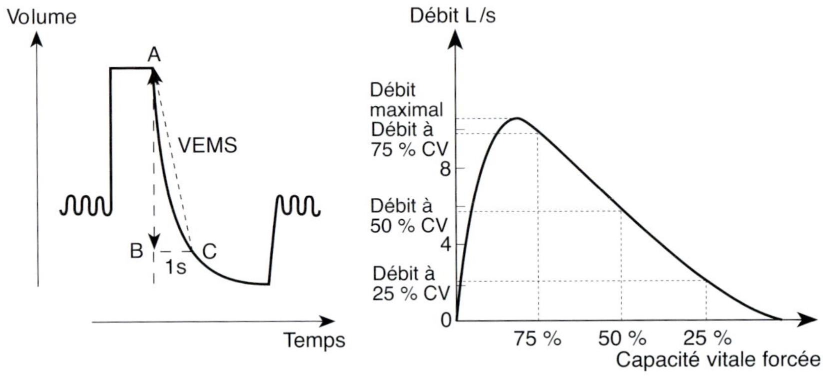

Fig. 8.4
Relation volume-temps (à gauche) et débit-volume (à droite).

C. Domaines explorés par ces différentes variables

Le VEMS explore globalement grosses et petites voies aériennes. Le DME 25-75, les débits max. 50 % et 25 % de la capacité vitale sont effort-indépendants et explorent plus spécifiquement la zone silencieuse du poumon.

Les *résistances des voies aériennes*, qui nécessitent du matériel lourd pour mesurer la pression alvéolaire en condition dynamique (pléthysmographe), n'évaluent que la fonction des grosses voies aériennes, ce qui a peu d'intérêt en pratique.

Lors d'une expiration forcée, il y a contraction maximale des muscles expiratoires, ce qui entraîne une augmentation de la pression pleurale. Cette pression pleurale s'applique sur l'ensemble du poumon, c'est-à-dire sur les parois alvéolaires avec pour conséquence une augmentation de la pression alvéolaire (pression alvéolaire = pression pleurale + pression de rétraction élastique du poumon), mais également sur les bronches elles-mêmes. La pression bronchique décroît depuis l'alvéole jusqu'à la bouche, il y a donc forcément un ensemble de points où la pression pleurale sera égale à la pression intrabronchique (points d'égale pression). En aval de ces points, donc vers les grosses bronches, il y aura compression des voies aériennes. Ainsi toute augmentation de l'effort des muscles expiratoires engendrera à la fois une augmentation de la pression alvéolaire et une compression des voies aériennes, il y aura donc une *autolimitation des débits*. Au-delà de la force nécessaire pour initier l'expiration forcée (le premier quart de cette dernière) les débits sont indépendants de l'effort musculaire, ils ne dépendent que de la force de rétraction élastique pulmonaire au volume considéré et de la résistance du segment non comprimé. Le point d'égale pression se déplaçant vers l'alvéole au cours de l'expiration forcée, la zone bronchique explorée se raccourcit progressivement en devenant de plus en plus distale. Ainsi le VEMS qui couvre 80 % de la capacité vitale est effort-dépendant et explore un ensemble important de l'arbre aérien global, alors que le DME 25-75 %, le débit max. 50, le débit max. 25 sont effort-indépendants et explorent plus spécifiquement les petites voies aériennes de la zone silencieuse du poumon.

V. La spirographie du généraliste

La spirographie est l'exploration du souffle, elle permet donc de définir des altérations des volumes pulmonaires et des débits bronchiques. Jusqu'à un passé récent, elle était affaire de spécialistes alors même qu'une maladie mortelle à moyenne échéance, la bronchopneumopathie chronique obstructive (BPCO) dont la prévalence a augmenté de manière exponentielle ces dernières années, nécessitait un diagnostic précoce. Des petits appareils, les débitmètres électroniques dont le prix est insignifiant, permettent de mesurer le VEMS et la capacité vitale donc de calculer le rapport VEMS/CV qui permet le diagnostic d'obstruction bronchique, élément incontournable du diagnostic de la BPCO. Ces débitmètres électroniques sont à l'exploration des bronches ce que sont les tensiomètres à l'exploration des vaisseaux pour le diagnostic de l'hypertension artérielle périphérique. Ils doivent donc être utilisés par le médecin généraliste chez tout sujet présentant des facteurs de risques : tabagique ayant fumé au moins un paquet par jour pendant 10 ans ou ayant au moins 40 ans.

POINTS CLÉS

▶ L'expiration spontanée est un phénomène passif.

▶ L'équation de Newton appliquée au système à 3 dimensions régit l'ensemble des phénomènes qui permettent ou s'opposent au renouvellement de l'air dans les alvéoles donc régit la mécanique ventilatoire.

▶ La compliance pulmonaire est représentée par la quantité d'air qui pénètre dans les poumons pour une variation de pression trans-pulmonaire de 1 cm d'eau. Mesurant la distensibilité des poumons, elle exprime leur élasticité.

▶ La capacité pulmonaire totale est égale à la somme des volumes mobilisables (capacité vitale) et non mobilisables (volume résiduel). Elle est également représentée par l'addition de la capacité inspiratoire (CI) et de la capacité résiduelle fonctionnelle (CRF).

▶ Le surfactant en abaissant la tension superficielle de l'interface gaz/liquide du poumon, diminue le travail des muscles respiratoires, stabilise les alvéoles, leur permet de rester secs... Il est indispensable à la vie.

▶ La résistance des petites voies aériennes, c'est-à-dire à partir de la 8e génération, ne représente que 20 % de la résistance de l'ensemble des voies aériennes : c'est la zone silencieuse du poumon.

▶ Le VEMS est le « gold standard » de l'exploration des voies aériennes. S'il permet le diagnostic de l'obstruction bronchique, il est peu sensible aux variations de celle-ci.

▶ Le débit-mètre électronique est à l'exploration des bronches ce qu'est le tensiomètre à l'exploration des vaisseaux. Il s'agit donc du spirographe du médecin généraliste.

9 Échanges respiratoires

Objectifs

- Comprendre que la ventilation alvéolaire est le régulateur de la captation de l'oxygène et du rejet du dioxyde de carbone.
- Démontrer, à partir de la courbe pression-volume du poumon et du gradient vertical de pression pleurale, que les parties inférieures du poumon sont les plus ventilées.
- Comprendre et appliquer le principe de Fick.
- Démontrer pourquoi la distribution de la perfusion pulmonaire n'est pas homogène.
- Démontrer comment l'exercice musculaire peut uniformiser le rapport ventilation-perfusion.Expliquer les conséquences d'un haut et d'un bas rapport ventilation-perfusion sur les échanges respiratoires.
- Expliquer comment l'inhomogénéité du rapport ventilation-perfusion peut engendrer une diminution de la PaO_2 et ainsi participer à la « cascade de l'oxygène ».
- Comprendre que la capacité de diffusion explore à la fois un facteur physique de conductance membranaire et un facteur chimique de combinaison à l'hémoglobine.
- Connaître le rôle sur la capacité de diffusion des facteurs surface, épaisseur et temps.

L'échangeur pulmonaire est la rencontre de deux circulations : alvéolaire et capillaire pulmonaire, c'est aussi une fenêtre interne sur l'environnement extérieur. Son fonctionnement est la base, l'objectif, le point d'orgue de la physiologie de la respiration.

I. Ventilation alvéolaire et sa distribution régionale

A. Ventilation alvéolaire et espace mort

1. Notion de ventilation

La ventilation globale : $\mathring{V}E$ (E puisqu'elle se mesure au cours de l'expiration) se définit comme la quantité d'air qui, par minute, pénètre dans le système respiratoire d'un sujet. $\mathring{V}E = VT \times F$ où VT représente le volume courant (T pour *tidal* : calme), F représentant la fréquence respiratoire par minute. La *ventilation alvéolaire* : $\mathring{V}A$ (A pour alvéolaire) représente la quantité d'air qui par minute arrive *effectivement* au niveau des alvéoles. Ceci sous entend qu'une partie de l'air inhalé est perdue en terme d'échanges. Nous savons déjà que cet air est piégé dans les espaces morts, on écrit : $\mathring{V}A = (VT - VD) \times F$ (D pour *dead*) VD représentant le volume de l'espace mort.

2. Différents types d'espace mort

Est défini comme espace mort, tout espace ventilé mais non perfusé.
L'espace mort anatomique, ou série, représente la zone de conduction et la partie non alvéolisée de la zone de transition des voies aériennes. Sa valeur moyenne est de 0,140 L chez l'homme et de 0,120 L chez la femme. Cet espace mort se remplit d'air ambiant à l'inspiration, air qui ne participe donc pas aux échanges. À l'expiration suivante l'espace mort est rempli d'air alvéolaire ayant participé aux échanges, air qui est réinhalé dès le début de l'inspiration suivante contaminant le mélange gazeux présent dans la capacité résiduelle fonctionnelle.
Il existe également des alvéoles ventilés mais non perfusés qui correspondent donc à la définition de l'espace mort que l'on appelle *alvéolaire ou parallèle*. Cet espace mort, chez le sujet normal, est d'environ 10 mL. Toutefois, chez le sujet pathologique, cet espace mort peut être multiplié par un facteur pouvant aller jusqu'à 30. La somme des deux espaces morts, 0,150 mL chez l'homme et 0,130 mL chez la femme, correspond à l'*espace mort physiologique ou total*.

3. Retentissement fonctionnel d'un espace mort

▪ *Espace mort = espace ventilé mais non perfusé.*

Soit deux sujets A et B ayant la même ventilation globale : 6 L/min. Chez le sujet A, cette ventilation est obtenue avec un VT de 0,600 L et une F de 10 cycles/min. Chez le sujet B, ces valeurs sont respectivement de 0,300 L et de 20 cycles/min. Si l'on mesure les gaz du sang, qui reflètent la qualité des échanges gazeux, on observe une normoxémie et une normocapnie chez le sujet A, en revanche le sujet B présente une *hypoxémie et une hypercapnie*. Les échanges sont donc perturbés chez le sujet B alors qu'il a la même ventilation globale que le sujet A. Qu'en est-il de leur ventilation alvéolaire, en admettant qu'ils ont tous les deux le même espace mort soit 0,150 L ? Chez le sujet A, la ventilation alvéolaire va être de 4,500 L alors que chez le sujet B elle n'est que de 3,000 L, ainsi le sujet B présente une *hypoventilation alvéolaire* dont l'altération des gaz du sang est la conséquence.
Comment expliquer cette hypoventilation alvéolaire ? Il suffit de faire le rapport entre le volume de l'espace mort et le volume courant. Chez le sujet A, ce rapport est de 25 %, l'organisme tolère donc parfaitement un volume d'espace mort qui n'est que le quart du volume courant. Chez le sujet B, ce même rapport est de 50 %, à l'évidence beaucoup plus important. Comme nous l'avons vu précédemment, à chaque inspiration, le sujet réinhale un volume d'air vicié qui est égal à la moitié de son volume courant. En conséquence l'oxygène n'est pas suffisamment renouvelé et le dioxyde de carbone non suffisamment éliminé. Dans le cas particulier, le volume courant était trop bas mais en clinique la situation la plus fréquente est celle où le volume de l'espace mort est trop grand par rapport au volume courant.

▪ *Lorsque l'espace mort est trop grand par rapport au volume courant, le mélange gazeux de la CRF est mal renouvelé. Il y a hypoventilation alvéolaire facteur d'hypoxémie et d'hypercapnie.*

B. Distribution régionale de la ventilation alvéolaire

1. La $\mathring{V}A$ se distribue de manière inhomogène

La distribution régionale de la $\mathring{V}A$ est déterminée grâce à l'inhalation d'un bolus de ^{133}Xenon analysée par une gamma caméra. On observe chez un sujet en position assise que l'ensemble des alvéoles est ventilé mais cette ventilation est beaucoup plus importante dans les parties inférieures du poumon. Il existe donc une inhomogénéité de la distribution de la ventilation alvéolaire, avec augmentation de celle-ci depuis les parties supérieures vers les parties inférieures du poumon.

2. Comment expliquer ce phénomène ?

Nous avons vu qu'il existait un gradient de pression pleurale dû au poids de la colonne : poumon, diaphragme, masse abdominale, donc conséquence de la gravité. Ainsi les alvéoles de la partie supérieure du poumon sont soumis à une pression pleurale plus négative que celle de la partie inférieure du poumon. Pour un poumon de 30 cm de hauteur, cette différence de pression est de 7,5 cmH_2O. On considère que la courbe volume-pression du poumon est identique pour tous les territoires pulmonaires. Partie supérieure et partie inférieure du poumon naviguent sur une même courbe volume-pression mais à deux niveaux de pression différents. Admettons que la pression transpulmonaire (Palv-Ppl) soit à la partie supérieure du poumon de 10 cmH_2O et à sa partie inférieure de 2,5 cmH_2O avant que toute inspiration ne commence. Admettons qu'à la fin de l'inspiration une variation de pression statique de 5 cmH_2O ait été développée. Les parties inférieures du poumon « circulant » sur une partie très distensible de la courbe, cette variation de pression fait pénétrer dans les alvéoles une quantité d'air nettement supérieure que celle arrivant dans les alvéoles de la partie supérieure du poumon qui « circulent » sur une partie nettement moins compliante de la courbe pression-volume pulmonaire (fig. 9.1).

▪ Les parties inférieures du poumon sont plus ventilées que ses parties supérieures car le gradient vertical de pression pleurale fait que ces deux régions « naviguent » sur des parties différentes de la courbe pression-volume du poumon. Les parties inférieures se trouvant sur la partie la plus compliante.

II. Circulation pulmonaire et sa distribution régionale

A. Hémodynamique de la circulation pulmonaire

La mécanique de la circulation pulmonaire ou hémodynamique est régie par les trois grandeurs fondamentales : pression, débit, volume et par la relation pression-débit.

La *pression motrice de la circulation pulmonaire* est la différence des pressions de l'artère pulmonaire ($\overline{P}ap$), c'est-à-dire à l'entrée du système et celle de l'oreillette gauche, à la sortie de celui-ci ($\overline{P}og$). On accède facilement à la $\overline{P}ap$ en faisant un cathétérisme cardiaque droit, c'est-à-dire en plaçant un cathéter dans l'artère pulmonaire qui aura traversé, à partir d'une veine périphérique, l'oreillette et le ventricule droit. La pression dans l'oreillette gauche est mesurée de manière indirecte, il existe au bout du cathéter un ballonnet, lorsque celui-ci est gonflé, toute circulation s'arrête en aval de l'artère bouchée, ainsi s'instaure un continuum liquide et immobile entre l'oreillette gauche et le cathéter, ce continuum va transmettre la pression de l'oreillette gauche au cathéter. La pression moyenne

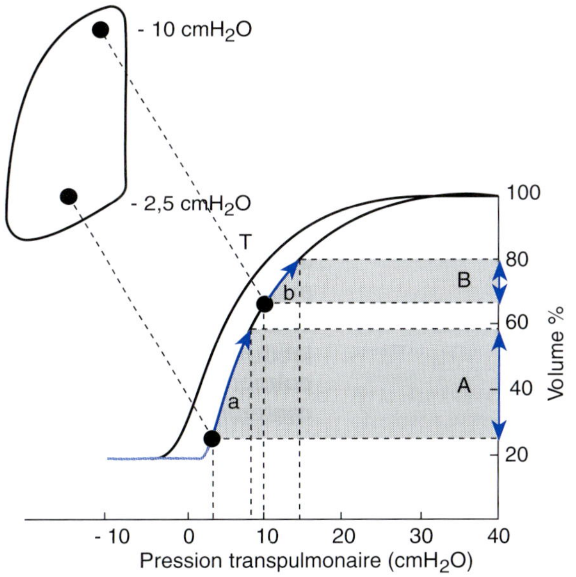

Fig. 9.1
Distribution de la ventilation pulmonaire.
Pour une même variation de pression, les parties inférieures du poumon reçoivent un volume A à l'évidence supérieur au volume B reçu par les parties supérieures du poumon. La raison en est simple, les régions inférieures fonctionnent sur une partie très compliante de la courbe pression-volume du poumon, la pente a étant supérieure à la pente b.

dans l'artère pulmonaire est de 15 mmHg, quant à celle de la pression de l'oreillette gauche, elle est d'environ 5 mmHg.

La *pression capillaire pulmonaire* est par définition intermédiaire à la $\bar{P}ap$ et à $\bar{P}og$ au niveau du hile du poumon ou plus exactement au niveau de l'oreillette gauche, sa valeur est d'environ 10 mmHg. Toutefois le système artériel pulmonaire peut être comparé à une colonne de sang sur laquelle intervient la pression hydrostatique. La différence de pression hydrostatique entre le haut et la base d'un poumon vertical de 30 cm de hauteur et de 30 cmH_2O, soit 22,5 mmHg. Par rapport au hile du poumon (niveau de référence), les pressions capillaires sont donc diminuées dans les parties supérieures (0 à 10 mmHg) et augmentées (10 à 22,5 mmHg) dans les parties inférieures du poumon.

Le poumon est le seul organe traversé par la totalité du *débit cardiaque* (aux shunts anatomiques près). Les débits de la circulation pulmonaire et cardiaque sont donc égaux. C'est en fait le débit du cœur droit qui est mesuré par l'utilisation du principe de Fick, lui même basé sur la loi de conservation des masses et qui s'applique à différents traceurs.

Selon le principe de Fick, il y a égalité entre la quantité d'oxygène captée par les poumons dans l'unité de temps et celle fixée par le sang au cours de son passage pulmonaire dans le même temps. La quantité d'oxygène captée par les poumons en 1 minute correspond à la consommation d'oxygène ou $\mathring{V}O_2$, c'est-à-dire au produit de la différence entre fractions inspiratoire et expiratoire d'oxygène par la ventilation globale : $\mathring{V}O_2 = (FIO_2 - FEO_2) \times \mathring{V}E$ (1). La quantité d'oxygène ($\mathring{Q}O_2$) fixée par le sang en 1 minute est égale au produit de la différence entre les contenus artériels et veineux mêlés en oxygène par le débit cardiaque $\mathring{Q}O_2 = (CaO_2 - C\bar{v}O_2) \times \mathring{Q}c$ (2). Selon le principe de Fick, on peut écrire que le premier membre de l'équation 1 est égal au deuxième membre de l'équation 2. Ainsi $\mathring{V}O_2 = (CaO_2 - C\bar{v}O_2) \times \mathring{Q}c$, le débit cardiaque étant égal à $\mathring{Q}c = \mathring{V}O_2/(CaO_2 - C\bar{v}O_2)$. Au repos le débit cardiaque est égal à environ

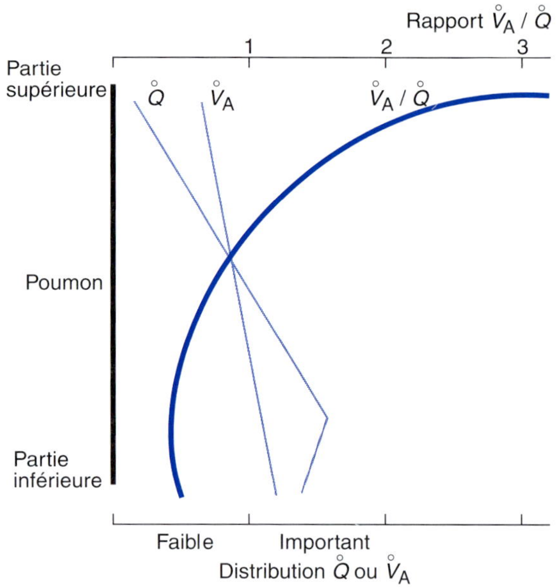

Fig. 9.3
Distribution du rapport ventilation-perfusion.

B. Inégalités extrêmes du rapport ventilation-perfusion

On peut imaginer le poumon comme un continuum entre un rapport ventilation-perfusion parfait et des inégalités extrêmes. La connaissance de ces dernières permettra de comprendre le retentissement des inégalités plus modérées du rapport V̊A/Q̊.

- *Un shunt est un espace non ventilé mais perfusé.*

Soit une ventilation nulle avec une perfusion normale, le rapport V̊A/Q̊ est égal à 0. Ceci correspond à un *effet shunt* (par opposition au shunt vrai anatomique) dont la conséquence est une hypoxémie puisque le sang veineux qui arrive en regard de l'alvéole repart non hématosé et contamine le sang provenant d'autres unités alvéolaires. Ce phénomène entraîne une hyperventilation qui empêche l'accumulation de CO_2 mais est dans l'incapacité totale de corriger l'hypoxémie.

Soit une ventilation normale et une perfusion nulle, le rapport V̊A/Q̊ est égal à l'infini. Ceci correspond à l'*espace mort alvéolaire* déjà défini. L'incidence de cet espace mort est faible lorsqu'il est peu important, hypoxémie et hypercapnie étant compensées par l'hyperventilation induite. En revanche, lorsque de nombreux territoires sont affectés, l'augmentation de la ventilation devient insuffisante, une hypoxie et une hypercapnie apparaissent.

- *La position couchée fait disparaître la zone 1 de distribution de perfusion pulmonaire.*

C. Le rapport ventilation-perfusion peut-il s'uniformiser ?

Il ne semble pas qu'il y ait de situation où le rapport V̊A/Q̊ devienne totalement homogène. Toutefois, il peut considérablement s'uniformiser. L'altitude entraîne une meilleure distribution de la perfusion pulmonaire grâce au phénomène de la vasoconstriction hypoxique. La position couchée entraîne à la fois une meilleure distribution de la perfusion et de la ventilation puisque la hauteur verticale du poumon diminue. L'exercice musculaire entraîne une augmentation des débits de ventilation et de perfusion. Le surplus se distribue préférentiellement dans les territoires qui étaient les moins ventilés et perfusés, par distension alvéolaire, recrutement et distension capillaire.

D. Rapport ventilation-perfusion et différence alvéoloartérielle en oxygène

Dans chaque région pulmonaire, les pressions partielles alvéolaires et artérielles en oxygène sont égales : $PAO_2 = PaO_2$, toutefois il existe une différence alvéoloartérielle globale en oxygène : P (A – a) O_2. Cette différence est égale à 10 mmHg chez le sujet jeune. Elle est la conséquence d'une part de la contamination apportée par les *shunts anatomiques* (4 mmHg), d'autre part des inégalités du rapport ventilation-perfusion. À la partie supérieure du poumon, la PAO_2 est égale à 130 mmHg alors qu'elle est de 90 mmHg dans sa partie inférieure (fig. 9.4). Toutefois, le débit ventilatoire dans cette partie inférieure du poumon est trois fois supérieur à celui de la partie supérieure. La PAO_2 « moyenne » sera donc 130 + (3 x 90)/4, soit 100 mmHg, ce qui bien entendu n'est pas la moyenne arithmétique entre 130 et 90. On peut faire le même raisonnement avec la pression partielle artérielle en oxygène à cette seule différence que le débit vasculaire est 10 fois supérieur dans les parties inférieures du poumon par rapport aux parties supérieures ; on peut donc écrire : 130 + (10 x 90)/11 = 94 mmHg. Ainsi la PaO_2 est inférieure de part les inhomogénéités du *rapport ventilation-perfusion de 6 mmHg à la PAO_2*. Cette diminution de PaO_2 participe à la « cascade de l'oxygène ».
Parce que l'augmentation des débits circulatoires entre parties supérieures et parties inférieures du poumon est supérieure à celle des débits ventilatoires, une différence alvéoloartérielle en oxygène apparaît alors même qu'à chaque niveau régional pulmonaire $PAO_2 = PaO_2$.

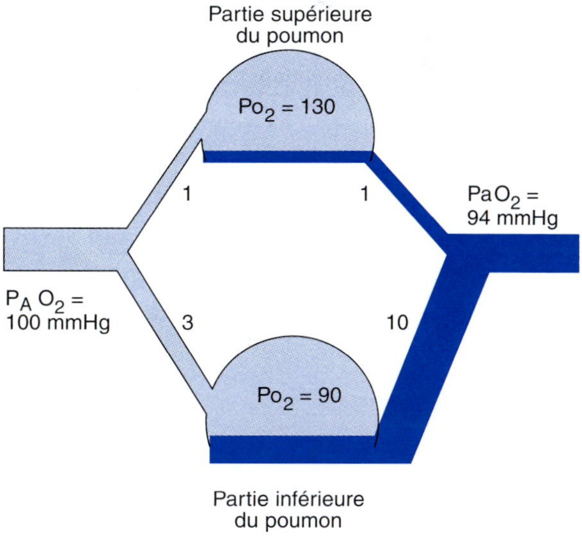

Fig. 9.4
Malgré des PO_2 alvéolaires et artérielles identiques dans chaque compartiment pulmonaire, la PaO_2 moyenne est inférieure à la PAO_2 moyenne en raison d'une contribution plus importante de la perfusion des zones à bas rapport ventilation-perfusion.

IV. Diffusion alvéolocapillaire

A. Calcul de la capacité de diffusion

La quantité d'oxygène qui traverse la membrane alvéolocapillaire par unité de temps est égale à :

$$\mathring{V}O_2 = K \times s/e\ (PAO_2 - PcO_2)$$

Où K représente des facteurs physico-chimiques, c'est-à-dire le coefficient de solubilité de l'oxygène divisé par la racine carrée du poids moléculaire de l'oxygène ;
s représente la surface d'échanges ;
e l'épaisseur de la membrane alvéolocapillaire ;
PAO_2 est la pression alvéolaire en oxygène et PcO_2 la pression capillaire en oxygène.

On peut écrire $\mathring{V}O_2 = DLO_2\ (PAO_2 - PcO_2)$.

DLO_2, la capacité de diffusion pour l'oxygène est égale aux propriétés physiques constantes K et au rapport des caractéristiques physiologiques inconnues s/e. En écrivant $DLO_2 = \mathring{V}O_2/PAO_2 - PcO_2$, on mesure la *conductance de la membrane alvéolocapillaire* c'est-à-dire que l'on estime ses propriétés à conduire l'oxygène. En d'autres termes, toute altération de l'épaisseur et/ou de la surface de la membrane alvéolocapillaire entraînera une diminution de la conductance de cette membrane pour l'oxygène.

B. Analyse des facteurs de variation de la capacité de diffusion

Concernant le *facteur surface*, une altération anatomique de la membrane (amputation) n'a que peu de retentissement sur la capacité de diffusion, tout au moins au repos, car cette amputation supprime de manière homogène des territoires alvéolaires et capillaires. À l'opposé, si l'on raisonne en termes fonctionnels, c'est-à-dire s'il existe des *altérations du rapport ventilation-perfusion*, la capacité de diffusion est diminuée puisque l'effet shunt ne permet pas à l'O_2 de diffuser dans le capillaire et l'effet espace mort ne lui permet pas de quitter l'alvéole.

- *Une hémorragie diminue, une perfusion de globules rouges augmente la valeur de la capacité de diffusion.*

De même, on pourrait penser que le *terme épaisseur de la membrane alvéolocapillaire* ne s'adresse qu'à l'aspect anatomique de cette membrane. Il n'en est rien, et l'on entend par épaisseur l'ensemble des éléments qui vont s'opposer au passage de l'oxygène depuis l'alvéole jusqu'à l'hémoglobine. Il s'agit donc de la distance alvéolaire parcourue par la molécule gazeuse, diffusion d'un gaz dans un gaz, la mécanique ventilatoire amenant la molécule d'oxygène à l'entrée des alvéoles. Puis il y a le passage de la membrane proprement dite, c'est évidemment un des termes majeurs. Il y a ensuite la distance à parcourir intraplasmatique jusqu'aux globules rouges. Il y a la membrane du globule rouge à traverser, une distance intraérytrocytaire jusqu'à l'hémoglobine et finalement la combinaison avec l'hémoglobine. Il s'agit là d'un phénomène très important puisque la quantité d'hémoglobine va jouer un rôle propre, rôle évidemment extrapulmonaire. *On peut considérer que la capacité de diffusion « membranaire » dépend de deux facteurs placés en série*, un *facteur physique* de conductance membranaire, un *facteur chimique* ou sanguin de combinaison avec l'hémoglobine.

Le *facteur temps* intervient au niveau du numérateur de la formule de la conductance alvéolocapillaire. Il peut s'envisager à deux niveaux, le *temps de transit* tout d'abord qui est celui pendant lequel le sang traverse le capillaire au contact de l'alvéole. Ce temps de transit est de 0,75 s au repos, il est aux environs de 0,25 s à l'exercice exhaustif. Le *temps d'équilibre* définit le temps nécessaire pour que les pressions partielles dans l'alvéole et le sang capillaire s'égalisent. Il est de l'ordre de 0,25 s. Ainsi que ce soit au repos ou à l'exercice, le temps de transit est suffisant pour qu'un équilibre puisse se faire entre l'oxygène alvéolaire et le sang capillaire.

▪ *Le temps d'équilibre semble toujours suffisant entre alvéole et capillaire. Oui mais. En altitude la diminution de la PAO_2 va prolonger celui-ci, qui peut devenir trop long par rapport au temps de transit (au cours de l' exercice par exemple).*

C. Mesure de la capacité de diffusion

Si l'on reprend la formule $DLO_2 = \mathring{V}O_2/(PAO_2 - PcO_2)$, le terme PcO_2 qui représente la pression capillaire de O_2 est très difficile à mesurer. On utilise alors le monoxyde de carbone (CO) qui a deux propriétés fondamentales. Il se combine à l'hémoglobine donc suit le même trajet que l'O_2, mais son affinité pour l'hémoglobine est telle que sa pression partielle capillaire est négligeable, donc négligée. On peut écrire $DLCO = \mathring{V}CO/PACO - PcCO$.

▪ *Le CO a deux propriétés remarquables : il ressemble à l'O_2 en se fixant sur l'hémoglobine. Il ne ressemble pas à l'O_2 puisqu'il s'y fixe en quasi-totalité. La quantité restant à l'état dissous exerce alors une pression partielle négligeable.*

POINTS CLÉS

▶ Un espace mort est un espace ventilé mais non perfusé alors que le shunt est une zone perfusée mais non ventilée.

▶ La distribution de la ventilation se fait de manière préférentielle dans les parties inférieures du poumon.

▶ La distribution de la perfusion augmente globalement des parties supérieures vers les parties inférieures du poumon mais avec une pente bien plus importante que la distribution de la ventilation.

▶ Le rapport ventilation-perfusion sera donc élevé dans les parties supérieures et bas dans les parties inférieures du poumon.

▶ La capacité de diffusion mesure la conductance de la membrane alvéolo-capillaire.

10 Fonction respiratoire du sang

Objectifs

- Connaître les valeurs exactes de la PaO_2, de la SaO_2 et de la $PaCO_2$.
- Comprendre qu'une petite diminution de SO_2 au niveau du sang artériel témoigne d'une importante chute de PaO_2 mais d'une capacité de transport conservée.
- Expliquer pourquoi une diminution de l'affinité de l'hémoglobine pour l'oxygène entraîne une libération importante de ce gaz.
- Savoir pourquoi l'hémoglobine joue un rôle essentiel dans le maintien du pH intraérythrocytaire.

La fonction respiratoire du sang représente le transport des gaz : du poumon aux tissus pour l'oxygène, en sens inverse pour le dioxyde de carbone.

I. Notion de pression partielle

Dans un mélange gazeux, la loi de Dalton nous apprend que la pression totale (PT) est égale à la somme des pressions partielles (Pp) des gaz constituant le mélange, ainsi la pression partielle d'un gaz donné : Pp = PT x F, F étant la fraction de chaque gaz du mélange.

La PO_2 dans l'air atmosphérique est donc : PO_2 = 760 x 20,93 = 159 mmHg. Le pourcentage d'oxygène ne varie pas avec l'altitude mais la pression barométrique diminue. C'est ainsi qu'à 1 800 m, la PO_2 est de 127 mmHg, de 84 mmHg à 5 000 m et de 50 mmHg à 8 884 m (mont Everest).

Dans le mélange gazeux respiré, un nouveau gaz fait son apparition, la vapeur d'eau. La pression partielle exercée par cette vapeur d'eau à la température du corps est de 47 mmHg. Ainsi la pression inspiratoire en O_2 : PIO_2 = (760 – 47) x 20,93 = 149 mmHg. Le simple passage de l'air atmosphérique dans les voies aériennes a fait perdre 10 mmHg à la pression partielle en oxygène. C'est le début de ce qu'il est convenu d'appeler la « *cascade de l'oxygène* ». Celle-ci se continue au niveau des alvéoles puisque nous avons déjà vu que la pression alvéolaire en oxygène, PAO_2, était sensiblement égale à 100 mmHg (100 – 105 mmHg en pratique).

▪ *Sur la plus grande partie de son parcours (atmosphère-tissus) la « cascade de l'oxygène » a vu chuter la PO_2 de 160 à 40 mmHg.*

Lorsqu'un mélange gazeux est au contact d'un liquide, un mouvement moléculaire apparaît en fonction des différences de pressions. Le gaz qui entre dans la phase liquide prend la forme dissoute, seule cette forme dissoute exerce une pression partielle. La pression partielle de l'oxygène dans le sang artériel, PaO_2, est aux alentours de 90-95 mmHg. On peut calculer que le volume d'oxygène dissous dans le sang artériel est de 0,3 mL pour 100 mL de sang artériel. Cet oxygène dissous joue un rôle remarquable puisqu'il va conditionner la forme de transport de l'oxygène combiné à l'hémoglobine. Au niveau tissulaire, l'hémoglobine relarguera son oxygène dans le sang où il retrouvera la forme dissoute avant de diffuser dans les tissus. La pression partielle de l'oxygène dans le sang veineux (PvO_2) est de 40 mmHg ce qui correspond à un volume de 0,1 mL d'oxygène pour 100 mL de sang veineux. On considère que la PvO_2 locale est un témoin de la PO_2 tissulaire.

▪ *Lorsqu'un gaz est sous forme dissoute et combinée, seule la fraction dissoute exerce une pression partielle.*

II. Transport de l'oxygène sous forme combinée

L'oxygène est transporté sous forme combinée avec l'hémoglobine. L'hémoglobine est le principal composant de l'hématie à laquelle elle donne en présence d'oxygène sa couleur rouge. Un globule rouge contient 280 millions de molécules d'hémoglobine, chaque molécule d'hémoglobine, au poids moléculaire de 64 500, est un tétramère formé de quatre chaînes polypeptidiques : la *globine*. Chacune des chaînes est liée à un groupement prosthétique : l'*hème* qui contient un atome de fer fixateur de l'oxygène. L'oxyhémoglobine (HbO_2) représente la molécule d'hémoglobine transportant l'oxygène. L'hémoglobine réduite (Hb) représente la forme non oxygénée de la molécule dont une fraction minime transporte du CO_2 ou carbhémoglobine. Un gramme d'hémoglobine fixe 1,39 mL d'oxygène, c'est ce que l'on appelle le « pouvoir oxyphorique du sang ». La quantité moyenne d'hémoglobine étant de 15 grammes pour 100 mL de sang chez l'homme, l'oxygène transporté sous forme combinée ou « capacité en oxygène » est de 20,8 mL d'oxygène pour 100 mL de sang. La forme combinée se révèle donc, quantitativement, la forme de transport préférentielle de l'oxygène.

On appelle *saturation en oxygène* (SO_2) le rapport hémoglobine oxygénée sur hémoglobine oxygénable. La saturation de l'hémoglobine en oxygène est donc le mode d'expression de l'oxygène combinée. L'hémoglobine étant présente au numérateur et au dénominateur de ce rapport, la saturation devient indépendante de la quantité d'hémoglobine. La valeur normale de saturation de l'hémoglobine en oxygène est de 98 %.

▪ *Pour une PaO_2 normale, un sujet aura une saturation de l'hémoglobine en O_2 identique que sa quantité d'hémoglobine soit de 5 g ou de 15 g pour 100 mL de sang.*

III. Relation SO_2-PO_2 ou courbe de saturation de l'hémoglobine en O_2

La relation entre la SO_2 et la PO_2 représente une sigmoïde pour laquelle on peut décrire deux régions remarquables (fig. 10.1).

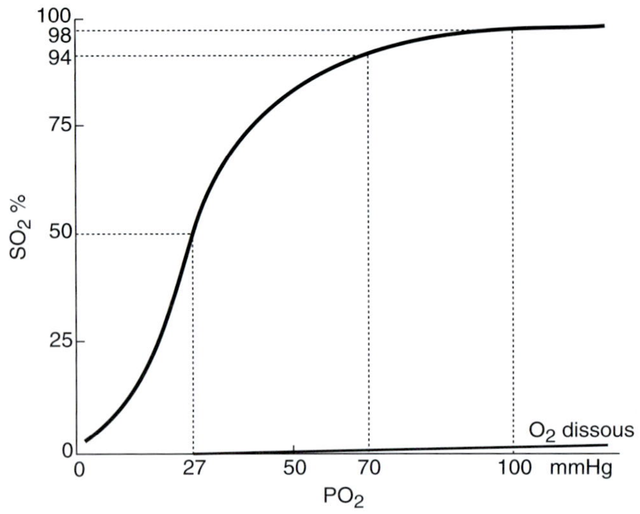

Fig. 10.1
Saturation de l'hémoglobine en oxygène (SO_2).
On a également tracé la relation linéaire entre la quantité d'oxygène dissous et la PO_2.

Le *plateau de la sigmoïde* correspond aux valeurs élevées de la PaO_2, celles habituellement retrouvées au niveau du sang artériel lorsque l'hémoglobine se combine à l'oxygène. Lorsque la PaO_2 chute de 95 à 70 mmHg, ce qui traduit une hypoxémie franche, il n'y a pas de diminution importante de la saturation en oxygène (98 à 94 %) donc pas de diminution importante de la quantité d'oxygène transportée vers les tissus. Ainsi, on peut vivre avec des PaO_2 relativement basses en altitude, ou parce qu'on est insuffisant respiratoire, sans réduction importante de la quantité d'oxygène utilisable par les tissus, les muscles périphériques.

La *partie très en pente* de la sigmoïde correspond aux valeurs de PO_2 habituellement relevées au niveau du sang tissulaire. Dans cette région une petite diminution de la PO_2 entraînera une chute importante de la saturation, c'est-à-dire une diminution de l'affinité de l'hémoglobine pour l'oxygène. Autrement dit, on observe une libération importante d'oxygène, par l'hémoglobine, pour les tissus. Dans cette région, l'O_2 n'est plus fixé mais libéré par son transporteur qui se révèle donc parfaitement adapté à ses différents rôles : captation, transport, libération de l'oxygène.

- *Le plateau de la sigmoïde de la courbe de saturation de l'hémoglobine en O_2 peut être assimilé à un « volant de sécurité » permettant un apport d'oxygène quasi constant aux cellules pour des chutes importantes de l'oxygénation alvéolaire et/ou artérielle.*

IV. Facteurs modifiant l'affinité de l'hémoglobine pour l'oxygène

L'augmentation de la température, des ions H^+, de la $PaCO_2$, de la concentration en 2-3-diphosphoglycérate (2-3-DPG) provoque un *déplacement de la courbe de saturation de l'hémoglobine en oxygène vers la droite* (fig. 10.2). Pour une même PO_2 la saturation est inférieure, il y a diminution de l'affinité de l'hémoglobine pour l'oxygène ou libération supplémentaire d'oxygène par l'hémoglobine, pour les tissus.

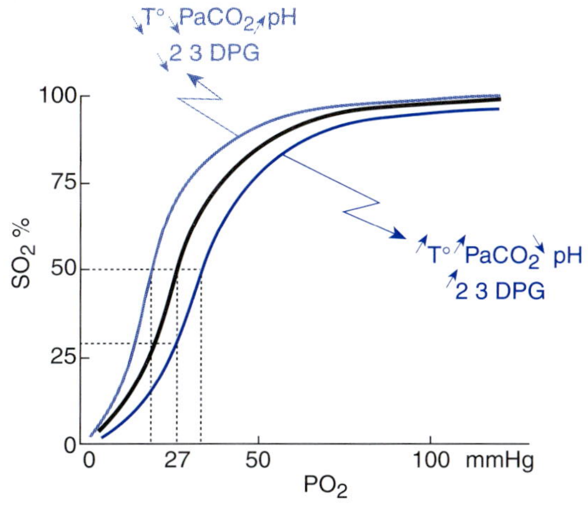

Fig. 10.2

Lorsque la courbe de saturation de l'hémoglobine en oxygène est déplacée vers la droite pour une même pression partielle en oxygène (27 mmHg), la saturation passe de 50 à 30 %. Il y a donc diminution de l'affinité de l'hémoglobine pour l'oxygène et libération accrue d'oxygène par l'hémoglobine pour les tissus.

Ainsi, lorsque localement un groupe musculaire augmente son activité et donc sa température, ses ions H^+ et son CO_2, il y a libération accrue d'oxygène par l'hémoglobine. Nous sommes de nouveau en présence d'un bel exemple d'adaptation physiologique. Les modifications en sens opposé de ces différents facteurs entraînent une augmentation de l'affinité de l'hémoglobine pour l'oxygène.

Il n'est pas nécessaire de tracer la courbe SO_2-PO_2 pour étudier ces phénomènes. La P50, c'est-à-dire la pression partielle d'oxygène pour une saturation de 50 % permet de chiffrer cette courbe. La P50 normale est égale à 27 mmHg. Cette valeur augmente quand l'affinité de l'hémoglobine pour l'oxygène baisse (fig. 10.2).

V. Transport du dioxyde de carbone par le sang

Le coefficient de solubilité du CO_2 étant 20 fois supérieur à celui de l'oxygène, le volume de CO_2 transporté par *voie dissoute* est également plus important : 3 mL de CO_2 dissous pour 100 mL de sang, soit environ 5 % du transport du gaz carbonique.

Comme pour l'oxygène, ce sont les *formes combinées du CO_2* qui représentent la majeure partie du transport. Dans le plasma le CO_2 peut se combiner avec les protéines selon la relation $Pr\,NH_2 + CO_2 \Leftrightarrow Pr\,NHCOOH$, ce mode de transport est secondaire. Par ailleurs le CO_2 peut donner la réaction $CO_2 + H_2O \Leftrightarrow CO_3H_2$, réaction qui se fait très lentement au niveau du plasma qui ne contient pas d'anhydrase carbonique. Arrivant dans l'hématie, le CO_2 va se combiner avec les groupes aminés de l'hémoglobine pour former la carbhémoglobine $Hb\,NH_2 + CO_2 \Leftrightarrow Hb\,NHCOOH$. Les *composés carbaminés* représentent 5 % du transport du CO_2, le reste du transport (90 %) sera assuré par la *voie des bicarbonates* (fig. 10.3). En effet, le CO_2 en présence d'anhydrase carbonique dans l'hématie va rapidement se transformer en acide carbonique qui va se dissocier en ion bicarbonate et hydrogène ($CO_2 + H_2O \Leftrightarrow CO_3H^- + H^+$). Les ions bicarbonates formés dans le globule rouge vont migrer dans le plasma et être échangés contre des ions chlores. Les ions H^+ devraient diminuer le pH du liquide intraérythrocytaire. Cependant l'hémoglobine réduite est moins acide que l'oxyhémoglobine ce qui signifie qu'elle est moins dissociée donc va s'accompagner d'une fixation d'ion H^+ sur l'hémoglobine, le pH du globule rouge restant constant. Le transport du CO_2 sous forme combinée va donc se faire essentiellement sous forme de bicarbonates formés dans l'hématie mais dont les deux tiers sont transportés par le plasma. Au niveau du poumon, la transformation de l'hémoglobine réduite en oxyhémoglobine va libérer des ions H^+ qui s'associant à l'acide carbonique $CO_3H^- + H^+ \Leftrightarrow CO_2 + H_2O$ permet l'élimination du CO_2 et des ions H^+. On a pu calculer que le poumon pouvait ainsi éliminer 200 fois plus de milli-équivalents d'ions H^+ que le rein, le poumon participe donc de manière importante à l'équilibre acido-basique. Rappelons que ces modifications : le transport du CO_2, cette élimination des ions H^+ se font sans modifications du pH intracellulaire.

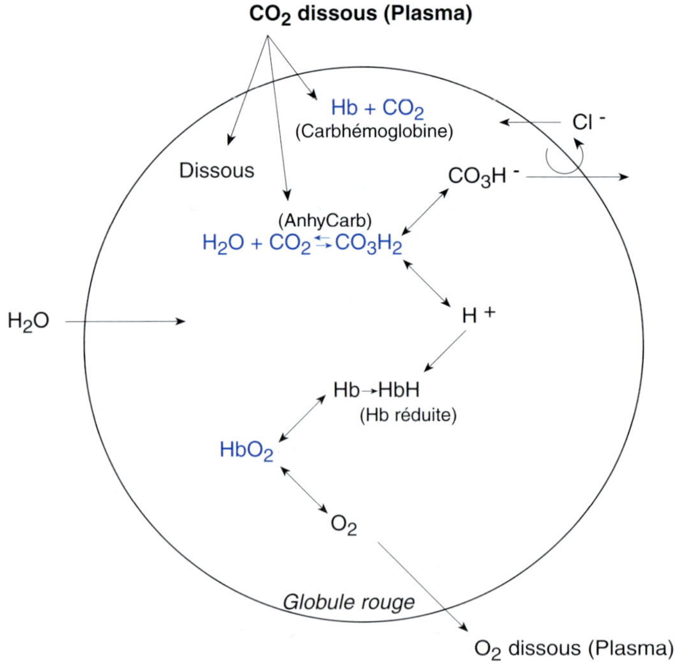

Fig. 10.3

Le globule rouge au niveau tissulaire.
La principale forme de transport du CO_2 est la formation de CO_3H^- qui passe dans le plasma, en échange avec du Cl^-. L'ion H^+ libéré se fixe sur l'hémoglobine réduite, moins acide donc moins dissociée que l'oxyhémoglobine. L'électroneutralité et le pH intraérythrocytaire ne sont pas modifiés.

▪ *Quatre-vingt-dix pour cent du CO_2 sont combinés à l'eau dans l'érythrocyte pour former des bicarbonates. Deux tiers d'entre eux diffusent hors globule rouge et sont transportés par le plasma.*

Le *CO_2 plasmatique total* donne une information sur le CO_2 transporté à la fois sous forme de bicarbonates et de CO_2 dissous, il est de 25 mmol par litre de plasma artériel.

VI. Relation PCO_2 et CO_2 total ou courbe de dissociation du CO_2 sanguin

Dans la zone de PCO_2 physiologique, cette relation est quasiment linéaire, il y a donc une augmentation de CO_2 total proportionnelle à celle de la PCO_2. L'augmentation de la PO_2 dévie la courbe de dissociation de CO_2 sanguin vers la droite. Pour une même PCO_2, lorsque l'oxygène arrive au niveau des poumons, il y a moins de CO_2 transporté par le sang donc une libération accrue de ce CO_2.

POINTS CLÉS

▶ L'oxygène dissous exerce une pression partielle dans le sang artériel (PaO_2) de 95 ± 5 mmHg. Cette dernière conditionne la fixation de l'oxygène sur l'hémoglobine, alors que le relargage dépendra de la PO_2 tissulaire proche de la pression veineuse en oxygène : PvO_2.

▶ La relation SaO_2 vs PaO_2 est quasi asymptotique à l'horizontale dans sa partie initiale. Ainsi pour une variation de 30 mmHg de la PaO_2, la saturation de l'hémoglobine en oxygène ne variera que très peu permettant une fixation et un transport optimal de l'oxygène vers la périphérie.

▶ Une déviation de la relation SaO_2 vs PaO_2 vers la droite indique un relargage accru de l'oxygène de l'hémoglobine pour les tissus.

▶ 90 % du transport du CO_2 est assuré par la voie des bicarbonates.

11 Respiration cellulaire

Objectifs

- Décrire la succession d'événements par laquelle les mitochondries assurent la synthèse de l'ATP à partir du catabolisme des substrats cellulaires.
- Comprendre qu'une énergie chimique (NADH, $FADH_2$) s'est convertie en une énergie électrochimique : la force protomotrice, puis en énergie mécanique : le mouvement de rotation, pour redonner une énergie chimique : l'ATP.

Le sang va délivrer l'oxygène aux tissus afin que, par les mitochondries, il soit traité. Par la voie des réactions d'oxydoréduction, du processus de respiration cellulaire, l'oxygène dans la mitochondrie va accomplir sa fonction première : la production d'énergie.

I. Mitochondries

Les mitochondries présentent une ultrastructure-type, avec deux membranes définissant deux cavités. La membrane externe et la membrane interne délimitent l'espace intermembranaire et la membrane interne la cavité centrale, appelée matrice mitochondriale. Le nombre de mitochondries varie selon le type cellulaire considéré, en relation directe avec le niveau de consommation énergétique. Ainsi les fibres musculaires de type I (aérobies) sont 10 fois plus riches en mitochondries que les fibres de type II (anaérobies).

▪ *La mitochondrie est une centrale énergétique pour l'oxydation des substrats.*
La cascade de l'oxygène fait chuter la pression partielle de l'oxygène de 160 mmHg dans l'air atmosphérique à moins de 1 mmHg dans la mitochondrie.

L'oxygène termine sa course au niveau mitochondrial où sa pression partielle est généralement inférieure à 1 mmHg. Ainsi la « cascade de l'oxygène » a vu cette dernière molécule chuter d'une pression partielle de 160 mmHg à moins de 1 mmHg. Il s'agit en fait probablement d'un processus d'adaptation car si l'oxygène est indispensable à la production d'ATP, il crée, au niveau mitochondrial par exemple, des espèces oxygénées réactives au potentiel destructeur important (membranes, complexes protéiques...).

L'énergie nécessaire au fonctionnement de la cellule est apportée par les réactions du catabolisme, glycolyse, β-oxydation des acides gras, oxydation des acides aminés, cycle de Krebs, qui aboutissent à la formation de coenzymes réduits, *NADH et $FADH_2$, donneurs d'électrons*. À l'exception de la glycolyse qui est une voie cytosolique, la mitochondrie possède un patrimoine enzymatique très riche lui permettant d'assurer l'ensemble de ces réactions. Les électrons des coenzymes réduits sont transférés à l'oxygène moléculaire par une succession de réactions d'oxydoréduction, couplées à un transfert actif de protons de la matrice vers l'espace intermembranaire.

II. Chaîne respiratoire

L'ensemble structural assurant le transfert des électrons est appelé « chaîne respiratoire » (fig. 11.1). Celle-ci comprend des transporteurs mobiles, ubiquinone (coenzyme Q) et cytochromes, et quatre complexes multiprotéiques enchâssés dans la membrane interne, numérotés de I à IV. Le complexe I est la NADH/ubiquinone (UQ) réductase, également appelé NADH déshydrogénase. Le complexe II, succinate-UQ-réductase ou encore succinate déshydrogénase, fait partie du cycle de Krebs. Le complexe III est l'ubiquinol/cytochrome c réductase, le complexe IV le cytochrome c oxydase. La proportion de chaque complexe varie selon le type cellulaire. Sans entrer dans le détail des différentes réactions d'oxydoréduction, on peut décrire schématiquement le transport des électrons de la façon suivante : *l'ubiquinone est le carrefour principal de la chaîne respiratoire* et reçoit des électrons de trois origines, le NADH via le complexe I, le $FADH_2$ *via* le complexe II ou le $FADH_2$ issu de la navette du glycérol-3-phosphate ; les électrons sont alors transférés au complexe III, puis au complexe IV *via* le cytochrome c (fig. 11.1). Le flux d'électrons se déplace des composés qui possèdent les plus petits potentiels de réduction standards (NADH : – 0,32 V, succinate : + 0,03 V) vers celui ayant le potentiel le plus élevé, l'oxygène moléculaire (+ 0,82 V). On peut donc écrire les réactions globales comme suit :

$$NADH + H^+ + 1/2\ O_2 \rightarrow NAD + H_2O$$
$$FADH_2 + 1/2\ O_2 \rightarrow FAD + H_2O$$

Le transfert des électrons vers l'oxygène moléculaire est couplé à un transport actif de protons de la matrice mitochondriale vers l'espace intermembranaire, acidifiant celui-ci et créant une différence de potentiel électrochimique de part et d'autre de la membrane interne. La *force résultante est dite « protomotrice »* ; au final, la chaîne respiratoire a donc converti une énergie chimique en une énergie électrochimique.

▪ *La chaîne respiratoire est un convoyeur d'électrons.*

III. Synthèse de l'ATP

La dernière étape est la synthèse de l'ATP, *catalysée par un complexe multiprotéique appelé ATP-synthase*. Il comporte deux grands domaines fonctionnels : un domaine membranaire F0, véritable canal à protons, et un domaine extramembranaire F1, portant notamment les sites catalytiques (fig. 11.1). Le flux de protons traverse le domaine F0 et crée un mouvement de rotation transmis au domaine F1. Les sites catalytiques changent alors de configuration et permettent la formation de l'ATP à partir de l'ADP.

L'ATP-synthase assure donc la conversion de l'énergie électrochimique, représentée par la force protomotrice, en une énergie mécanique, le *mouvement de rotation*, et enfin en une énergie chimique correspondant au potentiel énergétique de l'ATP.

▪ *L'ATP-synthase est un véritable moteur rotatif spécialisé dans la production d'ATP.*

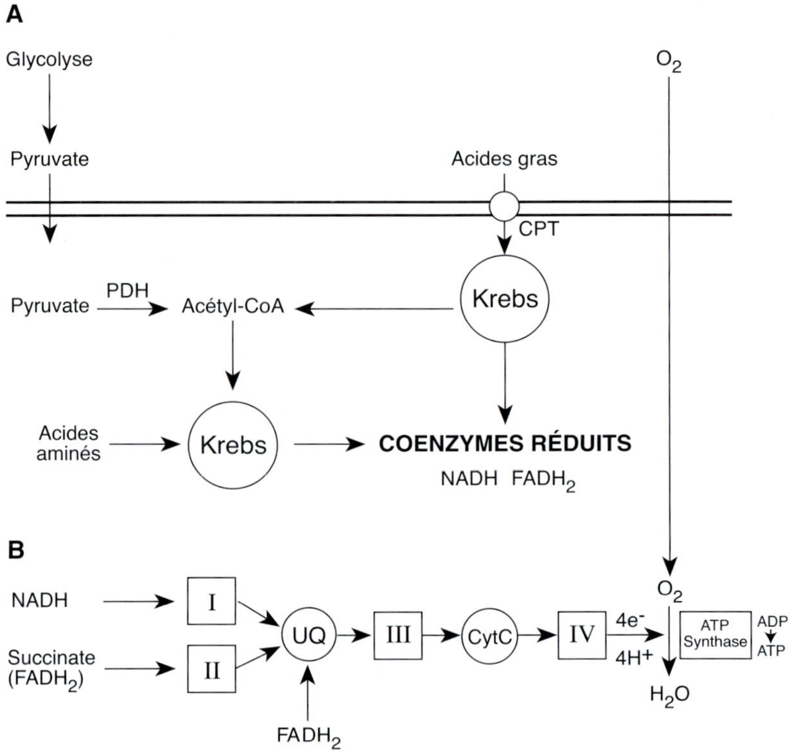

Fig. 11.1
La respiration cellulaire.
Production des coenzymes réduits (A). Fonctionnement simplifié de la chaîne respiratoire (B). CPT : carnitine palmitoyl transférase ; PH : pyruvate déshydrogénase ; bêta-ox : bêta-oxydation.

IV. Régulation

La respiration cellulaire est un processus physiologique étroitement régulé. Ainsi, la force protomotrice active l'ATP-synthase ; l'ATP produit entraîne alors une diminution de la force protomotrice, qui stimule en retour le fonctionnement de la chaîne respiratoire. Par ailleurs, l'élévation du rapport intramitochondrial ATP/ADP inhibe le complexe IV. D'autres signaux régulateurs interviennent vraisemblablement, comme le monoxyde d'azote (NO) qui présente une action biphasique. À faible concentration, de l'ordre de la nanomole, il inhibe de façon réversible la respiration cellulaire par un mécanisme de compétition avec l'oxygène au niveau du complexe IV. À forte concentration, le NO se comporte comme un agent cytotoxique (espèce oxygénée réactive) qui endommage les complexes I, II, IV et l'ATP-synthase. Enfin, il existe des poisons bien connus, susceptibles d'agir à tous les niveaux de la chaîne, dont on peut donner quelques exemples : roténone pour le complexe I, antimycine pour le complexe III, cyanure pour le complexe IV, atractyloside ou oligomycine pour l'ATP-synthase. Ces inhibiteurs sont utilisés en expérimentation ou en diagnostic pour étudier séquentiellement le fonctionnement de la chaîne respiratoire.

POINTS CLÉS

- Les mitochondries sont des organites dont la fonction essentielle est la production d'énergie.
- Cette spécialisation métabolique leur est conférée notamment par un très grand potentiel enzymatique : les réactions du catabolisme cellulaire aboutissent à la production de coenzymes réduits, qui sont des donneurs d'électrons.
- La chaîne respiratoire mitochondriale est un ensemble structural très organisé qui permet le transfert de ces électrons vers l'oxygène moléculaire, avec la création parallèle d'une force protomotrice, à la base du fonctionnement de l'ATP-synthase : l'ensemble du processus, unique dans le monde vivant, correspond de ce fait à une conversion d'énergie chimique en énergie électrochimique, puis en énergie mécanique, pour produire au final de l'ATP.
- La régulation de la chaîne respiratoire est un phénomène intégré dans la régulation générale du métabolisme énergétique.

12 Contrôle de la ventilation

Objectifs

- Comprendre l'hypothèse de fonctionnement rythmique des centres respiratoires.
- Comprendre les mécanismes centraux qui permettent au CO_2 de réguler la ventilation.
- Comprendre que les afférences vagales vont participer, renforcer l'inhibition périodique de l'inspiration et accélérer ainsi le rythme respiratoire.

Le contrôle de la ventilation s'intéresse à deux éléments fondamentaux. L'origine de l'autorythmicité des centres respiratoires et les boucles de régulation qui vont la contrôler. Le contrôle de la ventilation permet de maintenir l'homéostasie des gaz du sang.

I. Centres respiratoires

Les centres respiratoires sont situés dans le tronc cérébral : ils sont bulbo-protubérentiels. En effet, une section dans la partie supérieure de cette région laisse persister une respiration spontanée normale. À l'opposé une section sous-bulbaire interrompt toute respiration. Actuellement on décrit deux centres bulbaires et un centre plus haut situé (partie supérieure du pont), le centre pneumotaxique.

A. Centres respiratoires bulbaires

1. Groupe respiratoire dorsal (GRD)

Il est situé dans le noyau du faisceau solitaire, il reçoit des afférences des IXe (glossopharyngien) et X^{e} paires (vague) de nerfs crâniens, envoie des efférences vers les motoneurones phréniques, donc le diaphragme, et vers le groupe respiratoire ventral. Il est formé de deux types de neurones inspiratoires, les *neurones inspiratoires* α, dits générateurs de rampe inspiratoire et dont la décharge croît progressivement tout au long de l'inspiration. Ils permettent le recrutement progressif des fibres du diaphragme. Les *neurones inspiratoires* β reçoivent les informations vagales.

2. Groupe respiratoire ventral (GRV)

Il est localisé au niveau des noyaux para-ambigus et rétroambigus. Le GRV contient des neurones inspiratoires qui envoient des efférences vers les intercostaux, les scalènes et des neurones expiratoires qui commandent les muscles abdominaux. Il reçoit par ailleurs les informations du groupe respiratoire dorsal.

3. Hypothèses de fonctionnement des centres

Ces hypothèses sont nombreuses, celle qui est le plus en faveur est dite de l'inhibition phasique. Un activateur d'inspiration centrale stimulerait les cellules du GRD. Les cellules α provoqueraient une inspiration. En revanche, la stimulation des cellules β, lorsqu'elle atteint un seuil suffisant, induirait une inhibition du générateur d'activité inspiratoire centrale donc l'arrêt de l'inspiration et le début d'une expiration spontanée. Cette hypothèse est basée sur *l'inhibition périodique (phasique) de l'activité des neurones inspiratoires.*

B. Centre pneumotaxique

Ce centre localisé au niveau du noyau parabrachialis médian modulerait l'arrêt de l'inspiration en fonction de différents stimulus afférents qu'ils soient chimiques ou mécaniques. Par ailleurs, il pourrait transmettre les signaux de l'hypothalamus aux centres bulbaires ce qui expliquerait les réponses ventilatoires aux émotions, aux variations de température…

- *La rythmicité des centres respiratoires est basée sur l'interruption périodique de l'inspiration qui amène l'expiration.*

II. Contrôle central de l'activité des centres respiratoires

A. Contrôle cortical

La respiration est un acte involontaire mais qui peut être volontairement contrôlé sous la dépendance du cortex. Ces influences corticales interviennent directement au niveau des motoneurones phréniques, intercostaux et abdominaux.

B. Substance réticulée activatrice ascendante

Cette substance réticulée joue un rôle important chez le sujet éveillé. Celui-ci est moins dépendant des afférences périphériques. Ainsi, pendant le sommeil, lent on observe une diminution d'environ 15 % de la ventilation par inhibition des activités de la substance réticulée.

C. Chémorécepteurs centraux

1. Localisation

Les chémorécepteurs centraux seraient situés sur la face antérolatérale du bulbe (fig. 12.1). Toutefois, on ne sait pas s'il s'agit de chémorécepteurs propres ou d'expansion des neurones des centres respiratoires bulbaires. Ces chémorécepteurs sont baignés par le liquide céphalorachidien dont la composition est voisine de celle du plasma. Si les ions H^+ et CO_3H- passent difficilement il n'en est pas de même du CO_2 qui diffuse très facilement vers le liquide céphalorachidien.

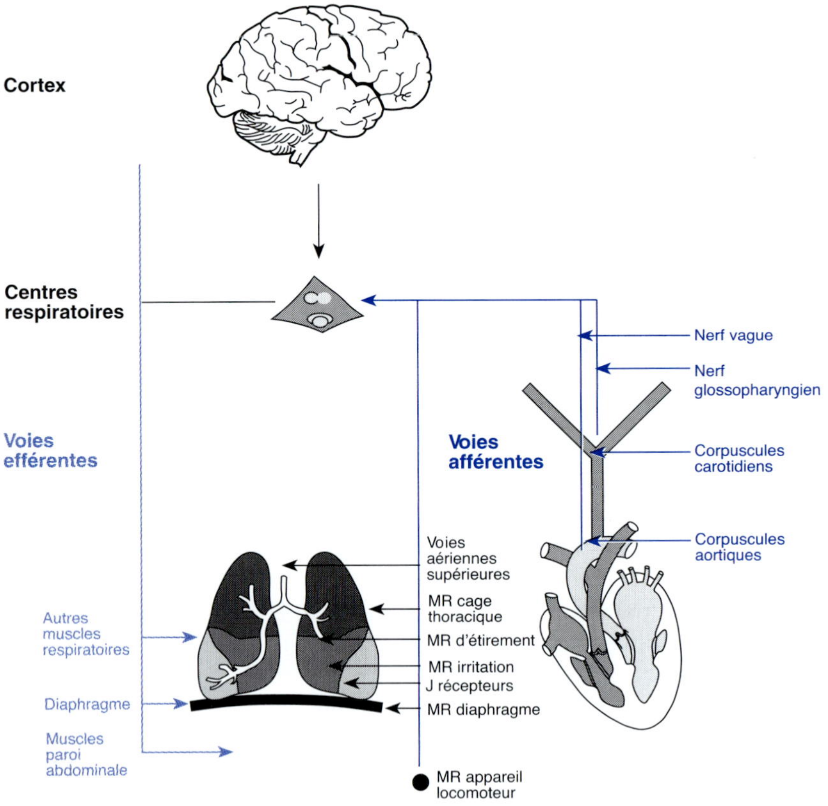

Fig 12.1
La régulation de la ventilation.
MR : mécanorécepteurs

■ *La réponse au CO_2 est majoritairement centrale, elle agit par une modification des ions H^+ du liquide céphalorachidien. L'hypoxie n'a aucun effet propre sur les chémorécepteurs centraux, elle potentialise cependant la réponse à l'hypercapnie.*

2. Stimulus des chémorécepteurs centraux

L'augmentation du CO_2 alvéolaire, après section de toutes les afférences nerveuses périphériques, provoque un accroissement très important de la ventilation qui survient après un délai d'une trentaine de secondes. Cette réponse centrale, plus importante que la réponse périphérique, est également plus sensible puisqu'une variation de 1,5 mmHg de $PaCO_2$ provoque des modifications ventilatoires. La réponse augmente linéairement avec la $PaCO_2$, à capnie égale elle est renforcée par l'hypoxie (qui peut doubler ou tripler l'effet obtenu). L'augmentation artificielle des ions H^+ au niveau du liquide céphalorachidien provoque un accroissement de la ventilation à $PaCO_2$ constante. *L'oxygène n'a pas d'effet direct sur les chémorécepteurs centraux.*

3. Mécanisme de la stimulation centrale

Lorsque le CO_2 diffuse vers le liquide céphalorachidien, *il y a libération d'ion H^+, ce sont ces derniers qui stimulent les chémorécepteurs.* Le pouvoir tampon du liquide céphalorachidien étant inférieur à celui du sang, l'augmentation des ions H^+ est conséquente ce qui explique les variations importantes de ventilation et la grande sensibilité de cette chémosensibilité centrale. Par ailleurs, le temps de la réaction (30 s) est bien sûr parfaitement compatible avec une transmission par le liquide céphalorachidien dont l'écoulement est lent par rapport à l'écoulement sanguin. Lors d'une diminution de la $PaCO_2$ le phénomène inverse apparaît et l'on observe une diminution de la ventilation.

III. Contrôle respiratoire périphérique

A. Chémorécepteurs périphériques

Il existe deux types de chémorécepteurs (voir fig. 12.1). Les *chémorécepteurs carotidiens* se trouvent à la division de l'artère carotide commune en carotides externe et interne, ce sont de petits nodules rosés pesant environ 15 mg. Leur vascularisation est particulière en ce sens qu'il s'agit de la structure la plus vascularisée de notre organisme, ainsi la différence entre PaO_2 et PvO_2 est extrêmement faible. Il s'ensuit que l'oxygène tissulaire est de l'ordre d'une valeur artérielle de PO_2 et non d'une valeur veineuse comme pour les autres organes. Les fibres nerveuses issues de ces corpuscules rejoignent la IXe paire de nerfs crâniens (glossopharyngien). On estime que la réponse à l'hypoxie est presque totalement la conséquence d'une stimulation des chémorécepteurs carotidiens. Les *chémorécepteurs aortiques* sont situés au niveau de la crosse de l'aorte. Les fibres nerveuses originaires de ces corpuscules rejoignent le vague ou X^e paire de nerfs crâniens.

▪ *Un arc réflexe comprend un récepteur, des voies afférentes, un centre nerveux, des voies efférentes, un effecteur. L'hypoxie ne stimule que les chémorécepteurs périphériques, quasi exclusivement les chémorécepteurs carotidiens.*

Les chémorécepteurs sont sensibles aux PO_2 *normales et supranormales*. L'inhalation d'oxygène pur diminue la ventilation d'environ 15 %. Toutefois, le stimulus oxygène devient efficace pour des PO_2 inférieures à 70 mmHg. Si la PO_2 tombe à une valeur très basse, il y a une dépression ventilatoire (les cellules nerveuses sont très sensibles et détruites par les hypoxies profondes). *Le CO_2 stimule également les chémorécepteurs périphériques*. On estime la participation de ceux-ci, lors d'une variation de ce paramètre, à environ 40 %. Comme nous l'avons précisé, l'augmentation du CO_2 entraîne une hyperventilation et sa diminution une hypoventilation. Les ions H^+ stimulent les chémorécepteurs périphériques, une acidose induit une hyperventilation, une alcalose l'inverse. Les effets de l'hypoxie sont potentialisés par une hypercapnie ou une acidose.

B. Afférences vagales bronchoparenchymateuses

Le rôle de ces afférences est prépondérant dans la régulation du rythme respiratoire puisqu'une vagotomie (section du vague) entraîne une diminution de 50 % de la fréquence ventilatoire.

1. Mécanorécepteurs

Ils sont situés tout au long de l'arbre bronchique mais surtout dans les voies aériennes centrales et connectés aux grosses fibres vagales myélinisées (voir fig. 12.1). Ils sont sensibles à l'étirement donc à l'inflation pulmonaire. Leur adaptation est très lente c'est le classique réflexe d'inhibition de l'inspiration de Hering Breuer : *l'inspiration appelle l'expiration*. Si la distension pulmonaire est maintenue, elle provoque une apnée dont la durée est proportionnelle à l'importance du stimulus. Le rôle de ce réflexe semble secondaire chez l'homme.

2. Récepteurs d'irritation

De nombreuses fibres myélinisées proviennent de l'épithélium nasal, de l'arbre bronchique dans toute son étendue (voir fig. 12.1). Les récepteurs sont activés par les variations importantes de pression intrapulmonaire, par le CO_2 de l'air alvéolaire, par l'inhalation de gaz irritants comme le chlore ou l'ammoniac, par les médiateurs tels que l'histamine, les prostaglandines... Leur rôle essentiel est bronchomoteur. Ils pourraient intervenir dans les « soupirs », réguliers au cours de la ventilation spontanée.

3. Récepteurs J

Le terme J correspond au fait qu'ils sont situés dans l'interstitium pulmonaire au contact des capillaires, donc juxtacapillaires (voir fig. 12.1). Ces récepteurs sont d'innervation amyélique, leurs informations étant transportées par les fibres C. Ils provoquent une tachypnée, c'est-à-dire une respiration caractérisée par un petit volume courant et une grande fréquence respiratoire. Ils sont activés par un œdème interstitiel.

C. Récepteurs musculaires

Il s'agit des récepteurs des muscles striés, c'est-à-dire les fuseaux neuromusculaires, les organes tendineux de Golgi et les terminaisons libres.

Les *récepteurs des muscles respiratoires* (voir fig. 12.1) participent au contrôle ventilatoire (le diaphragme est pauvre en fuseaux mais riche en organes de Golgi). À l'étage spinal, ils peuvent renforcer ou réduire la contraction musculaire. À l'étage bulbaire, ils participent au contrôle de l'arrêt de l'inspiration donc de la fréquence respiratoire. Les récepteurs des muscles respiratoires jouent un rôle important dans la sensation de dyspnée (essoufflement) en transmettant au cortex des informations sur leurs caractéristiques géométriques. La dyspnée est perçue lorsqu'il y a dysharmonie entre la commande nerveuse et la perception de la contraction musculaire résultante.

Les *récepteurs des muscles périphériques* (voir fig. 12.1) jouent probablement un rôle au cours de l'exercice musculaire, en particulier dans sa phase de début. Les terminaisons libres de ces mêmes muscles périphériques pourraient transmettre des informations sur les conditions métaboliques locales (métaborécepteurs) ce qui renforcerait la ventilation d'exercice.

D. Autres afférences

D'autres afférences, qu'elles viennent des voies aériennes supérieures, des barorécepteurs artériels, des récepteurs digestifs ou des thermorécepteurs peuvent intervenir. Elles jouent un rôle dans des circonstances particulières et n'ont qu'un effet ponctuel.

▪ *Les afférences périphériques ont pour rôle essentiel d'inhiber la « rampe » inspiratoire donc d'augmenter la fréquence respiratoire. Si la fréquence respiratoire résultant de l'action de ces facteurs inhibiteurs sur les centres est de 12 cycles par minute, il est vraisemblable que le rythme propre des centres respiratoires est proche de l'unité en une minute.*

POINTS CLÉS

▶ L'activité rythmique des centres respiratoires est la conséquence d'une interruption phasique du générateur inspiratoire central ce qui entraîne un arrêt inspiratoire et induit une expiration passive.

▶ Le CO_2 stimule les chémorécepteurs centraux par l'intermédiaire du liquide céphalo-rachidien.

▶ Les chémorécepteurs : périphériques, sont stimulés par une baisse de la PaO_2 ; centraux, ne le sont pas.

▶ Les mécanorécepteurs à l'étirement inhibent l'inspiration donc appellent l'expiration lorsqu'ils sont stimulés.

ENTRAÎNEMENT

QCM

1. L'arbre bronchique :

- ❑ **A.** la zone de conduction comprend la trachée, les grosses bronches, les petites bronches et les bronchioles respiratoires.
- ❑ **B.** la zone de conduction n'est le lieu d'aucun échange gazeux.
- ❑ **C.** la zone respiratoire est partiellement alvéolisée.
- ❑ **D.** le tabac touche les petites voies aériennes : les résistances à l'écoulement de l'air sont considérablement augmentées.

2. La barrière alvéolocapillaire :

- ❑ **A.** le surfactant, produit par les pneumocytes granuleux, recouvre l'épithélium alvéolaire, c'est-à-dire les pneumocytes de type I.
- ❑ **B.** l'interstitium est composé de collagène et d'élastine, il constitue donc la charpente du poumon.
- ❑ **C.** grâce à la membrane alvéolaire, les échanges gazeux sont illimités.
- ❑ **D.** la surface d'échange correspond à la surface de l'épithélium alvéolaire, soit 100 m^2.

3. La circulation pulmonaire :

- ❑ **A.** l'artère pulmonaire contient du sang pauvre en oxygène.
- ❑ **B.** les artérioles extra-alvéolaires sont contenues dans une gaine différente de celle des bronchioles.
- ❑ **C.** les vaisseaux interalvéolaires se dilatent à l'inspiration.
- ❑ **D.** les vaisseaux extra-alvéolaires de la partie supérieure du poumon sont plus perfusés que ceux de la partie inférieure.

4. La plèvre :

- ❑ **A.** les feuillets de la plèvre sont accolés parce qu'il existe des mécanismes qui empêchent la collection de liquide ou de gaz entre eux.
- ❑ **B.** le gradient de pression pleurale est de 7,5 cmH_2O sur un homme de taille moyenne en position couchée.
- ❑ **C.** la pression pleurale est plus négative à l'inspiration qu'à l'expiration.
- ❑ **D.** la pression pleurale est plus négative à l'inspiration qu'à l'expiration, donc l'inspiration facilite l'écoulement de l'air dans les voies aériennes.

5. Les muscles respiratoires :

- ❑ **A.** on dénombre trois effets inspiratoires dus à la contraction diaphragmatique : abaissement, insertion, apposition.
- ❑ **B.** l'expiration spontanée correspond à un relâchement total du tonus musculaire diaphragmatique.
- ❑ **C.** les muscles intercostaux internes ont une action inspiratoire.
- ❑ **D.** les muscles abdominaux agissent uniquement lors de l'expiration forcée.

6. Les propriétés statiques de l'appareil respiratoire :

- ❑ **A.** la pression de rétraction élastique du poumon est le moteur de l'expiration spontanée.
- ❑ **B.** la pression de distension élastique du système thoracopulmonaire est le moteur de l'inspiration.
- ❑ **C.** le niveau ventilatoire de repos se situe au point d'équilibre des pressions de distension et de rétraction élastique du système thoracopulmonaire.
- ❑ **D.** le poumon ne « satisfait » jamais son élasticité.

7. Le surfactant :

- ❑ **A.** est une glycoprotéine.
- ❑ **B.** possède des propriétés tensioactives.
- ❑ **C.** possède des propriétés tensioactives parce qu'il augmente la tension superficielle de l'air alvéolaire.
- ❑ **D.** est le garant de la stabilité alvéolaire.

8. Les volumes pulmonaires mobilisables :

- ❑ **A.** la capacité pulmonaire totale correspond au volume maximal mobilisable.
- ❑ **B.** le niveau ventilatoire de repos est atteint en fin d'inspiration normale.
- ❑ **C.** le volume résiduel est défini comme le volume de gaz contenu dans les poumons en fin d'expiration forcée.
- ❑ **D.** les valeurs normales sont variables en fonction du sexe, de l'âge, et de la taille.

QCM

9. Les propriétés dynamiques de l'appareil respiratoire :

- ❑ **A.** les résistances des petites voies représentent 20 % des résistances des voies aériennes.
- ❑ **B.** ce pourcentage correspond à l'incertitude absolue de la mesure, c'est pourquoi les petites voies sont appelées zone silencieuse du poumon.
- ❑ **C.** le VEMS est sensible à l'obstruction des petites voies aériennes.
- ❑ **D.** le VEMS est sensible à l'obstruction des petites voies aériennes parce qu'il se mesure à bas volume pulmonaire.

10. Les espaces morts :

- ❑ **A.** sont des espaces non ventilés et perfusés.
- ❑ **B.** alvéolaire ou anatomique ont les mêmes conséquences.
- ❑ **C.** lorsque l'espace mort est de 0,450 L, le volume courant doit être de 1,800 L pour que les échanges soient normaux.
- ❑ **D.** pour un espace mort total de 0,150 L, les échanges sont toujours normaux.

11. La distribution de la ventilation :

- ❑ **A.** se mesure en injectant un bolus de xénon.
- ❑ **B.** montre une distribution préférentielle de l'air inspiré dans les parties inférieures du poumon.
- ❑ **C.** montre une distribution préférentielle de l'air inspiré dans les parties inférieures du poumon parce qu'elles sont plus compliantes.
- ❑ **D.** s'homogénéise en position couchée.

12. La circulation pulmonaire :

- ❑ **A.** pour la circulation pulmonaire, la pression motrice correspond à la différence de pression entre l'artère pulmonaire et l'oreillette gauche.
- ❑ **B.** l'O_2 capté par les poumons correspond à l'O_2 fixé par les tissus.
- ❑ **C.** la perfusion pulmonaire augmente de la partie inférieure à la partie supérieure du poumon.
- ❑ **D.** l'absence de perfusion au niveau des zones inférieures du poumon explique l'espace mort alvéolaire.

13. Le rapport ventilation/perfusion :

- ❑ **A.** est inhomogène chez l'homme normal.
- ❑ **B.** est facteur d'hypercapnie lorsqu'il est trop bas.
- ❑ **C.** est facteur d'hypercapnie lorsqu'il est trop haut.
- ❑ **D.** augmente au cours de l'exercice musculaire.

14. La diffusion alvéolocapillaire :

- ❑ **A.** la surface fonctionnelle d'échange dépend du rapport ventilation-perfusion.
- ❑ **B.** la surface fonctionnelle d'échange augmente au cours de l'effort.
- ❑ **C.** la surface fonctionnelle d'échange augmente au cours de l'effort par uniformisation du rapport ventilation-perfusion.
- ❑ **D.** l'érythropoïétine (EPO) induit une augmentation du nombre de globules rouges et donc une augmentation de la diffusion alvéolocapillaire.

15. La cascade de l'oxygène :

- ❑ **A.** la première chute est due à l'humidification de l'air.
- ❑ **B.** la deuxième chute est liée au contenu gazeux du poumon.
- ❑ **C.** la PaO_2 normale est de 95 ± 5 mmHg chez le sujet jeune.
- ❑ **D.** la PO_2 mitochondriale est de l'ordre de l'unité.

16. Concernant le transport de l'O_2 :

- ❑ **A.** la PAO_2 témoigne de la quantité d'O_2 dissous.
- ❑ **B.** la forme dissoute est la principale forme de transport de l'O_2.
- ❑ **C.** la saturation donne la quantité d'O_2 combiné à l'Hb par rapport à la PAO_2.
- ❑ **D.** une anémie induit un effondrement de la saturation.

17. Courbe de fixation de l'oxygène sur l'hémoglobine (SO_2-PO_2) :

- ❑ **A.** le plateau de cette courbe protège l'oxygénation tissulaire.
- ❑ **B.** la libération d'O_2 par l'hémoglobine nécessite la présence d'anhydrase carbonique.
- ❑ **C.** le CO_2 augmente l'affinité de l'hémoglobine pour l'oxygène.
- ❑ **D.** le CO_2 augmente l'affinité de l'hémoglobine pour l'oxygène donc facilite sa libération.

18. Lors de l'effort physique, le relarguage d'O_2 est accru par :

- ❑ **A.** l'augmentation de la $PACO_2$.
- ❑ **B.** la diminution de la température réalisée grâce à la sudation.
- ❑ **C.** l'augmentation du pH.
- ❑ **D.** la déviation de la courbe de saturation de l'hémoglobine en O_2 vers la gauche.

QCM

19. Le transport du CO_2 :

- ❑ **A.** les quantités de CO_2 et d'O_2 dissoutes dans 100 mL de sang sont égales.
- ❑ **B.** dans le plasma, le CO_2 est transporté essentiellement par la fixation sur les radicaux NH_2 des protéines plasmatiques.
- ❑ **C.** au niveau érythrocytaire grâce à l'anhydrase carbonique, le CO_2 réagit avec l'H_2O et donne les ions HCO_{3-} et H^+.
- ❑ **D.** ce relarguage de H^+ induit une augmentation de l'acidité intraérythocytaire.

20. Respiration mitochondriale :

- ❑ **A.** les complexes I à IV sont situés dans la matrice mitochondriale.
- ❑ **B.** l'ubiquinone est le carrefour principal de la chaîne respiratoire.
- ❑ **C.** le flux d'électrons se déplace des composés au potentiel de réduction le plus élevé vers les composés au potentiel le plus bas.
- ❑ **D.** l'ATP synthase assure la conversion de la force protomotrice en un mouvement de rotation qui permet la synthèse de l'ATP.

21. Les centres respiratoires :

- ❑ **A.** le groupe respiratoire dorsal reçoit des afférences vagales.
- ❑ **B.** les cellules α du groupe respiratoire dorsal induisent l'inspiration.
- ❑ **C.** le générateur d'activité inspiratoire provoque l'inspiration et prépare indirectement l'expiration en stimulant les cellules β.
- ❑ **D.** les afférences vagales participent à l'inhibition de l'inspiration donc augmentent la fréquence respiratoire.

22. La régulation de la ventilation :

- ❑ **A.** les centres respiratoires bulbaires sont sensibles à l'hypoxie et à l'hypercapnie.
- ❑ **B.** les chémorécepteurs centraux sont sensibles à l'hypoxie.
- ❑ **C.** les chémorécepteurs périphériques sont sensibles à l'hypercapnie.
- ❑ **D.** la stimulation des mécanorécepteurs des voies aériennes entraîne une expiration par arrêt de l'inspiration.

23. Les résistances à l'écoulement de l'air sont élevées :

- ❑ **A.** au niveau des fosses nasales.
- ❑ **B.** au niveau du pharynx.
- ❑ **C.** au niveau des grosses voies aériennes.
- ❑ **D.** au niveau des petites bronches.
- ❑ **E.** au niveau des bronchioles respiratoires.

24. Le diaphragme :

- ❑ **A.** costal : s'insère sur les côtes et le tendon central.
- ❑ **B.** contient une majorité de fibres non fatigables.
- ❑ **C.** est très vascularisé.
- ❑ **D.** provoque un déplacement interne des côtes lors de sa contraction.
- ❑ **E.** est refoulé en direction céphalique lors de l'expiration forcée.

25. Les espaces morts :

- ❑ **A.** sont des espaces ventilés non perfusés.
- ❑ **B.** sont des espaces 4 fois plus ventilés que perfusés.
- ❑ **C.** la fréquence respiratoire doit être multipliée par 16 si l'espace mort double.
- ❑ **D.** le rapport volume de l'espace mort sur volume courant doit être de 0,5.
- ❑ **E.** en pathologie, l'espace mort alvéolaire peut être plus grand que l'espace mort anatomique.

26. On observe une augmentation de la DLCO :

- ❑ **A.** si la conductance de la membrane alvéolocapillaire est diminuée.
- ❑ **B.** si la conductance de la membrane alvéolocapillaire est diminuée, donc si cette dernière est détruite.
- ❑ **C.** en position couchée.
- ❑ **D.** après une perfusion de globules rouges.
- ❑ **E.** au cours d'un exercice.

27. Régulation de la ventilation :

- ❑ **A.** le CO_2 stimule les chémorécepteurs centraux et périphériques.
- ❑ **B.** l'oxygène stimule essentiellement les chémorécepteurs carotidiens.
- ❑ **C.** le vague achemine 20 % des afférences périphériques.
- ❑ **D.** les récepteurs J sont situés dans les capillaires pulmonaires.
- ❑ **E.** l'expiration est la conséquence d'une inhibition du centre pneumotaxique.

Pour les corrections, se reporter à la page 407

Physiologie cardio-vasculaire

IV

François Carré

Introduction

Le système cardiovasculaire comprend une pompe, le cœur, qui propulse un fluide, le sang, dans un circuit fermé de conduits, les vaisseaux. Il joue plusieurs rôles dont deux majeurs dans le bon fonctionnement des organes. Par son rôle hémodynamique, il s'adapte rapidement aux perturbations continuelles de l'homéostasie du milieu intérieur afin de fournir aux organes un débit sanguin suffisant et circulant à une pression efficace. C'est le rôle fonctionnel de la circulation. Celle-ci dépend de la pression artérielle qui est la variable circulatoire régulée de l'organisme. Il assure aussi la circulation du sang, transporteur liquidien qui achemine les informations hormonales, métaboliques et immunitaires et participe à l'élimination de la chaleur et des déchets produits par les activités métaboliques. C'est le rôle nutritionnel de la circulation.

Lois générales de l'hémodynamique

13

Objectif

- Connaître les bases physiques de l'écoulement du sang et les grandeurs hémodynamiques fondamentales.

I. Écoulement du sang

La circulation du sang est un phénomène physique. Le sang, formé du plasma et d'éléments cellulaires, est assimilable à un fluide de viscosité variable comparable à une encre d'imprimerie. Deux lois fondamentales régissent l'écoulement des fluides idéaux. La loi de conservation de masse qui dit qu'en tout point de l'écoulement d'un fluide le débit massique est constant. La loi de conservation de l'énergie de Bernouilli qui dit qu'en tout point de l'écoulement d'un fluide l'énergie hydraulique totale du fluide est constante. Cette énergie hydraulique totale est la somme de trois types d'énergie.

L'écoulement du fluide entre deux points se fait à partir du point ou l'énergie totale (et non la pression) est la plus élevée. Sa vitesse d'écoulement dépend du gradient d'énergie entre ces deux points. Comme le sang est un fluide visqueux, les forces de friction sur les parois vasculaires entraînent une perte d'énergie, donc un ralentissement de l'écoulement.

▪ Les trois types d'énergie sont :
– l'énergie de pression P qui correspond à la pression appliquée par le fluide sur la paroi ;
– l'énergie cinétique, Ec = 1/2 ρV^2, qui dépend de la masse (ρ) et du carré de la vitesse (V) du fluide ;
– l'énergie potentielle ou hydrostatique, Eh = $\rho g h$, ou h est la différence de hauteur de la colonne de fluide avec le niveau de référence et g l'accélération due à la gravitation.

▶ Le rôle principal de la contraction cardiaque est de fournir au sang une pression suffisante pour vaincre cette perte d'énergie afin qu'il s'écoule.

Ces deux lois expliquent qu'au niveau d'un rétrécissement vasculaire la vitesse du fluide soit accélérée et que la pression qu'il exerce soit diminuée par rapport à celles d'amont et d'aval (effet Venturi).

L'écoulement d'un fluide peut se faire selon deux modalités, laminaire, les couches cylindriques du fluide glissant les unes par rapport aux autres sans déformation, ou turbulent dans lequel le fluide perd sa régularité.

Ce dernier type d'écoulement réclame plus d'énergie que l'écoulement laminaire et provoque des phénomènes vibratoires qui peuvent léser les parois vasculaires. Dans le réseau cardiovasculaire l'écoulement sanguin est laminaire et devient turbulent en cas de sténose.

▪ En clinique, les vitesses sanguines peuvent être mesurées par utilisation de l'effet Doppler en amont et en aval d'une sténose vasculaire. L'application du phénomène de Venturi permet d'évaluer le degré d'une sténose vasculaire.

II. Grandeurs hémodynamiques fondamentales

▪ En clinique, les vibrations liées à l'écoulement turbulent peuvent entraîner des phénomènes tactiles, les frémissements, et/ou sonores, les souffles cardiaques ou vasculaires.

La pression (P) est le rapport d'une force (F) sur une surface (S) : P = F/S, son unité légale est le kiloPascal (kPa). En physiologie, elle est exprimée le plus souvent en millimètres de mercure (1 mmHg = 0,133 kPa).

▸ Au niveau circulatoire, la pression est liée à la force que le sang applique sur la paroi interne des vaisseaux.

La pression mesurée dans un vaisseau est la somme des trois composantes énergétiques déjà décrites plus la pression motrice qui correspond à la différence de pression entre deux points d'écoulement du fluide. La pression transmurale est la différence entre les pressions extra- et intravasculaire.

▸ Le débit est le volume moyen de fluide passé dans le circuit pendant l'unité de temps. Il s'exprime en litres/minute ou millilitres/secondes.

▪ L'échographie-Doppler permet une étude hémodynamique cardiovasculaire non invasive qui peut être complétée par les données des cathétérismes. Ce qui permet de faire le bilan anatomique et fonctionnel des cardiopathies et de leur retentissement sur l'appareil circulatoire.

Les résistances vasculaires, par la perte d'énergie qu'elles entraînent, ralentissent l'écoulement du sang. Elles s'expriment par l'équation : $R = 8\,L\rho/\pi r^4$ ou L est la longueur des vaisseaux qui est stable au niveau circulatoire, ρ est la viscosité du sang qui normalement varie peu et r le rayon des vaisseaux.

▸ Les variations de rayon jouent le rôle principal dans le niveau des résistances vasculaires, c'est la vasomotricité.

La loi de Poiseuille précise la relation qui existe entre débit (D), pression (P) et résistances (R) : P = D x R.

La tension pariétale (T) correspond à la contrainte mécanique que la pression du sang exerce sur la paroi vasculaire. C'est une force appliquée sur une unité de longueur, elle s'exprime en dynes/cm. Elle est différente de la pression (P) à laquelle elle est reliée par la relation : T = P x r ou r est le rayon du vaisseau.

▪ Ainsi, en clinique, le terme de tension artérielle couramment employé est inadapté. La mesure réalisée concerne la pression artérielle.

La distensibilité est la propriété qu'ont certains corps de se laisser déformer (inverse de la rigidité). De façon simplifiée, on peut la décrire par l'équation C = V/P ou C est la capacitance (mL/mmHg), V le volume (mL) et P la pression (mmHg). Pour les vaisseaux, les termes de compliance ou de capacitance sont utilisés même s'ils ne sont pas synonymes de distensibilité. Cela correspond à la capacité des cavités cardiaques et des vaisseaux de contenir plus ou moins de sang sans que la pression varie beaucoup.

III. Schéma général de la circulation

Selon leurs caractéristiques anatomiques, hémodynamiques ou fonctionnelles, on peut décrire plusieurs circulations (fig. 13.1). Anatomiquement, la circulation systémique (grande circulation) qui va du ventricule gauche à l'oreillette droite et la circulation pulmonaire (petite circulation) qui va du ventricule droit à l'oreillette gauche forment deux circulations disposées en série. Elles sont traversées par le même débit sanguin mais présentent, comme nous le verrons, des caractéristiques hémodynamiques différentes. Au niveau des différents organes la circulation sanguine se fait en parallèle et le débit sanguin qui traverse un organe correspond à un pourcentage du débit cardiaque. Deux organes, le cerveau et le myocarde, présentent une circulation prioritaire. Les autres circulations sont adaptées en permanence aux besoins de l'organe perfusé.

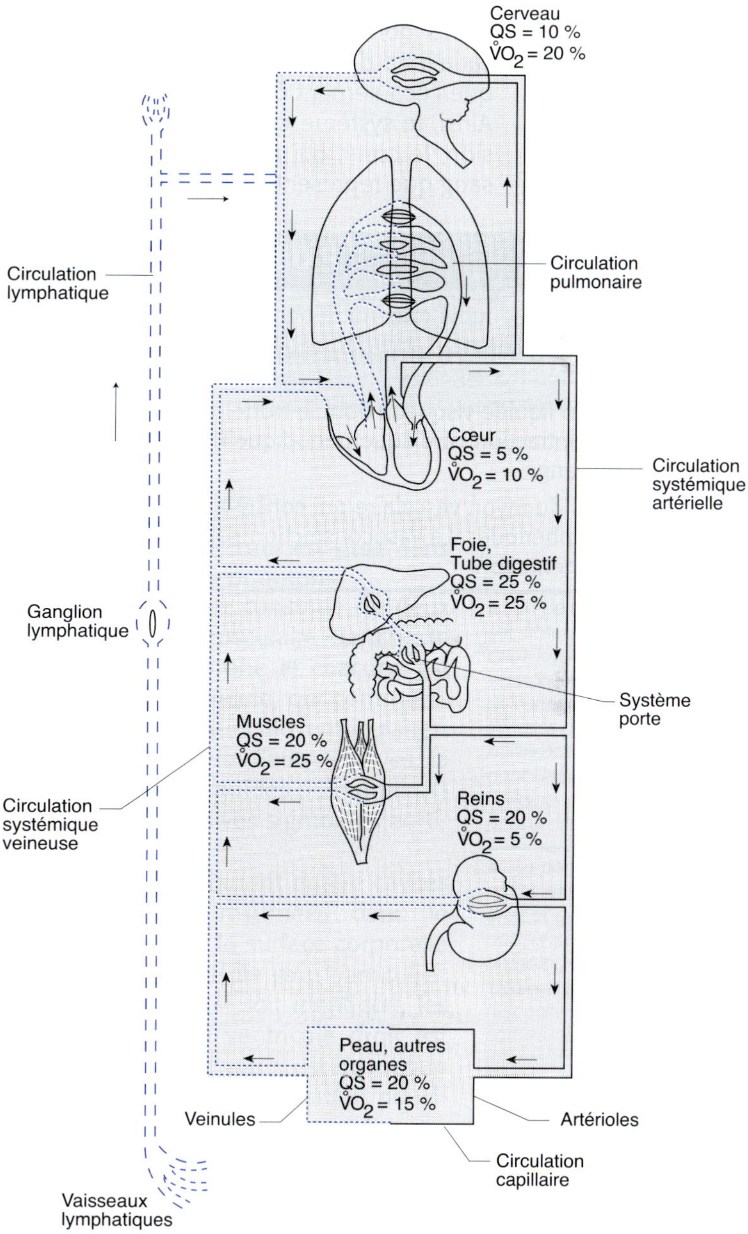

Fig. 13.1

Schéma général du système circulatoire.

Les circulations pulmonaire et systémique sont disposées en série. Les circulations d'organes sont placées en parallèle. Qs : débit sanguin de l'organe en % du débit cardiaque (5,5 L/min) de repos d'un adulte jeune ; VO_2 : consommation d'oxygène de l'organe en % de celle de l'organisme au repos (250 mL/min). Les flèches représentent le sens de circulation du sang.

■ *L'architecture spécifique des fibres musculaires permet une vidange ventriculaire efficace en torsion basée sur le principe de « l'essorage de la serpillère ».*

Les cavités ventriculaires présentent de nombreuses anfractuosités formant un réseau musculaire trabéculaire. Plusieurs types de cellules sont individualisables au sein du myocarde. Les cellules musculaires (aussi appelées fibres) ou myocytes qui prédominent largement et assurent la contraction. Ce sont des cellules individualisées et mononucléées. Dans le ventricule gauche, elles sont regroupées en fibres circulaires dont la contraction diminue le rayon de la cavité, et en fibres spiralées (en écharpe de la base vers la pointe et remontant sur la face opposée) dont la contraction diminue le grand axe cavitaire. Au niveau du ventricule droit les fibres ont une disposition spiralée.

Leur membrane présente de nombreux replis qui majorent beaucoup sa surface et des invaginations en doigt de gant, les tubules T, qui facilitent les échanges ioniques et la conduction du potentiel d'action à l'intérieur des cellules. Les tubes du réticulum sarcoplasmique, lieu de stockage du calcium, sont dilatés à leur extrémité terminale en citernes qui sont en contact avec les tubules T ; ce sont les triades. Le sarcomère intracytoplasmique constitue l'unité contractile semblable à celle du muscle squelettique. Les mitochondries, nombreuses et volumineuses, témoignent d'un métabolisme aérobie intense. Les disques intercalaires (ou stries scalariformes) qui séparent les myocytes présentent plusieurs zones : les nexus (ou *gap junctions*) soudures intermembranaires et voies de faible résistance qui permettent la propagation rapide des potentiels d'action, les *fascia adherens* sur lequel le sarcomère s'insère et les desmosomes (ou *macula adherens*) zones sans insertion du sarcomère. Ainsi, grâce aux nexus, le myocarde fonctionne comme un syncitium électrique. D'autres cellules peu nombreuses, sans caractéristiques contractiles, arrondies et de petite taille sont individualisables dans les tissus auriculaire et ventriculaire. Ces cellules qui ont conservé des caractéristiques embryonnaires sont capables de se dépolariser spontanément et de transmettre très rapidement cette dépolarisation. Ce sont les cellules automatiques (cellules P pour *pacemaker*) et nodales (tissu de conduction). Enfin, il existe des cellules transitionnelles avec les cellules musculaires qui favorisent la transmission de l'impulsion au myocarde.

Les oreillettes droite et gauche sont peu différentes. Leur paroi est très fine et elles sont très distensibles. Les cellules auriculaires ont des triades moins bien individualisées et leur cytoplasme est riche en microtubules et en granulations.

■ *On distingue les surcharges hémodynamiques physiologiques comme la grossesse et l'activité physique intense et prolongée et pathologiques comme l'hypertension artérielle ou une pathologie valvulaire. Les premières entraînent une hypertrophie cardiaque équilibrée (myocytes, vaisseaux, absence de fibrose) et réversible contrairement aux secondes.*

Les autres cellules sont les fibroblastes, les cellules endothéliales et les cellules musculaires lisses vasculaires. La matrice extracellulaire est très riche en collagène en particulier de type I qui assure la cohésion du cœur et l'homogénéité de la contraction.

En dehors de la période de croissance, le myocarde se renouvelle lentement. La synthèse protéique au niveau transcriptionnel est sous la dépendance, entre autres, des catécholamines et de la thyroxine. La régulation post-transcriptionnelle reste mal connue. Contrairement au muscle squelettique, il ne semble pas exister de phénomène d'hyperplasie des myocytes au niveau du myocarde. En revanche, les autres cellules peuvent se multiplier. Lorsque la concentration en collagène de type I augmente, comme lors du vieillissement, la rigidité myocardique augmente. Le myocarde possède un grand pouvoir de plasticité (remodelage) qui s'exprime en réponse au travail cardiaque imposé.

II. Vascularisation du cœur

Le cœur est irrigué de l'extérieur vers l'intérieur par les artères coronaires qui naissent de l'aorte dans le creux des valves aortiques sigmoïdes antérieures.
Les artères épicardiques circulent à la surface du myocarde ce qui les rend accessibles au chirurgien. Les artères intramyocardiques qui naissent des précédentes plongent dans l'épaisseur du muscle et constituent un riche réseau vasculaire endocardique. La coronaire droite se distribue au ventricule droit et à la face postérieure du cœur. La coronaire gauche après un tronc commun court se divise en artères circonflexe et interventriculaire antérieure qui irriguent la plus grande partie du myocarde. Les veines coronaires se jettent dans le sinus coronaire qui s'ouvre dans l'oreillette droite.

III. Innervation du cœur

Le cœur est un organe automatique qui ne reçoit ni innervation motrice ni sensitive. Il est cependant richement innervé par les deux branches du système nerveux autonome, parasympathique (vague) et sympathique. Le parasympathique agit par l'intermédiaire de l'acétylcholine sur les récepteurs muscariniques et le sympathique par l'intermédiaire de la noradrénaline sur les récepteurs adrénergiques (α et β).
Le parasympathique innerve essentiellement les oreillettes alors que le sympathique innerve les oreillettes, les ventricules et, nous le reverrons, les vaisseaux coronaires et périphériques. Le parasympathique agit essentiellement sur la fréquence cardiaque alors que le sympathique agit sur la fréquence cardiaque et la force de contraction. Ces deux voies nerveuses qui fonctionnent principalement par l'intermédiaire d'arcs réflexes ont des voies afférentes, un niveau central ou se font les connexions avec le cortex et les arcs réflexes médullaires, et des voies efférentes avec un niveau préganglionnaire et postganglionnaire. Les récepteurs sont des mécanorécepteurs avec fibres myélinisées situés dans la crosse aortique, les sinus carotidiens, les oreillettes et les grosses veines et des mécanorécepteurs, des chémorécepteurs et des nocicepteurs diffus dans le cœur. Chez l'homme, il n'y a pas de latéralisation évidente de cette innervation.

La contractilité cardiaque périodique est automatique, indépendante du système nerveux. Les systèmes sympathique (accélérateur) et parasympathique (freinateur) vont moduler en permanence la fréquence de contraction (chronotropisme) intrinsèque du nœud sinusal et la vitesse de conduction de l'influx (dromotropisme).
Le système sympathique module aussi la force de contraction (inotropisme) et la vitesse de relaxation (lusitropisme) des fibres myocardiques.
La fréquence et l'intensité des contractions myocardiques sont aussi sous la dépendance de deux catécholamines, adrénaline et noradrénaline, hormones sécrétées par la médullosurrénale qui est embryologiquement assimilable à un ganglion sympathique.

- *Le terme de circulation coronaire est dû aux deux couronnes que les artères principales constituent sur les petit et grand axes du cœur.*

- *La pauvreté des anastomoses explique la gravité de l'obstruction prolongée d'une des trois branches principales du réseau coronaire qui entraîne une nécrose cellulaire (infarctus du myocarde). On parle de circulation termino-terminale.*

- *La sensation douloureuse liée à l'ischémie coronaire (angine de poitrine) est transmise aux centres supérieurs par les nocicepteurs et les fibres centripètes du système sympathique.*

- *Parmi les cinq récepteurs muscariniques connus, seules les formes M_1, M_2, M_3 sont présents dans le cœur humain avec prédominance de M_2.*

- *Trois β récepteurs (β_1, β_2, β_3) de la famille des récepteurs couplés aux protéines G régulatrices sont présents dans le cœur des mammifères Les β_1 et les β_2 prédominent nettement. Les β_1 ont des effets chronotrope, inotrope, et lusitrope positifs. Les β_2 ont un effet chronotrope positif mais jouent un rôle prépondérant au niveau vasculaire.*

■ *En cas d'insuffisance de débit coronaire due en général à une sténose sur une artère coronaire, l'apport d'oxygène peut être inadapté aux besoins cellulaires. L'utilisation du métabolisme anaérobie, outre son rendement faible en ATP, entraîne la libération de métabolites qui perturbent l'homéostasie et la contractilité de la cellule myocardique.*

IV. Métabolisme myocardique

Comme toutes les cellules, la cellule myocardique consomme de l'ATP pour maintenir son homéostasie. Mais, son activité contractile permanente associée réclame un flux d'énergie particulièrement élevé. Celui-ci est assuré par une fourniture constante de molécules d'ATP entretenue par un métabolisme oxydatif (ou aérobie) important. C'est le cycle de l'acide citrique (ou cycle de Krebs) mitochondrial qui, en présence d'oxygène, permet la régénération de molécules d'ATP. Le myocarde sain est « omnivore » et si ses substrats préférentiels sont les acides gras à longues chaînes (60-90 %), il s'adapte facilement aux autres substrats métaboliques que sont les glucides ou le lactate (lors d'un exercice musculaire).

V. Propriétés des cellules myocardiques

Toutes les cellules myocardiques ont potentiellement les mêmes propriétés électriques, et mécaniques. Comme l'expression de ces propriétés varie considérablement selon les cellules, on peut schématiquement distinguer deux types de cellules myocardiques. Les cellules automatiques qui produisent et conduisent un potentiel d'action spontané et périodique et les cellules contractiles qui répondent à ce potentiel d'action par un raccourcissement.

■ *La phase coûteuse en énergie, donc en oxygène, est la repolarisation. Ceci explique qu'en cas d'insuffisance coronaire (apport en oxygène insuffisant), les modifications électrocardiographiques concernent le segment ST et l'onde T (repolarisation électrique sur l'électrocardiogramme).*

A. Automatisme et excitabilité

Les variations de potentiel à l'origine du potentiel d'action dépendent de courants ioniques entrants et sortants intervenants dans un ordre déterminé. Par souci de clarté, nous commencerons par décrire le potentiel d'action enregistrable au niveau des ventricules, des oreillettes et du système de Purkinje. Le potentiel de repos de la cellule myocardique qui approche le potentiel d'équilibre du potassium est négatif (– 90 mV). Le potentiel d'action présente cinq phases (fig. 14.1) et sa durée est inversement proportionnelle à la fréquence cardiaque. La dépolarisation membranaire débute par la phase 0 ascendante qui correspond à une entrée brutale de sodium (canal sodique voltage-dépendant) dans la cellule par augmentation de la conductance à cet ion. La phase 1, brève, correspond à une repolarisation modeste par baisse de la conductance au sodium et sortie d'ions potassium. La phase 2, ou plateau, du potentiel d'action dépend d'un courant entrant de calcium (canal calcique lent) et d'un ralentissement du courant potassique sortant. La phase 3 de repolarisation ramène la cellule à son potentiel de repos par augmentation de la conductance de plusieurs canaux potassiques. La phase 4 correspond au potentiel de membrane de repos. Le potentiel diastolique maximal est la valeur la plus négative qui suit le potentiel d'action, sa valeur varie selon les cellules. Pendant la phase 2, le courant sodique est inactivable et la cellule n'est plus excitable, c'est la période réfractaire absolue. L'excitabilité se rétablit progressivement lors de la repolarisation, c'est la période réfractaire relative qui se termine lorsque le potentiel de membrane est revenu à – 40 mV. Cette période réfractaire protège le cœur d'une excitation prématurée. Sur un plan énergétique, si la dépolarisation est peu coûteuse, il n'en est pas de même de la repolarisation. En effet, la reconstitution du gradient électrique membranaire réclame l'extrusion active des ions sodium par les pompes à sodium. Le calcium est pour une part stocké activement dans le réticulum endoplasmique et pour le reste expulsé par l'échangeur calcium-sodium.

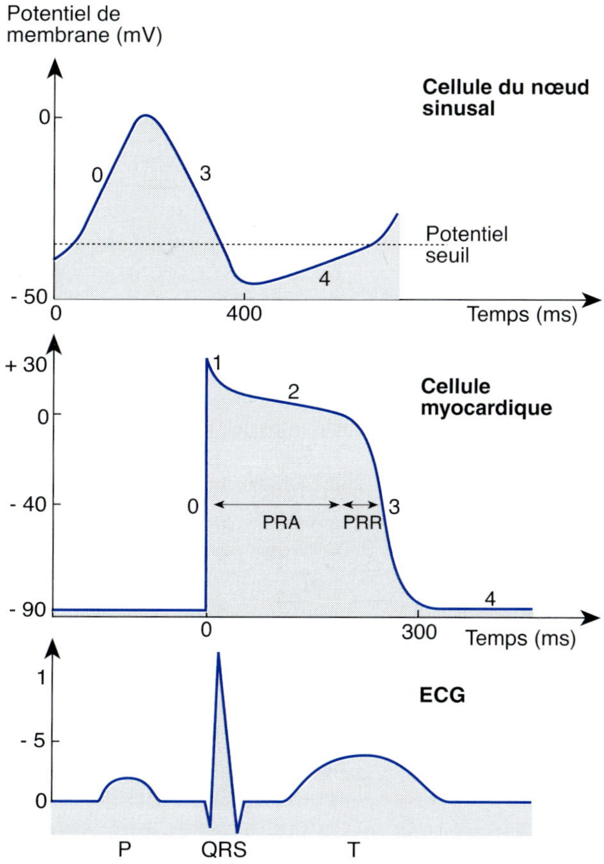

Fig. 14.1
Représentation des potentiels d'action enregistrés par micro-électrodes.
En haut dans une cellule du nœud sinusal caractérisé par la présence d'une dépolarisation diastolique spontanée et l'absence de phases 1 et 2 ; au milieu dans une fibre myocardique banale avec les quatre phases du potentiel d'action et périodes réfractaires absolues (PRA) et relative (PRR) ; en bas enregistrement de l'activité électrique globale du cœur par une électrode de surface.

Chronologiquement, le premier potentiel d'action naît dans les cellules automatiques du nœud sinusal, qui est le *pacemaker* normal dont la fréquence de dépolarisation au repos est voisine chez l'adulte de 65-75 par minute. La morphologie de ce potentiel d'action (fig. 14.1) est particulière avec une phase 0 ascendante lente liée à une entrée de calcium. Le sommet du potentiel d'action est arrondi sans phase 1 ni plateau. Le potentiel de repos (– 50 mV pour le nœud sinusal) n'est pas constant. La phase 4 correspond à une dépolarisation diastolique spontanée induite par l'entrée progressivement croissante de sodium et de potassium (canal if). Le potentiel d'action se déclenche lorsque le niveau de dépolarisation atteint le potentiel seuil (– 40 mV pour le nœud sinusal). La modification des niveaux du potentiel diastolique maximal, du potentiel seuil ou de la pente de dépolarisation altère la fréquence de dépolarisation. Celle-ci est augmentée (accélération de la fréquence cardiaque) par les stimuli sympathiques, l'adrénaline, l'hypokaliémie et l'hyperthermie. Elle est diminuée (ralentissement de la fréquence cardiaque) par les effets du parasympathique, l'hyperkaliémie, l'hypothermie et les bêtabloquants (médicaments sympatholytiques).

B. Conductivité

Le potentiel d'action produit par les cellules automatiques se propage de cellule en cellule. Selon la fréquence de dépolarisation, il existe une hiérarchie entre les cellules automatiques. Les cellules responsables de la dépolarisation initiale sont appelées cellules *pacemaker*. C'est normalement dans le nœud sinusal (de Keith et Flack) situé dans l'oreillette droite près de l'abouchement de la veine cave supérieure, que la fréquence de dépolarisation est la plus élevée. L'inhibition pharmacologique ou la destruction expérimentale du nœud sinusal met en évidence des *pacemakers* latents. Ainsi, le nœud auriculoventriculaire peut suppléer à une défaillance du nœud sinusal (40-60 fois par minute) de même que le système de conduction (30-40 fois par minute).

■ *Lorsque l'onde de dépolarisation initiale ne vient pas du nœud sinusal, on parle de rythme cardiaque ectopique venant de cellules non situées dans le nœud sinusal. Un exemple souvent rencontré en clinique humaine est le rythme dit du sinus coronaire.*

Le potentiel d'action issu des cellules du nœud sinusal diffuse rapidement en nappe à tout le tissu auriculaire. Il est arrêté au niveau des anneaux fibreux périvalvulaires. Sa diffusion aux ventricules dépend du tissu de conduction. Le nœud auriculoventriculaire (d'Aschoff-Tawara) placé à la jonction oreillette droite-septum interventriculaire se prolonge dans ce septum par le tronc du faisceau de His qui se divise en deux branches, une pour chaque ventricule. Le tissu de conduction se termine dans les ventricules par le réseau ramifié de Purkinje dont la vitesse de conduction élevée permet une diffusion rapide et homogène de l'influx à l'ensemble des parois ventriculaires. Au niveau du nœud auriculoventriculaire seul point de passage entre oreillettes et ventricules, l'influx est ralenti ce qui permet aux oreillettes de se remplir efficacement avant l'éjection auriculaire. De plus, à ce niveau, l'excitation se propage en sens unique et ne peut pas être transmise dans le sens ventricules-oreillettes. L'existence des périodes réfractaires guide aussi la dépolarisation. Dans les ventricules, l'onde de dépolarisation se propage de l'intérieur vers l'extérieur de la paroi et atteint successivement la pointe, les parois latérales et enfin la base du cœur. La vitesse de conduction est augmentée par la stimulation sympathique et l'adrénaline et diminuée par le parasympathique et l'hypothermie.

■ *En pathologie, une altération de la période réfractaire peut s'accompagner d'un retour anormalement rapide et rétrograde de la dépolarisation (réentrée de l'onde de dépolarisation), ce qui induit des anomalies de conduction et de contraction.*

La repolarisation est un phénomène spécifique à chaque cellule et ne se transmet pas, il n'existe donc pas de réelle onde de repolarisation. La repolarisation des cellules auriculaires suit le même chemin que la dépolarisation alors qu'au niveau ventriculaire du fait de la durée inégale de cette dépolarisation, la repolarisation se fait dans le sens épicarde-endocarde donc en sens opposé à celui de la dépolarisation.

C. Propriétés mécaniques de la fibre cardiaque

Elles caractérisent surtout les cellules myocardiques banales qui sont contractiles et élastiques. Les phénomènes mécaniques dépendent des phénomènes électriques décrits précédemment. La contractilité est une propriété active, elle correspond à la capacité des fibres myocardiques à fournir une certaine tension dans un temps donné. L'élasticité ou distensibilité est une propriété passive qui est maximale lorsque la fibre est relâchée.

La fibre myocardique peut être modélisée par deux éléments en série : un élément contractile et un élément élastique (modèle de Hill). Au début de la stimulation induite par le potentiel d'action l'élément contractile se raccourcit ce qui allonge l'élément élastique. Comme la longueur globale de la fibre ne change pas, on parle de contraction isométrique. Lorsque la

tension atteint une certaine valeur, la fibre entière se raccourcit, on parle de contraction isotonique. La contraction auxotonique est une contraction au cours de laquelle force et raccourcissement augmentent en même temps.
L'étude expérimentale des propriétés mécaniques se fait le plus souvent sur un muscle papillaire cardiaque dont l'une des extrémités est fixe et l'autre est reliée à une jauge de force. Ces propriétés dépendent de la structure intrinsèque de la fibre. Elles peuvent être modulées par des facteurs environnants comme les modalités de stimulation, la charge appliquée à la fibre et l'état d'inotropisme de la fibre. Avec le système du muscle papillaire, on peut mesurer les vitesses de contraction et les variations de longueur de ce muscle en fonction de différentes longueurs et charges imposées initialement.

D. Couplage excitation-contraction

La dépolarisation entraîne la contraction des fibres myocardiques avec un court délai. La repolarisation précède leur relaxation. C'est le couplage excitation-contraction aussi appelé couplage électromécanique.
L'ion calcium libre intracellulaire (Ca^{2+}) qui est un messager intracellulaire joue un rôle majeur dans ce couplage. Au repos, la membrane du myocyte est imperméable au Ca^{2+}. Le milieu extracellulaire est riche en Ca^{2+} (10^{-3} mol/L). Dans la cellule le Ca^{2+} est stocké dans le réticulum sarcoplasmique et la concentration de Ca^{2+} libre ($< 10-5$ mol/L) est faible. La dépolarisation (phase 2 du potentiel d'action) provoque l'ouverture des canaux calciques voltage-dépendants et l'entrée de Ca^{2+} dans la cellule. Cette entrée de Ca^{2+} favorisée par l'effet du sympathique et des catécholamines (effet inotrope positif) peut être inhibée par les inhibiteurs calciques. Cet apport calcique, insuffisant pour activer directement les protéines contractiles, a un rôle majeur car il entraîne la libération des ions Ca^{2+} stockés dans le réticulum sarcoplasmique. Bien que libéré en plus faible quantité que dans le muscle squelettique, le Ca^{2+} libre joue le même double rôle. Il augmente l'affinité des protéines contractiles entre elles et il active la myosine ATPase. En se fixant sur la troponine C, il modifie la configuration spatiale du complexe actine-tropomyosine-troponine et démasque les sites de fixation actine-myosine. L'hydrolyse de l'ATP permet alors la bascule du pont croisé actine-myosine ainsi créé. La succession d'attachement-détachement des têtes de myosine permet un glissement des filaments d'actine vers le centre des sarcomères et le raccourcissement musculaire. La qualité de la contractilité dépend du nombre de ponts activés et de la vitesse de recyclage de ces ponts.

E. Modalités de stimulation

À la différence des fibres squelettiques, lorsque la stimulation a dépassé la valeur seuil, la réponse des fibres myocardiques est toujours la même quelle que soit l'intensité de la stimulation (loi du tout ou rien). Grâce à la durée de la période réfractaire, le cœur est intétanisable.
Si la fréquence de stimulation augmente brutalement, l'intensité de la contraction est augmentée (phénomène de Bowditch).

▪ *Si le cœur restait en tétanos, cela entraînerait un arrêt de la circulation du sang. En pathologie cela peut s'observer lors de la fibrillation, soit auriculaire qui est compatible avec la vie, soit ventriculaire qui entraîne rapidement le décès.*

■ *Ainsi, plus le cœur bat vite (jusqu'à 100-120 battements par minute), plus sa force de contraction est grande.*

F. Conditions de charge

Plus la fibre est étirée avant la stimulation, plus forte est la contraction en réponse au stimulus mais la vitesse de contraction n'est pas modifiée. C'est la relation tension-longueur (fig. 14.2) qui est l'équivalent au niveau de la fibre de la loi de Frank-Starling établie sur cœur entier. Quelques particularités sont à connaître par rapport au muscle squelettique. Au repos, la relaxation de la fibre myocardique est incomplète car il persiste des ponts actine-myosine. La fibre myocardique ne fonctionne pas sur la partie descendante de la courbe tension-longueur qui est plus pentue que celle des fibres squelettiques. La tension passive (rigidité) qui est liée à l'élément élastique de la fibre myocardique augmente exponentiellement avec la longueur de cette fibre. La vitesse de raccourcissement et la force de contraction de la fibre myocardique varient en permanence (contraction auxotonique). Ceci est illustré par la relation force ou charge-vitesse (fig. 14.3). On peut ajouter sur l'extrémité non fixée du muscle papillaire des charges variables qui simulent la postcharge. Pour une post-

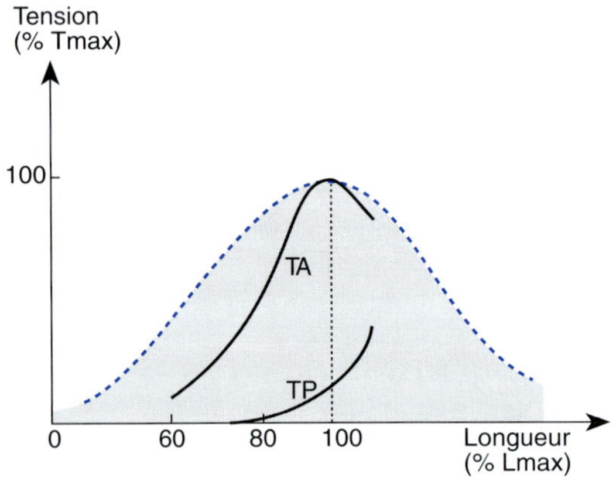

Fig. 14.2

Relation tension-longueur obtenue sur un muscle papillaire de chat (trait plein) (TA : tension active ; TP : tension passive).

La relation concernant la TA observée sur un muscle squelettique (trait discontinu) a été rajoutée pour comparaison.

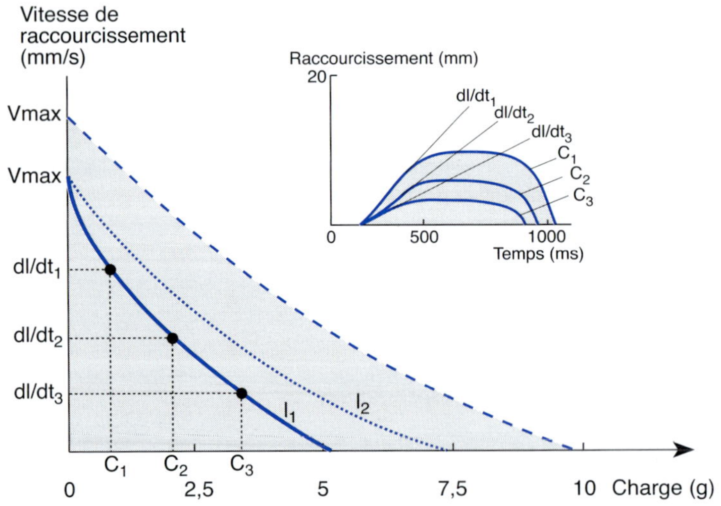

Fig. 14.3

Courbes charge-vitesse obtenues sur un muscle papillaire de chat. Les deux courbes en traits continus correspondent aux courbes obtenues pour deux longueurs initiales différentes ($l_2 > l_1$).

Noter que Vmax. ne change pas. La courbe en traits discontinus a été obtenue pour la même longueur que l_1 mais après addition de noradrénaline. L'augmentation de Vmax. et de la charge maximale témoigne de l'effet inotrope positif de la drogue. En encart est schématisé le calcul de la vitesse initiale de raccourcissement (dl/dt) de la fibre pour des charges croissantes (C3 > C2 > C1).

charge donnée, la vitesse initiale de raccourcissement qui est la plus élevée est mesurée par la tangente à la courbe de la vitesse de raccourcissement en fonction du temps. On peut ensuite à partir de la courbe force ou charge-vitesse extrapoler à l'origine sur les ordonnées pour avoir la vitesse maximale de contraction (Vmax. obtenue pour une postcharge nulle). La Vmax. est indépendante de la longueur initiale de la fibre mais est sensible à la concentration intracellulaire de calcium. Les drogues inotropes positives augmentent la Vmax. Ainsi, la Vmax. est un reflet de la contractilité de la fibre qui dépend de facteurs génétiques et varie selon les espèces animales.

On a vu que la qualité de la contractilité dépendait aussi de la vitesse de recyclage des ponts, donc de l'inactivation de l'appareil contractile. Celle-ci dépend d'une part de la facilité de libération du calcium des myofilaments (effet lusitrope favorisé par les catécholamines), de son recaptage par le réticulum sarcoplasmique et de son expulsion hors de la cellule et d'autre part de la concentration en ATP qui, si elle est faible, est source d'énergie, mais qui, si elle est élevée, va gêner les contacts entre les filaments. La relaxation dépend aussi des conditions de charge.

VI. Propriétés du cœur entier

Le cœur est un organe automatique qui a une activité spontanée et périodique.

▪ La qualité de la relaxation est une des premières fonctions altérées dans la plupart des cardiopathies.

A. Cycle cardiaque

Il correspond à l'évolution de tous les phénomènes de l'activité cardiaque survenant entre deux contractions cardiaques successives. Suivant un ordre de survenue immuable, les phénomènes électriques précèdent toujours les phénomènes mécaniques. Le cycle cardiaque comprend une phase d'activité (dépolarisation et contraction) dite systole et une phase de repos (repolarisation et relaxation) dite diastole. La diastole dure plus longtemps que la systole.

La périodicité et la force de certains phénomènes mécaniques du cycle cardiaque peuvent varier pour s'adapter aux besoins de l'organisme. Systole et diastole auriculaires précèdent respectivement systole et diastole ventriculaires.

En clinique, seule la systole ventriculaire est perceptible par le choc de pointe à la palpation et par l'auscultation. Le premier bruit cardiaque (B1) est contemporain du début et le second (B2) de la fin de la systole. La diastole est donc contemporaine de l'intervalle de temps entre B2 et B1.

▪ Pour préciser le moment de survenue d'un phénomène lors de chacune de ces phases, on utilise les préfixes de proto (début), méso (milieu), télé (fin) et holo (ensemble de la phase).

B. Phénomènes électriques

L'activité électrique périodique de chaque myocyte cardiaque se traduit par un vecteur électrique élémentaire. Le vecteur résultant de la somme vectorielle de tous les vecteurs cardiomyocytaires est défini par son amplitude et sa position dans l'espace. Le cœur est donc assimilable à une structure chargée électriquement positivement à sa surface et négativement à l'intérieur, c'est la théorie du dipôle cardiaque. La charge, qui est homogène au repos, devient asymétrique en activité, ce qui crée une différence de potentiel entre les deux extrémités du dipôle. On admet que le champ électrique produit se transmet de façon homogène à travers les

▪ Le phonocardiogramme enregistre, grâce à un capteur externe placé sur la cage thoracique, les bruits du cœur et permet d'établir la chronologie des mouvements valvulaires.

■ *Pour les dérivations dites unipolaires, en réalité l'électrode indifférente (borne centrale de potentiel zéro) est constituée par la somme des vecteurs des trois dérivations d'Einthoven.*

tissus. L'électrocardiogramme (ECG) recueille l'activité électrique du myocarde par l'intermédiaire d'électrodes détectrices en contact avec la peau. L'enregistrement de la différence de potentiel réclame la présence de deux électrodes qui, disposées aux pôles positif et négatif du dipôle, constituent une dérivation électrocardiographique. L'ECG classique comprend douze dérivations dont le positionnement est standardisé (fig. 14.4). Les six dérivations des membres (DI, DII, DIII bipolaires d'Einthoven, aVR, aVL, aVF dites unipolaires de Goldberger où a représente un facteur d'amplification) sont situées dans un plan vertical.
Les six dérivations précordiales (de V1 à V6 de Wilson) dites unipolaires sont plus proches du cœur et situées dans un plan horizontal.

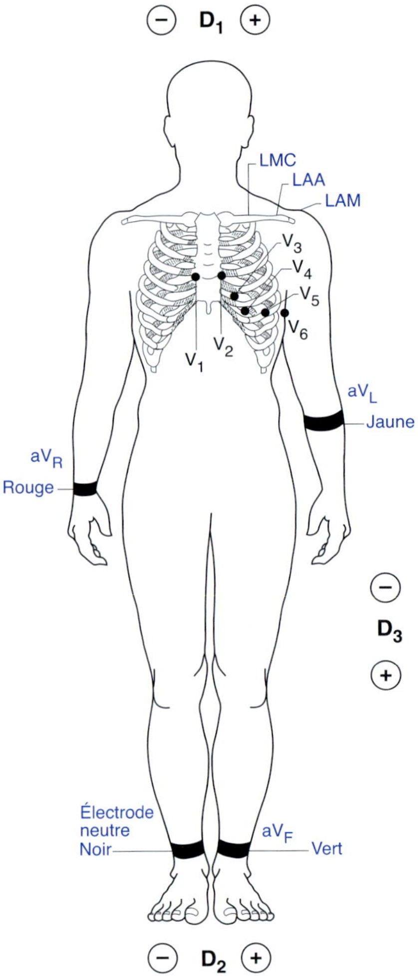

Fig. 14.4
Positionnement standardisé des électrodes de l'électrocardiogramme.
Les dérivations sont définies dans le texte. V1 : 4e espace intercostal droit ; V2 : 4e espace intercostal gauche, V3 entre V2 et V4 ; V4 : 5e espace intercostal sur la ligne médioclaviculaire (LMC) ; V5 : 5e espace intercostal sur la ligne axillaire antérieure (LLA) ; V6 : 5e espace intercostal sur la ligne axillaire moyenne (LAM).

■ *Par convention, l'espace (ou le segment) sépare deux ondes ou pics et l'intervalle englobe les espaces et les accidents. la durée d'un cycle cardiaque est représentée par l'intervalle RR.*

La dépolarisation se traduit par une onde dont l'amplitude est proportionnelle au nombre de cellules concernées. Cette onde est positive lorsqu'elle se dirige vers l'électrode (elle apparaîtra alors dirigée vers le haut sur l'ECG) et négative dans le cas inverse. L'onde correspondant à la repolarisation est plus lente, de plus faible amplitude et de sens inversé à celle de dépolarisation. Une onde négative signifie donc que l'onde de repolarisation se dirige vers l'électrode. La morphologie de ces ondes varie selon la position des électrodes. Chaque dérivation donne une projection unidirectionnelle du vecteur dans le plan ou elle est située. Pour être déterminé, l'axe du vecteur résultant (le plus souvent estimé dans le plan frontal) nécessite au moins un enregistrement sur deux dérivations.

L'ECG comprend, chronologiquement, une onde P lente de dépolarisation auriculaire, un complexe rapide avec trois déflexions QRS de dépolarisation ventriculaire et une onde T lente en rapport avec la repolarisation ventriculaire. Le septum interventriculaire est le premier à se dépolariser, c'est le début du complexe QRS.

Il est important de noter que les ondes R et T sont de même signe bien qu'elles représentent deux phénomènes électriques opposés. Ceci est dû au fait, comme on l'a vu, que les fronts de dépolarisation et de repolarisation se propagent en sens inverse. La repolarisation auriculaire de faible amplitude et masquée dans le complexe QRS n'est pas individualisable. L'intervalle PR (ou PQ) représente le temps de conduction entre oreillettes et ventricules.

L'analyse de l'électrocardiogramme doit être systématique (fig. 14.5). Elle débute par le rythme sinusal ou non, la fréquence cardiaque, l'axe électrique du cœur dans le plan frontal, la durée des intervalles PR et QT puis l'analyse de la forme et des amplitudes des différentes ondes (P, QRS, T). Ceci permet de détecter des arythmies, des troubles de conduction auriculoventriculaires, des hypertrophies, des troubles de conduction intraventriculaires ou des troubles de repolarisation.

▪ Une section du tronc du faisceau de His entraîne une indépendance du fonctionnement des oreillettes et des ventricules (bloc auriculoventriculaire). Une section d'une branche du faisceau de His allonge le temps de propagation dans le ventricule concerné ce qui modifie la forme du complexe QRS (bloc intraventriculaire). L'intervalle QT de l'ECG représente la durée du potentiel d'action de l'ensemble des cellules myocardiques.

▪ Le vecto-cardiogramme visualise, sous forme de boucles (dans les plans frontal, sagittal et horizontal), les trajectoires en fonction du temps de la pointe des vecteurs de dépolarisation auriculaire et ventriculaire et de repolarisation

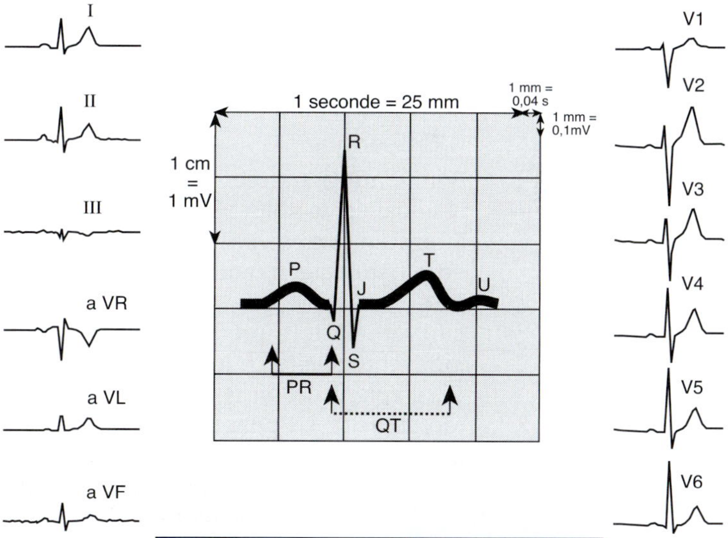

Paramètre ECG	Durée(s)
Onde P	0,8-0,11
Onde Q	< 0,04
Complexe QRS	0,6-0,10
Intervalle PR	0,12-0,20
Intervalle QT	0,35-0,45

Fig. 14.5

Représentation des points caractéristiques d'un enregistrement électrocardiographique des variations observées sur les douze dérivations standard.

Noter que les durées des intervalles PR et QT sont inversement proportionnelles à la fréquence cardiaque.

C. Phénomènes mécaniques et hémodynamiques

▪ Cette phase de contraction isovolumique de par la modification morphologique ventriculaire et les vibrations qu'elle entraîne est à l'origine du choc de pointe perçu à la palpation. Le premier bruit (B1) entendu à l'auscultation correspond à la fermeture des valves auriculoventriculaires.

La systole suit la télédiastole (fig. 14.6). Les deux oreillettes se contractent avant les deux ventricules mais l'oreillette droite, dont la pression est légèrement inférieure (tableau 14.I), se contracte 10 à 15 ms avant l'oreillette gauche. Les valves auriculoventriculaires sont ouvertes et les valves sigmoïdes fermées.

Les ventricules sont remplis au maximum de leur capacité. Le volume télédiastolique (et non la pression) ventriculaire correspond à la précharge. En distendant la cavité, la précharge détermine la longueur des sarcomères avant la contraction. La pression télédiastolique est basse. La systole comprend deux phases successives. La contraction isovolumique en réponse à l'onde de dépolarisation électrique débute à la fin du complexe QRS de l'électrocardiogramme. La pression sanguine intracavitaire augmente, ce qui referme les valves auriculoventriculaires, les valves sigmoïdes restant fermées. Comme le sang est incompressible, la longueur des fibres myocardiques, donc le volume cavitaire, ne change pas, on parle de contraction isométrique et isovolumique. L'augmentation de pression est d'autant plus rapide que la contractilité myocardique est élevée.

▪ Plus la postcharge est élevée et plus le travail de contraction isométrique ventriculaire nécessaire pour la vaincre est important. Ainsi, l'hypertension artérielle qui en est un exemple en pathologie va s'accompagner, si elle n'est pas traitée efficacement, d'une hypertrophie pariétale réactionnelle.

La pression intracavitaire continue à s'élever et lorsqu'elle dépasse la pression qui règne dans les vaisseaux sus-jacents, les valves sigmoïdes s'ouvrent. La contraction isovolumique se termine, elle est suivie d'une contraction auxotonique qui caractérise la phase d'éjection. Le sang est éjecté à haute vitesse dans les vaisseaux (aorte et artère pulmonaire pour les ventricules respectivement gauche et droit). La pression sanguine croît tout au long de cette phase pour atteindre une valeur maximale qui correspond à la fin de l'onde T de l'électrocardiogramme. L'éjection sanguine se poursuit plus lentement. Tous les facteurs qui s'opposent à l'éjection ventriculaire, donc au raccourcissement des sarcomères, constituent la postcharge. Les principaux sont l'impédance de l'entrée de l'aorte, les résistances périphériques totales et le volume télédiastolique qu'il faut mobiliser.

▪ Physiologiquement, la diastole englobe tous les phénomènes passifs et comprend la seconde moitié de l'éjection, la chute de pression initiale et le remplissage rapide; la systole comprend les phénomènes actifs de relaxation et de contraction.

À la fin de la systole, les ventricules ne sont pas vides de sang, le volume résiduel est le volume télésystolique.

Si en clinique, comme on l'a vu, la diastole est comprise entre B2 et B1, en physiologie on considère que la diastole débute avec la chute de pression.

La protodiastole précède donc la fermeture des sigmoïdes. La pression intraventriculaire chute immédiatement, et plus vite que celle des artères. Ce gradient de pression « aspire » les valves sigmoïdes qui se referment rapidement. La phase de relaxation isovolumique débute alors et avant que les valves auriculoventriculaire ne s'ouvrent. Ainsi, la pression intraventriculaire continue à chuter sans que son volume ne puisse varier.

▪ L'ouverture des valves auriculoventriculaires correspond au second bruit (B2) entendu à l'auscultation.

L'augmentation du grand diamètre ventriculaire attire les valves auriculoventriculaires qui s'ouvrent.

Suit la phase de remplissage d'abord rapide liée à l'aspiration active du sang contenu dans l'oreillette. Plus le ventricule est compliant, plus cette phase du remplissage est efficace.

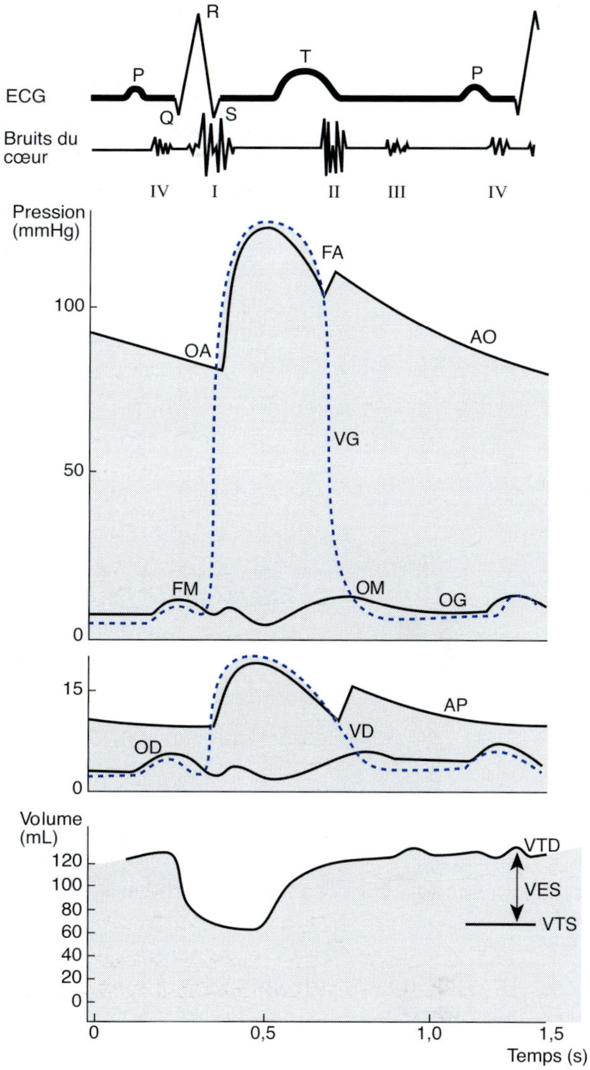

Fig. 14.6

Schéma récapitulant la chronologie des événements mécaniques et hémodynamiques du cycle cardiaque (durée = 0,8 s).

Enregistrement phonocardiographique des bruits du cœur. OA, FA : ouverture et fermeture aortiques ; OM, FM : ouverture et fermeture mitrales ; AO : aorte ; AP : artère pulmonaire ; VG, VD : ventricules gauche et droit ; OG, OD : oreillettes gauche et droite ; VTD, VTS et VES : volumes télédiastolique, télésystolique et d'éjection systolique.

Tableau 14.I. **Données morphologiques et hémodynamiques normales des cavités cardiaques humaines. Les mesures morphologiques ont été réalisées lors d'autopsies. Les mesures hémodynamiques concernent un homme jeune au repos allongé**

	Ventricule gauche	Ventricule droit	Oreillettes
Parois (mm)	6-10	2-3	1-2
Diamètre (mm)	35-55	–	30-35
Volume (mL)	60-200	60-200	100-200
Volume (mL/m)	35-110	35-110	60-200
Poids vide (g)	120-160	40-60	35-50
Pression systolique (mmHg)	100-140	20-30	–
Pression télédiastolique (mmHg)	3-8	3-8	–
Pression moyenne (mmHg)	–	–	Gauche : 3-10 Droite : 1-5

■ Les propriétés élastiques, viscoélastiques, l'épaisseur de la paroi du myocarde, les interactions entre les cavités cardiaques et le volume pulmonaire interfèrent avec la compliance ventriculaire.

■ Le remplissage rapide (B3) et la contraction auriculaire (B4) sont parfois audibles à l'auscultation ou visualisés sur le phonocardiogramme. Ils témoignent souvent de pathologies.

■ Ces mesures se font par l'introduction d'un cathéter dans un vaisseau et des mesures répétées le long du trajet vasculaire. L'exploration du cœur droit et des circulations veineuse et pulmonaire nécessite la ponction d'une veine périphérique (cathétérisme « droit »), celle du cœur gauche et de la circulation artérielle la ponction d'une artère (cathétérisme « gauche »).

■ Le travail cardiaque augmente en cas de surcharge de volume (dilatation cavitaire) ou par surcharge de pression (gêne à l'éjection ventriculaire).

■ La consommation myocardique d'oxygène qui dépend essentiellement de la fréquence cardiaque, de la pression artérielle, de la tension pariétale et de la contractilité est estimée en clinique par le produit fréquence cardiaque par pression artérielle.

Au terme de celle-ci, les valves auriculoventriculaires se referment incomplètement et le remplissage lent se poursuit lors de cette phase de diastasis. Enfin, sous l'action de la contraction auriculaire, les valves auriculoventriculaires se réouvrent et le remplissage se termine. Un nouveau cycle cardiaque peut commencer.

L'utilisation de capteurs de pression intracavitaires permet la mesure des pressions dans les différentes cavités et leur variation en fonction du temps.

Ainsi, les valeurs maximale et minimale de la dérivée de la pression par rapport au temps sont des index de contractilité (dP/dt max. équivalent de Vmax. au niveau de la fibre) et de relaxation (dP/dt min.). Bien que classiques, leur utilité est limitée par les nombreux paramètres variables dont ils dépendent. Le régime des pressions est très différent entre les ventricules droit et gauche. Si les pressions minimales sont identiques dans les deux ventricules, la pression maximale fournie par le ventricule droit est nettement inférieure à celle du ventricule gauche. Cette différence de régime de pression implique un niveau de travail différent et explique la différence d'épaisseur pariétale déjà décrite.

D. Énergétique cardiaque

Le travail mécanique externe du ventricule est défini par le produit de la pression développée par le volume sanguin déplacé. Il est donc estimé par la surface de la courbe pression-volume équivalente au niveau du cœur entier de la relation tension longueur décrite pour la fibre myocardique (fig. 14.7). Un cœur sain isolé adapte son volume d'éjection systolique aux conditions de précharge, c'est la loi de Frank et Starling. En faisant varier la postcharge on peut étudier l'inotropisme du myocarde. Enfin, la courbe pression-volume télédiastolique qui est l'équivalent de la courbe tension passive-longueur de la fibre reflète la rigidité ventriculaire.

Le rendement mécanique du cœur (travail mécanique externe/consommation myocardique d'oxygène) n'est que de 15 %. La part de travail non mécanique du cœur est donc importante. Lors de la contraction isovolumique, il n'y a pas de déplacement sanguin donc pas de travail mécanique. Les fibres myocardiques se contractent néanmoins et effectuent un travail statique qui consomme beaucoup d'énergie.

En assimilant la cavité cardiaque à une sphère, la pression (P) exercée par la contraction myocardique sur le volume sanguin intracavitaire peut être exprimée selon la loi de Laplace par la formule : $P = 2\ Th/r$ ou T est la tension exercée par le sang sur la paroi du ventricule, h l'épaisseur de la paroi et r le rayon du ventricule. Enfin, comme dans toute transformation d'énergie, la majeure partie de l'énergie est éliminée sous forme de chaleur.

E. Débit cardiaque

Le débit cardiaque (DC) est le volume de sang expulsé par chaque ventricule par unité de temps. Il est égal au produit de la fréquence cardiaque par le volume d'éjection systolique.

La méthode de mesure de référence du débit cardiaque est basée sur le principe de Fick qui est une application de la loi de conservation de masse. La quantité recueillie par unité de temps d'un indicateur en aval d'un organe est égale à celle trouvée en amont plus celle ajoutée ou

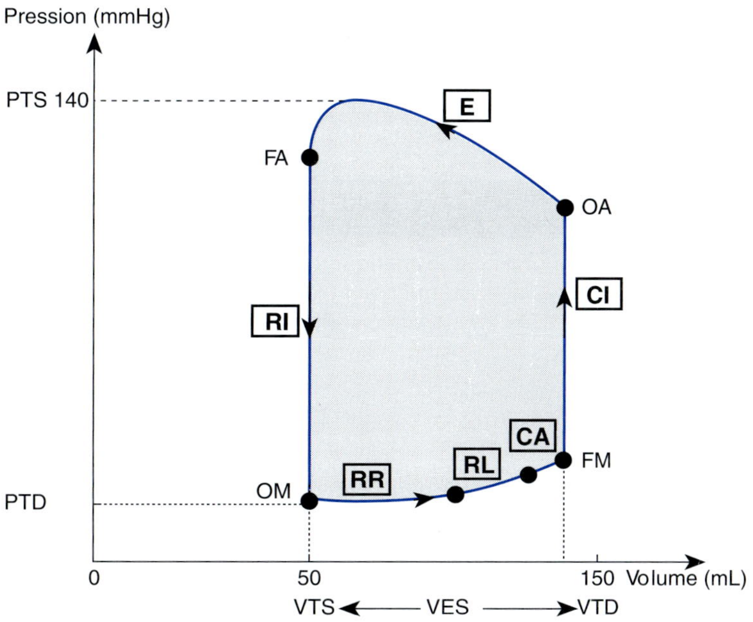

Fig. 14.7
Courbe pression-volume du ventricule gauche.
CI, RI : contraction et relaxation isovolumiques ; E : éjection systolique ; RR, RL : remplissages rapide et lent ; CA : contraction auriculaire. La surface tramée représente le travail ventriculaire.
PTS : pression télésystolique.
PTD : pression télédiastolique.

extraite lors de la traversée de cet organe. L'indicateur est l'oxygène dont le sang de l'artère pulmonaire s'enrichit pendant la traversée des poumons. La formule s'écrit $DC = VO_2/DAV\ O_2$ ou VO_2 est la consommation d'oxygène qui se mesure par l'analyse des gaz expirés et DAV O_2 la différence artérioveineuse en oxygène qui réclame des prélèvements sanguins dans une artère périphérique et dans l'artère pulmonaire (sang veineux mêlé). Cette méthode peut être utilisée pour mesurer le débit sanguin de n'importe quel organe. Le débit cardiaque peut aussi être mesuré par l'analyse de la courbe de dilution d'un indicateur (colorant, radioactif ou thermique) selon le principe de Stewart-Hamilton. Le débit cardiaque est alors égal au rapport de la quantité injectée de l'indicateur sur sa concentration moyenne artérielle après un seul passage dans le cœur. Le débit cardiaque peut aussi être calculé à partir des mesures de volume ventriculaire réalisées sur des images angiographiques. Toutes ces méthodes présentent cependant l'inconvénient de nécessiter des ponctions vasculaires, c'est pourquoi des mesures non invasives ont été développées (échocardiographie couplée à l'étude Doppler des flux sanguins, impédancemétrie, analyses de gaz inertes inspirés).

Si les débits cardiaques droit et gauche instantanés ne sont pas toujours identiques, les débits cardiaques moyens sont égaux. Bien qu'indécelable cliniquement (délai de 0,04 seconde), la chronologie de la dépolarisation explique que le ventricule gauche se contracte un peu avant le droit. Ainsi, les sigmoïdes aortiques s'ouvrent juste avant les pulmonaires et la valve mitrale se referme un peu avant la tricuspide. Globalement, cependant, on peut retenir que les deux ventricules se contractent simultanément.

Le débit cardiaque est exprimé en litres par minute (L/min). Pour comparer des sujets entre eux le débit cardiaque est souvent rapporté à la surface corporelle, on parle alors d'index cardiaque ($L/min/m^2$). Au repos couché, le débit cardiaque est compris entre 5 et 7 L/min et l'index cardiaque entre 3 et 3,6 L/min/m^2. Plus élevé chez l'homme que chez la femme, le débit cardiaque diminue avec l'âge et en position debout (15 %). Lors de la grossesse il augmente à partir du troisième mois pour redevenir normal après l'accouchement.

POINTS CLÉS

▶ Le cœur est un organe automatique qui se contracte spontanément et qui est sous la dépendance des deux branches du système nerveux autonome, parasympathique et sympathique.

▶ Toutes les cellules myocardiques n'ont pas les mêmes qualités électriques, automatisme, excitabilité et conductivité, ni mécaniques, contractilité et élasticité. Il existe donc une spécificité cellulaire.

▶ À l'inverse de sa dépolarisation, la repolarisation de la cellule myocardique met en jeu des échanges actifs coûteux en énergie.

▶ L'efficacité de la contraction cardiaque dépend de deux facteurs intrinsèques du myocarde, la contractilité et la relaxation, cette dernière est la première altérée en pathologie.

▶ La qualité de la contraction cardiaque dépend aussi de deux facteurs extrinsèques, la précharge et la postcharge.

▶ Les débits cardiaques moyens droit et gauche sont identiques.

15

Vaisseaux

I. Rappels histologiques
II. Secteurs vasculaires résistif et capacitif

Objectif
- Connaître le rôle de régulation majeur des vaisseaux et les spécificités hémodynamiques et fonctionnelles de chaque circulation.

À partir de l'aorte, prolongement du ventricule gauche, le réseau vasculaire comporte successivement les artères, la microcirculation et les veines.

I. Rappels histologiques

La surface de section artérielle augmente par divisions successives, ainsi la surface artériolaire totale est près de 1 000 fois plus importante que la surface de l'aorte initiale (4 cm^2). De plus cette surface varie beaucoup grâce à la vasomotricité qui la caractérise. Les lymphatiques doublent le réseau veineux.

A. Tuniques vasculaires

La section vasculaire est circulaire et la paroi comprend trois tuniques concentriques dont l'importance relative varie selon les vaisseaux. On distingue de l'intérieur vers l'extérieur : l'intima, la média et l'adventice
La surface interne de l'intima est tapissée par l'endothélium, couche monocellulaire séparée du sang par une mince couche de muccopolysaccharides (glycocallix) qui évite la formation de thrombus sur la surface endothéliale. Les cellules endothéliales adjacentes sont réunies par des jonctions serrées, zones de cohésion cellulaire, et des nexus, zones d'échanges intercellulaires. Ces cellules endothéliales qui ont un faible pouvoir de régénération sont le lieu d'échanges importants par pinocytose et transcytose. La membrane basale riche en collagène et glycoprotéines sépare l'endothélium de la couche sous-endothéliale et de la limitante élastique interne qui est une couche de tissu élastique fenêtré.
La média est caractérisée par la présence de cellules musculaires lisses mais elle contient aussi des fibres élastiques, des fibrilles d'élastine et de collagène de type I. Au niveau des artères dites élastiques, la média est constitué de feuillets musculo-élastiques superposés. Au niveau des artères dites musculaires, les couches de cellules musculaires lisses ne sont séparées que par de rares feuillets fibreux.
L'adventice est composée de fibres de collagène, de *vasa vasorum*, de lymphatiques et de filets nerveux. Ces derniers participent à la vasomotricité et provoquent par les catécholamines, soit une vasoconstriction (récepteurs α-adrénergiques) qui est prédominante à l'état basal, soit une vasodilatation (récepteurs β_2-adrénergiques). La nutrition pariétale vasculaire se fait de deux façons, surtout à partir du sang circulant pour les petits vaisseaux et aussi par les *vasa vasorum adventiciels* pour les vaisseaux dont le diamètre dépasse 200 µm.

B. Correspondance histofonctionnelle

La composition pariétale variable des vaisseaux permet d'expliquer leurs rôles différents. La circulation systémique présente trois secteurs successifs. Une zone à haute pression avec des artères de type élastique, aorte, tronc brachiocéphalique, artères sous-clavières, carotides, iliaques et pulmonaires. La microcirculation ou artérioles, capillaires et veinules se succèdent. Les artérioles sont des vaisseaux résistifs à forte composante musculaire lisse dans lesquels la pression chute fortement. Les capillaires dont la paroi sans fibre musculaire lisse n'est constituée que d'un endothélium et d'une membrane basale sont le lieu des échanges métaboliques et liquidiens entre sang et secteur interstitiel. Les veinules à forte composante musculaire lisse sont aussi des vaisseaux résistifs. Enfin, les veines systémiques dont la paroi est riche en fibres élastiques constituent le réseau capacitif qui est une zone à basse pression.

II. Secteurs vasculaires résistif et capacitif

Hémodynamiquement, on distingue deux circulations disposées en série. Ces secteurs sont opposés tant au niveau de la pression qui y règne qu'au niveau de leur compliance et de leur résistance à l'écoulement sanguin. La pression mécanique qui règne dans les vaisseaux dépend de la pompe cardiaque et de la pression de remplissage des vaisseaux. Un vaisseau est d'autant plus compliant qu'il est capable de stocker du sang, c'est-à-dire qu'une forte variation de volume induit une faible augmentation de pression.

Le secteur résistif à haute pression, forte résistance et faible compliance va du ventricule gauche en systole aux artérioles et contient 10 à 15 % du volume sanguin.

Le secteur capacitif à basse pression, faible résistance et compliance élevée retient 75 à 80 % du volume sanguin dans le système veineux, le cœur droit, la circulation pulmonaire, l'oreillette gauche et le ventricule gauche en diastole. Le reste du volume sanguin se trouve dans les capillaires périphériques qui font partie du système à basse pression.

L'élasticité est une propriété mécanique artérielle passive. Elle joue un rôle important en physiologie. Elle dépend de la contrainte exercée par la pression transmurale (différence entre les pressions intra- et extravasculaire). Cette contrainte exerce sur la paroi artérielle une tension (T) liée à la pression (P) par la loi de Laplace : T = P x r ou r est le rayon du vaisseau (ici la faible épaisseur de la paroi est négligée).

▪ *Ainsi l'assimilation faite en clinque entre tension et pression est abusive. La relation entre tension et pression, explique l'évolution spontanée d'un anévrisme artériel vers la dilatation et à terme sa rupture.*

A. Circulation artérielle

Elle appartient au système à haute pression et forte résistance et a un double rôle.

Un rôle de transport du sang avec une pression élevée assuré par les grosses artères. Le sang est éjecté du ventricule gauche de façon phasique sous forte pression (120 mmHg) mais très vite grâce à l'élasticité de sa paroi le flux sanguin devient quasi continu (expérience de Marey). L'écoulement reste efficace grâce à l'énergie que la paroi aortique initialement distendue va restituer au sang en retrouvant son diamètre initial (effet Windkessel).

La perfusion sanguine ne pouvant pas être simultanément optimale pour tous les organes, le second rôle de la circulation artérielle est un rôle de distribution du débit cardiaque. C'est la vasomotricité locale qui adapte le débit sanguin sous pression efficace aux besoins variables des différents organes.
La vitesse du sang qui, à l'origine de l'aorte, est de 0,8 à 1,1 m/s, diminue de façon inversement proportionnelle à la surface de section vasculaire et plus rapidement que la pression le long de l'arbre artériel.
La mesure de la vitesse sanguine locale, facilitée par l'utilisation de l'effet Doppler, est utile pour dépister des sténoses ou obstructions vasculaires (effet Venturi).

- *En cas de fortes résistances vasculaires (muscles squelettiques par exemple), le débit sanguin n'est que systolique alors qu'en cas de faibles résistances (artères à destinée cérébrales), il est systolique et diastolique.*

- *Le pouls artériel périphérique perçu par la palpation (radial par exemple) ne correspond pas au passage du sang dans l'artère mais à la propagation pariétale beaucoup plus rapide de l'onde liée à l'éjection ventriculaire.*

B. Circulation capillaire

Les capillaires ont deux spécificités majeures, leurs parois n'ont pas de fibres musculaires et c'est à leur niveau qu'ont lieu les échanges entre le plasma et le milieu interstitiel. Très nombreux, très courts et de faible diamètre, l'organisation des capillaires et la constitution de leur paroi varient selon les organes.

Intercalé entre artériole et veinule, le capillaire a surtout une motricité passive en réponse à la vasomotricité des sphincters musculaires (pré- et postcapillaire) qui l'encadre. Les fibres musculaires lisses artériolaires ont un tonus myogénique qui leur permet de répondre aux variations de pression sanguine et ainsi de protéger les capillaires sous-jacents.
Vue cette unité fonctionnelle, artérioles, capillaires et veinules sont souvent réunis sous le terme de microcirculation en particulier en pathologie.
L'écoulement sanguin est lent (tableau 15.I) et dépend de la taille du capillaire allant d'un empilement des hématies les unes sur les autres à une diffusion isolée du plasma. Ils participent de façon importante à la perte de charge puisque la pression sanguine chute de 10 mmHg sur le court trajet du capillaire.
Ces caractéristiques hémodynamiques favorisent les échanges sang-tissus qui se font dans les deux sens et dépendent de mécanismes passifs ne consommant pas d'énergie.

- *La paroi capillaire qui ne présente qu'une membrane basale et une monocouche endothéliale est continue dans les muscles, fenêtrée dans le rein et le tube digestif et fortement discontinue dans le foie et la rate.*

Outre le fait que l'ouverture du nombre de capillaires s'adapte à l'activité métabolique de l'organe considéré, trois facteurs principaux facilitent ces échanges, le rapport paroi-volume sanguin élevé, la présence dans le sang et les globules rouges d'enzymes accélérateurs, le mouvement de mélange du plasma qui existe entre deux globules rouges successifs. Les transferts de solutés suivent les mouvements d'eau et se font au début du capillaire par filtration entre plasma et tissu et par réabsorption à la fin du capillaire entre tissu et plasma (mécanisme de Starling). Le transfert des substances se fait par diffusion grâce au gradient de cette substance entre les deux milieux. Le transfert passif des gaz dépend de leur gradient de pression partielle. Enfin, le transfert de chaleur qui accompagne toute réaction chimique se fait dans le sens corps chaud-corps froid. Le sang est donc le liquide de refroidissement de l'organisme.

- *Au niveau de la circulation pulmonaire, les échanges se font entre sang et alvéole et sont essentiellement gazeux. Les échanges se font dans le sens sang-tissus pour l'oxygène et les nutriments et dans le sens tissus-sang pour le dioxyde de carbone, les déchets et la chaleur.*

Tableau 15.I. **Données morphologiques et hémodynamiques normales des différentes circulations mesurées chez un adulte jeune au repos allongé**

Circulation systémique	Générale	Aorte	Artérioles	Capillaires	Veinules	Veines
Diamètre (mm)		25-30	$2 \cdot 10^{-2}$	$8 \cdot 10^{-3}$	$3 \cdot 10^{-2}$	15-35
Longueur (cm)		35-45	0,2	< 0,1	0,2	20-40
Volume sanguin (mL)	3 200-3 800	150-200	250–300	300-350	550-650	250-350
Pression (mmHg) Systolique Diastolique Moyenne	Haute	 80-140 60-80 70-110	35	35 (entrée) 25 (sortie)	25	5-10
Vitesse (cm/s)		80-100	3-6	0,1-0,5	2-4	10-20
Résistances (UI)	20-25	Hautes	Hautes	Basses	Basses	Basses
Circulation pulmonaire	**Générale**	**Artère pulmonaire**		**Capillaires**		**Veines**
Volume sanguin (mL)	1 150-1 500	350-450		50-70		650-750
Pression (mmHg) Systolique Diastolique Moyenne	Basse	 15-30 4-14		 4-12		
Résistances (UI)	2					

C. Circulation veineuse

Aussi appelée circulation de retour, elle est à basse pression et faible résistance. À partir de la sortie des capillaires, les veinules se regroupent pour former les veines qui se terminent en deux veines caves, inférieure et supérieure, qui se jettent dans l'oreillette droite. Les parois veineuses s'enrichissent progressivement en fibres collagènes et musculaires et leur composition varie selon les organes. Certaines veines (jugulaires, membres inférieurs) possèdent des valvules qui dirigent le sang dans le sens périphérie-oreillettes.

La surface de section de la circulation veineuse est plus importante que celle du système artériel, et la grande distensibilité de ses parois lui permet de contenir un grand volume sanguin, c'est une circulation capacitive.

Comme la pression mécanique veineuse est faible, la pression hydrostatique joue un rôle important. En décubitus, la pression varie peu (de 25 à 15 mmHg). En orthostatisme, du fait de la pression hydrostatique, la pression veineuse est augmentée par le sang séquestré dans les membres inférieurs. Inversement, la pression dans les veines intracrâniennes est inférieure à celle de l'oreillette droite.

L'écoulement sanguin veineux qui dépend encore de la contraction ventriculaire gauche est modulé par différents facteurs. Ainsi, les variations de la pression auriculaire droite : sa baisse (expiration, remplissage et éjection ventriculaire droite) favorise l'écoulement alors que son augmentation (inspiration) a l'effet inverse. La compression veineuse par les muscles squelettiques lors de l'exercice dynamique favorise l'écoulement sanguin.

La vitesse du sang qui a diminué à la sortie des capillaires va augmenter parallèlement à la diminution de la surface de section vasculaire.
Trois secteurs veineux peuvent être décrits sur le plan physiologique. Le secteur splanchnique, insensible aux variations de pressions, qui sert de réservoir et de système de régulation pour le cœur droit.
Le système veineux profond des muscles squelettiques qui lutte contre la pression hydrostatique et participe à l'augmentation du débit sanguin lors de l'exercice musculaire par la pompe musculaire. Le système veineux superficiel qui joue un rôle majeur dans la thermorégulation.

▪ *Le système veineux est le vase d'expansion du ventricule droit. L'insuffisance cardiaque droite s'accompagne de stase sanguine dans les organes sous-jacents, œdèmes des membres inférieurs et hépatomégalie douloureuse.*

D. Circulation lymphatique

C'est une circulation de retour qui est indépendante de la circulation veineuse (voir fig. 13.1) même si les vaisseaux lymphatiques suivent les trajets veineux. Les vaisseaux lymphatiques n'ont pas de connexion anatomique avec les autres vaisseaux. Cylindres de cellules endothéliales, leur orifice initial s'ouvre directement dans le tissu interstitiel. Leur paroi s'enrichit de fibres musculaires lisses pariétales et de valvules qui vont diriger l'écoulement lymphatique. Ils vont de place en place se ramifier en ganglions lymphatiques et, par anastomoses progressives, former les collecteurs lymphatiques (lymphangions).
La lymphe est formée par la réabsorption de l'excès de filtration au niveau des capillaires. Sa composition en ions et en petites molécules est proche de celle du plasma mais elle est inférieure en protéines.
L'écoulement lymphatique est lié à la contraction rythmique et spontanée (mécanisme myogène) des fibres musculaires pariétales. Cet écoulement est modulé par les variations de pression intrathoracique et intra-abdominale et par les contractions musculaires squelettiques. La lymphe dont le débit est très faible (2-4 litres par jour) rejoint le sang veineux au niveau du confluent jugulo-sous-clavier. La pression lymphatique, indépendante de l'activité cardiaque, est initialement faible et s'élève progressivement (20 mmHg).
Elle a un double rôle de récupération des protéines en surplus dans le milieu interstitiel et des éléments figurés circulants. Elle joue ainsi un rôle important dans la défense de l'organisme contre les infections mais peut aussi favoriser la dissémination des cellules cancéreuses et être à l'origine de métastases.

▪ *La lymphe contrôle la pression oncotique et l'hydratation du milieu interstitiel. Si sa capacité fonctionnelle locale est dépassée, on observe un tableau d'œdème.*

POINTS CLÉS

▶ La circulation artérielle est à haut débit, fortes résistances et pression élevée.

▶ Les artérioles jouent un rôle majeur dans la vasomotricité et sur le niveau des résistances périphériques. La circulation artérielle a un rôle de distribution en adaptant en permanence les débits des différents organes à leur besoin métaboliques. Cette adaptation est possible en jouant sur le niveau des résistances locales.

▶ La majeure partie des échanges sang-tissus se fait au niveau des capillaires qui par contre ont un faible rôle sur la vasomotricité.

▶ La circulation veineuse qui est à haut débit, faibles résistances et basse pression a surtout un rôle capacitif.

▶ Il existe deux circulations de retour indépendantes, la circulation veineuse et la circulation lymphatique.

Facteurs d'adaptation du système cardiovasculaire

16

Objectif

- Connaître les caractères généraux des facteurs d'adaptation des vaisseaux et du débit cardiaque.

Pour maintenir l'homéostasie circulatoire indispensable au bon fonctionnement des organes, le système cardiovasculaire doit s'adapter aux variations permanentes des différents paramètres hémodynamiques. Ces adaptations dépendent du débit cardiaque et des résistances vasculaires.

I. Facteurs d'adaptation du débit cardiaque

Les adaptations de la fréquence cardiaque sont dites chronotropes et celles du volume d'éjection systolique inotropes

A. Fréquence cardiaque

Directement en relation inverse avec la durée du cycle cardiaque, elle s'exprime en nombre de battements par minute (bpm). Elle correspond au nombre de stimulations électriques par minute à laquelle le cœur est soumis et dépend essentiellement du système nerveux autonome. Un cœur humain isolé (donc dénervé) correctement perfusé bat à une fréquence comprise entre 100-120 bpm. C'est la fréquence cardiaque intrinsèque qui est soumise aux actions permanentes et antagonistes, freinatrice du système parasympathique et accélératrice du sympathique dont l'action est renforcée par les catécholamines circulantes libérées par les glandes médullosurrénales. Le tonus parasympathique prédominant dans l'espèce humaine permet d'expliquer que la fréquence cardiaque au repos et en neutralité thermique est comprise chez l'adulte entre 65 et 75 bpm.

On parle de tachycardie lorsque la fréquence s'accélère (digestion, émotion, exercice musculaire, fièvre…) et de bradycardie lorsqu'elle se ralentit (sommeil, sportifs…). Ces variations de la fréquence cardiaque se font essentiellement aux dépens de la diastole et en particulier sur la durée du remplissage lent.

- *La fréquence cardiaque est plus élevée (120-130 battements par minute) chez le petit enfant.*

La fréquence cardiaque n'est pas stable, elle varie battement à battement et de façon périodique. C'est la variabilité sinusale qui lorsqu'elle est élevée témoigne d'une bonne fonctionnalité du nœud sinusal. Trois types d'oscillations de la fréquence cardiaque sont déterminables, des rapides liées à l'arythmie respiratoire (activité parasympathique), des lentes liées au baroréflexe (activités sympathique et parasympathique) et des très lentes liées aux effets des hormones circulantes (catécholamines, angiotensine II...) sur la vasomotricité.

▪ *Dans l'arythmie respiratoire, la fréquence cardiaque s'accélère légèrement lors de l'inspiration et se ralentit lors de l'expiration*

B. Volume d'éjection systolique

C'est le volume de sang éjecté à chaque systole. Il est égal à la différence entre les volumes télédiastolique et télésystolique. Le rapport volume d'éjection systolique sur volume télédiastolique correspond à la fraction d'éjection (valeur normale = 70 %). Il varie aussi en permanence autour d'une valeur moyenne (80-100 mL au repos allongé et 60-80 mL debout). Le volume d'éjection systolique peut s'adapter par modification de longueur des fibres (régulation hétérométrique) et par changement de contractilité indépendante des changements de longueur (régulation homéométrique).

II. Facteurs d'adaptation du rayon vasculaire

C'est la vasomotricité, quand le rayon augmente on parle de vasodilatation et quand il diminue de vasoconstriction. Les vaisseaux ont un tonus propre puisque lorsqu'ils sont isolés ils n'atteignent pas leur degré maximal de dilatation. Sur ce tonus basal agissent en permanence des facteurs intrinsèques d'action locale et extrinsèques d'action générale qui déterminent le tonus vasculaire de repos.

A. Facteurs d'action locale

▪ *Ce sont ces métabolites qui sont à l'origine de l'hyperhémie réactionnelle de reperfusion après interruption temporaire d'une circulation locale.*

L'élévation de la température entraîne une vasodilatation. Une élévation de la pression interne vasculaire (autorégulation myogène) peut faire varier le tonus de certains vaisseaux et modifier le débit de filtration capillaire.

La régulation métabolique par des substances vasoactives, produites et libérées localement, a un rôle majeur. Différents métabolites comme le CO_2, les protons, le potassium, l'adénosine et le lactate ont une action vasodilatatrice.

▪ *L'endothélium lésé, par exemple en cas d'athérosclérose, va perdre ses qualités. Ainsi, l'application d'acétylcholine, qui sur un endothélium sain, provoque une relaxation des cellules musculaires lisses, a un effet constricteur sur un endothélium altéré (expériences de Furchgott et Zawadki, 1980).*

Les substances vasodilatatrices circulantes principales sont l'histamine, les kinines et la prostacycline. Le thromboxane A2 et la sérotonine sont des agents vasoconstricteurs. L'endothélium vasculaire n'est pas une tunique inerte, c'est une zone permanente d'échange d'informations entre le sang et les cellules sous-jacentes. Il présente sur sa membrane de très nombreux récepteurs spécifiques sensibles à divers stimuli chimiques, physiques et mécaniques. Stimulés, ces récepteurs induisent dans la cellule endothéliale la formation de substances agissant, pour ce qui concerne le tonus vasculaire, sur les cellules musculaires lisses.

Il libère plusieurs facteurs vasodilatateurs. Le principal est le monoxyde d'azote (NO) initialement appelé EDRF. Sous l'action d'agonistes divers (acétylcholine, bradykinine, ADP, forces de cisaillement du sang...), les NO synthases catalysent à partir de la L-arginine la formation du NO qui va activer la synthèse du GMPc pour induire la vasorelaxation en diminuant la concentration intracellulaire de Ca^{2+} (voir *chapitre 1*, p. 6).

Le facteur endothélial hyperpolarisant (EDHF) qui ouvre les canaux potassiques et la prostacycline qui agit sur l'adényl cyclase sont aussi des facteurs endothéliaux vasodilatateurs. L'endothéline 1, issue de l'action d'un enzyme de conversion endothélial sur la préendothéline, est le principal agent vasoconstricteur endothélial. Elle agit sur des récepteurs spécifiques couplés aux protéines G qui augmentent ainsi la concentration intracellulaire de Ca^{2+} et donc la contraction des cellules musculaires lisses.

▪ *Les contraintes de cisaillement liées aux variations de flux sanguin déforment le cytosquelette endothélial. Des mécanorécepteurs ainsi stimulés vont entraîner des cascades de réactions biochimiques qui aboutissent à la libération de substances vasoactives.*

B. Facteurs d'action générale

1. Facteurs nerveux

Ils dépendent essentiellement du système sympathique. La stimulation par la noradrénaline des récepteurs α induit une vasoconstriction et celle des β_2 une vasodilatation et la résultante de ses effets dépend du rapport α/β, au niveau de l'organe concerné. Globalement, le sympathique induit une vasoconstriction. Des fibres sympathiques vasodilatatrices contrôlées par le cortex moteur et qui agissent par l'intermédiaire de l'acétylcholine semblent exister au niveau des muscles squelettiques. Le parasympathique agit sur quelques organes (glandes salivaires, organes génitaux érectiles...) mais n'a pas d'action vasodilatatrice généralisée

2. Facteurs hormonaux

L'adrénaline d'origine médullosurrénalienne renforce l'effet du sympathique. À faible dose, elle a un effet vasodilatateur (effet β_2) et à forte dose un effet vasoconstricteur (effet α). La noradrénaline n'a qu'un effet vasoconstricteur.

L'angiotensine II, rénale et locale, est le résultat d'une cascade de réactions agissant sur l'angiotensinogène d'origine hépatique. Elle agit sur des récepteurs (AT1, AT2), couplés à des protéines guanines, situés sur la membrane des cellules musculaires lisses. La stimulation des AT1 est à l'origine de la plupart des effets délétères de l'angiotensine II. Outre sa puissante action vasoconstrictive directe, en favorisant la sécrétion d'aldostérone elle agit indirectement sur la volémie et favorise le développement de la fibrose. Enfin, par son action trophique sur les fibres musculaires lisses, elle favorise l'hypertrophie intimale ce qui associée à la fibrose diminue la compliance vasculaire.

POINTS CLÉS

- ▶ Le débit cardiaque varie en permanence et instantanément selon les contraintes auxquelles il est soumis grâce à ses deux facteurs d'adaptation, la fréquence cardiaque et le volume d'éjection systolique.
- ▶ Les résistances périphériques qui ont un rôle majeur dans les adaptations du système cardiovasculaire dépendent essentiellement de la vasomotricité qui régule le rayon vasculaire.

17 Pression artérielle et sa régulation

Objectif

- Connaître les caractéristiques et les acteurs de la régulation de la pression artérielle.

La régulation intégrée permanente la plus classique du système cardiovasculaire est celle de la pression artérielle qui est la grandeur réglée du système cardiovasculaire.

I. Définitions et mesures

La pression artérielle (PA) est la pression qui règne dans la circulation à haute pression. En maintenant les parois du système artériel distendues et en assurant l'écoulement du sang, elle permet une perfusion efficace des organes. Créée par la contraction ventriculaire gauche et maintenue par les résistances artériolaires, la pression artérielle est la résultante du débit cardiaque (DC), des résistances périphériques totales (RPT) et de la volémie sanguine. La volémie variant peu dans les conditions physiologiques et par analogie avec un circuit électrique (loi d'Ohm) on peut écrire PA = DC x RPT ou PA = FC x VES x RPT.

▪ Les courbes de pression artérielle et ventriculaire gauche sont superposables en systole mais pas en diastole ou la pression artérielle est nettement supérieure à la pression ventriculaire.

La pression artérielle peut être mesurée directement sur n'importe quelle artère de gros calibre (cathétérisme artériel relié à un manomètre et un système d'enregistrement).

En clinique elle est mesurée indirectement par la méthode auscultatoire avec un brassard à tension.

▪ La mesure indirecte de la pression artérielle par méthode stéthacoustique doit être rigoureuse. Un brassard gonflable comprime initialement une artère et l'auscultation au cours de la décompression lente détecte les bruits liés à l'écoulement (bruits décrits par Korotkoff). Leur apparition signe la pression artérielle systolique et leur disparition la pression artérielle diastolique. L'unité de pression la plus utilisée en physiologie et en clinique reste le millimètre de mercure (mmHg).

La pression artérielle est caractérisée par sa variabilité. Variabilité temporelle périodique lors du cycle cardiaque (fig. 17.1) qui permet de définir les pressions artérielle maximale systolique (PAS) et minimale diastolique (PAD). La pression artérielle systolique dépend des trois facteurs hémodynamiques cités précédemment (FC, VES, RPT) alors que la pression artérielle diastolique dépend essentiellement des résistances vasculaires (RPT). La pression artérielle moyenne (PAM) est la pression constante qui assurerait dans les vaisseaux le même débit sanguin que la pression variable qui y règne. Elle représente la pression de perfusion efficace des organes et est estimée par la formule de Lian, PAM = PAD + 1/3 (PAS − PAD). La pression artérielle différentielle ou pression pulsée (PP), PP = PAS − PAD, reflète la résistance des vaisseaux de gros et moyens calibre. Leur compliance est inversement proportionnelle à la pression pulsée.

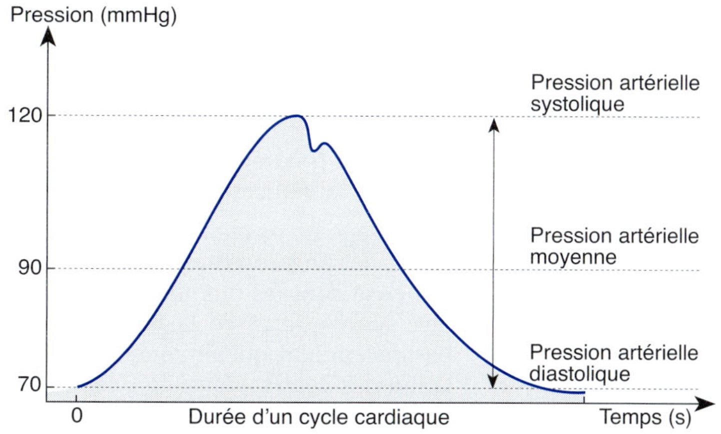

Fig. 17.1
Mesure directe de la variation de la pression artérielle lors d'un cycle cardiaque.
La différence entre les pressions artérielles systolique et diastolique (↕) correspond à la pression artérielle différentielle ou pulsée.

La pression artérielle varie périodiquement battement à battement. Les variations de premier ordre sont celles du cycle cardiaque (PAS, PAD). Celles de second ordre sont liées à la respiration. Les variations de troisième ordre (période de 10 secondes) sont liées aux variations du tonus vasculaire. Enfin les variations de quatrième ordre dépendent du rythme circadien (la pression artérielle est plus faible la nuit que le jour).

La pression artérielle varie selon les individus et au cours de la vie, ce qui rend difficile la définition de ses normes. Elle est plus basse chez la femme et elle augmente avec l'âge par baisse de compliance vasculaire. Chez l'adulte jeune au repos en position couchée, la PAS est comprise entre 110 et 140 mmHg, la PAD entre 60 et 85 mmHg et la PAM entre 70 et 95 mmHg.

▪ *La variabilité tensionnelle au cours de la journée est explorée en clinique par la mesure ambulatoire de la pression artérielle (MAPA).*

II. Régulation

Au repos, la pression artérielle ne varie pas de plus de 10 mmHg autour de sa valeur moyenne. Cette régulation étroite est le résultat de la superposition et de la complémentarité de différents systèmes qui interviennent sur le débit cardiaque, la vasomotricité et la volémie sanguine.

A. Régulation à court terme

La régulation à court terme de la pression artérielle repose sur le baroréflexe de mise en jeu quasi immédiate mais d'efficacité temporaire. Des barorécepteurs (dits à haute pression) situées dans la paroi de la crosse aortique et des sinus carotidiens informent en permanence par les voies nerveuses afférentes (dits de Hering et de Ludwig-Cyon chez l'animal) qui cheminent parallèlement aux IX et X^{e} paires crâniennes les centres nerveux régulateurs des variations de la pression artérielle.

Les « centres » d'intégration cardiovasculaires ont une structure complexe, encore incomplètement expliquée. Situés dans la substance réticulée bulboprotubérancielle, il ne s'agit pas de structures anatomiques bien définies mais d'ensembles neuroniques. Par simplification, il est cependant classique de décrire un « centre » cardiomodérateur (parasympathique), un « centre » cardioaccélérateur et un « centre » vasomoteur (sympathiques). Les voies afférentes stimulent le « centre » cardiomodé-

▪ *Les barorécepteurs sont en réalité des tensorécepteurs qui transforment un signal mécanique, la tension pariétale, en signal électrique.*

rateur et inhibent les « centres » cardioaccélérateur et vasomoteur. Les voies efférentes sont le nerf vague (X) et le sympathique. Ces « centres » sont contrôlés par des structures suprabulbaires et les fonctions centrales peuvent modifier la réponse de la boucle de régulation en augmentant (stress, exercice physique) ou en diminuant (sommeil) le niveau de régulation. Les barorécepteurs sont sollicités pour des variations de pression artérielle comprises entre 60 et 200 mmHg.

■ *Cette adaptation réflexe répond aux variations brutales et sert à maintenir la pression artérielle proche de son « set point », mais si celui-ci change comme en cas d'hypertension artérielle permanente, un nouvel équilibre s'établit en quelques jours autour de la nouvelle valeur de pression artérielle.*

Le passage en position debout illustre l'action du baroréflexe. En orthostatisme, la pression hydrostatique entraîne une séquestration sanguine veineuse dans les membres inférieurs, donc une baisse du volume d'éjection systolique et de la pression artérielle. Celle-ci est détectée par les barorécepteurs, qui diminuent leur fréquence de décharge donc de stimulation des centres. Ainsi, le « centre » parasympathique est moins stimulé et les « centres » sympathiques moins inhibés. Une tachycardie et une vasoconstriction périphérique surviennent et la valeur de la pression artérielle remonte.

Il existe d'autres mécanorecepteurs. Les volorécepteurs (dits à basse pression) auriculaires, des vaisseaux pulmonaires et des grosses veines corrigent les altérations de la pression veineuse centrale en agissant sur la vasomotricité. Les récepteurs ventriculaires sensibles à l'étirement provoquent une bradycardie et un effet inotrope négatif par voie vagale.

■ *Le réflexe de Bainbridge correspond à la tachycardie induite par une distension brutale des oreillettes. Le réflexe de Bezold-Jarisch par stimulation chimique des récepteurs ventriculaires provoque une bradycardie, une vasodilatation et une apnée. L'hyperstimulation des récepteurs ventriculaires serait à l'origine des syncopes vasovagales.*

Il existe aussi des chémorécepteurs (carotidiens, aortiques et bulbaires) sensibles à l'hypoxie, l'hypercapnie et l'acidose qui par vasoconstriction induisent une hypertension en cas d'effondrement majeur de la pression artérielle.

B. Régulation à moyen terme

La régulation à moyen terme de la pression artérielle intervient dans les minutes qui suivent sa perturbation. Elle dépend des systèmes de régulation hormonaux et humoraux de la vasomotricité précédemment décrits.

■ *Ces mécanismes de régulation seront les cibles des traitements pharmacologiques de l'hypertension artérielle.*

C. Régulation à long terme

La régulation à long terme de la pression artérielle est efficace dans les heures ou les jours qui suivent son déséquilibre. De nature hormonale, elle agit surtout sur la volémie sanguine en intervenant sur l'excrétion rénale de l'eau et du sel. L'élévation de la pression artérielle augmente la natriurèse et sa baisse induit une rétention sodée. Le rein joue un rôle fondamental dans la régulation à moyen terme par le système rénine-angiotensine et dans la régulation à long terme en contrôlant le volume plasmatique. La vasopressine sécrétée par la posthypophyse réagit à la moindre variation de l'osmolalité plasmatique et entraîne une rétention d'eau. L'aldostérone dont la sécrétion est stimulée par l'angiotensine II maintient la pression artérielle par rétention d'eau et de sel au niveau du rein. Le facteur natriurétique atrial a plusieurs actions : diurétique, natriurétique, antirénine et vasodilatatrice. Stocké dans des granules intracellulaires auriculaires, sa libération en cas d'élévation de la volémie illustre la fonction endocrine du cœur.

POINTS CLÉS

▶ La pression artérielle qui est la variable régulée de l'organisme dépend du débit cardiaque et des résistances périphériques.

▶ Il existe de nombreux mécanismes de régulation de la pression artérielle caractérisés par leur inertie de mise en route et leur délai d'épuisement.

18 Circulations pulmonaire et coronaire

La circulation pulmonaire qui présente des caractéristiques hémodynamiques propres et la circulation régionale coronaire qui fait partie intégrante du système cardiovasculaire sont décrites ici. Les autres circulations régionales seront abordées dans les chapitres correspondant aux organes concernés.

I. Circulation pulmonaire

L'embolie pulmonaire correspond à une obstruction vasculaire artérielle mécanique par un caillot sanguin issu du réseau veineux périphérique.

Cette circulation qui n'a pas de rôle nutritionnel, celui-ci étant assuré par les artères bronchiques, n'est pas une circulation d'organe. Interposée entre les cœurs droit et gauche elle reçoit tout le sang veineux non oxygéné. Disposée en série avec la circulation systémique, elle est caractérisée par un haut débit sanguin, de faibles résistances vasculaires et des pressions basses (voir fig. 13.1 et tableau 15.I). Elle subit les influences de la respiration, l'inspiration qui abaisse la pression intrathoracique, favorise le remplissage du réseau vasculaire pulmonaire, donc les échanges gazeux. La régulation vasculaire est surtout passive et suit les variations du volume sanguin. L' hypoxie habituellement vasodilatatrice a ici une action vasoconstrictive. On distingue un secteur capacitif regroupant les artères et les veines pulmonaires et une zone d'échanges essentiellement gazeux, les capillaires pulmonaires. Outre son rôle principal d'hématose, elle a aussi un rôle de filtre métabolique et mécanique et participe à la sécrétion et à l'activation de substances (surfactant pulmonaire, enzyme de conversion).

II. Circulation coronaire

Elle assure la vascularisation du myocarde par les artères coronaires dont le remplissage se fait en diastole (ostium coronaire au niveau des valves aortiques). La résistance vasculaire coronaire est la somme de la vasomotricité, de la viscosité sanguine et aussi de la résistance extrinsèque liée à la compression myocardique systolique. Les variations du débit coronaire (250 mL/min au repos) au cours du cycle cardiaque sont différentes pour les coronaires gauche et droite. Dans le réseau coronaire gauche, l'écoulement sanguin se fait surtout en diastole, car en systole la pression intraventriculaire dépasse la pression aortique et comprime les artères. C'est la zone sous-endocardique qui est la plus vulnérable. Dans le réseau coronaire droit, l'écoulement se fait en systole et en diastole car la pression aortique est toujours supérieure à la pression intraventriculaire.

La consommation myocardique d'oxygène basale très élevée (15-20 mLO_2/min pour 100 g de myocarde) est liée à une extraction d'oxygène importante (60-70 %). Son adaptation ne peut donc se faire que par l'augmentation du débit coronaire, d'où l'importance de l'intégrité de la vascularisation coronaire. La régulation de la vasomotricité est mixte, nerveuse (récepteurs $\alpha > \beta_2$) et métabolique. Dans les conditions physiologiques, le débit coronaire de repos suit la demande en oxygène, il n'y a pas de réelle autorégulation du débit coronaire.

La réserve coronaire, calculée après injection intracoronaire d'une drogue vasodilatatrice, est le rapport pour une pression de perfusion coronaire donnée du débit coronaire maximal au débit coronaire de base (valeur normale > 3,5).

▪ *Dans des conditions expérimentales, à pression aortique constante, le débit coronaire basal n'est pas modifié pour des variations de pression de perfusion coronaire comprises entre 40 et 150 mmHg. D'où le terme parfois utilisé d'autorégulation coronaire.*

POINTS CLÉS

- La circulation pulmonaire est à haut débit, faibles résistances et basse pression.
- La circulation pulmonaire qui n'est pas une circulation d'organe a pour rôle principal d'assurer l'hématose.
- La circulation coronaire est une circulation termino-terminale qui est confrontée à la résistance secondaire à la compression myocardique systolique.
- Dans la coronaire droite le débit est systolodiastolique alors qu'il est essentiellement diastolique dans la coronaire gauche.
- L'adaptation des besoins en oxygène du myocarde repose essentiellement sur le débit coronaire.

ENTRAÎNEMENT

QCM

1. Parmi ces affirmations concernant les propriétés du sang deux sont fausses, lesquelles ?

- ❑ **A.** c'est un fluide idéal.
- ❑ **B.** son écoulement est toujours turbulent.
- ❑ **C.** son écoulement peut être turbulent.
- ❑ **D.** son frottement sur les parois vasculaires est à l'origine d'une perte de charge.

2. Parmi ces affirmations une est fausse, laquelle ?

- ❑ **A.** tension et pression sont équivalentes.
- ❑ **B.** la résistance à l'écoulement sanguin dépend essentiellement du rayon des vaisseaux.
- ❑ **C.** le débit sanguin peut s'exprimer en millilitres par seconde.

3. Quelles sont les caractéristiques vraies de la circulation systémique ?

- ❑ **A.** haut débit.
- ❑ **B.** basse pression.
- ❑ **C.** fortes résistances.
- ❑ **D.** en série avec la circulation pulmonaire.
- ❑ **E.** allant du ventricule gauche aux capillaires.

4. Quelles sont les propriétés des cellules du nœud sinusal ?

- ❑ **A.** automaticité.
- ❑ **B.** dépolarisation diastolique spontanée.
- ❑ **C.** contractilité.
- ❑ **D.** excitabilité.

5. Parmi ces affirmations, cinq sont fausses, lesquelles ?

- ❑ **A.** toutes les cellules myocardiques sont des cellules *pacemaker*.
- ❑ **B.** la fibre myocardique est tétanisable.
- ❑ **C.** la force de contraction de la fibre myocardique dépend de sa longueur initiale.
- ❑ **D.** la force de contraction de la fibre myocardique augmente avec la fréquence de stimulation.
- ❑ **E.** l'intensité de contraction de la fibre myocardique est proportionnelle à l'intensité de stimulation.
- ❑ **F.** la vitesse maximale de raccourcissement de la fibre myocardique dépend de sa longueur initiale.
- ❑ **G.** la fibre myocardique est excitable en permanence.

6. La lusitropie correspond à :

- ❑ **A.** la régulation de la fréquence cardiaque.
- ❑ **B.** la régulation de la conduction électrique.
- ❑ **C.** la régulation de la relaxation de la fibre myocardique.
- ❑ **D.** la régulation de la contraction de la fibre myocardique.

7. Le débit cardiaque dépend de tous ces facteurs sauf un lequel ?

- ❑ **A.** le sexe.
- ❑ **B.** la postcharge.
- ❑ **C.** le volume d'éjection systolique.
- ❑ **D.** la fréquence cardiaque.
- ❑ **E.** la taille.
- ❑ **F.** la différence artérioveineuse en dioxygène.

8. Le volume d'éjection systolique dépend :

- ❑ **A.** du volume télédiastolique.
- ❑ **B.** de la fréquence cardiaque.
- ❑ **C.** de la postcharge.
- ❑ **D.** des résistances périphériques totales.

9. Les substances suivantes sont toutes vasodilatatrices sauf une, laquelle ?

- ❑ **A.** angiotensine II.
- ❑ **B.** monoxyde d'azote.
- ❑ **C.** ADP.
- ❑ **D.** prostacycline.
- ❑ **E.** bradykinine.

10. L'angiotensine :

- ❑ **A.** est d'origine rénale seule.
- ❑ **B.** a une action vasoconstrictrice.
- ❑ **C.** limite la sécrétion d'aldostérone.
- ❑ **D.** favorise l'hyperplasie musculaire lisse pariétale vasculaire.
- ❑ **E.** diminue la fibrose.

11. La circulation veineuse est :

- ❑ **A.** à haut débit.
- ❑ **B.** à faible résistance.
- ❑ **C.** à haute pression.
- ❑ **D.** de type capacitif.

QCM

12. La régulation de la pression artérielle dépend :

- ☐ **A.** de la fréquence cardiaque.
- ☐ **B.** du facteur natriurétique atrial.
- ☐ **C.** des hormones thyroïdiennes.
- ☐ **D.** du tonus parasympathique.
- ☐ **E.** du rayon des vaisseaux.
- ☐ **F.** de la volémie.
- ☐ **G.** du débit cardiaque.

13. Les barorécepteurs aortiques sont :

- ☐ **A.** sensibles à la tension pariétale.
- ☐ **B.** des tensorécepteurs.
- ☐ **C.** en relation avec les centres de régulation par le nerf vague.
- ☐ **D.** aussi appelés récepteurs à basse pression.
- ☐ **E.** mis en jeu quelle que soit la variation de pression artérielle.

14. Le rein joue un rôle majeur dans la régulation de la pression artérielle :

- ☐ **A.** à court terme.
- ☐ **B.** à moyen terme.
- ☐ **C.** à long terme.

15. Le passage en orthostatisme induit :

- ☐ **A.** une élévation de la pression artérielle.
- ☐ **B.** une bradycardie.
- ☐ **C.** une tachycardie.
- ☐ **D.** une élévation du volume d'éjection systolique.

16. La circulation pulmonaire est une circulation :

- ☐ **A.** d'organe.
- ☐ **B.** à haut débit.
- ☐ **C.** à fortes résistances.
- ☐ **D.** à pressions basses.

17. La circulation coronaire est :

- ☐ **A.** de type termino-terminale.
- ☐ **B.** identique dans les coronaires droite et gauche.
- ☐ **C.** le siège d'une autorégulation.

Pour les corrections, se reporter à la page 408

Physiologie rénale

V

Jean-Louis Ader

Introduction

Objectifs
- Connaître l'anatomie et l'histologie rénales.
- Expliquer les conséquences de la binéphrectomie.
- Identifier les différentes fonctions rénales.

La physiologie du rein ne peut pas être abordée sans connaître l'anatomie et l'histologie car il existe une relation étroite entre la structure et les fonctions.
La suppression de fonction est un moyen classique de mettre en évidence le rôle vital des reins dans la préservation de l'homéostasie hydroéléctrolytique.

I. Relations structures et fonctions

Les fonctions rénales sont strictement dépendantes de la structure des 2 millions de néphrons (environ) et de leur vascularisation. L'anatomie et l'histologie rénales seront supposées connues, en particulier :
- l'organisation et la structure du cortex, de la médullaire et des voies excrétrices hautes ;
- la disposition des formations capillaires glomérulaires et péritubulaires ;
- la disposition des tubes urinifères et leur division en segments tubulaires différenciés ;
- l'existence de deux populations néphroniques : l'une majoritaire (80 %), avec de petits glomérules dans le cortex externe et moyen et des anses de Henlé courtes ; l'autre minoritaire (20 %) avec de gros glomérules dans le cortex interne et des anses de Henle longues, descendant jusqu'à la région papillaire des pyramides.

II. Conséquences de la binéphrectomie

La binéphrectomie expérimentale détermine la mort de l'animal anurique en quelques jours dans un tableau de « coma urémique ». Ce tableau comprend des signes cliniques (digestifs, neurologiques, respiratoires et cardiovasculaires) et deux types de signes biologiques. D'une part, la rétention de catabolites protidiques exprimée par l'élévation progressive des concentrations plasmatiques d'urée (qui a donné son nom au tableau en dépit de sa faible toxicité ; azotémie normale : 5 ± 2,5 mmol/L), de créatinine (créatininémie normale : 80 ± 30 µmol/L) et d'acide urique

▪ *En pathologie humaine, la suppression totale des fonctions rénales survient dans deux circonstances différentes.*

▪ *L'insuffisance rénale aiguë : elle est théoriquement réversible car elle résulte de la sidération brutale et provisoire des fonctions de reins antérieurement sains par une agression hémodynamique, infectieuse ou toxique, etc.*

▪ *Et l'insuffisance rénale chronique terminale où la perte de fonction est irréversible : elle résulte de l'évolution en quelques semaines à plusieurs décennies d'une néphropathie vasculaire ou glomérulaire ou tubulo-interstitielle… Utilisés provisoirement dans le premier cas, définitivement dans le second, les procédés d'épuration extrarénale permettent la survie des patients.*

(uricémie normale 240 ± 100 μmol/L). D'autre part, la rétention beaucoup plus délétère d'eau et d'électrolytes ; l'hyperhydratation globale et l'acidose hyperkaliémique sont responsables des signes cliniques et de la mort.

III. Fonctions du rein

Le rein forme et excrète l'urine qui est une solution dans l'eau de sels minéraux et de substances organiques. Le rein remplit quatre fonctions principales.

A. Fonction d'épuration sélective

C'est la plus évidente. Le rein n'est pas un filtre passif mais un filtre sélectif. Certaines substances plasmatiques sont absentes des urines (glucose, bicarbonates, protéines, acides aminés). Certaines substances plasmatiques sont en grande quantité dans l'urine (urée, créatinine, acide urique, métabolites hormonaux et vitaminiques). Certaines substances absentes du plasma sont présentes dans les urines (ammoniac).

B. Fonction de régulation de l'homéostasie hydroélectrolytique

▶ C'est la fonction la plus importante. Le volume et la composition des urines sont réglés avec précision afin d'annuler les bilans de l'eau et des électrolytes et de maintenir la stabilité des volumes liquidiens de l'organisme.

Volume et composition urinaires peuvent varier entre de larges limites en cas de changement des apports et/ou des pertes extrarénales : de 0,5 à 12 L/24 h pour le volume, de 0 à 1 000 mmol/24 h pour l'excrétion de sodium, de 50 à 1 200 mOsm/kg pour l'osmolalité, et de 4,4 à 8 pour le pH. Cette variabilité préserve l'égalité journalière :

apports = pertes extrarénales + pertes urinaires d'eau et d'électrolytes.

C. Fonction « endocrine »

Le rein sécrète différents facteurs dont les actions s'exercent par voie humorale. Les principaux sont la rénine, la vitamine D active et l'érythropoïétine.

D. Participation à la régulation de la pression sanguine artérielle

Le rein participe à la régulation rapide (quelques minutes) de la pression artérielle (PA) par les actions hémodynamiques du système rénine-angiotensine. Il assure à lui seul la régulation lente (quelques heures) qui se confond avec la régulation de la volémie.

POINTS CLÉS

- La fonction des 2 millions de néphrons est dépendante de leur disposition et de leur structure.
- Les reins sont des organes vitaux dont la suppression ou l'insuffisance complète entraîne la mort dans un tableau dominé par la rétention hydrosodée et l'acidose hyperkaliémique.
- Plus importante que sa fonction d'épuration est la fonction rénale de maintien de l'homéostasie hydroéléctrolytique.
- Cette fonction est assurée grâce à la variabilité du volume, de la composition et des propriétés physicochimiques des urines qui sont adaptés dans de larges limites aux changements des apports et des pertes extrarénales.

19 Méthodes d'étude et mécanismes des transferts néphroniques

I. **Méthodes d'étude**
II. **Mécanismes des transferts**

Objectifs

- Nommer les transferts d'eau et de substances dissoutes permettant la formation des urines.
- Comprendre, expliquer et savoir utiliser la méthode des clearances rénales.
- Connaître le principe de mesure des transferts maximaux.
- Comprendre et utiliser les expressions absolues et fractionnelles d'excrétion et de réabsorption.
- Connaître les méthodes expérimentales d'étude des fonctions rénales.

Le résultat du fonctionnement rénal est l'*excrétion* des urines qui sont formées en deux temps successifs.
D'abord la *filtration glomérulaire* aboutissant à l'entrée dans les néphrons d'eau et de substances dissoutes formant l'*urine primitive* (ou *glomérulaire*). Puis, les *transferts tubulaires* soit à type de *réabsorption*, soit à type de *sécrétion* qui peuvent être toutes deux actives ou passives. La réabsorption est le transfert tubulaire quantitativement le plus important.
La quantité d'une substance excrétée dans les *urines terminales* (QE mg/min ou mmol/min) est finalement égale à la quantité filtrée (QF), moins la quantité réabsorbée (QR), plus la quantité sécrétée (QS) dans le même temps :

$$QE = QF - QR + QS$$

I. Méthodes d'étude

A. Méthodes globales

Elles fournissent des informations indirectes sur l'activité de l'ensemble des néphrons et sont utilisables en exploration fonctionnelle humaine.

1. Méthode des clearances rénales

Soit une substance X excrétée par le rein dont la concentration dans le plasma artériel est Pa mg/L ou mmol/L. La quantité excrétée QE mg/min ou mmol/min est égale :

- d'une part, au produit de la concentration dans les urines U mg/L ou mmol/L par le débit urinaire dans le même temps V mL/min ;
- d'autre part, au produit de Pa par le volume de plasma sanguin qui a été épuré de X dans la minute. Ce volume est appelé la clearance rénale C mL/min de la substance X.

$$QE = U \times V = Pa \times C$$

Si les reins sont les seuls organes à extraire, métaboliser ou excréter X, la concentration Pa est égale à la concentration P dans le sang veineux périphérique.

$$U \cdot V = P \cdot C \qquad C\ mL / min = \frac{U \cdot V}{P}$$

> ▶ La clearance C (ou coefficient d'épuration plasmatique) d'une substance est le volume théorique (ou virtuel) de plasma entièrement épuré de la substance et qui a fourni la quantité excrétée dans les urines en une minute. C s'exprime toujours en mL de plasma par minute.

Elle doit être rapportée à la surface corporelle standard de 1,73 m^2 d'un sujet de 1,70 m et 70 kg pour pouvoir comparer des sujets de morphologies différentes.

En fait, la clearance rénale d'une substance représente un volume virtuel.

Exemple :

Soit une substance X dont la concentration dans le plasma artériel rénal Pa est 200 mg/L et la clearance de 150 mL/min. On supposera que le débit de plasma traversant les reins est 600 mL/min (fig. 19.1).

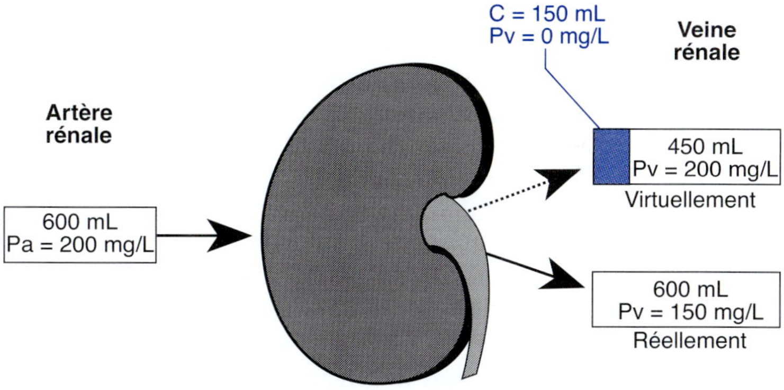

Fig. 19.1
Exemple d'une substance X dont la clearance Cx est égale à 150 mL/min.

Dans le plasma veineux rénal, il n'y a pas deux volumes fictivement séparés : un volume épuré de 150 mL qui est la clearance et dans lequel Px = 0 ; et un volume de 450 mL dans lequel Px inchangé = 200 mg/L. Il n'y a qu'un seul volume de 600 mL, mélange des deux volumes virtuels précédents, dans lequel Px = 150 mg/L.

Quelques modèles de clearance sont remarquables.

a. Clearance du glucose

Elle est égale à 0 mL/min quand la glycémie Pg est inférieure à 10 mmol/L. Tout le glucose filtré est réabsorbé par les tubes rénaux et il n'y a pas de glycosurie.

b. Clearance de l'acide para-amino-hippurique ou PAH à basse concentration plasmatique

Cet acide aromatique est injecté et perfusé de manière à établir une concentration plasmatique stable inférieure à 40 mg/L. À cette condition de concentration, tout le PAH parvenant aux reins est excrété par filtration et sécrétion (en réalité, 90 % ; voir p. 202). La clearance du PAH mesure le *débit plasmatique rénal effectif* (DPR) soit environ 600 mL/min/1,73m^2.

c. Clearance de l'inuline

L'inuline est un polymère du fructose de masse moléculaire 5 200. Elle est injectée et perfusée afin d'établir une concentration plasmatique stable. Ce traceur possède deux propriétés remarquables. L'inuline fait partie des substances qui filtrent « librement », c'est-à-dire dont la concentration dans l'urine primitive Up est égale à la concentration dans le plasma P ; et l'inuline ne subit aucun transfert tubulaire, ni réabsorption ni sécrétion. La quantité excrétée est égale à la quantité filtrée dans le même temps. La clearance de l'inuline mesure le *débit de filtration glomérulaire* (DFG), soit environ 120 mL/min/1,73 m^2.

Les clearances de toutes les substances sont comprises entre 0 et la clearance du PAH. Quand une substance filtre librement (et uniquement dans ce cas), la comparaison de sa clearance à celle de l'inuline indique son *transfert tubulaire net* : sécrétion exclusive ou prédominante quand sa clearance est supérieure ; réabsorption exclusive ou prédominante quand sa clearance est inférieure.

2. Transfert maximal ou Tm

À concentration plasmatique très élevée, le transfert tubulaire de certaines substances (réabsorption ou sécrétion) est limité à une quantité maximale par minute qui ne peut être dépassée et qu'on appelle Tm. C'est le cas du glucose et du PAH.

Quand la glycémie est supérieure à 17 mmol/L, la quantité réabsorbée par minute QR représente le Tm glucose : Tm G = QF – QE dans le même temps ou Tm G = (DFG . P) – (U . V).

Quand la concentration plasmatique du PAH est supérieure à 200 mg/L, la quantité sécrétée par minute QS représente le Tm PAH = QE – QF ou Tm PAH = (U . V) – (DFG . P).

Les Tm du glucose ou du PAH sont des performances maximales qui évaluent la *masse tubulaire active*.

3. Excrétions et réabsorptions fractionnelles

En valeur absolue, la quantité d'une substance excrétée par minute QE = U.V

L' excrétion fractionnelle d'une substance filtrant « librement » est l'excrétion absolue exprimée en pourcentage de la quantité filtrée dans le même temps.

$$EF\ \% = \frac{QE}{QF} \times 100 = \frac{U\,.\,V}{DFG\,.\,P} \times 100$$

Inversement, la réabsorption fractionnelle de cette substance RF % = 100 – EF %.
Ces expressions fractionnelles sont largement employées pour décrire l'excrétion urinaire des substances et leurs transferts spécifiques au niveau des différents segments tubulaires.

Exemple du sodium :

Si la concentration urinaire du sodium est 100 mmol/L et le débit urinaire 1 mL/min, QE = U . V = 100 mmol/L x 0,001 L/min = 0,1 mmol/min.

Si la natrémie est 140 mmol/L et le DFG 100 mL/min, QF = P . DFG = 140 mmol/L x 0,1 L/min = 14 mmol/min.

$EF_{Na} = (0,1/14) \times 100 \approx 0,7\ \%$.

$RF_{Na} = 100 - 0,7 = 99,3\ \%$.

Moins de 1 % de la masse filtrée de sodium est excrété, plus de 99 % sont réabsorbés.

B. Méthodes expérimentales

Elles permettent l'étude directe des transferts au niveau d'un néphron ou d'un segment de néphron. La première méthode utilisée a été la *diurèse interrompue* ou *stop-flow* : l'écoulement urinaire est momentanément interrompu chez un animal en surcharge hydrique ; lorsque cet écoulement est rétabli, les urines sont recueillies par fractions successives et chaque fraction est supposée avoir pour origine un segment néphronique différent.
Cette méthode peu précise a été périmée par le développement des *microméthodes et des microdosages*. Ces nombreux procédés expérimentaux ont pour base commune l'introduction, à travers la surface externe ou hilaire du rein, de micropipettes dans les différentes parties des néphrons (chambres glomérulaires, segments tubulaires) et dans les capillaires intrarénaux (glomérulaires et péritubulaires). Ces micropipettes permettent la mesure des pressions (micromanométrie), le recueil urinaire (microponction), l'introduction de solutions dans les néphrons suivie de leur récupération (microperfusion), le repérage et l'isolement de segments néphroniques (microdissection), les mesures localisées de différences de potentiel (microvoltmétrie) ou de pression osmotique (microcryoscopie), etc.
Il existe une variété infinie de combinaisons de ces microméthodes. Elles ont permis d'élaborer une nouvelle physiologie rénale, analytique et topographique.

II. Mécanismes des transferts

A. Transferts passifs

La filtration glomérulaire est un transfert passif selon un gradient de pression hydrostatique. Certains transferts tubulaires sont des transferts passifs par diffusion simple ou facilitée selon des gradients de concentration ou de potentiel électrique ou (pour l'eau) de pression osmotique.
Ces transferts tubulaires passifs empruntent deux voies. Par la *voie transcellulaire*, les transferts ont lieu à travers la membrane apicale, le cytoplasme et la membrane basolatérale des cellules épithéliales ; l'eau et les ions sont transférés à travers des canaux spécifiques ; les solutés non ionisés sont transférés par diffusion facilitée *via* des protéines membranaires de transport. Par la *voie paracellulaire*, le transfert a lieu entre la lumière et l'interstitium à travers les espaces intercellulaires qui sont plus ou moins poreux selon les segments tubulaires.

B. Transports actifs

Les *transports actifs primaires* d'ions résultent d'une activité membranaire consommatrice d'énergie qui met en jeu différentes enzymes ATPasiques apicales ou basolatérales. Le débit d'un tel transfert est souvent limité (ex : Tm).
Le transfert passif de l'ion selon le gradient de concentration créé par le transport actif primaire peut entraîner le *transfert secondaire* d'autres solutés dans le même sens que l'ion (cotransport) ou en sens inverse (antiport ou échangeur).

POINTS CLÉS

- La méthode des clearances est la principale méthode globale d'étude des fonctions rénales.
- La clearance d'une substance est le volume virtuel de plasma sanguin épuré de la substance par unité de temps et d'où provient la quantité excrétée dans les urines.
- Les microméthodes et les microdosages ont donné naissance à la physiologie rénale moderne analytique et topographique.
- Les néphrons sont le siége d'une grande variété de transferts passifs et de transports actifs.

Circulation rénale

20

Objectifs

- Connaître la mesure et les caractéristiques particulières du débit sanguin rénal.
- Connaître les caractères remarquables des pressions sanguines et des résistances vasculaires dans le rein.
- Comprendre et expliquer les mécanismes intrinsèques et extrinsèques de régulation de la circulation rénale.
- Connaître l'organisation, la régulation et les actions du système rénine-angiotensine.

Composante particulière de la grande circulation, la circulation rénale présente plusieurs caractéristiques remarquables qui conditionnent largement les fonctions rénales.

I. Particularités vasculaires

La circulation intrarénale comporte deux réseaux capillaires successifs : le réseau artérioartériel glomérulaire, puis le réseau artérioveineux péritubulaire (réseau « admirable »). La vascularisation tubulaire est donc exclusivement postglomérulaire. La vascularisation corticale (*via* les artères interlobulaires qui donnent naissance aux artérioles afférentes des glomérules) est dense et abondante. La vascularisation médullaire est seulement assurée par les vaisseaux droits qui naissent des artérioles efférentes des glomérules du cortex interne. Elle est pauvre et ténue. Cette disposition permet de considérer qu'il existe trois microcirculations différentes dans le rein : glomérulaire, postglomérulaire corticale et postglomérulaire médullaire.

Chaque néphron comporte une formation complexe sécrétrice de la rénine : l'appareil juxtaglomérulaire (AJG). Chaque AJG est constitué par les cellules myoépithéliales de la paroi de l'artériole afférente glomérulaire, par la *macula densa* (portion différenciée du tubule distal au contact du pôle vasculaire du glomérule correspondant) ; et par le lacis cellulo-conjonctif qui prolonge le mésangium glomérulaire dans l'espace triangulaire limité par les deux artérioles glomérulaires et la *macula densa*.

II. Débit rénal

A. Débit plasmatique rénal et débit sanguin rénal

En pratique humaine, le débit plasmatique rénal (DPR) est mesuré par la clearance du PAH à basse concentration plasmatique (voir p. 198) :

$$DPR = C\,.\,PAH = 600\ mL/min/1{,}73\ m^2$$

Le débit sanguin rénal (DSR) peut être calculé à partir du DPR et de l'hématocrite (Hct %) :

$$DSR = \frac{DPR \times 100}{100 - Hct} = 1\,000 \text{ à } 1\,200\ mL/min/1{,}73\ m^2$$

> ▶ Le caractère remarquable du DSR est son énormité par rapport au poids de l'organe.

Un tel débit représente 4 mL/min/g de tissu rénal à l'état de repos soit 5, 8 et 100 fois plus, respectivement, que les perfusions myocardique, cérébrale et musculaire. Ce caractère est mis en exergue par le calcul de la fraction rénale (FR), pourcentage du débit cardiaque de repos destiné au rein :

$$FR = (DSR/DC) \times 100 = 20 \text{ à } 25\ \%,$$

alors que les reins ne représentent que 0,4 % du poids corporel.
Chez un même sujet, le débit sanguin rénal varie avec l'activité (voir p. 204) et les apports alimentaires : un apport protéique important provoque une augmentation transitoire du débit sanguin rénal.
Considérant des sujets différents, il diminue régulièrement avec l'âge à partir de 30 ans (– 40 % à 70-80 ans) et augmente au cours de la grossesse (+ 40 % au 3e trimestre) ; en cas de néphrectomie unilatérale, le débit sanguin rénal du rein restant augmente de 50 à 80 % en quelques semaines.

B. Distribution intrarénale

Le débit sanguin rénal n'est pas distribué également à toutes les parties du rein. Différentes méthodes évaluent cette distribution inégale.

1. Clearance du PAH corrigée par l'extraction

L'extraction du PAH (E . PAH) est la différence de concentration du PAH entre le sang artériel et le sang veineux rénal, exprimée en pourcentage de la concentration artérielle.

$$E\,.\,PAH = \frac{Pa - Pv}{Pa} \times 100 = 90\ \% \text{ normalement}$$

Les 10 % qui échappent à l'extraction rénale correspondent au PAH contenu dans le sang destiné à la médullaire, la capsule et la graisse périrénale puisque l'extraction par le cortex est théoriquement totale. La clearance du PAH non corrigée par l'extraction (600 mL/min) ne représente que 90 % du DPR total : c'est le *débit plasmatique rénal « effectif »*, utilisé en pratique courante et qui correspond au débit plasmatique cortical. La clearance du PAH corrigée par l'extraction (660 mL/min) correspond au débit plasmatique rénal total ; il est rarement évalué parce que le calcul de E . PAH nécessite un cathétérisme de la veine rénale pour mesurer la concentration veineuse rénale.

2. Autres méthodes

Les *méthodes d'élution isotopique (wash out)* d'indicateurs gazeux diffusibles (^{133}Xe ou ^{85}Kr) injectés dans l'artère rénale sont de moins en moins utilisées. En revanche, on assiste à l'émergence des *méthodes d'imagerie fonctionnelle* grâce aux progrès simultanés de la cadence de prise des clichés et de la puissance informatique de traitement des images. Après l'injection d'un produit de contraste dans l'artère rénale, le scanner tomographique computérisé fournit, en temps réel, des images permettant le calcul du débit rénal et l'appréciation de sa distribution. La tomographie par émission de positons et l'imagerie par résonance magnétique permettent aussi l'étude de la vascularisation intrarénale.

C. Consommation rénale d'oxygène

Il existe une dissociation remarquable entre la forte consommation rénale d'oxygène (8 % de celle de l'organisme au repos) et la faible désaturation artérioveineuse rénale : 1,5 mL/100 mL de sang (la désaturation moyenne de l'organisme au repos est environ 5 mL/100 mL de sang).

> ▶ L'association d'une forte consommation et d'une faible désaturation indique que le débit sanguin rénal surabondant excède les besoins nutritionnels de l'organe. La circulation rénale est une circulation plus fonctionnelle que nourricière.

La consommation d'oxygène est principalement justifiée par la réabsorption tubulaire active du sodium (1 mmol d'O_2 pour réabsorber 30 mEq de Na^+).

III. Pressions et résistances

L'examen des pressions sanguines dans les différents segments vasculaires intrarénaux fournit trois informations importantes :

- la pression hydrostatique du sang Pcg est exceptionnellement élevée (50 mmHg) dans les capillaires glomérulaires, supérieure à la pression oncotique des protéines Πc ;
- la pression hydrostatique sanguine est exceptionnellement basse (10 mmHg) dans les capillaires péritubulaires, inférieure à la pression oncotique des protéines ;
- la pression sanguine diminue fortement au niveau des artérioles afférentes et efférentes des glomérules.

> ▶ Les principales résistances intrarénales à l'écoulement du sang sont pré- et postglomérulaires. La régulation du débit rénal est une régulation de la vasomotricité de ces artérioles.

IV. Régulation

Une double régulation s'exerce sur les résistances et la circulation rénales : une régulation intrinsèque ou autorégulation, qui protège dans une large mesure la circulation rénale des variations de la PA ; et une régulation extrinsèque neurohormonale classique

A. Autorégulation

Le débit sanguin rénal est presque stable quand la pression sanguine artérielle (PA) moyenne varie entre 80 et 160 mmHg chez un sujet au repos allongé et normovolémique (fig. 20.1).

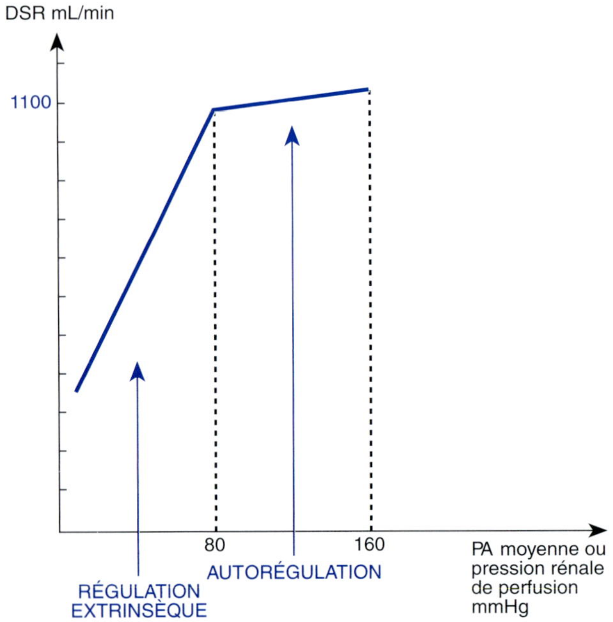

Fig. 20.1
Régulation du débit sanguin rénal.

C'est une autorégulation ou régulation intrinsèque parce qu'elle persiste en l'absence de toute influence nerveuse ou hormonale (rein dénervé, greffé ou perfusé). L'autorégulation implique une variation des résistances intrarénales (surtout afférentes) de même sens et proportionnelle à celle de la pression rénale de perfusion. Elle résulte principalement des propriétés particulières de la paroi des artérioles intrarénales (théorie myogénique) : la tension développée par les fibres musculaires lisses pariétales varie comme la pression transmurale qu'elles supportent. L'élévation de la pression induit une diminution du rayon et une augmentation des résistances. La diminution de la pression induit une augmentation du rayon et une diminution des résistances.

B. Régulation extrinsèque

Une régulation extrinsèque classique intervient quand l'une ou l'autre des conditions de l'autorégulation (PA > 80 mmHg, normovolémie et repos physiologique) n'est pas remplie. L'orthostatisme, l'activité, l'exposition aux agressions, l'hypovolémie ou la diminution de la pression artérielle

au-dessous de 80 mmHg sont des circonstances qui entraînent l'activation, à des degrés divers, des systèmes neurohormonaux vasoconstricteurs. Par exemple, quand la pression artérielle devient inférieure à 80 mmHg, le débit sanguin rénal diminue proportionnellement selon une relation à peu près directe entre ces deux variables (voir fig. 20.1). Les relations entre pression de perfusion, débit sanguin et résistance rénale dans la zone de régulation extrinsèque sont donc inverses de celles de la zone d'autorégulation. En cas de chute de PA au-dessous de 80 mmHg, les systèmes vasoconstricteurs extrinsèques déterminent une augmentation des resistances rénales et une diminution du DSR.
Deux systèmes neurohormonaux principaux participent à la régulation extrinsèque.

■ *Si la chute de pression artérielle moyenne est importante et prolongée, on peut atteindre la pression critique de fermeture des artérioles intracorticales à parois riches en fibres musculaires lisses : elles se ferment, déterminant un état d'ischémie corticale, un arrêt de la filtration glomérulaire et une insuffisance rénale aiguë anurique.*

1. Système neuroadrénergique

Les vaisseaux intrarénaux reçoivent un riche contingent de fibres postganglionnaires orthosympathiques. L'innervation Σ est issue des segments médullaires D4 à L3 et est contenue dans les nerfs splanchniques. Les artérioles sont aussi sensibles aux effets des catécholamines circulantes. Une particularité remarquable de l'innervation sympathique rénale est *de ne pas exercer d'action tonique vasoconstrictrice*. Le système neuroadrénergique n'exerce ses effets constricteurs de type α 1 sur le rein que dans les circonstances d'urgence déjà citées qui entraînent son activation.

2. Système rénine-angiotensine

Les vaisseaux rénaux sont particulièrement sensibles à l'angiotensine II : les actions rénales sont observées avec des concentrations plasmatiques (10^{-12} mol/L) remarquablement inférieures à celles des actions extrarénales (10^{-9} à 10^{-10} mol/L) (fig. 20.2).

Ces deux systèmes développent des actions concordantes qui tendent à réduire le débit sanguin rénal. Leurs actions ubiquitaires ne sont pas limitées aux reins mais concernent l'ensemble de la circulation.

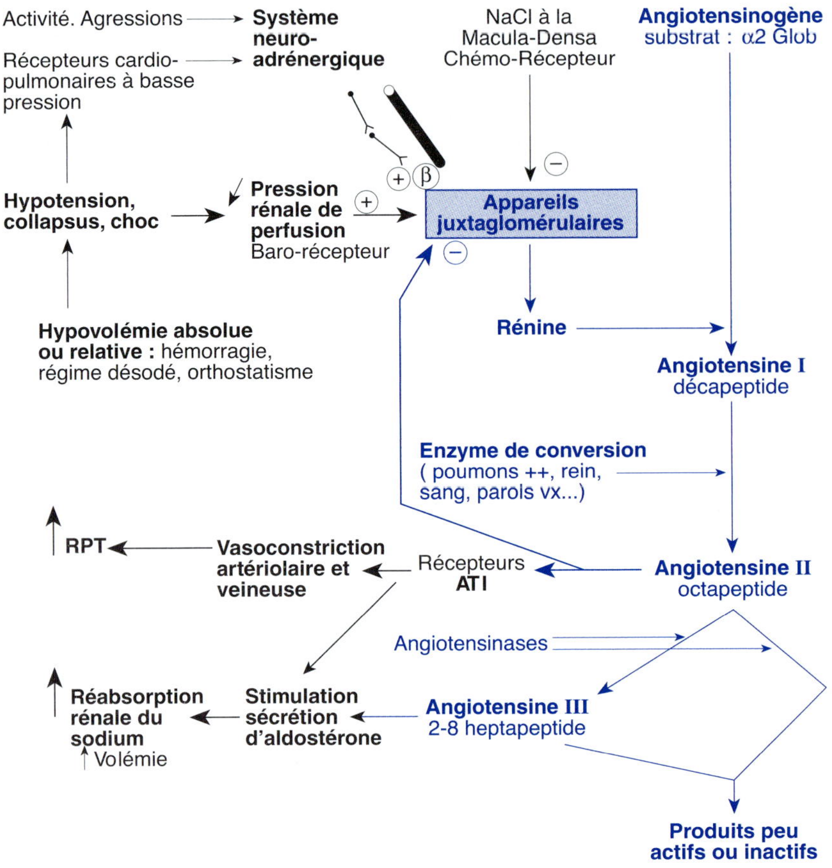

Fig. 20.2

Constitution, régulation et actions du système rénine-angiotensine.

Autres actions de l'angiotensine II :
- Activation neuroadrénergique centrale et périphérique
- Action directe sur l'épithélium tubulaire
- Stimulation de la sécrétion d'ADH
- Soif
- Facteur de croissance pour les myocytes cardiaques et vasculaires

▶ L'autorégulation permet une relative indépendance de la circulation rénale vis-à-vis de la circulation systémique générale. Au contraire, la régulation extrinsèque neurohormonale se superpose ou se substitue à l'autorégulation pour faire participer la circulation rénale aux adaptations cardiovasculaires générales dans les conditions d'urgence.

POINTS CLÉS

▶ Les particularités de la circulation rénale conditionnent les fonctions néphroniques.

▶ L'énormité du DSR et la faible désaturation rénale en oxygène caractérisent une circulation plus fonctionnelle que nourricière.

▶ La régulation porte sur les résistances des artérioles pré- et postglomérulaires.

▶ L'autorégulation rend la circulation rénale partiellement indépendante de la circulation systémique.

▶ Hors des conditions d'autorégulation, les systèmes neurohormonaux extrinsèques font participer la circulation rénale aux adaptations circulatoires systémiques.

Filtration glomérulaire 21

Objectifs

- Connaître la composition de l'urine primitive.
- Connaître les déterminants de la pression de filtration glomérulaire.
- Connaître les déterminants de la filtrabilité de l'eau et des substances dissoutes.
- Connaître les méthodes de mesure et d'évaluation du débit de filtration.

La filtration glomérulaire (FG) est le premier temps de la formation des urines, c'est-à-dire l'entrée de l'urine primitive ou glomérulaire dans les néphrons.

I. Urine primitive

L'urine glomérulaire est un ultrafiltrat plasmatique : mêmes concentrations en électrolytes et en substances dissoutes, mêmes propriétés physicochimiques que le plasma et quasi-absence de protéines. Cette affirmation doit être nuancée. L'urine primitive contient 200 à 300 mg/L de protéines qui sont ensuite presque entièrement réabsorbées au niveau tubulaire. En raison de la non-filtration des anions protéiques, les anions non protéiques (Cl^- et HCO_3^-) sont un peu plus concentrés dans l'urine primitive que dans le plasma. Les concentrations du calcium et du magnésium sont inférieures à celles du plasma parce que les fractions liées aux protéines ne filtrent pas.
Le débit filtré dépend de deux facteurs, la pression de filtration (Pf) et le coefficient d'ultrafiltration (Kf) :

$$DFG = Pf \times Kf.$$

II. Pression de filtration

C'est la résultante de trois forces : la pression hydrostatique du sang dans les capillaires glomérulaires (Pcg) qui favorise la filtration, la pression oncotique des protéines dans les capillaires glomérulaires (Πc) et la pression hydrostatique dans les néphrons (Pt) qui s'opposent à la filtration :

$$Pf = Pcg - \Pi c - Pt \text{ (fig. 21.1)}.$$

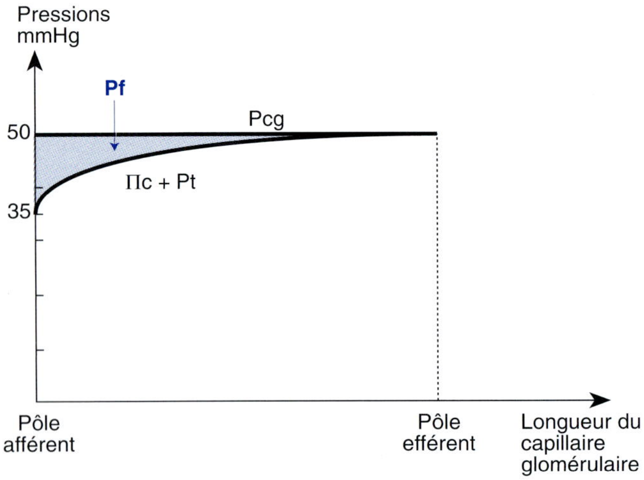

Fig. 21.1
Évolution des pressions dans les capillaires glomérulaires.

Au pôle afférent des capillaires, Pcg = 50 mmHg, Πc = 25 mmHg, Pc = 10 mmHg et la Pf vaut 15 mmHg. La pression de filtration décroît le long des capillaires glomérulaires parce que Πc augmente progressivement. Cette augmentation est due à la non-filtration des protéines qui se concentrent dans un volume plasmatique réduit d'environ 1/5e (le volume de l'urine primitive). Au pôle efférent des capillaires, Πc = 40 mmHg et la Pf vaut 0. On admet, chez l'homme, cette annulation de la force de filtration (filtration « en équilibre des pressions »).

▶ La filtration glomérulaire est un cas particulier des échanges capillaires puisque le transfert est unidirectionnel : filtration sans réabsorption en raison de la valeur exceptionnellement élevée de Pcg.

III. Propriétés du filtre glomérulaire

Le « filtre » ou « membrane de filtration » glomérulaire est une structure hétérogène, d'épaisseur inférieure à 0,5 μm, constituée par l'accolement de trois couches : l'endothélium capillaire fenêtré, la membrane basale et les cellules podocytaires de l'épithélium viscéral de la capsule de Bowman.

A. Filtration de l'eau

Le *coefficient d'ultrafiltration* est le Kf = A x k où A est la surface du filtre et k la perméabilité hydraulique.

Chez l'homme, la *surface totale de filtration* (A) est évaluée à environ 0,27 m^2. Il n'y a pas d'alternance mais une hétérogénéité glomérulaire : le débit de filtration glomérulaire individuel des gros glomérules du cortex interne est plus élevé que celui des petits glomérules du cortex externe et moyen.

La *perméabilité hydraulique* (k), exprimée en nL d'eau/sec/mmHg/cm^2, est remarquablement élevée, 50 fois supérieure à celle des capillaires musculaires. Cette haute perméabilité à l'eau explique la valeur considérable du débit de filtration.

B. Filtration des solutés

Le problème majeur est celui de la *perméabilité aux substances dissoutes*. La filtrabilité des molécules dépend avant tout de leur taille. La filtrabilité est exprimée par le rapport des concentrations dans l'urine primitive et dans le plasma (tableau 21.I). Up/P = 1 (filtration « libre ») pour les molécules de poids moléculaire ≤ 5 000. Ce rapport diminue pour les molécules dont la masse est supérieure. La limite de non-filtration correspond à l'albumine du sérum.

Tableau 21.I. **Filtrabilités moléculaires**

	Poids moléculaire	Filtrabilité (Up/P)
Eau	18	1
Urée	60	1
Glucose	180	1
Inuline	5 200	0,98
Myoglobine	17 000	0,75
Hémoglobine	68 000	0,03
Sérum-albumine	69 000	< 0,01

La forme et la charge électrique des molécules de solutés influencent aussi la filtration. À masses identiques, la filtrabilité des molécules linéaires est supérieure à celle des molécules globulaires. À rayons moléculaires identiques, la filtrabilité des molécules neutres et, surtout, cationiques est supérieure à celle des molécules anioniques. Les charges négatives du filtre participent normalement à l'imperméabilité aux anions protéiques.

Ces données ont permis de construire des modèles physiques du filtre glomérulaire ; le plus satisfaisant est biporeux, avec une majorité de pores fins et quelques pores plus larges.

Cependant, le mécanisme intime du passage des molécules à travers les structures de filtration demeure incertain pour deux raisons. La première est l'absence de pores : la membrane basale ne présente aucune solution de continuité et les espaces entre les pédicelles de l'épithélium podocytaire sont fermés par des « diaphragmes de fente ». La seconde est la disposition paradoxale des structures de filtration : l'emploi de traceurs électro-opaques ou enzymatiques de masses croissantes a montré que la structure la plus perméable est l'endothélium interne alors que la moins perméable est l'épithélium podocytaire externe.

La filtration glomérulaire peut paraître, *a priori*, un processus simple, régi par des forces mécaniques. C'est, en fait, un transfert complexe qui suscite d'intenses efforts de recherche parce que la physiopathogénie et le traitement des néphropathies glomérulaires dépendent de sa compréhension. Dans ce cadre, l'organisation moléculaire et le rôle fonctionnel des diaphragmes de fente (la couche du filtre la moins poreuse) viennent d'être mieux compris grâce à la découverte des protéines constitutives (la principale est la néphrine) et de leur influence régulatrice sur la signalisation intracellulaire des podocytes.

IV. Débit de filtration glomérulaire

Il est mesuré par la clearance des substances filtrant librement (Up/P = 1) et ne subissant ni réabsorption, ni sécrétion tubulaires (voir p. 198).

A. Clearance de l'inuline

C'est la méthode de référence. L'inuline est un polymère du fructose de masse moléculaire 5 200 Da.

$$C\,.\,\text{inuline} = 120\ \text{mL/min/1,73 m}^2$$

B. Clearance de la créatinine endogène

Très utilisée en pratique clinique, elle est mesurée sur 24 heures en hydratant le sujet. La créatinine est un métabolite du phosphagène musculaire dont la concentration plasmatique est peu influencée par les apports protidiques (contrairement à l'urée). Cependant, elle surestime le débit de filtration glomérulaire (DFG) réel parce que la créatinine est légèrement sécrétée par les tubes :

$$\frac{C\,.\,\text{créatinine}}{C\,.\,\text{inuline}} = 1{,}2 \text{ à DFG normal}$$

Cette surestimation est encore plus importante quand le débit de filtration glomérulaire est inférieur à la normale : le rapport devient 1,6 s'il est compris entre 40 et 80 mL/min, et 1,9 s'il est inférieur à 40 mL/min.

C. Clearance de la créatinine calculée

Une valeur approchée de la clearance de la créatinine peut être calculée à partir de la créatininémie, de l'âge et du poids par la *formule de Cockcroft et Gault*.

$$C\,.\,\text{Créat mL/min} = \frac{\text{K x Poids en kg x (140 – Âge années)}}{\text{P . Créat µmol/L}}$$

K = 1,23 chez les hommes et 1,04 chez les femmes

D. Procédés de mesure sans recueil d'urines

Ils utilisent des traceurs inertes ou marqués (polyfructosan S, iohexol, ^{51}Cr-EDTA, ^{125}I-iothalamate). La clearance est calculée à partir de la pente de décroissance de la concentration ou de l'activité plasmatique du traceur représentée en coordonnées semi-logarithmiques.

La *fraction de filtration* (FF) est calculée à partir du débit de filtration glomérulaire et du débit plasmatique rénal effectif :

$$FF = \frac{DFG}{DPR} \times 100 = 16 \text{ à } 20\ \%$$

▶ La filtration glomérulaire est un phénomène massif et aveugle : environ 1/5 du plasma traversant les reins entre dans les néphrons, soit environ 173 L par jour.

V. Régulation

La régulation du débit de filtration glomérulaire se confond avec celle du débit plasmatique rénal effectif puisque celle-ci s'exerce sur la vasomotricité des artérioles pré- et postglomérulaires. (fig. 21.2) L'autorégulation s'applique également au maintien de la stabilité du débit de filtration glomérulaire. Hors des conditions d'autorégulation, les mêmes mécanismes neurohormonaux extrinsèques entraînent une diminution de celui-ci. Lors d'une chute progressive de la pression artérielle moyenne, la diminution du débit de filtration glomérulaire est d'abord proportionnellement inférieure à celle du débit plasmatique rénal effectif : la fraction de filtration augmente parce que la vasoconstriction prédomine au niveau des artérioles efférentes des glomérules. Si la chute de pression artérielle est plus importante, la vasoconstriction concerne les artérioles afférentes et efférentes, le débit de filtration glomérulaire s'effondre et peut devenir nul dans la situation d'ischémie corticale avec anurie.

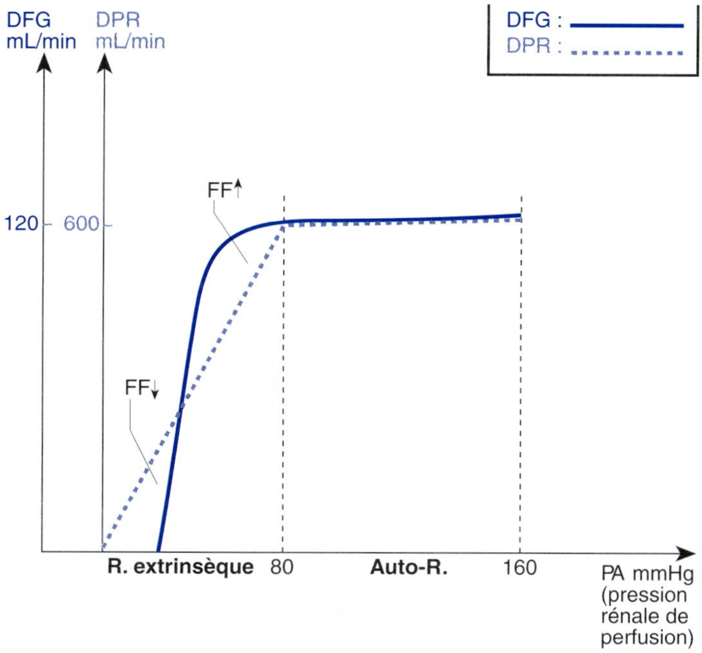

Fig. 21.2
Régulation de la filtration glomérulaire.

VI. Altérations de la filtration glomérulaire

A. Modifications aiguës

Les diminutions de Pcg (hypotension, collapsus, choc), les augmentations de Πc (hyperprotidémie, déshydratation extracellulaire) ou de Pt (compression ou obstacle sur les voies urinaires) peuvent réduire ou arrêter la filtration glomérulaire.

B. Modifications chroniques

Les glomérulopathies ont deux conséquences principales.

La première est *une augmentation de la perméabilité du filtre glomérulaire* avec protéinurie et/ou hématurie. Quand elle dépasse 300 mg/24 h, une protéinurie est qualifiée par son débit et par sa sélectivité. L'altération glomérulaire est d'autant plus grave quand la protéinurie est abondante et non sélective, c'est-à-dire comporte des protéines de haute masse moléculaire.

La seconde est *une diminution de la surface de filtration* : le débit de filtration glomérulaire diminue en proportion de la surface. Sa réduction entraîne une rétention progressive des catabolites azotés et une augmentation de leur concentration plasmatique. Mieux que l'azotémie, la créatininémie (normalement 80 à 90 μmol/L) est un bon index du débit de filtration glomérulaire en pratique clinique. Une relation statistique satisfaisante unit la diminution du débit de filtration glomérulaire et l'élévation de la créatininémie. Elle est de forme hyperbolique ; on considère que la créatininémie double à chaque réduction de 50 % du débit de filtration glomérulaire : 90 μmol/L à DFG 120 mL/min, 180 μmol/L à DFG 60 mL/min, 360 μmol/L à DFG 30 mL/min, 720 μmol/min à DFG 15 mL/min, etc. L'élévation de la concentration sérique de la cystatine C (un inhibiteur des protéinases produit par toutes les cellules nucléées) s'est récemment révélée un témoin sensible des réductions du DFG.

▪ *Un DFG inférieur à 5-10 mL/min ne permet plus d'assurer la fonction homéostasique rénale et implique le recours aux procédés d'épuration extrarénale.*

POINTS CLÉS

- À quelques détails près, l'urine primitive est un ultrafiltrat plasmatique.
- La filtration glomérulaire est un transfert régi mécaniquement par des forces de pression assurant un DFG massif.
- C'est aussi un transfert complexe de substances dissoutes à travers le filtre glomérulaire hétérogène selon des mécanismes encore à l'étude.
- La filtration glomérulaire est réglée par les mêmes mécanismes que les débits sanguin et plasmatique rénaux.

Transferts tubulaires 22

Objectifs
- Comprendre le rôle homéostasique des transferts tubulaires variables.
- Connaître l'excrétion rénale des substances réabsorbées selon un mécanisme à seuil et à Tm.
- Connaître les mécanismes d'excrétion rénale de l'urée.
- Comprendre la diffusion non ionique des bases et acides faibles.

Les transferts tubulaires constituent le second temps de la formation des urines.
Des cellules épithéliales bordées par une membrane basale forment le tube urinifère des néphrons. Elles sont dites polarisées parce que la membrane plasmique comprend deux parties dont les propriétés sont différentes : la membrane apicale du côté urinaire et la membrane basolatérale du côté de l'interstitium et des capillaires. Deux cellules voisines sont en contact au niveau d'une partie différenciée de la membrane qui ceinture chacune d'elles. Ce contact constitue une jonction intercellulaire plus ou moins serrée.
Le transfert des substances peut emprunter deux voies : soit la voie transcellulaire à travers la membrane apicale, le cytoplasme et la membrane basolatérale ; soit la voie paracellulaire à travers l'espace et la jonction intercellulaires.
Les 20 à 45 mm de chaque tube (au total, environ 70 km) sont divisés en segments successifs caractérisés par l'ultrastructure des cellules épithéliales et par leur équipement en enzymes et en protéines membranaires de transport : canaux, perméases, pompes, cotransporteurs et échangeurs.

I. Caractères généraux

A. Démonstration des transferts

La comparaison des débits et des compositions de l'urine primitive et de l'urine terminale démontre que le transfert tubulaire prédominant est la réabsorption massive de la plus grande partie du filtrat glomérulaire. Le débit urinaire passe de 173 L à environ 1 L à 1,5 L/24 h, le débit de sodium de 24 000 à 150 mmol/24 h. La totalité du glucose et des bicarbonates filtrés est réabsorbée. Quelques rares substances sont sécrétées.

B. Rôle homéostasique

La filtration glomérulaire est relativement stable en dépit des variations d'apports ou de pertes extrarénales. Ce sont les transferts tubulaires qui déterminent principalement le volume et la composition des urines terminales afin de maintenir la nullité des bilans et l'équilibre hydroélectrolytique.

▶ La réabsorption tubulaire variable est le mécanisme principal de la fonction rénale de régulation homéostasique.

Dans ce chapitre seront traités des exemples de transferts tubulaires à l'exclusion de ceux de l'eau et des électrolytes.

II. Réabsorption tubulaire active

A. Glucose

C'est le prototype des substances réabsorbées activement suivant un mécanisme dit à seuil et à Tm (fig. 22.1). À concentration plasmatique normale (5,5 mmol/L), tout le glucose filtré est réabsorbé et il n'y a pas de glycosurie (le rein ne règle pas la glycémie). Quand, à DFG constant, on élève la glycémie au-dessus d'un seuil minimal ou d'apparition (≈ 10 mmol/L), une glycosurie apparaît. Au-dessus d'un seuil maximal (≈ 17 mmol/L), la capacité maximale de réabsorption de tous les néphrons est mise en jeu et la glycosurie varie en proportion de la glycémie. Dans ces conditions, le TmG est atteint ≈ 2 mmol/min.

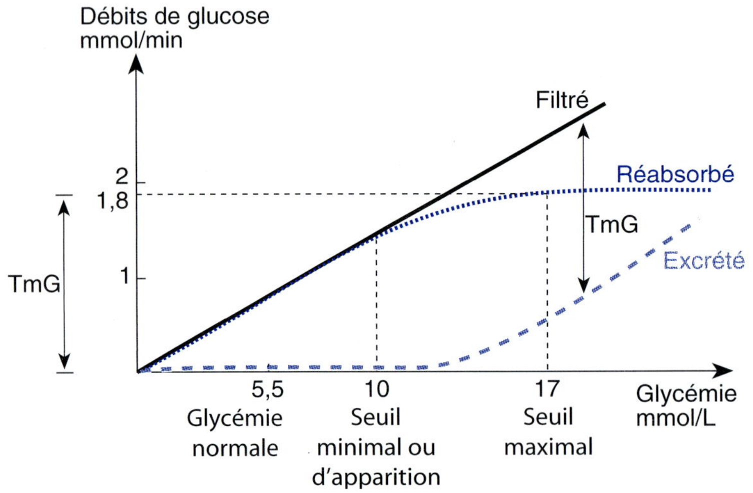

Fig. 22.1
Excrétion rénale du glucose.

La quasi-totalité du glucose (95 %) est réabsorbée au niveau du tubule proximal (TP). L'entrée luminale est un cotransport actif secondaire *via* les protéines SGLT (sodium-glucose-transporter) : SGLT-2, de haute capacité et de faible affinité, transporte 1 G pour 1 Na^+ dans la portion initiale du tubule proximal ; SGLT-1 (qui est aussi le transporteur intestinal), de faible capacité et de haute affinité, transporte 1 G pour 2 Na^+ dans la portion terminale du tubule proximal. L'affinité des SGLT pour la phloridzine explique l'inhibition compétitive de la réabsorption par cette substance. L'extrusion basale du glucose est une diffusion facilitée *via* les protéines GLUT : GLUT-2 dans la portion initiale et GLUT-1 dans la portion finale du tubule proximal.

- *Une glycosurie peut donc être observée au cours de l'hyperglycémie du diabète sucré insuffisamment traité. Le terme diabète est l'appellation générique de toutes les affections caractérisées par la présence dans les urines d'une substance qui en est normalement absente ou qui s'y trouve en quantité trop importante. Exemples : diabètes sucré, insipide, bicarbonaté, phosphoré, etc.*

B. Acides aminés

Comme la réabsorption du glucose, celle des acides aminés (Aa) est un cotransport actif secondaire Na^+-Aa au pôle luminal des cellules épithéliales proximales. Il existe plusieurs transporteurs différents (au moins sept) dont la spécificité pour un Aa ou un groupe d'Aa n'est pas absolue. La réabsorption est normalement quasi totale (99 %) et les Aa absents des urines terminales.

- *La glycosurie caractérise aussi le diabète dit rénal, ou glycosurie normoglycémique, dû à la mutation inactivatrice d'un ou de plusieurs des transporteurs tubulaires du glucose.*

C. Acide urique

La formation journalière d'environ 700 mg d'acide urique résulte de la dégradation des purines endogènes (principalement) et alimentaires. L'uricémie normale est comprise, en moyenne, entre 200 et 300 μmol/L presque entièrement sous forme d'urates de sodium. L'élimination est biliaire pour un tiers et urinaire pour deux tiers. Les urates librement filtrés, subissent un triple transfert tubulaire : réabsorption et sécrétion au niveau du tubule proximal, puis réabsorption postsécrétoire. La résultante est une excrétion fractionnelle d'environ 10 %. La réabsorption proximale résulte d'un contre-transport luminal acide urique-anions (HCO_3^-, OH^-, Cl^-, lactates) et d'une extrusion basale *via* des transporteurs encore mal identifiés. L'excrétion urinaire est majorée par l'hyperuricémie et l'expansion volémique ; elle est réduite par la contraction volémique, les diurétiques et l'hyperlactacidémie.

- *Les mutations d'un ou de plusieurs transporteurs déterminent une aminoacidurie qui peut être isolée (par exemple, cystinurie par déficit du transport des Aa basiques) ou associée à d'autres déficits de réabsorption dans le cadre d'une tubulopathie complexe (syndrome de Fanconi).*

III. Réabsorption tubulaire passive : l'urée

L'azotémie normale est comprise entre 4 et 8 mmol par litre de plasma. L'urée est le principal produit terminal du catabolisme protidique. L'élimination d'urée représente plus de 90 % de la perte azotée journalière qui est proportionnelle aux apports protidiques (0,34 g d'urée pour l'ingestion d'1 g de protides) et à l'intensité du catabolisme.

L'urée filtrée est réabsorbée passivement (rétrodiffusion) en fonction du gradient de concentration créé par la réabsorption de l'eau. En condition de restriction hydrique et de faible débit urinaire, l'urée est beaucoup réabsorbée, le recyclage intramédullaire de l'urée est intense, l'excrétion uréique est faible, la clearance de l'urée est basse et l'EFurée n'est que de 10 à 20 %. En condition de surcharge hydrique et de fort débit urinaire, l'urée est peu réabsorbée, le recyclage intramédullaire de l'urée est réduit, l'excrétion uréique est forte, la clearance de l'urée est élevée et l'EFurée atteint 60 %. La clearance maximale de l'urée (75 mL/min/1,73 m^2), mesurée dans cette situation de charge hydrique, était une mesure, maintenant abandonnée, d'une proportion supposée fixe du débit de filtration glomérulaire.

- *L'hyperuricémie, l'hyperuricurie et l'acidité urinaire favorisent la précipitation dans les voies urinaires qui caractérise la lithiase urique.*

La haute diffusibilité de l'urée est due à la facilitation du transfert par des UT (*urea transporters*) récemment identifiés. UT1 est le transporteur du pôle apical des cellules du canal collecteur terminal ; son expression est stimulée par l'ADH et il permet le recyclage intramédullaire de l'urée. UT2 est aux pôles luminal et basal des cellules de la branche descendante de l'anse de Henlé. UT3 est le transporteur des vasa recta descendants (et des hématies). Un renouveau d'intérêt pour les transferts intrarénaux de l'urée est justifié par leurs relations complexes avec :

- l'excrétion hydrique : le recyclage intramédullaire des canaux collecteurs aux branches descendantes des anses urinaires et capillaires est intensifié par la restriction hydrique et l'ADH, participant au gradient osmotique corticopapillaire et à la concentration des urines (voir p. 220) ;
- la filtration glomérulaire : un apport protidique massif ou un régime hyperprotidique provoquent une augmentation transitoire ou chronique du débit de filtration glomérulaire (« hyperfiltration glomérulaire ») qui, *via* des mécanismes indirects, peut résulter de l'excrétion d'une charge uréique accrue.

IV. Sécrétion tubulaire active

Cette fonction d'excrétion, probablement vestige d'un processus de détoxication, concerne principalement des anions ou des cations organiques et des substances exogènes. Plusieurs systèmes de transport sont connus dont celui de la créatinine. Un autre concerne différentes substances sécrétées suivant un mécanisme à seuil et à Tm : colorants, acides organiques (en particulier le PAH dont on mesure le Tm à concentration plasmatique élevée), antibiotiques, sulfamides, produits iodés (c'est le principe de l'urographie intraveineuse).

V. Sécrétion tubulaire passive : bases et acides faibles

C'est la *diffusion non ionique ou piégée des bases et des acides faibles* qui dépend du pH et du débit de l'urine tubulaire. La forme neutre, très diffusible, de la substance passe des cellules épithéliales dans l'urine tubulaire en fonction d'un gradient de concentration d'autant plus important que le débit urinaire est plus élevé (et donc, la concentration intratubulaire plus basse).

Quand la substance est une base faible (les antipaludéens de synthèse et l'ammoniac NH_3), sa diffusion est aussi stimulée par l'abaissement du pH urinaire. Par exemple, NH_3 s'ionise dans l'urine en ion ammonium NH_4^+ (qui ne peut rétrodiffuser) d'autant plus intensément que le pH urinaire est plus acide. L'ionisation réduit d'autant la concentration urinaire de la forme neutre, majore son gradient de concentration et stimule sa sécrétion.

Inversement, quand la substance est un acide faible (acides salicylique et barbiturique), la sécrétion est stimulée par l'alcalinisation urinaire.

POINTS CLÉS

▶ La régulation précise de la réabsorption tubulaire est le mécanisme principal de la fonction homéostasique des reins.

▶ La réabsorption active du glucose filtré selon un mécanisme à seuil et à Tm n'est pas un mécanisme de régulation de la glycémie.

▶ La réabsorption passive de l'urée filtrée dépend de la réabsorption de l'eau : forte en restriction hydrique, faible en surcharge hydrique.

▶ La sécrétion par diffusion piégée de l'ammoniac, une base faible, est stimulée par l'augmentation du débit et l'abaissement du pH urinaires.

23 Excrétion rénale de l'eau et du sodium

Objectifs

- Savoir établir les bilans normaux du sel et de l'eau.
- Décrire la réabsorption proximale du sel et de l'eau.
- Comprendre les déterminants et le rôle du gradient osmotique cortico-papillaire.
- Connaître les mécanismes, la régulation et les résultats de la dilution-concentration des urines.

La quantité de sodium présente dans les liquides extracellulaires détermine le volume de ces liquides, l'état de la volémie et, (partiellement) la valeur de la pression artérielle. La quantité d'eau présente dans les liquides extracellulaires détermine la natrémie, la pression osmotique de ces liquides et, finalement, le volume des liquides intracellulaires (voir *chapitre* 5).

Les bilans de l'eau et du sel sont normalement nuls. L'égalité des gains et des pertes est préservée par la régulation des apports (soif pour l'eau, appétit spécifique pour le sel) et par la régulation de l'excrétion urinaire (voir *chapitre* 5).

I. Transferts néphroniques

Pour un débit de filtration glomérulaire de 120 mL/min et une natrémie de 140 mmol/L, la charge de sodium et le volume d'eau filtrés sont d'environ 24 000 mmol et 173 L par jour. En deux étapes, proximale puis distale, les transferts tubulaires vont aboutir à l'excrétion d'environ 150 mmol et 1 L à 1,5 L par jour.

A. Réabsorption proximale

1. Sodium

Environ 65 % du sodium filtré sont réabsorbés le long du tubule proximal. Au niveau de la première moitié du tubule proximal, la réabsorption du Na^+ est active, liée à l'activité des pompes Na^+, K^+ ATPasiques basolatérales. Le Na^+ entre dans les cellules au pôle luminal selon un double gradient de concentration et électrique, *via* l'antiport Na^+/H^+ ou *via* des cotransports actifs secondaires avec le glucose, les acides aminés ou les phosphates. Globalement, le sodium est réabsorbé avec des ions HCO_3^- qui sont formés dans les cellules avec les ions H^+ sécrétés (voir p. 232). Au niveau de la seconde moitié du tubule proximal, la réabsorption du Na^+ est active et passive. Active, selon le même mode : extrusion par les pompes Na^+, K^+ ATPasiques basolatérales et entrée apicale *via* les échangeurs Na^+/H^+. Passive, parce que les cations Na^+ suivent les anions Cl^- réabsorbés à ce niveau par les voies trans- et paracellulaires.

2. Eau

La réabsorption proximale de l'eau est massive (environ 70 % du volume filtré, soit environ 121 L/24 h), iso-osmotique et entièrement proportionnelle à celles des solutés, c'est-à-dire « obligatoire ». À chaque niveau du tubule proximal, la réabsorption du sodium, du glucose, des acides aminés et des bicarbonates crée un faible gradient osmotique transépithélial d'environ 5 mOsm/kg entre la lumière et l'interstitium rénal. L'eau diffuse à travers les cellules et par les espaces intercellulaires selon ce gradient.

Le passage de l'eau et des solutés réabsorbés dans les capillaires péritubulaires est favorisé par la différence de pression entre la faible Pc (environ 10 mmHg) et la forte Πc (environ 40 mmHg du fait de la non-filtration des protéines).

> ▶ À la fin du tubule proximal, l'urine glomérulaire a subi une simple réduction du volume sans changement d'osmolalité : l'urine tubulaire représente environ 30 % du filtrat glomérulaire et est toujours isotonique au plasma.

B. **Réabsorption distale**

La réabsorption « facultative » de l'eau et la *dilution-concentration des urines* ont lieu au niveau des segments postproximaux ou globalement « distaux » des néphrons.

1. Anses de Henle : création et entretien du gradient osmotique cortico-papillaire (GOC-P)

En l'absence de réabsorption active de l'eau, les mécanismes de la concentration des urines (excrétion d'urines hypertoniques au plasma) ont été longtemps obscurs. Leur compréhension repose sur une triple base structurale, écologique et physiologique.

a. Structurale

Dans la médullaire rénale, l'urine et le sang cheminent à contre-courant dans une série de canaux parallèles : les branches des anses de Henle longues des néphrons profonds, les branches des vasa recta et les canaux collecteurs. Cette disposition anatomique particulière est identique à celle des dispositifs industriels d'échange par contre-courants liquidiens.

b. Écologique

Dans les différentes espèces, le développement de la médullaire, la longueur des anses, l'importance de la population néphronique à anses longues et la capacité maximale de concentration des urines sont inversement proportionnels à la richesse en eau du milieu selon le type d'habitat : aquatique, humide, aride ou désertique.

c. Physiologique

Les mesures microcryoscopiques (fig. 23.1) ont montré que :

- après un apport hydrique important, l'osmolalité du tissu médullaire interne est un peu supérieure à celle du cortex et du plasma sanguin (environ 400 à 500 mOsm/kg H_2O) ;
- après une période de privation hydrique complète, l'osmolalité du tissu médullaire augmente progressivement de la jonction corticomédullaire à la papille où elle atteint une valeur maximale (chez l'homme) d'environ 1 200 mOsm/kg.

L'augmentation de l'osmolalité est due à celle de la concentration des solutés : sodium, chlore et urée. Dans cette situation il existe un *gradient osmotique cortico-papillaire* (GOC-P) maximal de 1 200 – 300 = environ 900 mOsm/kg H_2O.

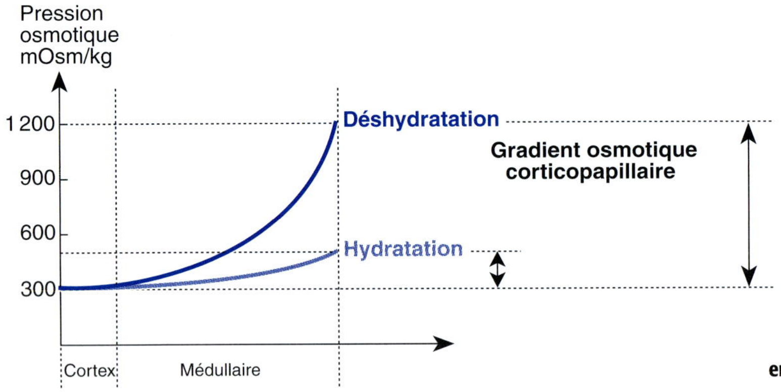

Fig. 23.1
Pression osmotique intrarénale en fonction des conditions d'hydratation.

Selon les conditions d'hydratation, l'osmolalité médullaire et le GOC-P peuvent prendre toutes les valeurs intermédiaires entre celles de ces deux situations extrêmes.

En condition de restriction hydrique, la création du GOC-P a pour première origine la réabsorption active de chlorure de sodium au niveau d'un segment imperméable à l'eau : les branches ascendantes larges des anses de Henle longues (effet élémentaire). L'effet élémentaire est induit par l'activité des pompes Na^+, K^+ ATPasiques basolatérales. L'entrée apicale du Na^+ utilise principalement un cotransporteur particulier Na^+-K^+-2 Cl^- (ou NKCC2) dont l'activité peut être inhibée par les diurétiques de l'anse (furosémide). La seconde origine est la forte réabsorption d'urée au niveau des canaux collecteurs dans cette situation de restriction. Une série de transferts passifs de solutés et d'eau entre les différents canaux parcourant la médullaire (multiplication de concentration et échanges par contre-courant) aboutit finalement à augmenter la tonicité du tissu médullaire proportionnellement au déficit hydrique.

Finalement, ces transferts ont quatre conséquences :

- Les solutés Na^+, Cl^- et urée s'accumulent dans la médullaire interne alors que, au contraire, l'eau court-circuite cette région. L'osmolalité médullaire interne atteint 1 200 mOsm/kg en déshydratation et 400-500 mOsm/kg en charge hydrique ;
- environ 25 % du sodium filtré sont réabsorbés au niveau des anses de Henlé ;
- environ 40 L/24 h d'eau filtrée sont réabsorbés au niveau des anses de Henlé ;
- inversement au tissu médullaire, les urines tubulaires sont hypotoniques par rapport au plasma (environ 150 mOsm/kg) au débouché cortical des branches ascendantes des anses de Henlé qu'on appelle aussi segments de dilution.

2. Tubules contournés distaux et canaux collecteurs : utilisation du GOC-P

a. Sodium

Les tubules contournés distaux et les canaux collecteurs sont le siège de la réabsorption active de 9 à 10 % du sodium filtré due aux pompes Na^+, K^+ ATPasiques basolatérales. (fig. 23.2). Au niveau du tubule contourné distal, l'entrée apicale utilise un cotransporteur particulier Na^+-Cl^- (ou NCC), inductible par l'aldostérone et dont l'activité peut être inhibée par les diurétiques thiazidiques. Au niveau du canal collecteur, l'entrée apicale dans les cellules principales emprunte un canal sodique épithélial (ou ENaC), également inductible par l'aldostérone et dont l'activité peut être inhibée par l'amiloride ou le triamtérene.

L'excrétion fractionnelle du sodium est finalement, dans les conditions normales, inférieure à 1 %.

b. Eau

Au niveau des tubules contournés distaux imperméables, la réabsorption du sodium n'entraîne pas d'eau. Ceci contribue à diminuer un peu plus l'osmolalité de l'urine tubulaire : environ 100 mOsm/kg à l'entrée dans les canaux collecteurs.

La réabsorption hydrique « facultative » a lieu au niveau des canaux collecteurs qui tiennent le rôle d'échangeurs osmotiques. Cette réabsorption facultative dépend de deux facteurs qui changent avec les conditions d'hydratation : le GOC-P et l'hormone antidiurétique (ADH).

En condition de *charge hydrique* (fig. 23.2 en haut), la médullaire est peu hypertonique, le GOC-P est faible, la sécrétion d'ADH est inhibée et la paroi des canaux collecteurs est imperméable à l'eau. Il n'y a donc pas de réabsorption hydrique. En raison de la réabsorption du sodium, les urines se diluent un peu plus. Dans cette situation de *dilution* maximale, les urines terminales sont abondantes (environ 12 L/24 h) et hypotoniques (environ 50 mOsm/kg H_2O).

En condition de *privation hydrique* (fig. 23.2 en bas), la médullaire est hypertonique, le GOC-P est maximal, la sécrétion d'ADH est stimulée et cette hormone rend la paroi des canaux collecteurs perméable à l'eau. L'ADH, fixée sur ses récepteurs V2, induit l'activation d'une adénylate cyclase membranaire, la synthèse d'AMPc intracellulaire et l'activation de protéines kinases A. L'effet final est la translocation des molécules intracy-

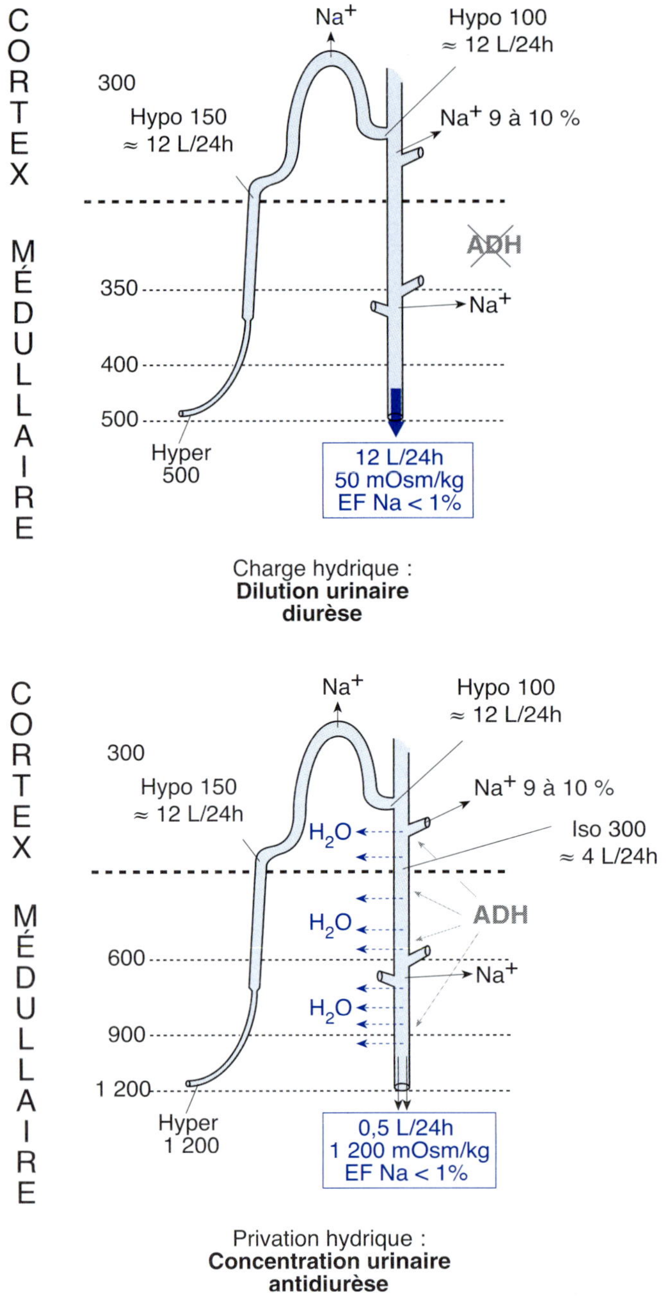

Fig. 23.2
Dilution et concentration des urines.

toplasmiques d'aquaporines 2, leur insertion dans la membrane apicale des cellules et l'entrée d'eau. L'eau sort des cellules épithéliales vers l'interstitium par d'autres canaux hydriques basolatéraux qui sont des aquaporines 3 et 4. Sur toute la hauteur des canaux collecteurs, les urines se mettent en équilibre osmotique avec le milieu plus concentré qu'elles parcourent en lui cédant de l'eau. Les urines deviennent donc isotoniques dans la portion corticale des canaux collecteurs. Elles deviennent progres-

sivement hypertoniques dans la portion médullaire des canaux collecteurs. Dans cette situation de concentration maximale, les urines terminales sont rares (environ 0,5 L/24 h) et hypertoniques (environ 1 200 mOsm/kg H_2O).
Naturellement, selon les conditions d'hydratation, le volume et la concentration urinaires varient entre ces valeurs extrêmes.

▶ Le mécanisme de dilution-concentration des urines aboutit, finalement, à séparer et rendre relativement indépendantes l'une de l'autre l'excrétion des solutés et l'excrétion de l'eau.

II. Régulation

Elle met en jeu deux systèmes régulateurs disposés en série.

A. Régulation proximale : équilibre glomérulotubulaire

Un ensemble de mécanismes complexes assure une relative stabilité de la proportion du filtrat glomérulaire réabsorbée au niveau des tubules proximaux. Cette régulation grossière résulte des relations réciproques entre filtration glomérulaire et réabsorption tubulaire néphron par néphron. Toute augmentation isolée du débit de filtration glomérulaire entraîne une élévation de la fraction de filtration, de la pression oncotique du plasma péritubulaire et des cotransports sodium-substrats proximaux : la réabsorption proximale augmente en proportion du DFG (balance glomérulotubulaire). Simultanément, cette augmentation du DFG entraîne une élévation du débit d'urines et de la charge chlorurée-sodée au niveau de la *macula densa* distale. La *macula densa* est l'origine d'un rétrocontrôle négatif vasoconstricteur sur les artérioles du glomérule homologue qui tend à ramener le débit de filtration glomérulaire à sa valeur initiale (balance tubuloglomérulaire).

B. Régulation distale

Cette régulation précise est principalement hormonale.

1. Réabsorption distale du sodium

La réabsorption active du sodium au niveau des segments distaux des néphrons est stimulée par l'aldostérone (fig. 23.3 ; voir *chapitre* 33, *Régulation et actions de la sécrétion minéralocorticoïde*).
Cependant, en 10 à 15 jours, le phénomène « d'échappement rénal » limite la rétention sodée induite par une hypersécrétion ou un apport prolongé de minéralocorticoïdes.
Le cortisol et ses dérivés réduisent aussi l'excrétion urinaire du sodium. La progestérone et les facteurs natriurétiques auriculaires l'augmentent.

▪ *La réduction de sécrétion détermine un diabète sodé dans l'insuffisance surrénale. L'excès prolongé de la sécrétion d'aldostérone par un adénome ou une hyperplasie surrénale provoque une rétention hydrosodée avec hypertension artérielle (hyperaldostéronisme primaire ou syndrome de Conn).*

2. Réabsorption distale de l'eau

La valeur du GOC-P dépend de la réabsorption des solutés (sodium, urée) et du débit des urines et du sang qui parcourent la médullaire. La perméabilité du canal collecteur dépend de l'hormone antidiurétique (ADH) (fig. 23.3 ; voir *chapitre* 29, *Régulation et actions de la sécrétion d'ADH*).

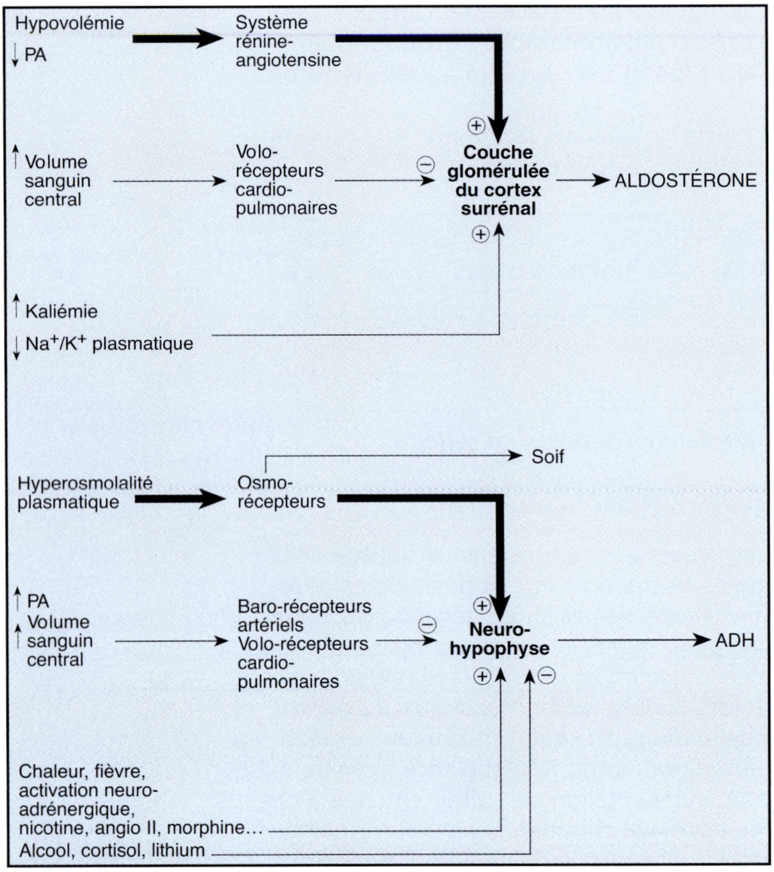

Fig. 23.3
Principales régulations de l'aldostérone et de l'ADH.

- *L'insuffisance de la sécrétion d'ADH détermine un diabète insipide central ; l'insensibilité des cellules épithéliales à l'ADH détermine un diabète insipide néphrogénique.*

III. Résultats

A. Excrétion sodée

La régulation de l'excrétion sodée est *lente et parfaite*. En cas de changement des apports (augmentation ou diminution ; fig. 23.4), l'adaptation rénale et le retour à la nullité du bilan ne sont obtenus qu'en 2 à 4 jours environ. Mais en cas de suppression des apports, l'excrétion urinaire peut être presque complètement supprimée (« verrouillée »).

B. Excrétion hydrique

La régulation de l'excrétion hydrique est *rapide et imparfaite*. En cas de changement des apports, l'adaptation rénale et le rétablissement d'un bilan nul sont obtenus en quelques minutes. En cas de suppression totale des apports, une perte inévitable d'environ 500 mL/24 h aggrave la déshydratation. La capacité maximale d'élimination d'une surcharge hydrique sous forme d'urines diluées semble être de 20 à 30 L/24 h à condition que cette charge soit répartie sur le nycthémère. Dans des conditions d'hydratation normale (environ 1,5 L de boissons par jour), le mélange des urines de 24 heures est concentré (500 à 600 mOsm/kg H_2O).

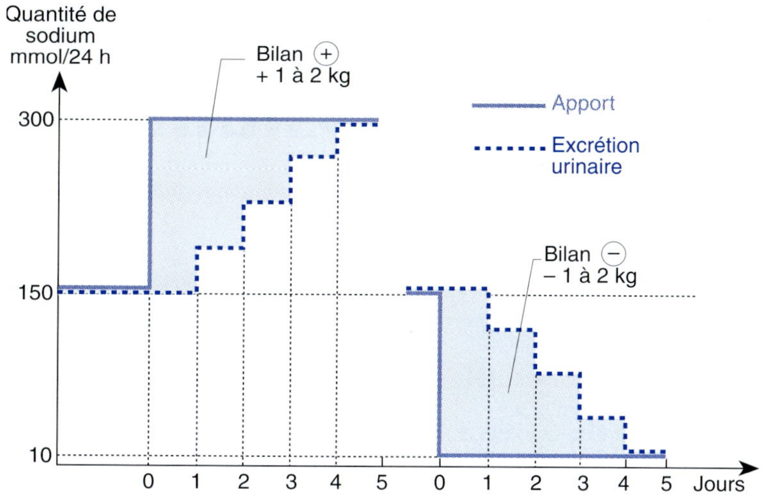

Fig. 23.4
Adaptation de l'excrétion sodée aux changements d'apport.

IV. Exploration

Elle utilise d'abord la méthode des bilans, c'est-à-dire la comparaison des apports et des pertes : bilan nul, positif ou négatif. Au-delà, l'exploration du bilan sodé se confond avec l'évaluation du volume des liquides extracellulaires. L'exploration du bilan hydrique se confond avec l'évaluation du volume des liquides intracellulaires.
Une évaluation plus précise de la gestion rénale de l'eau et du sel comporte les mesures du volume urinaire, de la natriurèse, de l'excrétion fractionnelle du sodium, de la densité urinaire, de la *clearance osmolaire* (C . Osm) et de la *clearance de l'eau libre* (C . H_2O).

$$C\,.\,Osm\ mL/min = \frac{U\ mOsm/kg \times V\ mL/min}{P\ mOsm/kg}$$

$$C\,.\,H_2O\ mL/min = V\ mL/min - C\,.\,Osm\ mL/min.$$

C . H_2O est nulle quand les urines sont isotoniques, positive quand les urines sont diluées, négative quand les urines sont concentrées.

POINTS CLÉS

- Environ 2/3 du sodium et de l'eau filtrés sont réabsorbés en proportion isotonique au niveau du tubule proximal.
- Un gradient osmotique cortico-papillaire et créé dans la médullaire rénale. Il est fort en restriction hydrique et faible en charge hydrique.
- La dilution-concentration des urines sépare les excrétions des solutés et de l'eau grâce à la réabsorption « facultative » de l'eau au niveau des canaux collecteurs. Elle permet l'excrétion d'urines hypotoniques ou hypertoniques par rapport au plasma sanguin.
- La régulation des excrétions est principalement hormonale, *via* l'aldostérone pour le sodium et *via* l'ADH pour l'eau.
- Les adaptations de l'excrétion urinaire sont lentes (2 à 4 jours) et parfaites (verrouillage) pour le sodium ; elles sont rapides (quelques minutes) et imparfaites (perte inévitable) pour l'eau.

24 Excrétion rénale du potassium

Objectifs
- Savoir établir le bilan du potassium.
- Connaître les mécanismes et la régulation de l'excrétion rénale du potassium.

Environ 98 % du capital potassique total sont intracellulaires (muscles, os, foie, hématies…), ce qui justifie une haute kalicytie d'environ 150 mmol/L. Moins de 2 % du K^+ de l'organisme se trouvent dans les liquides extracellulaires à la basse concentration (kaliémie) de 3,5 à 5 mmol/L.

I. Bilan du potassium (K^+)

La kaliémie est très précisément réglée par le jeu d'une double balance externe et interne.

A. Balance externe

La balance externe annule le bilan. Elle est caractérisée par sa relative lenteur. Les entrées alimentaires (surtout les végétaux) sont d'environ 100 mmol/24 h en alimentation mixte. Les sorties sont digestives, soit 5 à 10 % du K^+ ingéré qui ne sont pas absorbés ; elles sont urinaires, soit 90 à 95 % de l'ingestion qui ont été absorbés. L'excrétion urinaire est réglée pour annuler le bilan et équilibrer la « balance externe ».

B. Balance interne

La balance interne est constituée par des déplacements rapides de K^+ entre les cellules et le milieu extracellulaire. Elle est mise en jeu pour préserver la stabilité de la kaliémie malgré l'intermittence et la variabilité des apports et des pertes. Par exemple, la charge potassique d'un repas normal détermine l'entrée cellulaire de K^+ favorisée par l'insuline, les catécholamines, l'alcalose et l'aldostérone ; une déplétion potassique induite par les diurétiques détermine une sortie de K^+ cellulaire.

II. Transferts néphroniques

A. Filtration glomérulaire

La masse de potassium filtrée par les glomérules est d'environ 800 mmol/24 h (soit 173 L x 4,5 mmol/L).

B. Réabsorption tubulaire

La *réabsorption tubulaire du K^+ filtré* est totale et passive soit par entraînement par le solvant (*solvent drag*), soit en fonction d'un gradient électrique ou de concentration favorable. Elle a lieu au niveau du tubule proximal (70 %) de la branche ascendante de l'anse de Henlé (20 %) et du canal collecteur médullaire (10 %).

C. Sécrétion tubulaire

Le K^+ subit une sécrétion passive qui correspond en moyenne à environ 15 % de la masse filtrée. Cette sécrétion a lieu au niveau du tubule contourné distal et du canal collecteur cortical (cellules principales). *C'est ce transfert passif qui est variable et réglé pour annuler le bilan* (fig. 24.1). L'entrée du K^+ dans les cellules principales est due à l'activité des pompes Na^+, K^+ ATPasiques basolatérales. La sécrétion apicale passive se fait le long d'un gradient de concentration et d'un gradient électrique favorables entre les cellules principales et la lumière tubulaire. La sécrétion apicale emprunte deux voies de diffusion : le canal ionique ROMK (*renal outer medulla potassium channel*) et un cotransport apical K^+-Cl^-.

► Au total, l'excrétion fractionnelle EF_{K^+}, égale à la sécrétion tubulaire, est d'environ 15 % en bilan normal. Elle peut varier largement (de 0 à 200 %) en cas de déplétion ou de surcharge.

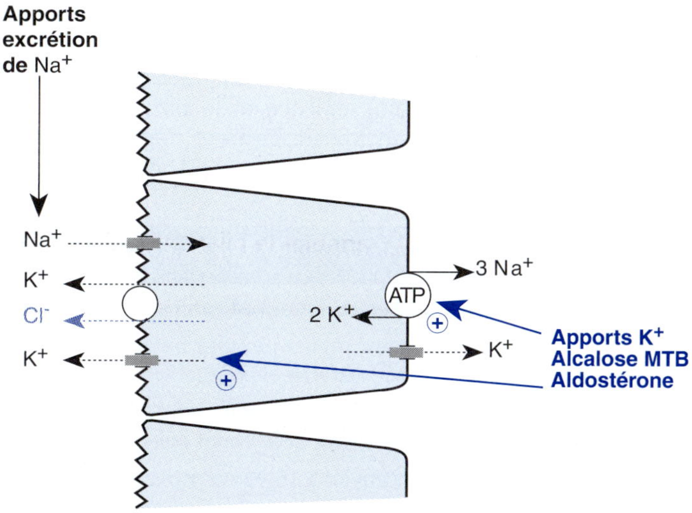

Fig. 24.1
Sécrétion tubulaire du potassium.
Tubule Contourné Distal, Canal Collecteur Cortical : cellules principales
Transfert apical principal du K^+ : *renal outer medulla potassium channel* ou ROMK.

III. Régulation

Elle concerne la sécrétion passive du K^+ qui varie en fonction de quatre facteurs principaux.

A. Apports potassiques

L'augmentation des apports stimule l'entrée cellulaire et la sécrétion de K^+. La réduction des apports réduit la sécrétion ; au maximum, celle-ci peut être abolie et remplacée par une réabsorption supplémentaire via les cellules intercalaires α.

B. Apports sodés

L'augmentation des apports sodés stimule les pompes ATPasiques et la captation cellulaire du K^+. De plus, élevant le débit urinaire distal, elle renforce les gradients électrique et de concentration dont dépend la sécrétion. Les excrétions urinaires de sodium et de potassium varient parallèlement (sauf en cas d'hyperaldostéronisme).

C. État acido-basique

L'alcalose métabolique renforce la sécrétion, élève la kaliurèse et peut induire une hypokaliémie. L'acidose métabolique aiguë et l'acidose respiratoire réduisent la sécrétion et peuvent induire une hyperkaliémie.

D. Aldostérone

▪ Les hyperaldostéronismes induisent une alcalose hypokaliémique parce qu'ils déterminent une fuite urinaire de K^+ et d'ions H^+ (acidurie paradoxale : voir p. 235).

Elle est kaliurétique parce qu'elle stimule la captation cellulaire et la sécrétion luminale. La sécrétion d'aldostérone est puissamment stimulée par l'hyperkaliémie et il n'y a pas (comme c'est le cas pour le sodium) d'échappement rénal à l'effet kaliurétique de l'aldostérone.

La dynamique et l'efficacité des mécanismes de régulation sont très différentes selon que l'organisme est soumis à une surcharge ou à une déplétion potassique.

En réponse à une surcharge en K^+, le transfert vers les cellules et l'augmentation de l'excrétion urinaire sont particulièrement rapides et efficaces, empêchant normalement toute positivation du bilan. En réponse à une déplétion potassique, le transfert hors des cellules est moins efficace et la diminution de l'excrétion rénale est lente, avec un bilan transitoirement négatif pendant 8 à 15 jours et une diminution du capital potassique total de l'organisme.

POINTS CLÉS

- Les liquides extracellulaires contiennent moins de 2 % du potassium de l'organisme.
- La kaliémie est précisément réglée par une balance interne d'échanges rapides avec le potassium intracellulaire et une balance externe d'annulation du bilan par l'excrétion urinaire.
- Le potassium filtré étant totalement réabsorbé, le potassium excrété provient de la sécrétion passive par le tubule contourné distal et le canal collecteur cortical.
- L'excrétion fractionnelle (environ 15 % en moyenne) peut varier considérablement.
- L'augmentation des apports de potassium et de sodium, l'alcalose métabolique et l'aldostérone stimulent la sécrétion tubulaire et l'excrétion du potassium.

Équilibre acido-basique 25

Objectifs
- Savoir établir le bilan des acides et des bases.
- Expliquer l'intervention des systèmes tampons intra- et extracellulaires.
- Connaître le mécanisme de conservation des bicarbonates filtrés.
- Connaître les mécanismes de régénération des bicarbonates avec excrétion d'ions H^+.
- Savoir caractériser l'état acido-basique et ses déviations.

Le pH des liquides extracellulaires est légèrement alcalin : 7,40 dans le sang artériel, 7,35 dans le sang veineux. C'est une constante biologique maintenue entre d'étroites limites de variation. Cet équilibre implique l'annulation du bilan des acides et des alcalins.

I. Facteurs de déséquilibre

Dans les conditions de vie et de régime les plus fréquentes, l'organisme est soumis à une agression acide permanente. Il existe plusieurs sources d'entorse à la neutralité.

A. Métabolisme oxydatif

L'activité cellulaire produit chaque jour environ 18 000 mmol de CO_2. Il peut être hydraté en acide carbonique qui représente un apport acide « volatil ».

B. Alimentation et digestion

Les protéines alimentaires contenant des acides aminés soufrés, les chlorures d'acides aminés cationiques, les phosphoprotéines, les phospholipides, les phosphates et les acides organiques du métabolisme intermédiaire constituent un apport acide « fixe ».
Les sels minéraux d'anions organiques contenus dans les végétaux (bien que leur pH apparent soit souvent acide) et les acides aminés anioniques des protéines alimentaires constituent un apport alcalin.

L'élimination fécale représente une perte normale d'alcalins.
Les sécrétions digestives sont des facteurs temporaires de déséquilibre acidobasique : perte provisoire d'acides pendant la phase gastrique et d'alcalins pendant la phase pancréatique.
Au total, en alimentation mixte, le flux net est un apport d'environ 1 mEq/kg d'ions H^+ fixes par jour.

> ▶ Le maintien de l'équilibre acido-basique implique, le plus souvent, une lutte contre l'acidose, c'est-à-dire, l'élimination journalière d'environ 18 000 mmol d'acides volatils et de 70 mEq d'acides fixes.

Sa préservation est assurée par trois lignes de défense : les systèmes tampons, l'élimination respiratoire et l'excrétion urinaire.

II. Systèmes tampons

Ce sont des systèmes chimiques d'intervention rapide, constitués par un acide faible et par son sel alcalin.

> ▶ Lors de l'introduction d'un acide, ils limitent l'abaissement du pH mais ils ne permettent aucune élimination d'acide et ne rétablissent pas l'équilibre du bilan : les variations acido-basiques sont seulement amorties.

L'efficacité d'un système est d'autant plus grande que sa forme alcaline est plus abondante et que son pK (logarithme négatif de la constante de dissociation apparente) est plus proche du pH normal du milieu.

A. Tampons intracellulaires et osseux

Les tampons intracellulaires et osseux incluent trois systèmes.

1. Les échanges d'ions H^+ extracellulaires contre des ions Na^+ et K^+ intracellulaires

Les ions H^+ sont ensuite neutralisés par les protéines et par les phosphates organiques intracellulaires.

2. Sels alcalins de calcium du squelette

Les sels alcalins de calcium du squelette. Leur mobilisation, plus lente, peut entraîner une déminéralisation dans les acidoses chroniques.

3. Hémoglobine

L'hémoglobine est un tampon intra-érythrocytaire dont la mise en jeu minore la différence veino-artérielle de pH. Au niveau des tissus, la plus grande partie (80 %) du CO_2 est hydratée dans les hématies en acide carbonique (H_2CO_3) qui se dissocie en ions HCO_3^- et H^+. Les ions HCO_3^- sont échangés contre des ions Cl^- et transportés dans le plasma veineux. L'hémoglobine, qui s'est réduite en libérant de l'oxygène, assure un double transport : celui des ions H^+ formés par la dissociation de H_2CO_3

et celui de la fraction non hydratée du CO_2 qui est transportée sous forme de carbamino-hémoglobine. Les réactions inverses ont lieu au niveau des poumons.

B. Tampons extracellulaires

Les tampons extracellulaires comprennent aussi trois systèmes principaux.

1. Phosphates monoacides

Les phosphates monoacides HPO_4^{2-} du plasma et des liquides interstitiels tamponnent les ions acides : $HPO_4^{2-} + H^+ \rightarrow H_2PO_4^-$. Malgré son excellent pK, l'efficacité du système est limitée par sa faible abondance.

2. Protéines

Les histidines de la sérum-albumine jouent un rôle tampon limité au plasma sanguin.

3. Système bicarbonates-acide carbonique

Dans le plasma et les liquides interstitiels, l'hydratation du CO_2 dissous forme de l'acide carbonique dissociable en ions bicarbonates et en protons : $CO_2 + H_2O \leftrightarrows H_2CO_3 \leftrightarrows HCO_3^- + H^+$. La réaction peut être catalysée par l'anhydrase carbonique. Elle est réversible et obéit à la loi d'action de masse.
Le système bicarbonates-acide carbonique est le plus important pour deux raisons :

- la *forme alcaline est abondante* dans le plasma et le liquide interstitiel : environ 25 mmol/L ;
- ce *système est ouvert et régulé* ; d'une part, la pression partielle du CO_2, qui règle la quantité de CO_2 dissous (1,2 mmol/L environ) dans les liquides extracellulaires, est en équilibre avec la PCO_2 de l'air alvéolaire et est réglée par la ventilation pulmonaire. D'autre part, le rein a la double capacité de régénérer des bicarbonates et d'éliminer des ions H^+ fixes dans les urines.

Tous les systèmes tampons de l'organisme étant en équilibre entre eux (isohydrie), l'état acido-basique peut être défini par l'application de l'équation de Henderson-Hasselbalch au système bicarbonates-acide carbonique :

$$\text{pH} = \text{pK} + \log\frac{HCO_3^-}{CO_2\text{dissous}} \quad \text{soit } 7,40 = 6,1 + \log\frac{25\text{ mmol/L}}{1,2\text{ mmol/L}}$$

La stabilité du pH artériel dépend finalement de celle du rapport des concentrations des bicarbonates et du CO_2 dissous (cette dernière réglée par la PCO_2).
Les changements de la bicarbonatémie entraînent des *variations métaboliques* (ou *fixes*) du pH. Les changements de la PCO_2 et du CO_2 dissous entraînent des *variations respiratoires* (ou *gazeuses*) du pH.
La *compensation* des troubles métaboliques peut être obtenue par une variation du CO_2 dissous proportionnelle à celle des bicarbonates. La *compensation* des troubles respiratoires peut être obtenue par une variation des bicarbonates proportionnelle à celle du CO_2 dissous.
La *correction* des troubles métaboliques est rénale. La *correction* des troubles respiratoires est pulmonaire.

Les modalités et la vitesse de mise en jeu des différents systèmes tampons de l'organisme dépendent de leur distribution et du type de l'agression acide.
En cas d'introduction d'un acide fixe, les tampons extracellulaires (surtout les bicarbonates) assurent en quelques minutes la neutralisation d'environ la moitié de la charge ; les tampons intracellulaires assurent en quelques heures la neutralisation de l'autre moitié.
En cas d'addition d'un acide volatil (hypercapnie), les ions H^+ ne peuvent pas être tamponnés par le système bicarbonates-acide carbonique ; la neutralisation extracellulaire est minime : 97 % de la charge sont neutralisés en quelques minutes par les tampons intracellulaires, y compris l'hémoglobine.

III. Régulation respiratoire

L'élimination du CO_2 est proportionnelle au débit de ventilation pulmonaire.

■ *Dans les conditions normales, l'élimination de la charge volatile journalière d'environ 18 000 mmol de CO_2 a lieu naturellement, sans grande variation de la ventilation parce que les vitesses d'élimination et de formation sont égales.*

Mais toute élévation de la PCO_2 et tout abaissement du pH du sang déterminent rapidement (en quelques minutes) une stimulation des centres respiratoires et une augmentation de la ventilation. Elle résulte accessoirement d'un mécanisme réflexe à partir des chémorécepteurs des glomi aortiques et carotidiens ; et, principalement, d'un mécanisme central à partir des chémorécepteurs bulbaires sensibles aux changements de la PCO_2 et du pH du liquide céphalorachidien et du milieu interstitiel.

IV. Régulation rénale

▶ L'élimination de la charge acide fixe dépend du rein. L'adaptation rénale à une modification de cette charge est lente et n'atteint sa pleine efficacité qu'en 2 à 3 jours.

A. Mécanisme tubulaire de base

Les cellules épithéliales du tube urinifère peuvent générer des ions H^+ et les sécréter activement dans l'urine (fig. 25.1).
La sécrétion apicale se produit *via* une H^+-ATPase ou *via* l'échangeur Na^+-H^+ alors qu'un ion HCO_3^- est réabsorbé au pôle basal vers l'interstitium et le plasma (le plus souvent par l'échangeur HCO_3^--Cl^-). Ce processus dépend de l'aptitude à hydrater le CO_2 intracellulaire, hydratation catalysée par une anhydrase carbonique. Le CO_2 intracellulaire utilisé a plusieurs origines : l'activité oxydative cellulaire ; le CO_2 extracellulaire en fonction de la P CO_2 ; et, au niveau du tubule proximal, il provient aussi de l'urine tubulaire.
Ce mécanisme général est utilisé de différentes façons selon la nature du tampon urinaire prenant en charge le proton sécrété.

B. Conservation des bicarbonates filtrés sans excrétion d'ions H^+

Dans ce cas, les ions H^+ sécrétés sont tamponnés par les bicarbonates filtrés. Ce mécanisme aboutit à la réabsorption d'une molécule de bicarbonate pour chaque molécule de bicarbonate du filtrat glomérulaire. Il n'y a pas d'excrétion d'ion H^+ dans les urines terminales parce que l'acide

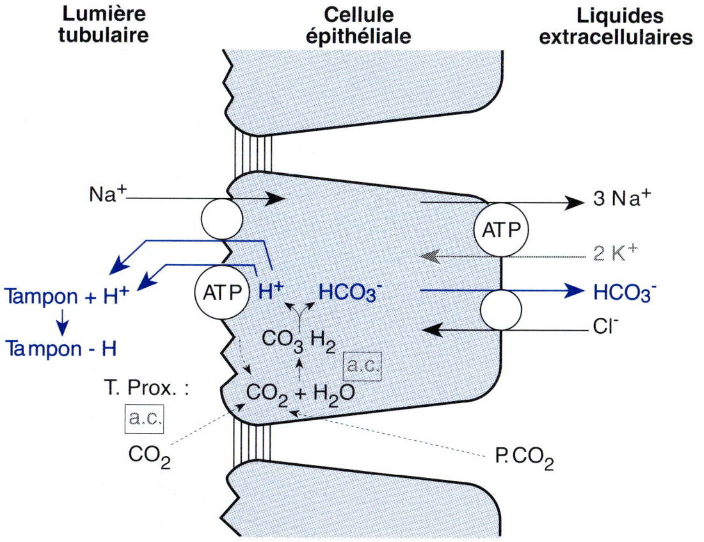

Fig. 25.1
Mécanisme épithélial de génération et de sécrétion des ions H+.

carbonique intratubulaire est redissocié en H_2O et CO_2 qui participe à l'entretien du processus cellulaire de génération d'ions H^+, surtout au niveau du tubule proximal où il existe une anhydrase carbonique intraluminale.

Dans les conditions normales, la quantité de bicarbonates réabsorbée quotidiennement est égale à la quantité de bicarbonates filtrée dans le même temps (environ 4 500 mEq/24 h). La bicarbonaturie est nulle. Cette pseudo-réabsorption, virtuellement totale, a lieu pour 80 % au niveau du tubule proximal, pour 15 % au niveau de la branche ascendante large de l'anse de Henlé et pour 5 % au niveau du canal collecteur.

Quand on fait varier la bicarbonatémie, on voit que la réabsorption des bicarbonates filtrés s'apparente à un mécanisme à seuil et à Tm. La capacité maximale de réabsorption est atteinte pour une bicarbonatémie égale ou un peu supérieure à sa valeur normale (24 à 28 mmol/L). Les cellules tubulaires peuvent réabsorber un maximum d'environ 27 mmol de bicarbonates par litre de filtrat glomérulaire et l'excédent est éliminé dans les urines. Pour un débit de filtration glomérulaire égal à 120 mL/min, le Tm bicarbonates = 27 mEq/L x 0,120 L/min = 3,2 mEq HCO_3^-/min (fig. 25.2).

La capacité de réabsorption peut être modifiée par deux facteurs principaux de régulation.

L'acidose systémique, soit par diminution de la bicarbonatémie soit par hypercapnie, stimule la sécrétion tubulaire d'ions H^+ et l'expression des transporteurs membranaires. *Ce processus, sans excrétion d'ions H^+, ne peut pas corriger une acidose métabolique mais il peut compenser une acidose respiratoire.*

L'hypovolémie détermine une augmentation de la réabsorption du sodium couplée à la sécrétion d'ions H^+ et à la récupération des bicarbonates filtrés : elle induit une *alcalose dite de contraction*. Par le mécanisme inverse, l'hypervolémie induit une *acidose dite d'expansion*.

▪ *L'altération congénitale ou acquise de ce mécanisme se traduit par un diabète bicarbonaté isolé ou associé à d'autres déficits tubulaires de réabsorption. Il entraîne un état d'acidose métabolique chronique dite acidose tubulaire rénale proximale (type II).*

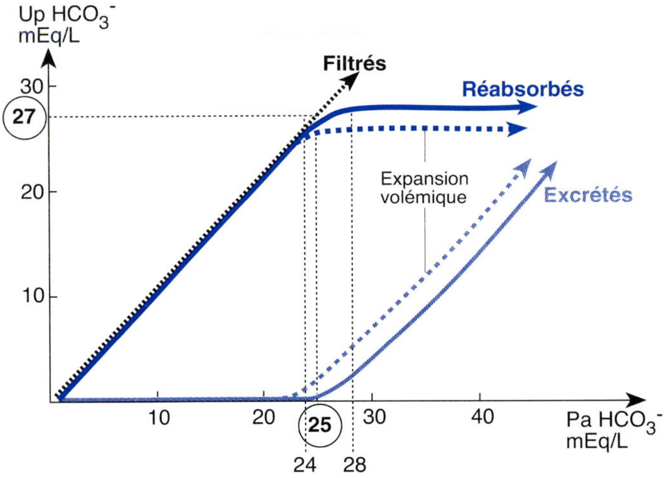

Fig. 25.2
Conservation des bicarbonates filtrés.

C. Régénération des bicarbonates avec excrétion d'ions H^+

Elle permet l'annulation du bilan des ions H^+ fixes, c'est-à-dire l'excrétion journalière d'environ 70 mEq H^+ et la régénération d'une quantité équivalente d'ions HCO_3^- qui avaient été provisoirement consommés par la neutralisation des acides. Les ions H^+ sont excrétés dans l'urine sous forme libre, d'acidité titrable et d'ions ammonium. L'excrétion a lieu principalement au niveau des segments distaux des néphrons : tubule contourné distal et canal collecteur.

1. Excrétion d' ions H^+ libres

La quantité d'ions H^+ excrétée sous forme libre est minime. Cette quantité détermine la valeur du pH urinaire qui, chez l'homme, peut s'abaisser jusqu'à 4,4 (à cette valeur, la concentration des ions H^+ dans l'urine est 1 000 fois supérieure à celle du plasma). L'abaissement du pH, maximal au niveau des segments distaux en raison de la réabsorption des bicarbonates, recrute les tampons urinaires.

2. Excrétion d'acidité titrable

Au niveau distal, les ions H^+ sécrétés sont tamponnés par des tampons urinaires non volatils : sulfates et, surtout, phosphates monoacides. Ils sont excrétés sous forme de sels de sodium (phosphates diacides) dont on mesure la quantité par une « titration en retour ».

L'excrétion d'acidité titrable est stimulée par l'acidose plasmatique. Cependant, elle demeure toujours limitée parce qu'elle dépend de la quantité des tampons urinaires disponibles. Pour les phosphates, cette quantité dépend des apports alimentaires et de la parathormone (PTH). La PTH est phosphodiurétique en réduisant la réabsorption tubulaire. Elle accroît la disponibilité distale (normalement, environ 10 % des phosphates filtrés).

En moyenne, l'acidité titrable représente environ un tiers de l'excrétion journalière d'ions H^+ fixes, soit 25 mEq H^+/24 h.

3. Ammoniurie

C'est le mécanisme prédominant car il détermine une excrétion acide abondante et adaptable. Les ions H^+ sécrétés sont tamponnés, au niveau du canal collecteur, par une base faible qui joue le rôle de tampon volatil : l'ammoniac NH_3. Deux molécules d'ammoniac sont synthétisées par les cellules tubulaires proximales à partir de chaque molécule de glutamine. L'ammoniac sécrété au niveau proximal est réabsorbé au niveau des branches ascendantes larges des anses de Henlé et subit un recyclage intramédullaire. L'ammoniac médullaire est sécrété dans les canaux collecteurs par les voies trans- et paracellulaires selon le mécanisme de diffusion piégée ou non ionique des bases faibles (voir p. 216). Il tamponne dans la lumière les ions H^+ sécrétés activement par les cellules intercalaires α. Ceux-ci sont excrétés sous forme de chlorures d'ammonium NH_4Cl.
L'ammoniurie est précisément réglée par trois facteurs principaux.

a. État acido-basique

L'acidose plasmatique stimule puissamment l'excrétion parce qu'elle accroît la captation de glutamine au niveau proximal et qu'elle active les enzymes de l'ammoniogenèse. La sécrétion d'ions H^+ est augmentée au niveau du canal collecteur, ce qui abaisse le pH urinaire, stimule la diffusion piégée de NH_3 et l'excrétion d'ions NH_4^+.

b. Kaliémie

L'hyperkaliémie réduit l'ammoniogenèse et l'ammoniurie, ce qui détermine une acidose. L'hypokaliémie stimule la production et l'excrétion, déterminant une alcalose.

c. Aldostérone

Elle stimule la sécrétion active des ions H^+ et augmente l'ammoniurie. L'hyperaldostéronisme détermine une alcalose avec une excrétion acide soutenue (« acidurie paradoxale » : l'acidurie est inappropriée en alcalose). L'hypoaldostéronisme induit, inversement, une acidose.
Normalement, l'ammoniurie représente la forme prédominante de l'excrétion acide : deux tiers de l'excrétion journalière d'ions H^+ fixes, soit environ 45 mEq H^+/24 h. De plus, cette excrétion est très modulable : elle peut être multipliée par cinq dans les états d'acidose chronique. Cependant, son adaptation est lente, requérant plusieurs heures ou jours car elle implique des inductions enzymatiques.

▪ *L'altération congénitale ou acquise des mécanismes d'excrétion d'ions H^+, isolée ou associée à d'autres déficits tubulaires, détermine un état d'acidose métabolique chronique dite acidose tubulaire rénale distale (type I).*

D. **Exploration de la régulation rénale**

1. Mesure du pH urinaire

Il peut varier de 4,4 (lutte contre l'acidose) à 8 (lutte contre l'alcalose). En alimentation mixte, le pH des urines de 24 heures est acide (5,5 à 6) en raison de l'élimination de la charge journalière d'ions H^+ fixes.

2. Mesure du débit urinaire des ions H^+

C'est la somme algébrique de l'acidité titrable + l'ammoniurie – les bicarbonates urinaires.

$$U . VH^+ = AT + NH_4^+ - HCO_3^-$$

$U . VH^+ = 25 + 45 - 0 = 70$ mEq/24 h en moyenne ; il augmente dans la lutte contre l'acidose ; il diminue ou devient négatif dans la lutte contre l'alcalose.

3. Épreuves dynamiques de surcharge acide ou alcaline

Elles permettent de tester la capacité rénale de correction.

L'insuffisance rénale chronique entraîne une acidose métabolique non spécifique, proportionnelle à la réduction néphronique, surtout due au défaut de synthèse et d'excrétion des ions ammonium. Les acidoses tubulaires rénales sont dues à des déficits spécifiques de la réabsorption des bicarbonates ou de l'excrétion acide.

V. Perturbations de l'équilibre acido-basique

La définition de l'état acido-basique implique la mesure de trois paramètres du sang artériel prélevé au calme, sur anticoagulant et à l'abri de l'air : le pH, la PCO_2, et la concentration des bicarbonates. Cet état est souvent décrit sur des cadres graphiques où figurent les trois paramètres. Il en existe de nombreux types mais le plus utilisé est le diagramme de Davenport. On distingue plusieurs types de déséquilibres acidobasiques.

A. Déséquilibres respiratoires ou gazeux

Ils sont dus à une variation primaire de la PCO_2. Leur compensation est rénale. Leur correction est ventilatoire.

1. Acidose respiratoire

L'acidose respiratoire est caractérisée par l'augmentation de la PCO_2 : insuffisance respiratoire aiguë ou chronique, dépression respiratoire de l'anesthésie ou des sédatifs...

2. Alcalose respiratoire

L'alcalose respiratoire est caractérisée par une diminution de la PCO_2 : hyperventilation assistée, infections à grams négatifs, vie en altitude...

B. Déséquilibres métaboliques ou fixes

Ils sont dus à une variation primaire de la bicarbonatémie. Leur compensation est ventilatoire. Leur correction est rénale.

1. Acidose métabolique

L'acidose métabolique est caractérisée par la diminution des HCO_3^- : excès d'apport endogène ou exogène d'ions H^+ de l'acidose lactique ou de l'acidocétose diabétique ; défaut d'élimination des ions H^+ des acidoses rénales ; excès de perte de bases des diarrhées sévères...

2. Alcalose métabolique

L'alcalose métabolique est caractérisée par une augmentation des HCO_3^- : surcharge en alcalins ; perte d'acides des vomissements sévères ; rétention d'alcalins de l'excès de diurétiques...

C. Déséquilibres mixtes

Très fréquents, ils combinent les précédents en proportion variable.

POINTS CLÉS

- Dans les conditions de vie et de régime alimentaire les plus fréquentes, l'organisme subit l'agression journalière d'environ 18 000 mmol d'acides volatils et 70 mEq d'acides fixes.
- Les systèmes tampons intra- et extracellulaires limitent l'abaissement du pH mais ne permettent pas l'élimination des acides et l'annulation du bilan.
- La régulation respiratoire rapide assure l'élimination continue de la charge acide volatile journalière.
- La régulation rénale lente assure la récupération des bicarbonates filtrés et l'élimination de la charge acide fixe journalière avec régénération des bicarbonates consommés pour sa neutralisation.
- L'état du système bicarbonates-acide carbonique est couramment utilisé pour décrire l'état acidobasique et caractériser les déséquilibres respiratoires, métaboliques ou mixtes.

26 Rein et pression sanguine artérielle

Objectifs

- Tracer, décrire et interpréter la relation pression sanguine-natriurèse.
- Connaître le rôle du rein dans la régulation de la volémie et de la pression artérielle.

La valeur de la pression sanguine artérielle (PA) dépend de trois facteurs qui sont : le debit cardiaque, les resistances à l'écoulement et la volémie. Ils sont l'objet d'une régulation immédiate, principalement réflexe (en quelques secondes), d'une régulation rapide (en quelques minutes), et d'une régulation lente (en quelques jours).
Le rein tient un rôle majeur dans la régulation rapide et est l'organe exclusif de la regulation lente de la PA.

I. Régulation rénale rapide

Par la sécrétion de rénine, le rein participe à la régulation rapide de la pression sanguine artérielle (quelques minutes) parce que l'action vaso-constrictrice généralisée de l'angiotensine II modifie le facteur résistances périphériques totales (voir p. 206).

II. Régulation rénale lente

Le rein est l'organe exclusif de la régulation dite lente de la pression artérielle qui porte sur le facteur volumétrique. La stabilité de la pression sanguine artérielle implique celle de la volémie qui résulte de la nullité des bilans de l'eau et du sel. Cette régulation est dite lente parce que l'adaptation du bilan sodé à un changement des apports ou des pertes extrarénales demande 2 à 4 jours (voir p. 224).
On peut, pour un rein isolé et perfusé (ne subissant aucune influence nerveuse ou hormonale), tracer une courbe dite pression-natriurèse. Toute diminution de la pression rénale de perfusion (PRP) entraîne une diminution de l'excrétion hydrosodée. Toute augmentation de la PRP entraîne une augmentation de cette excrétion (fig. 26.1).
Une telle courbe, tracée pour un rein intact (subissant les actions régulatrices nerveuses et hormonales), constitue la courbe de fonction rénale chronique. En régime normosodé, pour une pression sanguine artérielle moyenne dite d'équilibre (environ 95 mmHg), l'excrétion urinaire d'eau et de sel est égale aux apports, le bilan est nul et la volémie est stable. Après

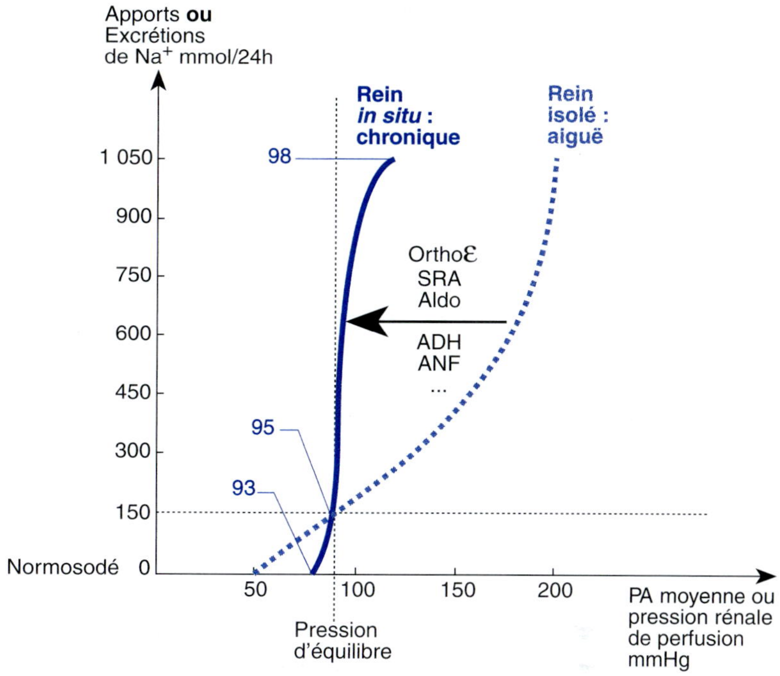

Fig. 26.1
Relation pression-natriurèse.

environ 4 jours d'un apport sodé augmenté à 1 000 mmol/24 h (presque 59 g de NaCl !), le bilan est de nouveau annulé et la pression sanguine artérielle se stabilise à une valeur un peu supérieure (98 mmHg). Après environ 4 jours d'un régime désodé strict, le bilan est de nouveau annulé et la pression sanguine artérielle se stabilise à une valeur un peu inférieure (93 mmHg).

▶ Ainsi, des variations considérables des apports sodés ne provoquent que de très modestes modifications de la pression sanguine artérielle moyenne.

Par rapport au rein isolé, l'effet des facteurs neurohormonaux qui agissent sur le rein en place (système nerveux sympathique, système rénine-angiotensine, aldostérone, ADH, ANF…) est de redresser la pente de la relation pression-natriurèse et d'augmenter l'efficacité du mécanisme d'amortissement des changements de la pression sanguine artérielle en cas de modification des apports sodés.

Cette relation peut aussi être lue à partir des changements de la pression sanguine artérielle. Toute élévation de celle-ci au-dessus de la pression d'équilibre détermine une forte augmentation de la natriurèse et une diminution de la volémie. Toute diminution de la pression artérielle au-dessous de sa valeur d'équilibre détermine une forte diminution de la natriurèse et une augmentation de la volémie.

▶ Toute variation de la pression artérielle peut, théoriquement, être corrigée par une variation inverse de la volémie.

Cette interrelation majeure entre bilan sodé, volémie et pression artérielle pose le problème de la responsabilité du rein dans les hypertensions artérielles chroniques essentielles où la volémie est normale bien que la pression artérielle soit élevée.

Les mécanismes intimes de cette relation sont encore discutés. On compte parmi eux l'absence d'autorégulation de la circulation médullaire, les variations de la pression interstitielle médullaire parallèlement à celles de la pression sanguine, et la libération plus ou moins importante de médiateurs vasculaires (NO, PG, angiotensine II) en fonction des variations de la pression artérielle.

POINTS CLÉS

- Le rein participe à la régulation rapide de la PA parce qu'il est l'origine principale du système rénine-angiotensine et que l'action vasoconstrictrice de l'angiotensine II élève les résistances périphériques totales.
- Le rein est l'organe exclusif de la régulation lente de la PA parce que l'excrétion urinaire de sel et d'eau détermine la volémie.
- Grâce à l'adaptation rénale de la natriurèse, de grands changements des apports sodés ne déterminent que de faibles changements de la PA.
- Tout changement de la PA détermine des changements compensateurs de l'excrétion urinaire et de la volémie.

ENTRAÎNEMENT

QCM

1. Il est exact que la clearance rénale d'une substance :

- ❑ **A.** est égale à la quantité de la substance excrétée dans les urines en une minute.
- ❑ **B.** est égale à la quantité de la substance excrétée dans les urines en une minute divisée par sa concentration plasmatique.
- ❑ **C.** est toujours un volume de plasma par unité de temps.
- ❑ **D.** correspond à un volume virtuel de plasma totalement épuré de la substance par le rein.
- ❑ **E.** ne dépend pas des transferts tubulaires subis par la substance.

2. Soit un sujet dont le débit de filtration glomérulaire (mesuré auparavant) est 120 mL/min. La concentration plasmatique d'une substance X, qui filtre librement, est 80 mg/L. Dans les 90 mL d'urines recueillis en 45 min, la concentration de X est 9 600 mg/L. À propos de la substance X, il est exact que :

- ❑ **A.** la quantité excrétée est 19,2 mg/min.
- ❑ **B.** la clearance rénale est 240 mL/min.
- ❑ **C.** l'excrétion fractionnelle est 200 %.
- ❑ **D.** le transfert tubulaire prédominant est une réabsorption.
- ❑ **E.** la quantité filtrée est 9,6 mg/min.

3. On mesure la clearance rénale de l'inuline d'un sujet dont la clearance du PAH (mesurée auparavant) est 480 mL/min. On recueille 180 mL d'urines en 90 minutes. Les concentrations de l'inuline sont 9 600 mg/L dans les urines et 200 mg/L dans le plasma sanguin d'une veine du bras. Il est exact que :

- ❑ **A.** la quantité d'inuline excrétée dans les urines est 9,6 mg/min.
- ❑ **B.** la clearance de l'inuline est 96 mL/min.
- ❑ **C.** la quantité d'inuline filtrée est 9,6 mg/min.
- ❑ **D.** la fraction de filtration glomérulaire est 18 %.
- ❑ **E.** l'excrétion fractionnelle de l'inuline est 50 %.

4. On mesure la clearance de l'acide para-amino-hippurique (PAH) d'un sujet dont le débit de filtration glomérulaire (mesuré antérieurement) est 110 mL/min. On recueille 140 mL d'urines en 40 min et on obtient les résultats suivants : concentration plasmatique du PAH = 28 mg/L ; concentration urinaire du PAH = 4 400 mg/L ; hématocrite = 45 %. Il est exact que :

- ❑ **A.** la concentration plasmatique du PAH est trop élevée pour que sa clearance mesure le débit plasmatique rénal effectif.
- ❑ **B.** la clearance du PAH est 550 mL/min.
- ❑ **C.** la fraction de filtration glomérulaire est anormalement élevée.
- ❑ **D.** le débit sanguin rénal est 1 000 mL/min.
- ❑ **E.** le transfert maximal du PAH est 12,32 mg/min.

5. À propos de la régulation de la circulation rénale, il est exact que :

- ❑ **A.** le débit sanguin rénal est presque stable quand la pression sanguine artérielle moyenne d'un sujet au repos physique et psychologique varie entre 80 et 160 mmHg.
- ❑ **B.** l'autorégulation rénale implique les variations en sens inverse de la pression rénale de perfusion et des résistances intrarénales.
- ❑ **C.** les mécanismes neurohormonaux extrinsèques interviennent chez un sujet en position orthostatique dont la pression sanguine artérielle est normale.
- ❑ **D.** l'autorégulation de la circulation rénale a pour conséquence la stabilité du débit de filtration glomérulaire.
- ❑ **E.** les chutes importantes de la pression rénale de perfusion déterminent une ischémie corticale et une anurie.

QCM

6. Il est exact que l'autorégulation de la circulation rénale :

- ❑ **A.** peut être observée sur un rein dénervé et perfusé avec du sérum physiologique.
- ❑ **B.** a pour résultat la stabilité relative du débit sanguin rénal quelle que soit la pression rénale de perfusion.
- ❑ **C.** signifie que les résistances vasculaires rénales changent dans le même sens que la pression rénale de perfusion.
- ❑ **D.** est due au tonus vasoconstricteur orthosympathique exercé sur les vaisseaux intrarénaux.
- ❑ **E.** implique une vasoconstriction des artérioles afférentes et efférentes des glomérules quand la pression rénale de perfusion diminue.

7. À propos du système rénine-angiotensine, il est exact que :

- ❑ **A.** l'angiotensine II résulte de l'action protéolytique de l'enzyme de conversion sur l'angiotensinogène.
- ❑ **B.** la sécrétion de rénine est stimulée par l'hypotension et l'hypovolémie.
- ❑ **C.** la sécrétion de rénine est inhibée par le système nerveux sympathique et les catécholamines.
- ❑ **D.** l'angiotensine II inhibe l'activité du système neuroadrénergique.
- ❑ **E.** l'angiotensine II stimule la sécrétion d'aldostérone et la réabsorption du sodium.

8. Il est exact que l'urine primitive glomérulaire :

- ❑ **A.** contient du calcium à la même concentration que le plasma sanguin.
- ❑ **B.** contient des protéines à la même concentration que le plasma sanguin.
- ❑ **C.** ne contient pas de bicarbonates.
- ❑ **D.** contient l'ammoniac qui sera excrété dans les urines terminales.
- ❑ **E.** peut être considérée comme un ultrafiltrat plasmatique.

9. Il est exact que le débit de filtration glomérulaire :

- ❑ **A.** est mesuré par la clearance de substances filtrant librement et totalement sécrétées.
- ❑ **B.** est mesuré par la clearance de l'inuline.
- ❑ **C.** est surestimé par la clearance de la créatinine endogène.
- ❑ **D.** est d'environ 120 mL/min chez un sujet de taille et de poids moyens à l'état de repos.
- ❑ **E.** représente environ 30 % du débit plasmatique rénal.

10. Il est exact que la pression de filtration glomérulaire :

- ❑ **A.** augmente quand la pression sanguine capillaire augmente.
- ❑ **B.** diminue quand la protidémie augmente.
- ❑ **C.** augmente quand la pression intratubulaire augmente.
- ❑ **D.** est d'environ 15 mmHg au pôle afférent des capillaires glomérulaires.
- ❑ **E.** diminue le long des capillaires glomérulaires en raison de la non-filtration des protéines.

11. On mesure la clearance de la créatinine endogène d'une femme âgée de 30 ans dont le poids corporel est 60 kg. On recueille 540 mL d'urines en 3 heures. Les concentrations de la créatinine sont 2 340 µmol/L dans les urines et 78 µmol/L dans le plasma sanguin d'une veine du bras. Il est exact que :

- ❑ **A.** la quantité de créatinine excrétée dans les urines est 7,02 µmol/min.
- ❑ **B.** la clearance de la créatinine est 90 mL/min.
- ❑ **C.** le débit de filtration glomérulaire réel est 90 mL/min.
- ❑ **D.** la clearance de la créatinine calculée par la formule de Cockcroft et Gault est 88 mL/min.
- ❑ **E.** l'excrétion fractionnelle de la créatinine est inférieure à 100 %.

12. À propos de l'excrétion rénale du glucose, il est exact que :

- ❑ **A.** il n'y a pas de glycosurie à glycémie normale.
- ❑ **B.** la quantité réabsorbée est inférieure à la quantité filtrée quand la glycémie dépasse 10 mmol/L.
- ❑ **C.** la quantité réabsorbée est inférieure à la quantité filtrée quand la glycémie dépasse 17 mmol/L.
- ❑ **D.** le transfert maximal du glucose d'un sujet dont la glycémie est 20 mmol/L, le débit de filtration glomérulaire 120 mL/min, la glycosurie 400 mmol/L et le débit urinaire 1 mL/min, est de 1,4 mmol/min.
- ❑ **E.** elle détermine et règle la glycémie.

QCM

13. À propos de la gestion rénale de l'urée, il est exact que :

- ❑ **A.** l'excrétion urinaire varie comme les apports protidiques alimentaires.
- ❑ **B.** l'excrétion urinaire est augmentée par la restriction hydrique.
- ❑ **C.** l'urée est réabsorbée activement au niveau des canaux collecteurs.
- ❑ **D.** la clearance de l'urée représente toujours une proportion fixe du débit de filtration glomérulaire.
- ❑ **E.** en charge hydrique, la clearance de l'urée représente environ 60 % du débit de filtration glomérulaire.

14. Au niveau du tubule proximal, il est exact que :

- ❑ **A.** environ 65 % de la masse filtrée de sodium sont réabsorbés.
- ❑ **B.** la réabsorption du sodium est exclusivement active.
- ❑ **C.** la réabsorption des solutés et celle de l'eau sont dissociées et non proportionnelles.
- ❑ **D.** la réabsorption fractionnelle d'eau est supérieure à celle du sodium.
- ❑ **E.** les urines sont hypertoniques à l'extrémité du tubule proximal.

15. Il est exact que la réabsorption du sodium :

- ❑ **A.** représente environ 15 % de la charge filtrée de sodium au niveau des anses de Henlé.
- ❑ **B.** représente plus de 10 % de la charge filtrée de sodium au niveau des tubules contournés distaux et des canaux collecteurs.
- ❑ **C.** implique l'entrée du sodium au pôle luminal des cellules de la branche ascendante large des anses de Henlé *via* un cotransporteur Na^+-K^+-$2Cl^-$ inhibé par le furosémide.
- ❑ **D.** implique l'entrée du sodium au pôle luminal des cellules des tubules contournés distaux *via* un cotransporteur Na^+-Cl^- inductible par l'aldostérone.
- ❑ **E.** implique l'entrée de sodium au pôle luminal des cellules principales des canaux collecteurs *via* un canal sodique inductible par l'aldostérone.

16. À propos de la médullaire rénale et des segments néphroniques intramédullaires, il est exact que :

- ❑ **A.** la branche ascendante des anses de Henle est le siège d'une réabsorption active de sodium.
- ❑ **B.** la branche ascendante des anses de Henle est imperméable à l'eau dans toutes les conditions d'hydratation.
- ❑ **C.** le tissu médullaire est hypertonique dans toutes les conditions d'hydratation.
- ❑ **D.** l'osmolalité de la médullaire interne atteint 1 200 mOsm/kg en condition de charge hydrique.
- ❑ **E.** la valeur du gradient osmotique cortico-papillaire est directement proportionnelle aux apports hydriques.

17. Dans le milieu interstitiel de la médullaire rénale interne, il est exact que :

- ❑ **A.** l'osmolalité est constamment identique à celle du cortex rénal.
- ❑ **B.** l'osmolalité atteint une valeur maximale de 900 mOsm/kg en privation hydrique totale.
- ❑ **C.** l'osmolalité atteint une valeur minimale de 50 mOsm/kg en surcharge hydrique.
- ❑ **D.** l'osmolalité est supérieure à celle du plasma sanguin dans toutes les conditions d'apport hydrique.
- ❑ **E.** l'osmolalité varie en proportion des concentrations locales de sodium, de chlore et d'urée.

18. À propos des canaux collecteurs, il est exact que :

- ❑ **A.** la face luminale des cellules épithéliales est spontanément perméable à l'eau.
- ❑ **B.** ils sont le siège d'une réabsorption active d'eau induite par la fixation de l'ADH sur ses récepteurs de type V2.
- ❑ **C.** ils sont le siège d'une réabsorption d'eau plus importante en condition de restriction que de charge hydrique.
- ❑ **D.** la réabsorption de l'eau y est dépendante de celle du sodium.
- ❑ **E.** la dilution des urines y est déterminée par la sécrétion passive de l'eau.

QCM

19. Soit un sujet dont le débit de filtration glomérulaire (mesuré antérieurement) est 112,5 mL/min. Sa pression osmotique plasmatique est 285 mOsm/L. On recueille 300 mL d'urines en 1 heure dont la pression osmotique est 171 mOsm/L. Il est exact que :

- ❑ **A.** les urines sont diluées.
- ❑ **B.** la clearance osmolaire est 3 mL/min.
- ❑ **C.** la clearance de l'eau libre est + 2 mL/min.
- ❑ **D.** la réabsorption tubulaire d'eau est 107,5 mL/min.
- ❑ **E.** la réabsorption tubulaire de solutés correspond à environ 21,2 mOsm/min.

20. Il est exact que la quantité de potassium excrétée dans les urines par un sujet ingérant une alimentation mixte :

- ❑ **A.** est constituée par la fraction non réabsorbée du potassium filtré.
- ❑ **B.** est constituée par du potassium sécrété.
- ❑ **C.** correspond en moyenne à environ 15 % de la charge filtrée.
- ❑ **D.** est augmentée dans l'alcalose métabolique.
- ❑ **E.** diminue sous l'action des minéralocorticoïdes.

21. À propos du système tampon bicarbonates-acide carbonique, il est exact que :

- ❑ **A.** la concentration des bicarbonates dans le plasma artériel est d'environ 25 mEq/L.
- ❑ **B.** la concentration du CO_2 dissous dans le plasma artériel est d'environ 2,4 mmol/L.
- ❑ **C.** la concentration artérielle des bicarbonates augmente quand la pression partielle de CO_2 s'élève.
- ❑ **D.** il assure environ 50 % de la neutralisation d'une surcharge acide volatile.
- ❑ **E.** le nombre d'ions bicarbonates régénérés par les reins est égal à celui des ions H^+ fixes excrétés dans les urines.

22. Il est exact que les cellules de l'épithélium tubulaire :

- ❑ **A.** produisent d'autant plus d'ions H^+ que la PCO_2 artérielle est plus basse.
- ❑ **B.** sécrètent des ions H^+ dans l'urine tubulaire *via* un échangeur Na^+-H^+.
- ❑ **C.** sécrètent des ions H^+ dans l'urine tubulaire *via* une H^+-ATPase.
- ❑ **D.** sécrètent des ions H^+ qui sont tous tamponnés par les bicarbonates de l'urine tubulaire.
- ❑ **E.** sécrètent plus d'ions H^+ par unité de temps au niveau du tubule proximal qu'au niveau des segments distaux des néphrons.

23. Il est exact que la réabsorption des bicarbonates filtrés :

- ❑ **A.** est un mécanisme saturable.
- ❑ **B.** permet l'excrétion urinaire de la charge journalière d'ions H^+ fixes.
- ❑ **C.** est, normalement, virtuellement totale.
- ❑ **D.** est stimulée par l'hypervolémie qui induit une alcalose.
- ❑ **E.** est le mécanisme de correction des acidoses métaboliques.

24. Il est exact que l'excrétion urinaire d'ions ammonium :

- ❑ **A.** a pour base la synthèse d'ammoniac par les cellules épithéliales du tubule proximal.
- ❑ **B.** représente la forme prédominante d'excrétion de la charge journalière d'ions H^+ fixes.
- ❑ **C.** est stimulée par l'hyperkaliémie.
- ❑ **D.** est stimulée par l'alcalinisation des urines.
- ❑ **E.** est stimulée dans l'alcalose de l'hyperaldostéronisme.

25. Il est exact que la relation entre la pression sanguine artérielle (PA) et l'excrétion urinaire du sodium :

- ❑ **A.** met en jeu des mécanismes intrarénaux.
- ❑ **B.** met en jeu des mécanismes neuro-hormonaux extrarénaux.
- ❑ **C.** démontre que l'adaptation rénale aux changements des apports sodés dépend de larges variations de la PA.
- ❑ **D.** implique que toute variation de la PA détermine un changement de même sens de l'excrétion sodée.
- ❑ **E.** implique que toute variation de la PA détermine un changement de même sens de la volémie.

Pour les corrections, se reporter à la page 408

Physiologie digestive

VI

François Mion
Sabine Roman

Introduction

La digestion (ou assimilation des aliments) est assurée par l'appareil digestif. Il est classique de distinguer le tractus digestif (composé des viscères creux ou tube digestif) et les glandes annexes (glandes salivaires, foie, pancréas). Le tube digestif s'étend de la bouche à l'anus (orientation proximo-distale ou orale-aborale), subdivisé en plusieurs régions anatomiques. La bouche précède le pharynx, puis se succèdent l'œsophage, l'estomac, le duodénum, l'intestin grêle (jéjunum proximal puis iléon distal), le côlon (cæcum, côlon droit, transverse, gauche, sigmoïde), le rectum et enfin l'anus. Histologiquement, la paroi du tube digestif est définie par une muqueuse (épithélium de revêtement et chorion conjonctif sous-jacent), une sous-muqueuse, une musculeuse et d'une adventice ou d'une séreuse selon la localisation anatomique. L'innervation est assurée par le système nerveux végétatif, avec une entité spécifique au tube digestif, le système nerveux entérique.

Motricité digestive 27

Objectifs

- Connaître les principales caractéristiques du muscle lisse viscérale et du système nerveux entérique.
- Comprendre le fonctionnement moteur des différents segments du tube digestif.
- Connaître les régulations nerveuses et endocrines de la motricité digestive.

I. Notions générales

A. Muscle lisse viscéral

1. Disposition anatomique

À l'exception du sphincter supérieur de l'œsophage, du tiers supérieur de l'œsophage et du sphincter anal externe, les phénomènes moteurs digestifs sont assurés par des fibres musculaires lisses disposées en couches circulaire interne et longitudinale externe.

2. Cellule musculaire lisse

Les cellules musculaires lisses digestives sont fusiformes et s'organisent en syncytium fonctionnel au sein de faisceaux très denses. Les cellules d'un même syncytium se contractent en même temps. Elles sont accolées les unes aux autres par les nexus, zones de très faible résistance électrique, qui permettent le passage très rapide de la dépolarisation d'une cellule à l'autre.
Ces cellules musculaires lisses ont la propriété de se contracter spontanément, sauf au niveau de l'œsophage et de l'estomac proximal où seule une stimulation nerveuse déclenche la contraction.

3. Phénomènes électriques membranaires

a. Potentiel de repos

Au repos, il existe des variations lentes, spontanées et rythmiques du potentiel membranaire de la cellule musculaire lisse. Ces variations correspondent à des épisodes de dépolarisation et forment les ondes lentes. Elles naissent dans la couche longitudinale au niveau de l'estomac et du grêle et dans la couche circulaire au niveau du côlon. Ces ondes lentes sont à l'origine des contractions spontanées du muscle lisse digestif, qui persistent après dénervation.
Le rythme est donné par des cellules *pacemaker*, les cellules de Cajal, dont la fréquence de dépolarisation est supérieure à celle des cellules voisines. Chaque rythme est caractéristique de la zone étudiée (trois cycles par minutes dans l'estomac, douze dans le duodénum).

b. Variations du potentiel membranaire induites par la stimulation nerveuse

La dépolarisation de la membrane cellulaire est provoquée par une stimulation nerveuse excitatrice. Quand la dépolarisation atteint le seuil d'excitabilité membranaire, un potentiel d'action survient. Les bouffées de potentiel d'action vont alors provoquer la contraction (fig. 27.1). Les contractions sont rythmées par les ondes lentes, qui rapprochent le potentiel membranaire du seuil de déclenchement du potentiel d'action.

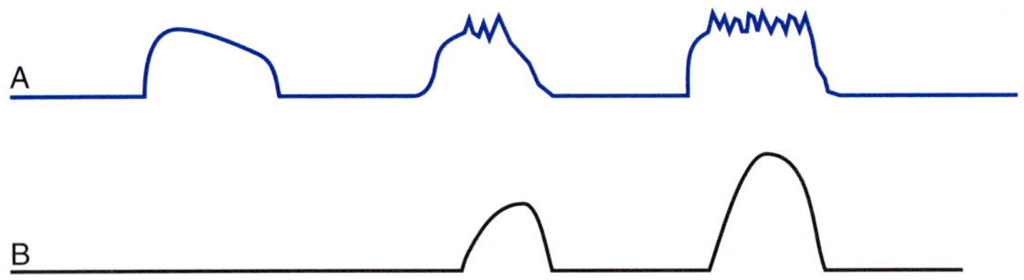

Fig. 27.1
Relation entre l'activité électrique (ondes lentes et potentiels d'action) et la contraction du muscle lisse digestif.
C'est la survenue de potentiels d'action sur les ondes lentes (tracé A) qui détermine la contraction musculaire et son intensité (tracé B).

L'hyperpolarisation correspond à un éloignement du potentiel de membrane du seuil d'excitabilité. Elle est provoquée par une stimulation nerveuse inhibitrice.

B. Système nerveux entérique

Le système nerveux entérique (ou intrinsèque) est situé dans la paroi digestive (voir *chapitre* 6, p. 88). Il se présente comme un ensemble de corps cellulaires, habituellement groupés dans des ganglions, et de fibres nerveuses qui assurent les interconnexions entre les neurones et les cellules effectrices. Il est continu de l'œsophage au canal anal.
Les corps cellulaires sont localisés dans les plexus myentériques (ou plexus d'Auerbach) situés entre les deux couches de la musculeuse et dans les plexus sous-muqueux (ou plexus de Meissner). Ces plexus sont reliés au système nerveux autonome extrinsèque (sympathique et parasympathique).
Les neurones du système nerveux entérique ont des varicosités au niveau de leur terminaison axonale. Ces dernières se comportent comme de petites synapses, en contact avec les cellules musculaires lisses. Différents

types de neurones sont présents dans le système nerveux entérique. De nombreux médiateurs sont mis en jeu : monoamines (acétylcholine, noradrénaline, sérotonine), purines (ATP), peptides (VIP : vasoactive intestinal peptide, peptides opiacés, substance P, somatostatine, CCK : cholécystokinine, neurotensine, peptide YY...) et monoxyde d'azote (NO).
Le système afférent repose sur la présence, dans la paroi digestive, de mécanorécepteurs, de chémorécepteurs, de thermorécepteurs et de récepteurs polymodaux.
Le système efférent est composé de motoneurones excitateurs et inhibiteurs. Beaucoup de motoneurones excitateurs sont cholinergiques et provoquent sur la membrane de la fibre musculaire digestive une dépolarisation. Les neurones entériques inhibiteurs génèrent une hyperpolarisation membranaire (*via* NO et VIP, notamment).
Les interneurones permettent l'intégration et l'organisation des réponses excitatrices ou inhibitrices. Ils rendent possibles les réflexes entériques.

► Le système nerveux entérique contrôle les mouvements gastro-intestinaux et les sécrétions. Les plexus myentériques contrôlent plus particulièrement les mouvements péristaltiques et les contractions segmentaires et les plexus sous-muqueux contrôlent plus particulièrement les sécrétions et le débit sanguin local. Le système nerveux entérique est en relation avec le système extrinsèque : le parasympathique augmente de façon globale l'activité du système nerveux entérique et le sympathique a une action inhibitrice sur les neurones du système nerveux entérique.

C. Système nerveux extrinsèque (voir chapitre 6)

Les fonctions digestives (à l'exception de la mastication, de la phase initiale de la déglutition et de la défécation) s'effectuent sans le concours de la volonté ou de la conscience.
Les nerfs extrinsèques destinés au tube digestif proviennent du nerf vague et du nerf pelvien pour le système parasympathique, des nerfs splanchniques et du nerf hypogastrique pour le système sympathique. Ils comportent des fibres afférentes et efférentes.
Classiquement le parasympathique stimule la motricité et relâche les sphincters lisses alors que le sympathique inhibe la motricité et renforce le tonus sphinctérien. Au niveau du cardia, le parasympathique a un effet excitateur de même que le sympathique.
L'innervation extrinsèque sensitive est très riche (les afférences occupent 90 % du nerf vague). Des afférences centrales modulent l'activité des centres du système nerveux autonome.

II. Déglutition

La déglutition est sous la dépendance du centre bulbaire de la déglutition qui active de façon séquentielle les différents muscles impliqués. La mise en jeu de ce centre peut être volontaire, mais l'enchaînement des séquences motrices une fois la déglutition initiée est totalement automatique.
La déglutition se décompose en trois temps : la phase orale, la phase pharyngée et la phase œsophagienne.

A. Phase orale

La phase orale est volontaire. Elle comporte une phase préparatoire et la phase orale proprement dite.

1. Phase préparatoire

Lors de la phase préparatoire, la mastication et la salivation rendent le bol alimentaire propre à la déglutition. Ce dernier est collecté dans la chambre de propulsion de la langue. La valve palatoglosse est fermée pour protéger le larynx.

2. Phase orale

La phase orale est la phase de propulsion. La contraction linguale et l'ouverture de la valve palatoglosse projettent le bolus alimentaire contre la paroi pharyngée postérieure (fig. 27.2).

B. Phase pharyngée

La phase pharyngée est réflexe. Elle dure de 0,5 à 0,7 seconde (fig. 27.2).

1. Configuration du pharynx en tractus alimentaire

L'expansion de l'oropharynx, grâce aux mouvements de la base de langue, permet une adaptation au volume dégluti. L'hypopharynx se raccourcit. Le voile du palais se rétracte et va buter contre la paroi postérieure du pharynx. Ainsi la valve vélopharyngée est fermée ce qui assure la clôture du rhinopharynx.

La contraction des muscles suspenseurs du larynx est à l'origine de l'ascension du larynx et de l'os hyoïde pour assurer la protection des voies aériennes et l'ouverture du sphincter supérieur de l'œsophage (SSO). La respiration s'arrête alors (commande centrale).

Lors de son ascension, le larynx se ferme par adduction des aryténoïdes et des cordes vocales et bascule passive de l'épiglotte.

2. Mouvement du bol alimentaire

La propulsion du bol alimentaire est rendue possible par :

- la pulsion linguale assurée par le mouvement postérieur de la base de langue ;
- le développement d'une onde péristaltique pharyngienne assuré par les muscles constricteurs supérieur, moyen et inférieur du pharynx.

La pression du pharynx augmente alors brutalement jusqu'à 70 mmHg.

3. Reconfiguration du pharynx en tractus respiratoire

Lorsque le bol alimentaire et l'onde de contraction pharyngienne ont franchi le sphincter supérieur de l'œsophage, l'épiglotte se relève et le larynx descend. La communication avec les fosses nasales est à nouveau ouverte. La respiration reprend.

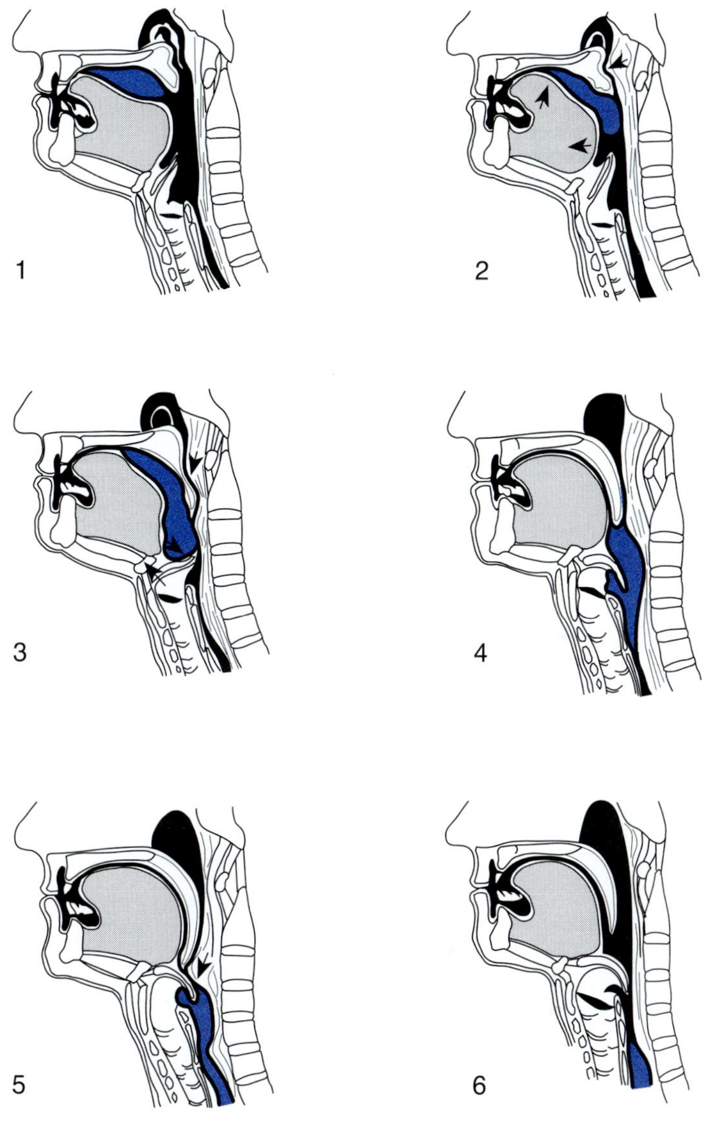

Fig. 27.2
Déglutition : progression du bol alimentaire dans la filière oropharyngée. Le bol alimentaire est représenté en bleu, l'ensemble des phénomènes dure environ une seconde.

C. Phase œsophagienne

Elle comporte la relaxation et l'ouverture du sphincter supérieur de l'œsophage (voir *infra*).

III. Motricité œsophagienne

L'œsophage assure le transport du bol alimentaire de la bouche vers l'estomac (fig. 27.3). À ses deux extrémités se trouvent deux mécanismes protecteurs vis-à-vis du tractus respiratoire : le sphincter supérieur de l'œsophage (SSO) et le sphincter inférieur de l'œsophage (SIO). Entre les deux, le corps de l'œsophage s'étend sur une vingtaine de centimètres. Il comporte deux couches musculaires : l'une externe longitudinale et l'autre interne circulaire. La musculature des premiers centimètres (2 à 6) est striée, puis les fibres lisses sont plus abondantes pour prédominer nettement à partir du milieu de l'œsophage.

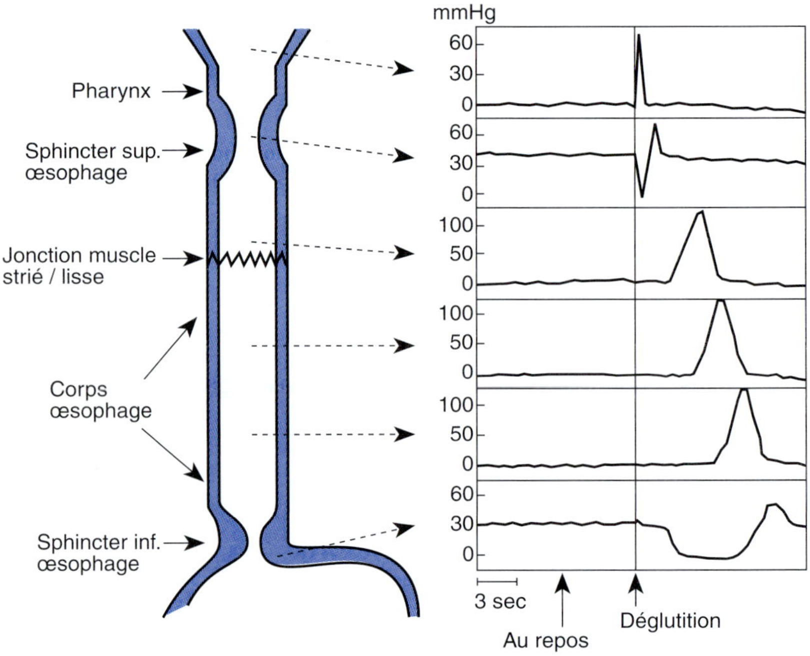

Fig. 27.3
Déglutition : enregistrement des pressions dans la lumière œsophagienne (manométrie) au repos et lors d'une déglutition.

A. Sphincter supérieur de l'œsophage

La contraction tonique permanente du muscle strié cricopharyngien (sous l'influence d'influx nerveux cholinergiques) détermine la zone de haute pression du SSO, d'environ 50 mmHg ; cette zone de haute pression limite l'entrée de l'air dans l'œsophage lors de la respiration, et prévient les régurgitations œsopharyngées.

Lors de la déglutition, l'ascension du larynx et la relaxation du muscle cricopharyngien entraînent l'ouverture du SSO : cette relaxation correspond à une inhibition des efférences excitatrices cholinergiques. Cette période de relaxation est suivie d'un rebond de pression. La pression exercée sur le bol alimentaire par la contraction péristaltique pharyngée permet l'avancée du bol alimentaire. Plus le volume du bolus est important, plus le SSO s'ouvre.

B. Corps de l'œsophage

Au repos, le corps œsophagien n'a pas d'activité motrice. La pression intraluminale moyenne est négative, du fait de la pression pleurale intrathoracique (– 4 mmHg). Elle diminue à l'inspiration et augmente à l'expiration.

L'activité motrice est représentée par des ondes péristaltiques qui se déplacent tout le long de l'œsophage et oblitèrent la lumière sur 4 à 8 cm dans l'œsophage proximal et 10 à 13 cm dans l'œsophage distal. L'onde contractile passe de la musculature striée à la musculature lisse. Le segment œsophagien d'amont propulse le bol alimentaire par une

contraction de la couche circulaire (qui pousse devant elle le bol alimentaire) et une relaxation de la couche longitudinale (qui permet au segment œsophagien de retrouver sa longueur initiale), alors que le segment d'aval est réceptif avec relaxation de la couche circulaire et contraction de la longitudinale (qui raccourcit l'œsophage d'aval et rapproche le bol). L'alternance harmonieuse des relaxations et des contractions est contrôlée par le système nerveux entérique, et permet la progression de l'onde péristaltique tout le long du corps œsophagien.
On distingue deux types de péristaltisme :

- le péristaltisme primaire : il est initié par la déglutition et débute par la propagation au SSO de la contraction pharyngée et se propage à la vitesse de 2 à 4 cm/s ; il est influencé par la nature du bolus ; 85 à 90 % des déglutitions sont suivies d'une onde péristaltique primaire ; la programmation centrale de ce péristaltisme est modulée par les afférences sensitives ;
- le péristaltisme secondaire : il survient en l'absence de déglutition et peut être provoqué à tout niveau par une distension du corps de l'œsophage.

La pression exercée par l'onde contractile est appelée pression de fermeture. Elle atteint 30 à 120 mmHg et varie en fonction de la consistance du bol. Par ailleurs, elle est plus puissante, plus rapide et plus longue dans l'œsophage distal que proximal.

C. Sphincter inférieur de l'œsophage

1. Tonus de base du SIO

Une zone de haute pression (environ 15 mmHg), étendue sur 2 à 4 cm, sépare l'œsophage de l'estomac : elle résulte de l'activité myogène des cellules musculaires lisses du SIO (épaississement de la couche circulaire interne) et des contractions diaphragmatiques. Elle peut être renforcée par la stimulation du sympathique, par la toux et par l'augmentation de pression abdominale.

2. Relaxation et ouverture du SIO lors des déglutitions

Lors de la déglutition, il y a une ascension de 2 à 3 cm du SIO. Sa relaxation débute environ une seconde après la déglutition et dure 6 à 8 secondes. Dans la partie de l'œsophage située au-dessus du point d'inversion de pression, la relaxation est suivie d'une phase contractile qui correspond au passage de l'onde péristaltique.

▶ La relaxation du SIO est initiée par la déglutition et débute avant même que l'onde péristaltique œsophagienne n'atteigne l'œsophage distal.

▶ Elle se produit lors de toutes les déglutitions, même en l'absence d'ondes de contractions du corps de l'œsophage. La relaxation du SIO est également initiée par les vomissements et la distension œsophagienne.

▶ Elle correspond à l'inhibition des fibres cholinergiques excitatrices et à l'activation de l'innervation inhibitrice non adrénergique-non cholinergique (VIP et NO).

3. Relaxations transitoires du SIO

Les relaxations transitoires du SIO sont indépendantes des déglutitions. Il s'agit du mécanisme principal du reflux gastro-œsophagien. Elles peuvent être favorisées par une distension gastrique proximale ou par une stimulation pharyngée. Elles sont le composant essentiel du réflexe d'éructation.

▪ *Le reflux gastro-œsophagien est défini comme la remontée du liquide acide gastrique dans l'œsophage. Cliniquement, les symptômes habituels sont les régurgitations acides et les brûlures ascendantes rétrosternales (pyrosis).*

IV. Motricité gastrique

Les fonctions motrices de l'estomac doivent permettre :

- l'accommodation à la distension ;
- l'homogénéisation et le broyage des particules alimentaires ;
- l'évacuation contrôlée et sélective des différentes phases du repas ;
- l'évacuation des grosses particules non digestibles ;
- la prévention du reflux duodénogastrique.

Leur but ultime est de permettre aux fonctions de digestion et d'absorption dans l'intestin grêle de s'exercer de façon optimale en dépit d'apports alimentaires très variés et irréguliers dans le temps.

A. Motricité pariétale

L'estomac doit jouer le rôle de réservoir et évacuer de façon contrôlée les aliments. On distingue trois estomacs fonctionnels : l'estomac proximal qui joue un rôle de réservoir, l'estomac distal qui a une activité péristaltique et le pylore qui est un dispositif antireflux.

1. Zone proximale

La zone proximale correspond au fundus et au corps de l'estomac. Elle n'a pas d'activité myogène spontanée. Par contre, il existe un tonus de base. La relaxation est donc possible. Lors du repas, la relaxation de l'estomac proximal est une relaxation adaptative qui permet à l'estomac de s'adapter au volume de son contenu.

La relaxation dépend d'un mécanisme de contrôle vagal, comme pour la relaxation du SIO (neurones à VIP et NO). L'ingestion d'un repas entraîne une relaxation profonde, précoce (survenant dans les 10 premières minutes) et durable (environ 2 heures). Ces phénomènes de relaxation sont initiés à partir de l'estomac mais aussi à partir d'une distension duodénale.

2. Zone distale

La zone distale correspond à l'antre. Le potentiel de repos des cellules musculaires lisses gastriques présente un rythme de trois ondes lentes de dépolarisation par minute. Ce rythme est imposé par un *pacemaker* situé à la jonction fundus-antre. Pour qu'une contraction survienne, il faut qu'un ou plusieurs potentiels d'action viennent se greffer sur ces ondes lentes.

a. Durant les périodes de jeûne

La motricité en période interdigestive est caractérisée par une activité cyclique appelée complexe moteur migrant (CMM) : elle prend naissance dans le pacemaker gastrique situé à la jonction antre-fundus.

> ▶ Le complexe moteur migrant comprend trois phases distinctes :
>
> ▶ phase I : phase de quiescence motrice d'environ 30 minutes, sans activité contractile, seules les ondes lentes sont présentes ;
>
> ▶ phase II : phase d'activité irrégulière non propagée de 30 à 60 minutes, des potentiels d'action viennent surcharger les ondes lentes, les contractions sont d'abord faibles et localisées puis deviennent progressivement plus puissantes et mieux propagées ;
>
> ▶ phase III : phase d'hyperactivité très brève (environ 5 minutes), très intense, régulière à l'origine d'un train contractions dont la fréquence est proche de l'activité contractile maximale autorisée par l'activité électrique de base et qui se propage de l'estomac jusque dans le grêle ; chaque onde lente est porteuse d'un potentiel d'action dont l'amplitude est maximale.

Le complexe moteur migrant est inhibé par le repas.

b. En période postprandiale

La prise d'un repas a pour conséquence la suppression de la motricité interdigestive. Il existe par ailleurs une augmentation du nombre et de l'amplitude des contractions antrales. La fréquence de ces contractions est limitée par celle des ondes lentes.
Plusieurs types d'ondes de contractions sont retrouvés :

- des ondes de type I de faible amplitude, non propulsives ;
- des ondes propulsives dites de type II : elles durent une vingtaine de secondes et se propagent de plus en vite en direction du pylore ; la fréquence des ondes est plus importante dans l'antre car lorsqu'une onde vient buter sur un pylore fermé, il se produit un retour en arrière de la contraction et du contenu gastrique ;
- des ondes de type III responsables d'une contraction tonique de faible amplitude, élevant durablement (1 à 6 minutes) la pression antrale ; les ondes de type II sont superposées au type III.

3. Pylore

Son rôle est double : régulariser la livraison du chyme gastrique (mélange des aliments et des sécrétions gastriques) à l'intestin et limiter le reflux duodénogastrique.

a. Durant les périodes de jeûne

Le pylore est en phase avec la motricité antrale. Lors des phases I du CMM, le pylore est modérément occlusif ; lors des phases II, il est fermé ; et lors des phases III, il est ouvert et laisse passer les volumineuses particules non digestibles.
Le diamètre du canal pylorique peut également être modifié indépendamment du péristaltisme antral. La riche innervation afférente du duodénum est à l'origine de réflexes intramuraux qui peuvent ouvrir et fermer le pylore indépendamment de la motricité antrale.
Lorsque le duodénum a des contractions rétropropulsives, le pylore se contracte fermement.

b. En période postprandiale

Le pylore s'ouvre et se ferme avec les contractions antrales. Le pylore est ouvert quand l'onde péristaltique démarre à la partie moyenne du corps gastrique et se ferme lorsque celle-ci approche de la région antropylorique. Ainsi le contenu gastrique est refoulé et seuls les liquides et les particules de petit diamètre vont pouvoir franchir cette barrière. Les particules volumineuses retournent dans l'antre où elles sont broyées par le péristaltisme.

B. Vidange gastrique

Elle débute quelques minutes après le début du repas (fig. 27.4).

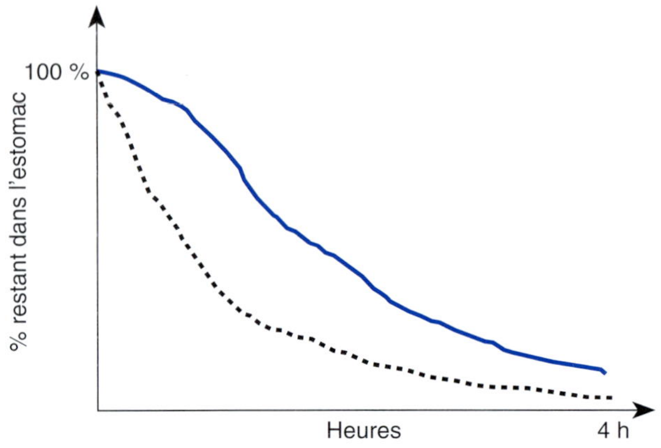

Fig. 27.4

Vidange gastrique des liquides (trait pointillé) et des solides (trait plein), représentée par la décroissance du contenu gastrique en fonction du temps, après l'administration d'un repas.

Le facteur essentiel pour la vidange des liquides est le gradient de pression entre l'estomac proximal et le duodénum. En effet, la relaxation adaptative de l'estomac proximal est suivie d'une augmentation progressive du tonus fundique.

La vidange des solides dépend principalement du péristaltisme antral qui broie et homogénéise les particules solides. L'évacuation est possible quand les particules font moins de 2 mm. De plus, les solides ne pourront être évacués que s'il y a coordination entre les contractions antrales et duodénales : au niveau de l'antre et du pylore le rythme de l'activité électrique de base est de trois cycles par minute contre douze au niveau du duodénum. L'incoordination est un frein puissant à l'évacuation.

Les particules solides non digestibles seront évacuées avec le retour des phases III antrales du CMM.

La rapidité d'évacuation est fonction de la nature liquide ou solide (vidange plus rapide pour les liquides) de l'osmolarité, de la composition du repas (nettement plus lente pour les lipides), de l'acidité, de la température et de la charge calorique.

C. Contrôle de la motricité gastrique

1. Contrôle nerveux

La relaxation réceptrice du corps gastrique dépend de l'activation des neurones inhibiteurs à NO et VIP du système nerveux entérique par le nerf vague.

La stimulation vagale est responsable de la contraction de l'estomac proximal et déclenche le péristaltisme antral.

Le sympathique a une action relaxante permanente sur l'estomac proximal.

Le réflexe gastrogastrique est à l'origine de l'inhibition du péristaltisme après distension fundique. Le réflexe gastroentérique permet une diminution du débit transpylorique en cas de distension gastrique. Le réflexe intestinogastrique entraîne une inhibition du péristaltisme antral lors de la distension duodénale ou colique.

2. Contrôle hormonal

Différentes hormones régulent la motricité gastrique. L'arrivée du chyme gastrique dans le duodénum va entraîner la sécrétion de sécrétine par les cellules S duodénales et de cholécystokinine par les cellules I jéjunales. Ces hormones vont ralentir la vidange gastrique tout comme la gastrine.

Gastrine, VIP, somatostatine, et sécrétine diminuent le tonus de l'estomac proximal et augmentent ses capacités de réservoir. Dans la région antrale, gastrine et CCK stimulent le péristaltisme mais ralentissent la vidange gastrique en fermant le canal pylorique.

À jeun, la motiline induit le complexe moteur migrant. La ghréline est également un puissant stimulant de la vidange gastrique (voir *infra* Sécrétion gastrique).

V. Motricité de l'intestin grêle

La motricité de l'intestin grêle a trois rôles :

- mélanger les aliments avec les sécrétions digestives ;
- faciliter le contact entre la muqueuse et le chyme, pour augmenter l'absorption ;
- propulser le contenu intestinal en direction aborale.

Il n'y a pas de gradient de pression qui propulserait le contenu dans le sens antérograde. Deux types de mouvements sont retrouvés : les mouvements longitudinaux qui produisent un changement de volume luminal s'ils raccourcissent l'intestin et des mouvements transversaux qui produisent un déplacement et un mélange du contenu.

La durée du transit pylore-valvule iléo-cæcale est extrêmement variable (de 30 à 140 minutes).

A. Phénomènes moteurs

1. Activité contractile de l'intestin grêle

Différents types d'ondes contractiles sont retrouvés :

– les ondes phasiques (de type I) : elles provoquent une augmentation de pression à début et fin nets et peuvent être péristaltiques ou segmentaires (pour assurer le brassage) ;
– les ondes toniques (de type II) : elles sont de faible amplitude et de longue durée, elles provoquent une diminution du calibre intestinal ce qui augmente la résistance à l'écoulement du chyme ;
– le rythme minute : il correspond à une bouffée de contractions puissamment propulsives et ne s'observe que dans le grêle proximal.

2. Durant les périodes de jeûne

Le grêle a une activité motrice cyclique visant à le débarrasser des déchets alimentaires, des microorganismes et des sécrétions restant dans la lumière.

La motricité interdigestive normale de l'intestin grêle est caractérisée par le complexe moteur migrant (voir p. 254). Il prend théoriquement son origine au *pacemaker* gastrique, franchit le pylore et se propage en 90 à 120 minutes jusqu'à l'iléon terminal.

Les caractéristiques des phases III du complexe moteur migrant varient en fonction du site : 100 % des phases III sont enregistrées au niveau du jéjunum alors que seulement 70 % partent de l'antre. La fréquence des ondes lentes décroît du duodénum vers l'iléon. Or les phases III surviennent à la fréquence maximale autorisée par les ondes lentes. Ainsi leur vitesse ralentit dans l'iléon, et la fréquence des contractions diminue. La durée des phases III est plus courte dans le grêle proximal. Elles sont responsables d'une activité propagée et propulsive.

Il existe une grande variabilité inter- et intra-individuelle. Les phases III surviennent avant tout la nuit. Elles sont modifiées par l'âge : elles se propagent de façon plus lente et leur initialisation est plus proximale.

3. En période postprandiale

▸ L'activité motrice du grêle lors des périodes postprandiales est caractérisée par :

▸ une activité segmentaire de mixage pour favoriser le contact du chyme avec les sécrétions et la muqueuse, et optimiser l'absorption ;

▸ une activité péristaltique pour pousser le contenu dans le sens oral-aboral.

Lors des périodes post prandiales, le déroulement du complexe moteur migrant est immédiatement interrompu. Il se produit des contractions à tous les niveaux de façon anarchique, qui se distinguent des phases II du CMM par des bouffées de contractions plus fréquentes.

La réponse motrice au repas est plus importante dans le grêle proximal. Elle varie en fonction du sexe (plus importante chez la femme), du nycthémère (un repas pris de façon proche avant la période de sommeil diminue la motricité), de l'âge (motricité plus faible chez le sujet plus âgé), de la nature du repas (contractions plus brèves et d'amplitude plus faible si le repas est liquide), de la charge calorique (durée de la période postprandiale augmentant avec la charge calorique).

En cas d'apport continu de nutriments dans l'intestin grêle, celui-ci s'adapte et les phases III réapparaissent pour assurer un phénomène moteur protecteur contre la pullulation microbienne.

4. Cas particulier : motricité de l'iléon terminal

Les phases III sont rares. L'activité motrice survient sous forme de salves, elle est importante et soutenue. Le nombre de contractions augmente, avec un maximum au niveau de la valvule iléocæcale.
Lorsque les nutriments arrivent au niveau de l'iléon terminal, il se produit un rétrocontrôle au niveau de la vidange gastrique et un ralentissement du transit du grêle. Ce phénomène, hormonodépendant (peptide YY, neurotensine), est mis en jeu très tôt puisque les premiers nutriments parviennent dans l'iléon terminal 20 minutes après le début du repas.

B. **Régulation**

1. Contrôle myogène

Les ondes lentes de dépolarisation naissent au niveau de la couche longitudinale et se propagent à la couche circulaire. L'oscillation spontanée du potentiel de repos contrôle la séquence motrice.

2. Contrôle nerveux

Le système nerveux entérique est à l'origine d'un tonus inhibiteur permanent. Par ailleurs, il est responsable de la segmentation et du péristaltisme par excitation (sous le contrôle de neurones cholinergiques) et inhibition (sous le contrôle de neurones à VIP et NO) successives des deux couches musculaires.

> ▶ La segmentation est une succession de contractions et de relaxations qui n'intéressent que la couche circulaire. Le péristaltisme met en jeu la contraction coordonnée des deux couches musculaires.

Pour que le contenu luminal progresse dans le grêle, il faut en amont une relaxation de la couche longitudinale associée à une contraction de la couche circulaire et en aval une contraction de la couche longitudinale associée à une relaxation de la couche circulaire.
Le système nerveux extrinsèque module les mécanismes de régulation intramuraux.
La stimulation douloureuse extradigestive inhibe la motricité intestinale.

3. Contrôle hormonal

Durant les périodes de jeûne, la motiline déclenche une activité propagée de type phase III au niveau de l'estomac et du grêle proximal. La somatostatine déclenche des phases III au niveau du grêle.

VI. Motricité colique

Les différentes fonctions de la motricité colique sont :

- une activité de mélange de l'effluent iléal pour favoriser les processus de digestion et de réabsorption d'eau et d'électrolytes et le brassage des résidus non digestibles ;
- une activité propulsive assurant le transit du contenu colique ;
- le stockage temporaire des matières fécales et l'évacuation intermittente de celles-ci.

A. Phénomènes moteurs

1. Activité contractile du côlon

Différents types de contraction sont observés :

- les contractions segmentaires prennent toujours origine dans la couche circulaire ; leur durée est inférieure à 15 secondes, leur fréquence est de 4 à 8 par minute ; elles ne sont pas propagées et joueraient un rôle dans le tonus ;
- les contractions isolées proviennent de la couche circulaire : elles ont une durée de 20 à 60 secondes ; leur fréquence varie de 0,5 à 1 par minute ; elles sont isolées sur un seul site et désorganisées sur plusieurs sites adjacents : elles permettent le mixage et l'exposition du contenu luminal aux bactéries et à la muqueuse colique ;
- les contractions organisées durent 20 à 60 secondes : elles ont une fréquence de 0,5 à 1 par minute ; elles sont propagées sur plusieurs sites adjacents dans le sens antérograde ou rétrograde et sont responsables des mouvements de va-et-vient au niveau des différents segments du côlon ; ce sont des mouvements lents ;
- les contractions propulsives ont une durée de 10 à 30 secondes : elles ont une fréquence faible de l'ordre de 4 à 8 par jour et sont propagées sur plusieurs segments toujours dans le sens antérograde ; ces mouvements propulsifs démarrent souvent dans le côlon droit, et progressent rapidement.

2. Durant la période de jeûne

À l'état de veille, on trouve des activités de longue et de courte durée. Les contractions sont segmentaires, sporadiques et propagées. Il existe une différence entre côlon droit et côlon gauche (plus de motricité dans le côlon gauche) et de grandes variabilités intra- et interindividuelles.

Des variations sont également notées au cours du nycthémère :

- lors du sommeil, il y a moins d'activité ;
- lors du réveil, il se produit un pic d'activité motrice segmentaire et péristaltique ;
- dans l'après midi et la matinée, l'activité motrice colique est segmentaire.

Enfin, la distension colique inhibe la motricité basale. Au contraire, le stress provoque une contraction colique et une activation de la motricité.

3. En période postprandiale

Le repas provoque une activation de la motricité colique pendant environ 2 heures. Cette activation porte à la fois sur les mouvements segmentaires et péristaltiques. Elle est variable en durée et en amplitude selon le segment colique concerné.

▶ Des mouvements de masse faits d'ondes propulsives de grande amplitude et propagées dans le sens antérograde surviennent 4 à 8 fois par jour.

B. Régulation de la motricité colique

1. Contrôle myogène

Au niveau du côlon, les ondes lentes naissent de la couche circulaire et se propagent à la couche longitudinale. Leur rythme est de 3 à 6 cycles par minutes (plus lent dans le côlon proximal que distal). Il n'y a pas de dépolarisation spontanée dans le cæcum.
Lorsque le seuil d'excitabilité est atteint, les ondes lentes se chargent de potentiels d'action ce qui entraîne une contraction mécanique. La décharge de potentiels d'action peut se faire en courtes salves non propagées ou en salves plus longues et propagées, à l'origine de contractions péristaltiques.

2. Contrôle nerveux

Le contrôle nerveux est assuré par les systèmes nerveux autonomes entérique et extrinsèque. Comme pour l'intestin grêle, le système nerveux entérique est à l'origine d'une inhibition permanente sur la musculeuse du côlon et génère le péristaltisme colique. Les fibres parasympathiques préviscérales proviennent du nerf vague pour le côlon proximal, et des noyaux sacrés pour le côlon distal : ces neurones cholinergiques stimulent la motricité colique. Les neurones sympathiques proviennent du ganglion mésentérique inférieur et des plexus pelviens : ils sont essentiellement inhibiteurs. Il existe également des fibres préviscérales non adrénergiques et non cholinergiques inhibitrices.
Comme pour le grêle, la stimulation douloureuse extradigestive inhibe la motricité intestinale.

3. Contrôle hormonal

Gastrine, CCK, insuline, substance P, neurotensine, enképhaline, motiline ont une action activatrice alors que sécrétine, glucagon et peptide YY ont une action inhibitrice. Seules la gastrine et la CCK ont une action à doses physiologiques, les autres n'ont d'action qu'à doses supraphysiologiques.

VII. Motricité anorectale

A. Rappel anatomique

Comme l'ensemble du tube digestif, la paroi rectale comporte une musculature lisse faite de fibres longitudinales externes et de fibres circulaires internes qui se condensent au niveau de la ligne pectinée pour former le sphincter anal interne.

Il existe également une musculature striée qui compose le plancher pelvien et le sphincter anal externe :

- le plancher pelvien supporte les organes du petit bassin, par des fibres attachées au pubis et aux ischions ; son faisceau puborectal correspond au muscle releveur de l'anus ; il forme une sangle encadrant la paroi postérieure du rectum terminal et s'amarre vers l'avant au pubis, cette sangle maintient entre le rectum et l'anus un angle ouvert en arrière d'environ 90° ;
- le sphincter externe est en continuité avec le plancher pelvien ; il forme trois boucles : une supérieure amarrée au pubis, une moyenne fixée au coccyx et une inférieure attachée à la peau périnéale ; il comporte des fibres toniques à contraction lente et des fibres phasiques à contraction rapide.

L'innervation rectoanale est somatique et végétative (fig. 27.5). La commande neurologique est située au niveau de la moelle épinière en D12-L1 pour le système nerveux sympathique et en S2-S4 pour les systèmes nerveux parasympathique et somatique. Cette innervation est commune à l'appareil rectosphinctérien, vésicosphinctérien et chez l'homme au système génital. L'innervation intrinsèque de l'appareil rectosphinctérien comporte des plexus sous-muqueux et des plexus musculeux. Le réseau est constitué de ganglions reliés entre eux par des faisceaux nerveux contenant des prolongements axoniques de neurones intramuraux et de fibres nerveuses d'origine extrinsèque.

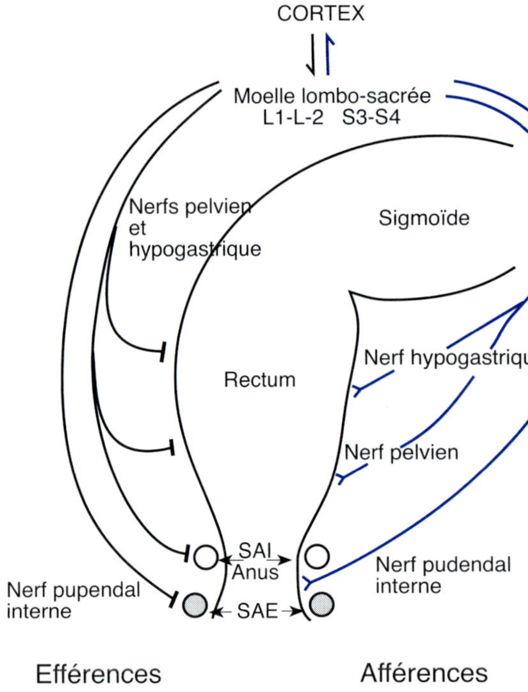

Fig. 27.5
Anatomie rectoanale et structures nerveuses impliquées dans le contrôle de la continence et de la défécation.
SAI : sphincter anal interne (muscle lisse) ;
SAE : sphincter anal externe (muscle strié).

B. Continence

▶ La continence repose sur un organe réservoir (le côlon), un organe compliant (le rectum), un appareil résistant (les sphincters et la sangle des releveurs) et une sensibilité très spécifique qui permet la perception de la sensation de besoin et la discrimination entre les gaz et les matières liquides ou solides.

1. Fonction de réservoir

Le côlon gauche et le sigmoïde permettent le stockage des matières solides sur de longues périodes. Ils sont par contre incapables de stocker les liquides.

De plus, la charnière rectosigmoïdienne, qui sépare deux segments à motricité différente, est le siège d'une activité segmentaire importante. Les résistances sont donc élevées et s'opposent à la progression des matières fécales.

2. Système capacitif

Le rectum est normalement vide. Il se remplit à fréquence variable. Quand les matières arrivent, si la défécation est différée, la paroi rectale se distend. L'adaptation à un volume est possible sous faible pression. Ses propriétés compliantes permettent donc de différer l'évacuation de son contenu.

3. Système résistif

Au repos, le canal anal correspond à une zone de haute pression (40 à 70 mmHg) étendue sur environ 3 cm. La pression anale est supérieure à la pression rectale : aucune issue de matières ou de gaz n'est possible. Au moins 80 % du tonus anal est dû à la contraction tonique permanente du sphincter anal interne. Cette contraction est secondaire à des ondes électriques lentes, générées par les fibres musculaires et synchronisées par les fibres nerveuses (plexus nerveux intrinsèques et système nerveux extrinsèque).

Lorsque la pression abdominale augmente, elle est transmise au rectum. La continence est alors protégée par contraction réflexe (réflexe spinal) du sphincter externe et du muscle releveur qui forme une angulation rectoanale. En cas de manœuvre de Valsalva (poussée volontaire avec expiration forcée à glotte fermée), le sphincter externe se relâche : il s'agit d'une réponse encéphalique.

Le système nerveux sympathique joue un rôle important : la stimulation de la partie terminale des nerfs sympathiques hypogastriques provoque une contraction sphinctérienne ; l'anesthésie spinale localisée au niveau du centre sympathique lombaire diminue le tonus anal ; les alphabloquants diminuent le tonus anal.

Le parasympathique joue un rôle dans l'évacuation. Les lésions du parasympathique sacré augmentent le tonus anal.

Il n'y a pas d'influence supraspinale : la section complète de la moelle de C6 à L1 ne modifie pas le tonus anal.

4. Sensibilité du rectum et du canal anal

La continence est impossible en l'absence d'une sensibilité rectoanale consciente convenable.
Des récepteurs sensibles à l'étirement sont présents dans le rectum. À la partie haute du canal anal se trouvent des récepteurs spécialisés dans la discrimination gaz-liquide-solide.

C. Réflexe d'échantillonnage

▶ Le réflexe d'échantillonnage correspond à l'ensemble de l'activité réflexe survenant en réponse à une distension de l'ampoule rectale. Lorsque les matières fécales parviennent dans le rectum et provoquent une distension, on observe :

- une sensation fugace consciente ;
- une contraction rectale propulsive : le réflexe rectorectal ;
- un relâchement du sphincter interne : le réflexe rectoanal inhibiteur (RRAI) ;
- une contraction du sphincter externe : le réflexe rectoanal excitateur (RRAE).

Cette séquence permet la propulsion du contenu rectal vers le canal anal supérieur dont l'ouverture permet l'analyse de la nature du contenu (gaz, liquide, solide) par les récepteurs spécialisés du canal supérieur. La contraction du sphincter externe protège la continence.
Le RRAI est inné et sous la dépendance du système nerveux entérique. Il n'existe pas en cas d'absence des plexus nerveux intrinsèques (maladie de Hirschsprung) ou d'anesthésie de la muqueuse rectale. Il est modulé par le système nerveux extrinsèque. Il persiste en cas de section spinale complète ou en cas de lésion des voies autonomes sacrées : son obtention est donc indépendante des structures spinales et supraspinales.
La stimulation des efférences parasympathiques (nerfs pelviens) entraîne une relaxation du sphincter anal interne identique à celle obtenue par distension rectale.
Le RRAE est acquis. C'est un réflexe conditionné car non spinal : il est absent avant l'apprentissage de la propreté, la nuit, pour des distensions rectales importantes. Son amplitude augmente avec le volume de distension.
Lorsque le rectum se distend, la sensation de besoin survient. Si la défécation doit être différée, le rectum s'adapte à son nouveau volume et la sensation de besoin disparaît. C'est le réflexe d'accommodation.

D. Défécation

Lorsque la sensation de besoin survient, l'inhibition corticale permet de différer l'évacuation. Si les conditions sont favorables, l'inhibition corticale cesse, la défécation peut avoir lieu. Le plancher pelvien s'abaisse et la sangle puborectale se relâche. L'angulation rectoanale disparaît. Le rectum et l'anus prennent un aspect en entonnoir et la colonne fécale est expulsée sous l'effet d'une contraction soutenue du côlon terminal. Cette contraction n'intéresse que le côlon distal et peut entièrement le vider. Le mouvement d'évacuation colique s'accompagne d'une poussée abdominale. En fin de défécation, la sangle des releveurs se contracte rapidement et l'appareil rectosphinctérien retrouve son activité basale.

VIII. Motricité biliaire

Les voies biliaires intrahépatiques fusionnent pour former le canal hépatique commun qui sort du foie au niveau du hile hépatique. Le canal cystique draine la vésicule biliaire, et forme le canal cholédoque à sa confluence avec le canal hépatique commun. Le cholédoque s'abouche dans le duodénum avec le canal pancréatique au niveau de l'ampoule de Vater. Le sphincter d'Oddi (muscle lisse) ferme le canal cholédoque. La bile est sécrétée en permanence et excrétée de façon discontinue dans le duodénum. Entre les phases d'excrétion, la bile est stockée dans la vésicule biliaire.

Le remplissage vésiculaire est un phénomène passif chez un sujet à jeun. En effet, la bile est sécrétée à faible débit. La pression qui règne dans le cholédoque est inférieure à celle du sphincter d'Oddi : la bile sécrétée reflue donc à travers le canal cystique dans la vésicule. Comme dans l'estomac proximal, il existe une relaxation adaptative de la vésicule. En période de jeûne, le tonus basal du sphincter d'Oddi est permanent. On trouve à son niveau des ondes phasiques simultanées, rétrogrades et antérogrades. Cette activité électrique est corrélée au complexe moteur migrant du grêle. Elle est donc cyclique et vise à débarrasser le cholédoque des débris cristallins.

La prise d'un repas déclenche la vidange vésiculaire. La contraction vésiculaire est responsable d'une activité péristaltique qui gagne le cholédoque et le sphincter d'Oddi. La bile remplit la partie initiale du sphincter et elle est éjectée par une contraction sphinctérienne. Le débit est tel que le contenu vésiculaire diminue de 50 % en 15 minutes.

La commande de cette motricité est avant tout hormonale. La CCK déclenche la séquence motrice péristaltique. Le glucagon et la sécrétine ont une action inhibitrice.

POINTS CLÉS

- Les mouvements péristaltiques sont régulés par le système nerveux entérique. Ils permettent la progression du bol alimentaire.
- Le complexe moteur migrant caractérise la motricité interdigestive de l'estomac et de l'intestin grêle. Cette activité motrice cyclique comporte une phase de quiescence (phase I), une phase d'activité irrégulière non propagée (phase II) et une phase d'hyperactivité (phase III).
- L'arrivée du bol alimentaire dans l'estomac induit une relaxation réceptrice du fundus. Les contractions antrales permettent le brassage du contenu gastrique. L'évacuation du contenu gastrique nécessite une coordination entre les contractions antrales et duodénales.
- La motricité postprandiale de l'intestin grêle et du côlon est caractérisée par la présence d'ondes de contractions segmentaires permettant le brassage du chyme et d'ondes péristaltiques propulsives.
- Le réflexe d'échantillonnage est à l'origine des mécanismes de la continence : il comporte le réflexe rectorectal, le réflexe rectoanal inhibiteur (inné) et le réflexe rectoanal excitateur (acquis).

28 Sécrétions digestives et absorption

Objectifs

- Connaître la composition de la sécrétion salivaire et son contrôle nerveux.
- Connaître les principales fonctions de la sécrétion gastrique et ses mécanismes de régulation.
- Connaître les principales fonctions hépatiques.
- Savoir expliquer l'importance physiologique de la flore bactérienne colique.

Les glandes digestives présentent tout au long du tractus digestif ont 2 fonctions. Elles assurent la sécrétion des enzymes digestives nécessaires à la digestion des aliments ingérées et elles sécrètent du mucus qui permet la lubrification et la protection des muqueuses digestives.

I. Sécrétion salivaire

La salive est la première sécrétion rencontrée par les aliments dans la bouche. Elle constitue la première barrière digestive contre les infections, et joue un rôle indispensable dans les processus de déglutition et de la parole.
La salive est composée à 99 % d'eau et 1 % de solides, dont 30 % sont des électrolytes et le reste des molécules organiques. La production de salive varie entre 500 mL et un litre par jour, le débit maximal étant observé pendant les repas.

A. Glandes salivaires

La sécrétion salivaire est assurée principalement (90 %) par les trois paires de glandes salivaires majeures, les glandes parotides, sous-maxillaires et sublinguales. Leur parenchyme est organisé en acini séparés par des cloisons fibreuses dans lesquelles circulent les vaisseaux, les nerfs et les canaux excréteurs.
Les acini sont composés en proportion variable de trois types de cellules :

- les cellules zymogènes, responsables de la sécrétion hydroélectrolytique et des enzymes ;
- les cellules à mucus qui sécrètent les mucines ;
- les cellules myoépithéliales qui entourent les acini, et permettent en se contractant la sécrétion salivaire vers les canaux excréteurs.

Les canaux excréteurs fusionnent pour donner un canal excréteur principal par glande. Ces canaux sont bordés d'un épithélium spécifique qui modifie de façon significative la composition de la salive avant son arrivée dans la cavité buccale.

Les nombreuses glandes salivaires mineures sont des glandes tubulaires se drainant directement dans la bouche : elles ne sécrètent que 10 % du volume salivaire total.

Les glandes salivaires reçoivent un apport sanguin important, organisé en un double réseau capillaire en série : un premier réseau capillaire issu des artérioles salivaires, autour des canaux salivaires, et un deuxième réseau arrangé autour des acini qui fait suite au premier et qui se draine dans les veinules salivaires. Ces deux réseaux capillaires et la circulation à contre-courant entre le sang et la salive favorisent les échanges entre les deux milieux.

Une innervation sympathique et parasympathique contrôle le débit sanguin et sécrétoire salivaire.

B. **Sécrétion hydroélectrolytique**

Les acini salivaires sécrètent la salive primaire, isotonique par rapport au plasma. La composition ionique de la salive primaire est indépendante du débit, et caractérisée par une concentration élevée en chlore et sodium.

La stimulation nerveuse des cellules zymogènes, en augmentant le calcium libre intracellulaire, entraîne l'ouverture de canaux ioniques perméables au chlore au niveau de la membrane apicale, et perméables au potassium sur la membrane basolatérale. Un cotransport Na^+, K^+, 2 Cl^- sur la membrane basolatérale permet de maintenir le flux de NaCl vers la lumière salivaire. Les mouvements passifs d'eau qui accompagnent les mouvements ioniques se font par voie intercellulaire ou par les canaux membranaires perméables à l'eau (aquaporines).

Au niveau des canaux excréteurs, la composition de la salive primaire est modifiée pour donner la salive définitive. Une réabsorption de Na^+ et de Cl^- sans eau, du fait de la faible perméabilité à l'eau de l'épithélium ductulaire, fournit un liquide hypotonique par rapport au plasma. Une sécrétion active de K^+ et de bicarbonates est également observée, la présence de ce dernier anion assurant un pH alcalin à la salive définitive.

> ▶ La composition finale de la salive définitive est très dépendante du débit de sécrétion, car les systèmes de réabsorption du sodium et du chlore sont saturables : l'osmolarité salivaire augmente donc avec le débit de sécrétion.

C. **Sécrétion organique**

La sécrétion des molécules organiques (essentiellement des protéines) par exocytose est la conséquence ultime d'une cascade d'événements

cellulaires impliquant l'activation de récepteurs membranaires (essentiellement par la noradrénaline), et l'activation des protéines kinases A (*via* l'AMPc) et C (voie du di-acyl-glycérol).
Les mucines sont sécrétées par les cellules à mucus : ce sont des glycoprotéines ramifiées qui polymérisent en milieu aqueux et retiennent de grandes quantités d'eau pour former un gel visqueux recouvrant les tissus de la cavité buccale.
L'alpha-amylase est sécrétée par les cellules zymogènes : elle participe à la digestion des amidons alimentaires par l'hydrolyse des liaisons glucidiques alpha 1-4 : son action est de courte durée car elle est inactivée par le pH acide de l'estomac après déglutition.

- *Les amidons font partie des polymères glucidiques, volumineuses molécules formées de sucres simples (monosaccharides) reliés entre eux par des liaisons glucidiques (alpha 1-4 et alpha 1-6) (voir p. 274).*

Plusieurs familles de protéines (stathérines, histatines, cystatines, protéines riches en proline) sont sécrétées par les cellules zymogènes : ces protéines sont impliquées dans le maintien de l'homéostasie du calcium et du phosphate, et donc dans l'entretien de l'émail dentaire. Certaines ont également une action anti-infectieuse.
Les cellules canalaires sécrètent des protéines à action antibactérienne directe (dont le lysosyme), des IgA sécrétoires, des facteurs de croissance EGF (*epidermal growth factor*) et NGF (*nerve growth factor*), ainsi que la kallikréine, impliquée dans la régulation locale du débit sanguin.

D. Contrôle de la sécrétion salivaire

▶ La sécrétion salivaire est exclusivement sous la dépendance du système nerveux autonome.

Le centre de la salivation est constitué des noyaux salivaires, localisés au niveau du bulbe rachidien, à proximité des centres respiratoire et cardiovasculaire. Ce centre reçoit des afférences sensitives par l'intermédiaire des nerfs trijumeau, glossopharyngien et hypoglosse. Les efférences parasympathiques sont issues directement des noyaux salivaires et empruntent les trajets des nerfs facial et glossopharyngien. Le noyau salivaire supérieur innerve les glandes sous-maxillaires et sublinguales, avec un relais dans le ganglion sous-maxillaire ; le noyau salivaire inférieur innerve les glandes parotides, avec un relais dans le ganglion otique. Les efférences sympathiques proviennent des segments médullaires thoraciques supérieurs : elles font relais dans la chaîne sympathique latérovertébrale, et suivent les vaisseaux jusqu'aux glandes salivaires.
L'acétylcholine est le neuromédiateur responsable de la transmission nerveuse au niveau des synapses ganglionnaires sympathiques et parasympathiques et des synapses effectrices parasympathiques, la noradrénaline et la dopamine au niveau des synapses effectrices sympathiques.
À l'état basal, la sécrétion salivaire se fait à débit faible. L'activation des mécanorécepteurs de la cavité buccale (par la mastication) et des chémorécepteurs des papilles gustatives (par l'acidité, le salé, le sucré et l'amertume) entraînent une stimulation de la sécrétion salivaire. Les efférences parasympathiques stimulent la sécrétion hydroélectrolytique et organique des cellules zymogènes, alors que les efférences sympathiques stimulent la sécrétion des cellules à mucus. D'une façon générale, l'activation du système sympathique tend à diminuer le débit de sécrétion salivaire par une vasoconstriction responsable d'une diminution du débit sanguin salivaire.

Les centres supérieurs du cerveau peuvent également modifier la sécrétion salivaire : le sommeil et la peur diminuent la sécrétion salivaire, alors qu'un réflexe conditionné mis en jeu par la pensée ou la vue de nourriture peut stimuler cette sécrétion.

E. **Rôle de la salive**

La salive joue un rôle fondamental dans le maintien de l'hygiène de la cavité buccale : prévention de la plaque dentaire et protection de l'émail (mucus, protéines), action anti-infectieuse (pH alcalin, lysosyme, IgA sécrétoires). Elle participe également à la déglutition (formation du bol alimentaire) et facilite la parole (humidification). Enfin, elle est impliquée de façon mineure dans la digestion des amidons alimentaires.

II. Sécrétion gastrique

La sécrétion gastrique est caractérisée essentiellement par sa concentration élevée en acide chlorhydrique, dont le but est de stériliser le bol alimentaire et d'initier la digestion, notamment des protéines alimentaires.

A. **Épithélium gastrique**

Cette sécrétion est assurée par l'épithélium gastrique, cylindrique et monostratifié, organisé en plis et invaginations dans lesquelles s'ouvrent 4 à 5 glandes tubulaires gastriques. L'épithélium de surface est composé de cellules à mucus. On distingue deux types de glandes gastriques : les glandes oxyntiques (du grec oxyntos : production d'acide) qui recouvrent le corps gastrique (75 % du total des glandes) et les glandes pyloriques (ou antrales) qui recouvrent l' antre et le pylore.

Les glandes oxyntiques sont composées de cellules à mucus, de cellules principales, de cellules pariétales (oxyntiques), de cellules endocrines et de *cellules enterochromaffin-like* (ECL) (fig. 28.1). Les glandes pyloriques ne contiennent que des cellules à mucus et des cellules endocrines.

- *La vitamine B12 est un cofacteur indispensable à la synthèse de l'ADN au cours de l'érythropoïèse (fabrication des globules rouges). L'anémie macrocytaire est caractérisée par un nombre insuffisant de globules rouges, de volume supérieur à la normale.*

B. **Composition du suc gastrique**

Le suc gastrique est un liquide acide, incolore et visqueux. Le volume quotidien sécrété varie entre 1 et 1,5 litre, et le débit de sécrétion est rythmé par les repas. Les cellules pariétales sont responsables de la sécrétion d'acide chlorhydrique : au repos, ces cellules exhibent de nombreuses tubulovésicules cytoplasmiques, qui fusionnent avec la membrane apicale pour donner un dense réseau de canalicules sécrétoires lorsque la cellule est stimulée. Ces cellules possèdent par ailleurs un riche équipement mitochondrial qui témoigne de l'importante dépense énergétique nécessaire à la sécrétion d'acide chlorhydrique. Cette sécrétion est assurée par les pompes H^+/K^+-ATPase, exprimées sur la face luminale des canalicules sécrétoires, qui permettent de concentrer plus d'un million de fois les ions H^+ entre l'intérieur (pH voisin de 7) et l'extérieur (pH entre 0,8 et 1) de la cellule pariétale. La sécrétion concomitante de chlore est permise par l'ouverture de canaux ioniques perméables au chlore et au potassium, qui amorce l'action des pompes H^+/K^+.

Les cellules pariétales sécrètent également le facteur intrinsèque, petite glycoprotéine indispensable à l'absorption de la vitamine B12. Le facteur

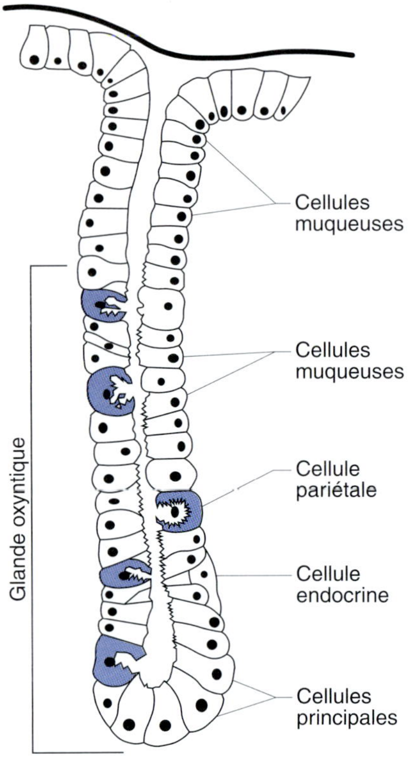

Fig. 28.1
Représentation d'une glande gastrique oxyntique (sécrétant de l'acide) et de ses différentes populations cellulaires.

intrinsèque forme en effet un complexe avec la vitamine B12, résistant à l'action des protéases pancréatiques. Ce complexe est ensuite absorbé par les entérocytes de l'intestin grêle terminal (iléon) par l'intermédiaire de récepteurs spécifiques. Tout déficit de production de facteur intrinsèque (gastrite atrophique, gastrectomie) entraîne une malabsorption obligatoire de vitamine B12 et une anémie macrocytaire.

Les cellules principales, présentes dans le fond des glandes, sécrètent le pepsinogène. Cette proenzyme inactive est hydrolysée par l'acidité gastrique en pepsine, endopeptidase qui coupe les chaînes peptidiques au voisinage des acides aminés aromatiques. La pepsine est également active sur le pepsinogène, favorisant une production accrue de pepsine (cycle autocatalytique).

Les cellules à mucus contiennent de volumineux granules muqueux libérés dans la lumière gastrique par exocytose. Elles sont également responsables de la sécrétion de bicarbonates et des peptides en feuille de trèfle (*trefoil peptides*), impliqués dans la réparation muqueuse. Les glycoprotéines ramifiées qui constituent le mucus forment un gel renfermant eau et bicarbonates : l'ensemble recouvre l'épithélium gastrique d'un film protecteur contre l'environnement très acide de la cavité gastrique.

Les cellules endocrines en contact avec la lumière gastrique comprennent les cellules G (sécrétant de la gastrine), présentes uniquement dans les glandes pyloriques, et les cellules D à somatostatine.

Les cellules à histamine (mastocytes et cellules ECL) sont présentes dans la lamina propria, au voisinage des cellules glandulaires oxyntiques.

Au niveau du fundus est sécrétée la ghréline. Cette sécrétion est inhibée en période postprandiale. Cette hormone récemment découverte est impliquée dans la prise alimentaire (stimulante, ou orexigène), et la mise en réserve des graisses (inhibition de l'oxydation des acides gras). Elle augmente également la sécrétion de GH par l'hypophyse, stimule la sécrétion d'acide gastrique et la vidange gastrique.

C. Contrôle de la sécrétion acide gastrique

▶ L'activité sécrétoire des cellules pariétales est modulée en permanence par voie endocrine (gastrine, sécrétine), paracrine (histamine, somatostatine) et nerveuse (acétylcholine) (fig. 28.2).

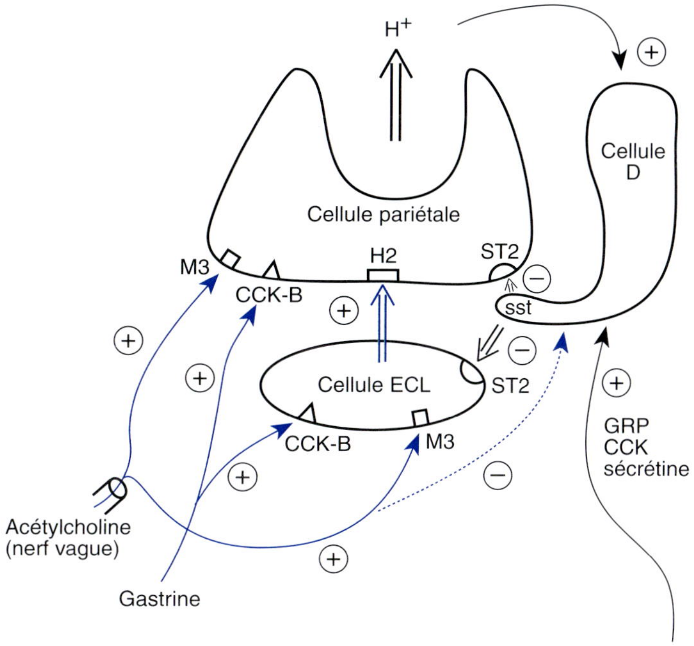

Fig. 28.2
Contrôle de la sécrétion acide gastrique au niveau des cellules pariétales.
H2 : récepteurs histaminiques ; M3 : récepteurs muscariniques ; SST : somatostatine ; ST2 : récepteurs à la somatostatine ; cellule D : cellule endocrine à somatostatine ; cellule ECL : cellule à histamine ; CCK-B : récepteurs de type B à la cholécystokinine, ayant une affinité égale pour la gastrine ; GRP : *gastrin releasing peptide*.

La gastrine est sécrétée au pôle basal des cellules G des glandes pyloriques dans la circulation sanguine. Elle agit dans les glandes oxyntiques sur les cellules ECL en stimulant la sécrétion d'histamine, et sur les cellules pariétales en stimulant la sécrétion d'acide chlorhydrique, par liaison sur des récepteurs membranaires. La sécrétion de gastrine est stimulée par la distension gastrique (réflexes médiés par le nerf vague), la présence de peptides dans la cavité gastrique, et inhibée principalement par la somatostatine sécrétée par voie paracrine par les cellules D des glandes antrales.

L'histamine est sécrétée par les cellules ECL, au voisinage des cellules pariétales, en réponse à la stimulation par la gastrine et l'activation parasympathique. Cette sécrétion est inhibée par la somatostatine. L'histamine agit sur la cellule pariétale par l'intermédiaire de récepteurs histaminiques de type H2.

chymotrypsine, et les procarboxypeptidases en carboxypeptidases. Trypsine et chymotrypsine sont des endopeptidases, permettant une hydrolyse ciblée à l'intérieur des chaînes peptidiques, alors que les carboxypeptidases sont des exopeptidases, exerçant leur activité d'hydrolyse à l'extrémité C-terminale des protéines. Le peptide inhibiteur de la trypsine, présent dans le suc pancréatique, se lie à la trypsine et inhibe son activité catalytique : il permet ainsi d'éviter l'autodigestion de la glande pancréatique qui pourrait survenir en présence de faibles quantités de trypsine activée dans les canaux pancréatiques.

Les enzymes lipolytiques sont la triglycéride lipase, la jcholestérol ester hydrolase et la prophospholipase A2. La triglycéride lipase est sécrétée directement sous forme active : elle agit au niveau des interfaces hydrolipidiques sur les triglycérides alimentaires qu'elle transforme en acides gras et monoglycérides. La lipase pancréatique nécessite un cofacteur, la colipase, sécrétée par le pancréas sous forme inactive (procolipase), indispensable à l'action de la lipase sur les interfaces hydrolipidiques. Les sels biliaires sont également essentiels à l'action de la triglycéride lipase, en permettant la mise en solution des acides gras et des monoglycérides au sein des micelles mixtes, limitant la reformation de triglycérides. La cholestérol ester hydrolase, sécrétée également sous forme active, hydrolyse les esters de cholestérol mais également de nombreux autres substrats lipidiques estérifiés. Enfin, la prophospholipase A2 est activée en phospholipase par la trypsine : elle hydrolyse les phospholipides alimentaires.

L'alpha-amylase pancréatique, comme l'amylase salivaire, agit sur les liaisons glucidiques alpha 1-4 des polymères glucidiques. Elle est sécrétée sous forme active, et quantitativement beaucoup plus importante que l'amylase salivaire.

Les nucléases, sécrétées sous forme active, dégradent les acides nucléiques : elles jouent un rôle mineur dans la digestion des aliments.

C. Régulation de la sécrétion pancréatique exocrine

Elle est essentiellement sous la dépendance de facteurs hormonaux.

La sécrétine, hormone sécrétée par des cellules endocrines de l'épithélium intestinal, est le plus puissant agent stimulant de la sécrétion pancréatique d'eau et de bicarbonates. La sécrétine est libérée dans la circulation sanguine en réponse à l'acidification du chyme duodénal, c'est-à-dire en réponse à l'arrivée du chyme gastrique dans le duodénum. La sécrétine agit par l'intermédiaire de récepteurs membranaires situés sur la membrane basolatérale des cellules canalaires pancréatiques. Par l'intermédiaire d'une augmentation de la concentration intracellulaire d'AMP cyclique, la sécrétine stimule l'ouverture des canaux chlorés de la membrane luminale de ces cellules, générant une sécrétion de chlore puis de bicarbonates, accompagnée de mouvements intercellulaires d' eau.

La cholécystokinine (CCK) est la deuxième hormone qui joue un rôle majeur de stimulation de la sécrétion pancréatique. Elle est libérée par des cellules endocrines intestinales en réponse à l'arrivée dans le duodénum de produits de l'hydrolyse digestive, notamment acides aminés et acides gras. La CCK stimule la sécrétion enzymatique des cellules acineuses pancréatiques soit par action directe sur ces cellules, soit indirectement en stimulant des afférences vagales, une réponse choli-

nergique s'exerçant alors sur les cellules acineuses. Dans les deux cas, l'effet de la CCK est dû à la liaison de l'hormone sur ses récepteurs membranaires de type A (récepteurs CCK-A). La CCK renforce également la sécrétion bicarbonatée stimulée par la sécrétine.
D'autres hormones peptidiques telles que l'insuline, la bombésine ou la neurotensine peuvent également stimuler la sécrétion enzymatique pancréatique.
L'influence du système nerveux autonome sur la sécrétion pancréatique est essentiellement un effet modulateur de la régulation endocrine : le système parasympathique participe à la stimulation, en synergie avec la sécrétine et la CCK. Le système sympathique est plutôt inhibiteur, du fait de la diminution du débit sanguin pancréatique induite par la vasoconstriction bêta-adrénergique.
Les mécanismes inhibiteurs de la sécrétion pancréatique sont moins bien connus : la somatostatine, hormone intestinale qui inhibe la plupart des sécrétions digestives, est probablement impliquée.

D. Mécanismes de contrôle

À l'état basal, la sécrétion pancréatique est faible : la stimulation est liée à la prise des repas. On distingue les phases céphalique, gastrique et intestinale.
La phase céphalique stimule la sécrétion pancréatique en réponse à la vue, l'odeur ou le goût des aliments. Cette stimulation, qui représente environ 30 % de la sécrétion maximale, est sous le contrôle du nerf vague.
La phase gastrique est essentiellement déterminée par la distension gastrique : des réflexes impliquant le nerf vague sont mis en jeu.
La phase intestinale est la plus importante : la sécrétion bicarbonatée pancréatique est stimulée par la libération de sécrétine en réponse à l'acidification du contenu duodénal, alors que la sécrétion enzymatique est stimulée par la libération de CCK en réponse à l'arrivée dans l'intestin grêle d'acides aminés et d'acides gras. C'est donc la vidange gastrique qui détermine l'intensité et la durée de cette stimulation.

E. Rôle de la sécrétion pancréatique

La sécrétion enzymatique est essentielle pour la digestion des sucres, protéines et lipides alimentaires. L'action de ces enzymes est facilitée par la sécrétion bicarbonatée qui tamponne l'acidité gastrique. Toute insuffisance pancréatique exocrine est responsable de maldigestion, et donc de malabsorption favorisant à terme la survenue d'une dénutrition.

IV. Foie

▸ Le foie est la plus volumineuse glande du corps humain : c'est un organe métabolique complexe, responsable de la mise en réserve et de la distribution des nutriments en provenance de l'intestin, de la biotransformation et de l'élimination des déchets lipophiliques endogènes et exogènes, et de la formation des sels biliaires et de la bile. Il participe également à la régulation du flux sanguin et aux processus de défense immunitaire.

A. Rappel anatomique

L'apport sanguin hépatique est à la fois artériel (tronc cœliaque) et veineux (veine porte qui draine le territoire sanguin intestinal) : ces deux apports sanguins vont se mélanger à l'entrée des capillaires hépatiques, appelés les sinusoïdes. Les sinusoïdes se drainent ensuite dans des veinules hépatiques qui vont fusionner pour donner les trois veines sushépatiques, qui se jettent directement dans la veine cave inférieure, à l'entrée de l'oreillette droite. Les sinusoïdes sont délimités par des cellules endothéliales largement fenêtrées, sans membrane basale : cette organisation facilite les échanges entre le secteur sanguin et les hépatocytes, cellules parenchymateuses hépatiques disposées en travées le long des sinusoïdes. Les hépatocytes sont des cellules polarisées, avec une membrane sinusoïdale en contact avec les sinusoïdes et une membrane basolatérale, qui avec celle d'un hépatocyte adjacent, délimite le canalicule biliaire. Ceux-ci drainent la bile produite par les hépatocytes, à contre-courant du flux sanguin sinusoïdal, vers les ductules biliaires, entourés d'un épithélium propre. Les ductules fusionnent ensuite pour donner le canal hépatique commun. Les voies biliaires extrahépatiques drainent enfin la bile vers le duodénum (voir p. 265).

B. Stockage et utilisation des nutriments

1. Glucides

Le glucose absorbé par l'intestin est stocké dans le foie sous forme de glycogène. La glycogénolyse permet aux hépatocytes de produire du glucose, de même que la voie de la néoglucogenèse, qui synthétise du glucose à partir de substrats non glucidiques (acides aminés, lactate). Le débit hépatique de glucose varie en fonction des besoins de l'organisme : ce débit est contrôlé par l'insuline et le glucagon, la concentration sinusoïdale en glucose et le système nerveux autonome. Le métabolisme du galactose est essentiellement hépatique, par formation de glucose 6-phosphate.

2. Protéines

Le foie est responsable de la synthèse de nombreuses protéines plasmatiques, dont l'albumine, les protéines de l' hémostase (fibrinogène, facteurs du complexe prothrombinique, protéines anticoagulantes), des protéines de l'inflammation (protéine C réactive), des facteurs de croissance.

3. Lipides

Le foie est le principal organe de synthèse et d'élimination du cholestérol (fig. 28.3). Les hépatocytes synthétisent du cholestérol à partir de l'acétyl-CoA ; cette synthèse est contrôlée par l'apport alimentaire en cholestérol. Le cholestérol en excès présent dans la circulation sanguine est capté par le foie par des récepteurs spécifiques, situés sur la membrane sinusoïdale des hépatocytes, pour trois lipoprotéines plasmatiques : les vestiges de chylomicrons, les LDL et les HDL. Le cholestérol présent dans l'hépatocyte peut être stocké dans les membranes cellulaires ou sous forme d'esters de cholestérol, utilisé pour la synthèse des sels biliaires, incorporé dans les lipoprotéines HDL ou VLDL, ou éliminé directement dans la bile (fig. 28.3).

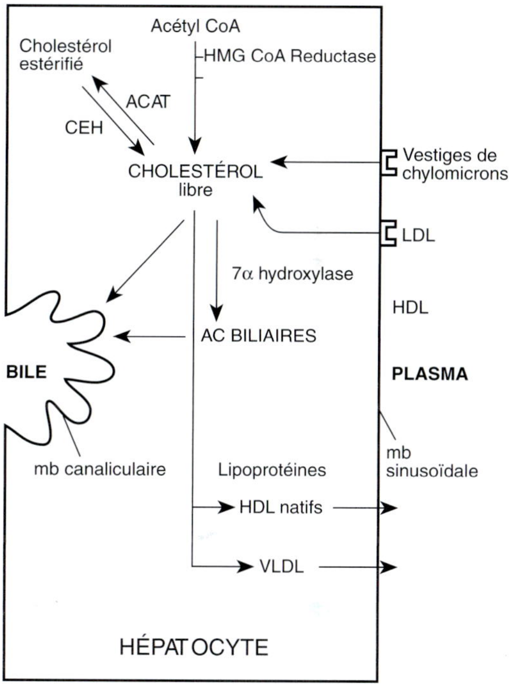

Fig. 28.3
Synthèse et devenir du cholestérol dans l'hépatocyte.
ACAT : acétyl cholestérol acyl transférase ; CEH : cholestérol ester hydrolase ; HMG CoA réductase : hydroxy-méthyl-glutaryl CoA réductase ; HDL : lipoprotéines de densité élevée ; LDL : LP de faible densité ; VLDL : LP de très faible densité.

Le foie est également un organe clé du métabolisme des triglycérides et des phospholipides : l'hépatocyte synthétise les apoprotéines nécessaires à l'élaboration des lipoprotéines plasmatiques, l'enzyme plasmatique lécithine/cholestérol acyl-transférase (LCAT) qui permet l'estérification du cholestérol et la formation des HDL matures dans le plasma. Les lipoprotéines VLDL et HDL assemblées dans le foie sont sécrétées dans le plasma. L'hépatocyte possède les voies de synthèse et d'hydrolyse des triglycérides et des phospholipides, qui peuvent être incorporés dans les lipoprotéines ou sécrétés dans la bile. Enfin, les acides gras libres sont utilisables par l'hépatocyte comme substrat énergétique, par bêta-oxydation mitochondriale.

C. Traitement des déchets

1. Ammoniaque

L'ammoniaque est le principal déchet toxique du catabolisme des protéines. Deux systèmes enzymatiques hépatocytaires sont impliqués dans son élimination : le cycle de l'urée qui transforme l'ammoniaque en urée, éliminée ensuite par le rein ; et la glutamine synthase, transformant l'ammoniaque en glutamine. Ces deux voies métaboliques sont actives dans des hépatocytes distincts le long des sinusoïdes, témoignant de l'hétérogénéité métabolique des hépatocytes.

2. Bilirubine

La bilirubine provient du catabolisme de l'hème, constituant de l'hémoglobine et d'autres hémoprotéines comme la myoglobine ou les cytochromes. C'est dans la rate que la majorité de la bilirubine est formée, par action de l'hème oxygénase qui libère le fer de l'hème et produit la biliverdine, réduite ensuite en bilirubine. Il s'agit d'une molécule liposoluble, potentiellement toxique notamment pour le système nerveux central. Elle est transportée dans le plasma par l'albumine, captée par les hépatocytes par l'intermédiaire d'un transporteur des acides organiques de la membrane sinusoïdale. Dans l'hépatocyte, l'hydrosolubitité de la bilirubine est augmentée par conjugaison avec l'acide glucuronique, pour donner des mono- ou diglucuronides de bilirubine (bilirubine conjuguée). La sécrétion de bilirubine conjuguée dans la bile se fait par un mécanisme de transport actif au pôle canaliculaire des hépatocytes. Dans l'intestin, la bilirubine conjuguée est transformée sous l'action des bactéries coliques en pigments qui participent à la coloration normale des selles et des urines (après réabsorption colique).

3. Xénobiotiques

Les toxiques exogènes et les médicaments (encore appelés xénobiotiques) doivent être éliminés hors de l'organisme pour éviter leur accumulation toxique. Les xénobiotiques liposolubles doivent subir des transformations pour augmenter leur hydrophilie et faciliter leur élimination. Ces réactions de biotransformation sont prédominantes dans le foie : on distingue les réactions d' oxydation (phase I) et les réactions de conjugaison (phase II).

Les principales enzymes de phase I sont les mono-oxygénases, qui catalysent la réaction :

$2\ NAD\ (P)\ H + O_2 + R \rightarrow 2\ NAD\ (P)^+ + H_2O + RO\bullet$

Les mono-oxygénases sont essentiellement représentées par les cytochromes P450, enzymes membranaires du réticulum endoplasmique lisse, particulièrement abondantes dans les hépatocytes bordant les veinules hépatiques (extrémité distale des sinusoïdes). Elles possèdent un groupement hème indispensable à leur fonctionnement, le Fe^{3+} se comportant comme un accepteur d'électrons. Il existe de nombreux cytochromes P450, regroupés en familles et sous-familles selon le degré d'homologie de leurs gènes. Ces enzymes ont une spécificité de substrat assez large. L'activité de ces enzymes peut être induite ou inhibée, tend à diminuer avec l'âge, et peut varier de façon importante au sein d'une même ethnie, du fait d'un polymorphisme génétique. Les métabolites produits par l'action des cytochromes P450 peuvent induire des réactions de peroxydation lipidique conduisant à la production de radicaux libres toxiques, d'où l'importance des systèmes antiradicalaires présents dans les hépatocytes.

Les enzymes de phase II permettent la conjugaison de métabolites oxydés avec des substrats endogènes hydrosolubles : elles produisent ainsi des métabolites pharmacologiquement inactifs et hydrosolubles, donc facilement éliminés dans la bile ou les urines. Les conjugaisons se font notamment avec l'acide glucuronique, le glutathion, les acides aminés ou les sulfates.

D. Synthèse des acides biliaires

▶ Les acides (ou sels) biliaires sont des molécules détergentes indispensables au maintien en solution du cholestérol dans la bile et à la digestion intestinale des lipides alimentaires (formation de micelles).

La synthèse des acides biliaires est exclusivement hépatocytaire : elle se fait à partir du cholestérol, l'étape limitante étant la 7-alpha hydroxylase. Chez l'homme, deux acides biliaires primaires sont synthétisés à partir du cholestérol : l'acide cholique et chénodésoxycholique. Ces acides biliaires sont ensuite conjugués dans l'hépatocyte avec la glycine ou la taurine, puis sécrétés par un transport actif dans la bile. La majorité est réabsorbée activement au niveau de l'intestin grêle terminal (iléon). Ils retournent ensuite au foie par la veine porte, et sont captés avidement par la membrane sinusoïdale des hépatocytes. Environ 15 % des sels biliaires échappent à la réabsorption iléale : ils sont alors déconjugués et transformés sous l'action des bactéries coliques en acides biliaires secondaires : acide désoxycholique, acide lithocholique ou acide 7-oxolithocholique. Environ 30 % des sels biliaires présents dans le côlon sont éliminés quotidiennement dans les selles (5 % du *pool* total). La majorité est réabsorbée passivement par l'épithélium colique et retourne au foie. Les sels biliaires secondaires sont alors conjugués avec la glycine ou la taurine, puis sécrétés dans la bile. Ils peuvent être également transformés dans les hépatocytes en acides biliaires tertiaires (acide sulfolithocholique et acide ursodésoxycholique) avant leur conjugaison. Ces trois types d'acides biliaires coexistent donc dans la bile, et suivent un cycle entéro-hépatique qui permet de les concentrer là où ils sont nécessaires : dans les voies biliaires pour maintenir le cholestérol en solution, et dans l'intestin pour faciliter la digestion des lipides (fig. 28.4).

E. Sécrétion biliaire

La sécrétion exocrine du foie est représentée par la bile : cette solution aqueuse est riche en solutés organiques (acide biliaires, pigments, cholestérol, phospholipides…) et en électrolytes. La bile sécrétée par les hépatocytes est ensuite modifiée par l'épithélium biliaire dans les canaux et la vésicule biliaire.

La majeure partie du flux biliaire dépend de la sécrétion active des acides biliaires (voir *supra*) : les mouvements d'eau et d'électrolytes qui accompagnent cette sécrétion se font essentiellement par voie intercellulaire.

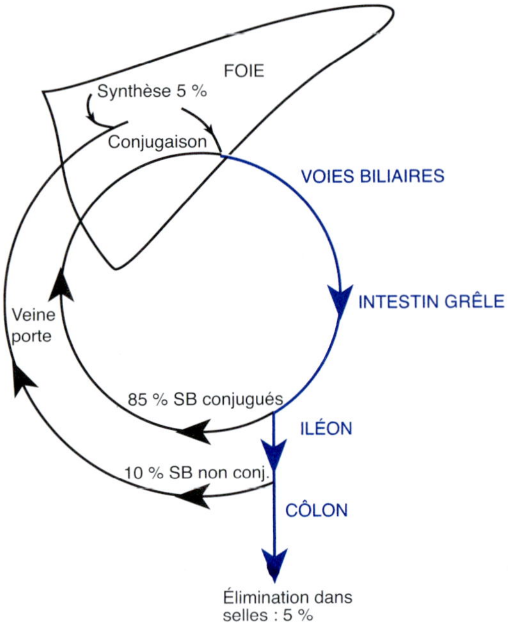

Fig. 28.4
La synthèse hépatique *de novo* des sels biliaires ne concerne quotidiennement que 5 % du *pool* total, les sels biliaires étant efficacement réabsorbés par l'intestin et le foie.

Il existe également un flux biliaire indépendant des acides biliaires, sous la dépendance d'échangeurs d'ions et de transporteurs de molécules organiques sur la membrane canaliculaire de l'hépatocyte. L'épithélium biliaire modifie la composition de la bile hépatocytaire par réabsorption (eau et électrolytes, acides aminés et glucose, acides biliaires) et sécrétion (eau et bicarbonates sous le contrôle de la sécrétine).

L'épithélium de la vésicule biliaire sécrète du mucus, ce qui augmente la viscosité de la bile. Cet épithélium concentre également la bile par réabsorption de chlorure de sodium et de bicarbonates. La stagnation de la bile dans la vésicule en période interdigestive, sa concentration et son enrichissement en mucus favorisent la formation de calculs de cholestérol à ce niveau.

V. Digestion et absorption dans l'intestin grêle

Le but ultime de la digestion, c'est-à-dire le passage des nutriments de la lumière du tube digestif vers le milieu intérieur, est réalisé dans l'intestin grêle. On distingue anatomiquement le duodénum, chambre de mélange du chyme gastrique avec les sécrétions biliaire et pancréatique, le jéjunum, long de 3 à 4 mètres, et siège de phénomènes d'absorption non sélectifs, et l'iléon, ou intestin grêle terminal, qui se jette dans le côlon par la valvule iléocæcale.

A. Épithélium intestinal

La surface d'absorption de l'intestin grêle est déterminée par l'empilement de structures de plus en plus nombreuses et petites : les valvules conniventes qui correspondent à des replis transversaux de la muqueuse, les villosités intestinales qui forment avec les cryptes l'unité fonctionnelle, et les microvillosités, replis de la membrane apicale des cellules absorbantes de l'épithélium (entérocytes) qui forment la bordure en brosse entérocytaire (fig. 28.5). Des glycoprotéines ramifiées ancrées sur cette membrane apicale constituent le glycocalyx, filtre extracellulaire qui retient une certaine quantité de liquide intestinal (couche aqueuse non agitée).

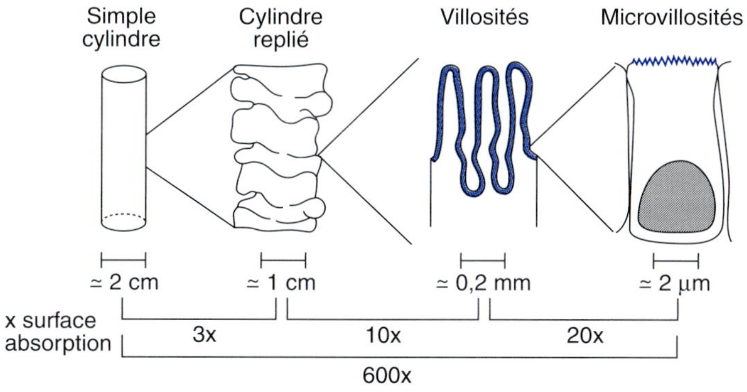

Fig. 28.5
Surface d'absorption intestinale : l'empilement de structures de plus en plus petites multiplie par 600 la capacité totale d'absorption de l'intestin grêle.

Le drainage des villosités est assuré par un dense réseau capillaire sous-épithélial, ainsi que des structures lymphatiques, les chylifères centraux, qui prennent en charge le drainage des macromolécules lipophiles.
À côté des entérocytes, l'épithélium intestinal comprend des cellules caliciformes (à mucus), de nombreuses cellules endocrines, les cellules de Paneth (sécrétant notamment du lysosyme), et les cellules M, cellules entérocytaires spécialisées recouvrant les amas de cellules lymphoïdes (plaques de Peyer) présents dans le chorion. Ces dernières cellules permettent la présentation des antigènes aux cellules lymphoïdes sous-jacentes et participent au développement de l'immunité digestive.

B. Sécrétions intestinales

Le mucus est sécrété tout au long de l'intestin grêle et a pour but de lubrifier la paroi intestinale. Un nombre important de cellules caliciformes est situé dans le duodénum au niveau des glandes de Brunner afin que leur sécrétion de mucus alcalin protège la paroi intestinale de la digestion du suc gastrique acide.
Les entérocytes sécrètent de l'eau et des électrolytes (voir *infra*).
Enfin les entérocytes vont sécréter des enzymes nécessaires à la digestion des nutriments : di- et trisaccharidases, peptidases, lipase intestinale.
Les stimuli tactiles ou irritatifs ou une majoration de l'activité nerveuse entérique par les mouvements gastro-intestinaux stimulent les sécrétions de l'intestin grêle de même que certaines hormones comme la sécrétine et la cholécystokinine.

C. Absorption des nutriments

1. Sucres

Les sucres alimentaires (environ 400 g par jour en Europe) sont apportés principalement sous forme de polymères (voir p. 267) : amidons et celluloses. Seuls les amidons sont accessibles à l'hydrolyse des alpha-amylases salivaires et pancréatiques, qui produit des sucres simples, di- et trisaccharides et dextrines. La digestion est complétée par l'action d'enzymes de la bordure en brosse entérocytaire : la saccharase isomaltase, abondante et qui accepte comme substrat la plupart des oligosaccharides, et la lactase, spécifique de la digestion du lactose. Ces deux enzymes produisent du glucose, du galactose et du fructose qui seuls peuvent franchir la barrière intestinale. Le glucose et le galactose sont absorbés par un cotransport sodium/glucose (SGLUT-1 sur la bordure en brosse), alors que le fructose est absorbé par transport facilité (GLUT-5). Les trois sucres sont sécrétés dans la circulation sanguine par l'intermédiaire d'un transport facilité GLUT-2 de la membrane basolatérale entérocytaire, puis stockés dans le foie sous forme de glycogène.

Les celluloses (fibres végétales) ne sont pas digérées dans le tractus digestif haut : elles sont partiellement fermentées sous l'action des bactéries coliques, avec formation d'acides gras volatils (acide butyrique), d'hydrogène et de gaz carbonique. Les acides gras volatiles sont utilisables par l'épithélium colique comme substrat énergétique.

2. Protéines

Les protéines alimentaires fournissent l'apport azoté indispensable à la croissance et au renouvellement tissulaire. La ration protéique dans les pays occidentaux est de l'ordre de 70 à 100 grammes par jour. On trouve également dans le tube digestif des protéines endogènes, provenant des sécrétions digestives (35 g/j) et de la desquamation de l'épithélium intestinal (30 g/j).

La digestion des protéines est initiée dans l'estomac sous l'influence de l'acide chlorhydrique et des pepsines, puis des protéases pancréatiques : peptides de taille variable et acides aminés libres sont ainsi libérés dans le duodénum. La digestion est complétée par l'action des peptidases de la bordure en brosse : seuls les acides aminés et les di- ou tripeptides sont absorbés. Au moins sept transporteurs différents des acides aminés ont été identifiés sur la membrane apicale des entérocytes, soit dépendant du gradient de sodium (cotransport sodium/acide aminé), soit indépendant du sodium (transport facilité). Les di- ou tripeptides traversent la bordure en brosse entérocytaire par un mécanisme de transport spécifique, dépendant d'un gradient H^+ (cotransport H^+/peptide) : des peptidases intracellulaires complètent leur digestion en acides aminés. Les acides aminés sont utilisés par l'entérocyte (surtout glutamine et aspartate) ou libérés dans la circulation sanguine par l'intermédiaire de transporteurs indépendants du sodium de la membrane basolatérale.

3. Lipides

Les lipides alimentaires constituent environ 50 % de la ration alimentaire occidentale (60 à 150 grammes par jour) : ce sont essentiellement des triglycérides (80 %), des phospholipides et du cholestérol estérifié.

La digestion intraluminale commence dans l'estomac, dont les mouvements de brassage favorisent l'émulsion lipidique. Les enzymes pancréatiques (triglycéride lipase, phospholipase A2, cholestérol estérase) agissent au niveau des interfaces hydrolipidiques. Les sels biliaires sont indispensables à la digestion des lipides : à partir d'une certaine concentration, ils se regroupent en micelles, amas moléculaires au cœur hydrophobe dans lesquels viennent se mettre en solution les métabolites produits par les enzymes lipolytiques pancréatiques. Ces micelles mixtes contenant des acides gras, des monoglycérides, du cholestérol et des lysophospholipides, traversent la couche aqueuse non agitée pour permettre la mise en contact des lipides avec la membrane apicale entérocytaire. La traversée de la membrane apicale se fait par diffusion passive. Des protéines de transport cytosoliques facilitent le transfert des substrats lipidiques vers le réticulum endoplasmique, où les triglycérides, esters de cholestérol et phospholipides sont resynthétisés puis assemblés en lipoprotéines, par liaison avec des apoprotéines. Deux types de lipoprotéines sont assemblés par l'entérocyte : les chylomicrons, volumineuses structures de très faible densité, contenant presque exclusivement des triglycérides, et des VLDL *(very low density lipoprotein).* L'excrétion des lipoprotéines se fait au pôle basal de l'entérocyte par exocytose. Les chylomicrons sont produits surtout après les repas, et passent dans la circulation lymphatique avant de regagner la circulation sanguine. Les VLDL peuvent pénétrer directement dans les capillaires sanguins des villosités.

D. Absorption des vitamines

Les vitamines liposolubles (A, D, E et K) sont absorbées essentiellement par diffusion passive, en suivant l'absorption des lipides. Toute cause de malabsorption digestive peut donc entraîner une carence vitaminique.

Les vitamines hydrosolubles diffèrent pour leur absorption selon leur nature physicochimique. Certaines nécessitent des transporteurs membranaires dépendants du sodium (vitamines B1, B2, C), d'autres des transporteurs indépendants du sodium. La vitamine B12 nécessite la présence du facteur intrinsèque, sécrété par les cellules pariétales gastriques : la formation d'un complexe vitamine B12-facteur intrinsèque protège la vitamine de l'action des protéases pancréatiques et permet son absorption sélective au niveau de l'épithélium iléal. L'acide folique, présent dans les fruits et légumes sous forme de polyglutamates, est déconjugué en folylmonoglutamate sous l'action de la folate conjugase, enzyme de la bordure en brosse du jéjunum, inhibée notamment par l'éthanol. Un transport saturable permet l'absorption du folylmonoglutamate, sécrété ensuite directement ou après méthylation dans le sang portal.

E. Mouvements d'eau et d'électrolytes

La barrière intestinale est le siège permanent de mouvements d'eau et d'électrolytes bidirectionnels, visant à maintenir l'homéostasie du milieu intérieur en fonction des apports exogènes. La résultante est physiologiquement un flux net entrant, mais très inférieur en volume aux échanges. Les mouvements d'eau sont surtout passifs, suivant les flux osmotiques : globalement, l'intestin grêle réabsorbe 9 litres d'eau par jour entre l'angle de Treitz, qui correspond à la jonction duodénojéjunale, (débit quotidien de 10 litres, résultant des apports alimentaires et des sécrétions digestives) et la valvule iléocæcale (débit de 1 litre par jour). Cette réabsorption est complétée dans le côlon, pour maintenir un débit hydrique fécal de l'ordre de 100 mL par jour. Les mouvements des principaux ions cellulaires sont régis par le maintien de l'homéostasie des milieux intra- et extracellulaires.

F. Absorption des minéraux

L'absorption intestinale des minéraux (fer, calcium, magnésium, zinc...) est augmentée ou inhibée par la formation de complexes solubles ou insolubles, qui dépend de la nature des aliments ingérés et des sécrétions digestives.

1. Calcium

Les apports alimentaires en calcium varient entre 500 et 1 000 mg par jour. La formation de complexes solubles est favorisée par la sécrétion acide gastrique, la présence de lactose ou d'acides aminés ; au contraire, les phytates, alginates ou oxalates diminuent son absorption. Une diffusion facilitée est à l'origine du transfert du calcium à travers la bordure en brosse : la concentration du calcium libre dans le cytoplasme est limitée par la *calcium binding protein* (CaBP) dont la synthèse est contrôlée par la vitamine D, et par l'extrusion du calcium au pôle basal de la cellule entérocytaire sous la dépendance d'une Ca^{2+}-ATPase, dont l'expression est également régulée par la vitamine D. Cette absorption transcellulaire du calcium dépend donc de la vitamine D. Il existe également une absorption intercellulaire de calcium, indépendante de la vitamine D, surtout dans l'intestin grêle proximal.

2. Fer

▪ Une mutation de la protéine HFE est responsable de l'hémochromatose génétique, maladie caractérisée par une surcharge en fer due à une absorption intestinale de fer massive et non régulée.

Les besoins de l'organisme en fer sont de l'ordre de 1 mg par jour (jusqu'à 1,8 mg chez la femme en période d'activité génitale du fait des menstruations), correspondant aux pertes obligatoires. Deux sources alimentaires principales sont identifiées : le fer lié à l'hème (viandes et poisson) et le fer ionique (légumes, fruits, céréales). Le fer ionique Fe^{3+} est moins soluble et absorbé que le fer Fe^{2+} : un transporteur des métaux divalents (DMT1) est impliqué dans le transfert de la bordure en brosse. Le fer est ensuite stocké sur la ferritine dans l'entérocyte. Sa sécrétion au pôle basal des entérocytes matures utilise la ferroportine et l'haephaestine. Le fer lié à l'hème traverse la bordure en brosse par diffusion passive et par l'intermédiaire d'un transport spécifique : le fer est ensuite libéré de l'hème par l'hème oxygénase. La régulation de l'absorption du fer dépend de la charge en fer des cellules intestinales immatures des cryptes intestinales : ces cellules expriment à leur pôle basal deux protéines, HFE et récepteur de la transferrine, qui forment un complexe impliqué dans la détection de la teneur en fer dans l'organisme.

VI. Physiologie colique

Le côlon relie l'intestin grêle au rectum et à l'anus. Sa fonction principale est de concentrer et de stocker les matières fécales avant leur élimination. Il n'a que peu de rôle dans l'absorption des nutriments.

A. Épithélium colique

L'épithélium colique est ainsi caractérisé par la présence de nombreuses cryptes mais l'absence de villosités. Les cellules absorbantes sont relativement peu nombreuses, et les microvillosités du pôle apical moins développées que celles de l'entérocyte. Les cellules à mucus sont plus

nombreuses. Les cellules endocrines se retrouvent au fond des cryptes, et prédominent dans le côlon distal.
Le tissu lymphoïde est abondant dans la couche sous-muqueuse, essentiellement sous forme d'amas, du fait de l'importance de la flore microbienne colique.

B. Mouvements d'eau et d'électrolytes

La concentration des matières fécales prend place de façon prépondérante dans le côlon droit : la réabsorption d'eau permet de diminuer le débit hydrique d'environ 1 litre par 24 heures à la valvule iléocæcale à 100 mL par jour au niveau rectal. Ces mouvements d'eau accompagnent une réabsorption de sodium, en échange de la sortie de potassium, sous le contrôle de l'aldostérone. Le chlore est également réabsorbé, en échange de la sécrétion de bicarbonates.

C. Rôle de la flore bactérienne

Le côlon présente une activité métabolique non négligeable, du fait de l'importante flore bactérienne qu'il héberge. La concentration bactérienne varie entre 109 et 1 012 germes par mL dans la lumière colique, alors qu'elle ne dépasse pas 106 germes par mL dans l'iléon, et 103 germes par mL dans l'estomac. Cette flore est composée d'environ 400 espèces différentes, la majorité étant anaérobies. Ces bactéries rendent compte de l'activité métabolique du côlon. Ainsi, les protéines endogènes issues de la desquamation cellulaire sont hydrolysées par les peptidases bactériennes. Les acides aminés sont ensuite désaminés avec production d'ammoniac, ou décarboxylés avec production d'amines volatils mitogènes qui participent au maintien de la trophicité muqueuse ; en excès, ces amines mitogènes peuvent favoriser le développement de cancers. Les glucides non absorbés par l'intestin grêle sont dégradés dans le côlon par fermentation, sous l'action enzymatique des bactéries. Cette fermentation produit une partie des gaz intestinaux (CO_2, H_2, CH_4) ainsi que des monosaccharides. La digestion bactérienne de ces monosaccharides produit des acides gras volatils à chaîne courte : acide acétique (2 atomes de carbone), propionique (3C) et butyrique (4C). Ces acides gras à chaîne courte jouent un rôle métabolique notable, car ils sont utilisés comme substrat énergétique par l'épithélium colique. De plus, leur pouvoir osmotique participe au maintien de l'hydratation des selles.
Les gaz intestinaux s'accumulent surtout dans le côlon : le débit à l'anus varie entre 200 et 2 000 mL par jour. La majorité des gaz intestinaux provient de l'air avalé, et dans une proportion moindre des gaz produits *in situ*. L'air avalé parvient dans le côlon, puisque les gaz coliques contiennent en majorité de l'azote, dont la source est l'air atmosphérique. Les gaz produits dans le côlon le sont principalement par métabolisme microbien. L'hydrogène provient exclusivement de la fermentation des sucres par les bactéries, et peut diffuser à travers la barrière intestinale avant d'être éliminé dans les gaz expirés. Les autres gaz produits dans le côlon sont le méthane, le gaz carbonique, l'oxygène, ainsi que des gaz malodorants à l'état de traces (ammoniac, hydrogène sulfureux, amines volatiles et acides gras à chaîne courte).

POINTS CLÉS

- ▶ La stimulation du parasympathique augmente le débit des sécrétions glandulaires digestives.
- ▶ La sécrétion acide gastrique est stimulée par l'acétylcholine, la gastrine et l'histamine.
- ▶ La régulation des sécrétions gastrique et pancréatique est assurée par le système nerveux autonome et les hormones digestives. C'est essentiellement la nature du bol alimentaire qui détermine la nature et l'amplitude de cette régulation.
- ▶ Les sécrétions enzymatiques pancréatiques sont indispensables à la digestion des protéines, des lipides et des glucides.
- ▶ Les enzymes protéolytiques pancréatiques (pepsine, trypsine, chymotrypsine et carboxypeptidases) sont sécrétées sous forme inactive.
- ▶ Le foie joue un rôle dans le métabolisme des glucides (glycogénolyse, glycogénogenèse, néoglucogenèse), des protéines (synthèse de nombreuses protéines dont les protéines de la coagulation) et des lipides (formation des lipoprotéines). Il participe à la biotransformation et à l'élimination des déchets (ammoniaque, bilirubine, xénobiotiques).
- ▶ La bile joue un rôle essentiel dans la digestion et l'absorption des graisses (formation de micelles). Elle permet l'excrétion de déchets (par exemple bilirubine) véhiculés par le sang.
- ▶ L'intestin grêle permet l'absorption des nutriments.
- ▶ Les acides gras volatils sont synthétisés par la flore bactérienne colique à partir des glucides non absorbés. Ce sont des substrats énergétiques pour l'épithélium colique.

ENTRAÎNEMENT

QCM

1. Le débit salivaire :

- ❑ **A.** est augmenté en cas de stimulation du système nerveux sympathique.
- ❑ **B.** est constant tout au long de la journée.
- ❑ **C.** est augmenté par la mastication.
- ❑ **D.** est modulé par la sécrétion de gastrine.
- ❑ **E.** peut être augmenté par des afférences olfactives.

2. Les muscles striés suivants sont impliqués dans la déglutition :

- ❑ **A.** sphincter inférieur de l'œsophage.
- ❑ **B.** pylore.
- ❑ **C.** muscle cricopharyngien.
- ❑ **D.** langue.
- ❑ **E.** paroi du tiers inférieur de l'œsophage.

3. Les glandes gastriques oxyntiques contiennent :

- ❑ **A.** des cellules à mucus.
- ❑ **B.** des cellules canalaires.
- ❑ **C.** des cellules à gastrine.
- ❑ **D.** des cellules ECL.
- ❑ **E.** des cellules pariétales.

4. Les cellules musculaires de la paroi gastrique :

- ❑ **A.** sont des cellules musculaires striées.
- ❑ **B.** sont reliées entre elles par des nexus.
- ❑ **C.** ont toutes un potentiel de repos de valeur identique.
- ❑ **D.** sont douées d'activité contractile spontanée, sauf les cellules de la partie proximale du fundus.
- ❑ **E.** ne sont pas stimulables par les neurones des plexus intrinsèques.

5. Les îlots de Langerhans :

- ❑ **A.** contiennent des cellules à insuline.
- ❑ **B.** contiennent des cellules zymogènes.
- ❑ **C.** se drainent dans les canaux excréteurs pancréatiques.
- ❑ **D.** contiennent des cellules à glucagon.
- ❑ **E.** constituent le pancréas exocrine.

6. La cholécystokinine :

- ❑ **A.** est une hormone sécrétée par des cellules endocrines des glandes gastriques antrales.
- ❑ **B.** stimule la contraction de la vésicule biliaire.
- ❑ **C.** possède la même affinité que la gastrine pour les récepteurs CCK-B.
- ❑ **D.** est libérée en réponse à l'arrivée de lipides dans le duodénum.
- ❑ **E.** stimule la sécrétion des cellules zymogènes des acini pancréatiques.

7. À partir du cholestérol, l'hépatocyte peut :

- ❑ **A.** synthétiser du cholestérol estérifié.
- ❑ **B.** synthétiser des hormones stéroïdes.
- ❑ **C.** synthétiser des sels biliaires.
- ❑ **D.** synthétiser des triglycérides.
- ❑ **E.** élaborer des lipoprotéines.

8. Les acides biliaires primaires conjugués :

- ❑ **A.** sont synthétisés exclusivement dans l'hépatocyte.
- ❑ **B.** comprennent l'acide taurocholique et l'acide tauro-ursodésoxycholique.
- ❑ **C.** sont sécrétés dans la bile par un transport actif au niveau de la membrane canaliculaire de l'hépatocyte.
- ❑ **D.** sont éliminés sous forme inchangée dans les selles.
- ❑ **E.** forment des micelles dans l'intestin grêle.

9. Après un repas riche en lipides :

- ❑ **A.** la vésicule biliaire se contracte.
- ❑ **B.** une activité contractile péristaltique est décelable le long de la voie biliaire principale.
- ❑ **C.** le sphincter d'Oddi se relâche.
- ❑ **D.** la sécrétion enzymatique du pancréas exocrine est stimulée.
- ❑ **E.** le taux de cholécystokinine plasmatique augmente.

10. La surface d'absorption de l'intestin grêle dépend de :

- ❑ **A.** la longueur totale de l'intestin.
- ❑ **B.** de l'intégrité des villosités.
- ❑ **C.** des cellules à mucus.
- ❑ **D.** des entérocytes.
- ❑ **E.** des bactéries présentes dans l'intestin grêle.

QCM

11. Dans l'intestin grêle, le glucose :

- ❑ **A.** peut être absorbé par voie intercellulaire.
- ❑ **B.** est absorbé par voie transcellulaire par un cotransport sodium/glucose.
- ❑ **C.** est hydrolysé par la lactase entérocytaire.
- ❑ **D.** est libéré au pôle basal de l'entérocyte par SGLUT-1.
- ❑ **E.** peut être absorbé sous forme de disaccharide.

12. La flore bactérienne colique :

- ❑ **A.** est au maximum 10 fois plus dense que la flore de l'intestin grêle.
- ❑ **B.** fermente les sucres non absorbés pour produire des amines mitogènes.
- ❑ **C.** représente la quasi-totalité de la flore bactérienne humaine.
- ❑ **D.** est surtout composée de bactéries aérobies.
- ❑ **E.** est responsable de la présence d'hydrogène dans les gaz intestinaux.

13. En physiologie anorectale, le réflexe d'échantillonnage est déterminé par :

- ❑ **A.** l'augmentation de pression abdominale.
- ❑ **B.** le réflexe rectoanal inhibiteur.
- ❑ **C.** la contraction réflexe des muscles lisses du rectum en réponse à la distension de l'ampoule rectale.
- ❑ **D.** la contraction de la charnière rectosigmoïdienne.
- ❑ **E.** la contraction réflexe du sphincter anal externe en réponse à la distension de l'ampoule rectale.

14. La chymotrypsine :

- ❑ **A.** est une protéase pancréatique.
- ❑ **B.** se trouve sous forme active dans le duodénum après activation par l'entérokinase.
- ❑ **C.** est une endopeptidase.
- ❑ **D.** est responsable de l'activation des carboxypeptidases pancréatiques.
- ❑ **E.** est spécialisée dans la digestion du tissu élastique.

15. La salive primaire :

- ❑ **A.** est iso-osmolaire par rapport au plasma.
- ❑ **B.** contient plus de K^+ que la salive définitive.
- ❑ **C.** ne contient pas d'immunoglobulines A.
- ❑ **D.** a un pH neutre.
- ❑ **E.** a une composition hydroélectrolytique déterminée. essentiellement par l'activité du cotransporteur $Na^+/K^+/2\ Cl^-$.

Pour les corrections, se reporter à la page 409

16. Le système nerveux entérique :

- ❑ **A.** est composé de plexus sous-muqueux et myentériques.
- ❑ **B.** régule les sécrétions d'enzymes par le pancréas.
- ❑ **C.** inhibe les contractions du muscle lisse *via* la sécrétion de NO.
- ❑ **D.** a une activité qui diminue en réponse à la stimulation du système nerveux parasympathique.
- ❑ **E.** contrôle les mouvements péristaltiques de l'œsophage.

17. Le complexe moteur migrant :

- ❑ **A.** est induit par la motiline.
- ❑ **B.** correspond à une activité motrice cyclique présente de l'estomac au côlon.
- ❑ **C.** s'interrompt lors des périodes de jeune.
- ❑ **D.** est défini par la présence d'ondes péristaltiques lors des phases I.
- ❑ **E.** prend naissance au *pacemaker* gastrique.

18. La sécrétion acide gastrique :

- ❑ **A.** est assurée par les pompes H^+/K^+-ATPase situées sur la face luminale des canalicules sécrétoires des cellules principales.
- ❑ **B.** est stimulée par voie paracrine par la somatostatine sécrétée par les cellules D.
- ❑ **C.** est stimulée par voie endocrine par la gastrine sécrétée par les cellules G antrales.
- ❑ **D.** est stimulée par la distension gastrique.
- ❑ **E.** est inhibée par l'arrivée d'aliments dans le duodénum.

19. Les enzymes suivantes sont sécrétées sont forme inactive :

- ❑ **A.** pepsine.
- ❑ **B.** entérokinase.
- ❑ **C.** trypsine.
- ❑ **D.** triglycéride lipase.
- ❑ **E.** procarboxypeptidases.

20. À propos de la digestion des protides :

- ❑ **A.** la sécrétion de pepsinogène par les cellules principales permet d'initier la digestion des protéines.
- ❑ **B.** les enzymes pancréatiques permettent la formation de peptides de petite taille et d'acides aminés.
- ❑ **C.** le transport des acides aminés à travers la bordure en brosse entérocytaire est toujours dépendant d'un gradient de sodium.
- ❑ **D.** les tripeptides doivent être hydrolysés en acides aminés libres pour traverser la bordure en brosse entérocytaire.
- ❑ **E.** la glutamine est utilisée par l'entérocyte.

Physiologie endocrinienne VII

Martine Duclos

L'IGF-I ayant une demi-vie beaucoup plus longue que celle de la GH (~ 15 h vs ~ 16 min, respectivement), et sa concentration plasmatique dépendant de la sécrétion de la GH, sa mesure est un bon reflet de la sécrétion intégrée de GH sur plusieurs heures.

Action sur l'organisme entier

Effets sur la croissance postnatale

La GH a un effet anabolisant majeur et stimule la croissance staturale. Cet effet sur la croissance s'exprime tant que les cartilages de conjugaison ne se sont pas soudés définitivement. Tous les aspects du métabolisme des chondrocytes (prolifération et différenciation) sont stimulés.

Effets métaboliques

Ces effets se maintiennent toute la vie :

- métabolisme lipidique : la GH a un *effet lipolytique* lié à son action anti-insuline ; elle augmente aussi la sensibilité des adipocytes à l'action lipolytique des catécholamines ;
- métabolisme glucidique : le principal effet de la GH est un *effet anti-insuline* ; elle inhibe la captation et l'utilisation du glucose ; à l'inverse, l'IGF-I a une action insulinique, mais dix fois plus faible que celle de l'insuline sur le muscle ;
- métabolisme protéique : la GH a un *effet anabolique puissant* en stimulant la synthèse protéique (os, muscle) ;
- métabolisme hydrosodé : la GH a un *effet antinatriurétique* qui semblerait indépendant du système rénine angiotensine-aldostérone (probable effet direct de la GH sur le tubule rénal).

Au total, la GH est hyperglycémiante, lipolytique et anabolisante. L'IGF-I est hypoglycémiante, lipogénique et acnabolisante.

L'insuffisance de sécrétion en GH (par exemple dans le cas d'une tumeur détruisant l'hypophyse) quand elle survient pendant l'enfance conduit au nanisme. À l'inverse, avant la puberté, l'excès de sécrétion en GH conduit au gigantisme et à l'acromégalie après la puberté (les cartilages de conjugaison étant soudés, il ne peut y avoir de croissance en longueur des os ; par contre, on observe une croissance en épaisseur du périoste expliquant le syndrome dysmorphique observé).

2. Prolactine

a. Structure et sécrétion

La biogenèse de cette hormone peptidique s'effectue dans les cellules lactotropes de l'antéhypophyse. La sécrétion de prolactine s'effectue selon un mode pulsatile avec, comme la GH, un rythme circadien dont le pic de sécrétion (+ 30 %) survient en deuxième moitié de nuit.

b. Mise en jeu et contrôle de la sécrétion

À la différence des autres hormones antéhypophysaires, la sécrétion de la prolactine est inhibée en permanence. Les cellules lactotropes hypophysaires sont équipées de récepteurs membranaires à la dopamine (la dopamine a été identifiée comme étant le *prolactin inhibiting factor* : PIF) qui, libérée dans l'éminence médiane par les terminaisons d'axones spécifiques, transite par le système porte et vient se fixer sur des récepteurs pour inhiber la sécrétion des cellules hypophysaires. Le blocage des récepteurs dopaminergiques soustrait les cellules lactotropes à l'action inhibitrice de la dopamine et induit une hyperprolactinémie. D'autres interactions interviennent : la TRH et les estrogènes stimulent la sécrétion de prolactine.

La régulation proprement dite est le fait de la prolactine elle-même. En agissant sur les neurones à dopamine équipés de récepteurs à prolactine, elle induit la formation de dopamine et exerce ainsi sa propre rétroaction négative.

Chez la femme, la sécrétion de prolactine augmente au cours de la grossesse et reste élevée pendant l'allaitement. La sécrétion augmente dans les deux sexes en réponse au stress.

c. Action

La prolactine exerce ses effets biologiques par l'intermédiaire d'un récepteur spécifique membranaire, présent dans de nombreux tissus (glandes mammaires, ovaires, testicules, foie...). Le site principal d'action de la prolactine est la *glande mammaire* : la prolactine initie et maintient la sécrétion de lait. Pendant la grossesse, la glande mammaire a subi un développement considérable sous l'action combinée des estrogènes, de la progestérone, de la prolactine et de l'hormone lactogène placentaire (produite par le placenta). Au moment du post-partum, c'est la sécrétion massive de prolactine qui initie la biosynthèse du lait, ensuite entretenue par le réflexe de tétée. L'effet de la prolactine est donc double : trophique sur la glande mammaire et inducteur de la sécrétion de lait.
À des concentrations élevées, la prolactine inhibe la pulsatilité de GnRH et inhibe l'ovulation chez la femme et la spermatogenèse chez l'homme.

■ L'excès de sécrétion de prolactine (par exemple dans le cas d'une tumeur développée aux dépens des cellules lactotropes hypophysaires) se traduit par l'apparition d'une galactorrhée, c'est-à-dire par un écoulement de lait au niveau des glandes mammaires.

3. TSH ou hormone thyréotrope

a. Structure et sécrétion

La TSH est une glycoprotéine sécrétée par les cellules thyréotropes de l'antéhypophyse. Elle est formée d'une sous-unité α qui est commune à LH, FSH et hCG (*human Chorionic Gonadotropin*) et codée par un gène commun. À l'inverse, la sous-unité β est unique, assurant la spécificité biologique de chaque hormone. L'activité biologique de la TSH nécessite la présence de ces deux sous-unités α et β.

b. Mise en jeu et contrôle de la sécrétion

Sous l'action de la TRH hypothalamique, la TSH est libérée par les cellules thyréotropes hypophysaires, passe dans la circulation générale et va se lier à des récepteurs membranaires spécifiques au niveau des cellules folliculaires de la thyroïde. La mise en œuvre de l'action de la TSH est soumise à un rétrocontrôle négatif strict : les formes libres de T_3 et T_4 (après conversion hypophysaire en T_3) diminuent la sécrétion hypophysaire de TSH. Inversement, la TSH est augmentée si la concentration circulante de T_3 et T_4 diminue (voir fig. 30.2).
La sécrétion de TSH suit un rythme circadien caractérisé par un pic de sécrétion nocturne qui précède la survenue du sommeil et semble être indépendant du rythme du cortisol ainsi que de la concentration plasmatique de T_3 et T_4.

c. Action

La TSH stimule toutes les étapes de la synthèse des hormones thyroïdiennes, depuis la captation de l'iode jusqu'à la libération de T_3 et T_4. Une stimulation continue par la TSH conduit à une hypertrophie et une hyperplasie des cellules folliculaires avec formation d'un goitre bien vascularisé.

4. Hormones gonadotropes

a. Structure et sécrétion

Dans les deux sexes, les cellules gonadotropes de l'antéhypophyse synthétisent deux glycoprotéines : FSH (*folliculo-stimulating hormone*) et LH (*luteinizing hormone*). Elles sont formées chacune de deux chaînes peptidiques α et β, la sous-unité α étant commune à FSH, LH, TSH et hCG et la sous-unité β assurant la spécificité biologique de chaque hormone.
Leur sécrétion hypophysaire est stimulée par la GnRH hypothalamique. Le caractère pulsatile de la sécrétion de GnRH (une décharge toutes les 90 minutes avec une demi-vie de 2 à 5 minutes) est indispensable à la sécrétion de FSH et de LH. En conséquence, la sécrétion de LH, et à un moindre degré celle de FSH, est aussi pulsatile.

b. Mise en jeu et contrôle de la sécrétion

(voir *chapitre* 34, p. 339 et 347)

c. Action des gonadotrophines hypophysaires

Chez la femme, la FSH et la LH sont sécrétées de façon coordonnée pour assurer la croissance du follicule, l'ovulation et la maintenance du corps jaune. La FSH assure la croissance d'un follicule sélectionnable en follicule préovulatoire et la LH, l'expulsion de l'ovocyte mûr. Elles sont de plus indispensables à l'existence d'une stéroïdogenèse ovarienne cyclique. La FSH stimule la sécrétion d'estrogènes par la granulosa et la LH stimule la synthèse d'androgènes par les cellules de la thèque et de la progestérone par la granulosa lutéinisée.
Chez l'homme, contrairement à ce qui est observé chez la femme, il n'existe pas de cycle de sécrétion de FSH et de LH et leurs concentrations plasmatiques moyennes restent constantes d'un jour à l'autre. La LH stimule la production de testostérone par la cellule de Leydig et la FSH stimule la spermatogenèse (augmente l'activité mitotique et stimule la maturation des cellules de Sertoli).

5. ACTH ou hormone adrénocorticotropique

a. Structure et sécrétion

L'ACTH (39 acides aminés) provient d'un précurseur, la pro-opiomélanocortine (POMC) (241 acides aminés) sécrétée par les cellules corticotropes antéhypohysaires. La maturation protéolytique de cette protéine dans l'hypophyse antérieure produit, de façon équimolaire : ACTH, β-lipotropine (β-LPH), un peptide de jonction ainsi qu'un peptide N-terminal de 76 acides aminés. La β-LPH est ensuite clivée en β-endorphine et γ-LPH. L'activité MSH (*melano-stimulating hormone*) est associée à plusieurs de ces peptides.
Le stress psychologique (anxiété) et physique (traumatisme, chirurgie, fièvre, hypoglycémie) active l'axe hypothalamo-hypophyso-surrénalien avec une augmentation de la sécrétion d'ACTH et de cortisol.

b. Mise en jeu et contrôle de la sécrétion

La sécrétion d'ACTH est sous la dépendance de l'hypothalamus par l'intermédiaire de la corticolibérine ou *corticotropin releasing hormone* (CRH) dont l'activité est contrôlée par les centres nerveux supérieurs. La liaison du CRH à ses récepteurs corticotropes antéhypophysaires induit la libération de POMC, augmente la transcription du gène de la POMC et augmente la synthèse de POMC. La vasopressine seule est un faible sécrétagogue de l'ACTH mais elle agit de façon synergique avec le CRH pour stimuler la sécrétion d'ACTH. En retour, le cortisol module l'activité du système par divers mécanismes de rétrocontrôle au niveau de l'hypophyse (ACTH) et de l'hypothalamus (CRH) (voir fig. 33.2). La rétroaction négative ne relève que du seul cortisol.

c. Action

L'ACTH se lie à des récepteurs membranaires spécifiques corticosurrénaliens. L'ACTH stimule toutes les étapes de la synthèse et de la libération des hormones corticosurrénaliennes (voir fig. 33.1). À court terme, et en quelques minutes, l'ACTH accélère la production de pregnénolone à partir du cholestérol et augmente la libération du cortisol dans le sang. À moyen terme, elle augmente aussi la transcription des enzymes impliquées dans la voie de biosynthèse du cortisol. Enfin, à long terme, elle a un effet trophique, augmentant la taille et le nombre des cellules corticosurrénaliennes.

POINTS CLÉS

- L'hypothalamus intègre de nombreux signaux périphériques (énergétiques, métaboliques, volémiques…) et répond en modulant la sécrétion hormonale de l'hypophyse afin de maintenir l'homéostasie de l'organisme.
- La fonction endocrine hypophysaire est sous le double contrôle des neurohormones hypothalamiques et du rétrocontrôle exercé par les hormones périphériques.

30 Glande thyroïde

Objectifs

- Comprendre le fonctionnement de l'axe hypothalamo-hypophyso-thyroïdien.
- Savoir que les hormones thyroïdiennes contrôlent le métabolisme général de l'organisme et sont essentielles au développement du système nerveux central.

I. Embryologie

La glande thyroïde se développe à partir de l'endoderme pharyngé. Dès la onzième semaine de la vie, le fœtus peut synthétiser ses propres hormones thyroïdiennes sous l'effet de sa propre TSH. Cette sécrétion fœtale est indispensable au développement du système nerveux central du fœtus car il ne peut recevoir que de faibles quantités d'hormones maternelles.

II. Histologie

La glande thyroïde est constituée de *follicules* dont la paroi est formée d'une couche de cellules épithéliales cubiques. L'intérieur de la lumière du follicule contient la *colloïde* dont le principal constituant, la *thyroglobuline*, support macromoléculaire de la biogenèse des hormones thyroïdiennes, est synthétisé par les cellules folliculaires. Ces follicules sont entourés d'un riche réseau de capillaires.

La glande thyroïde contient aussi les *cellules C* d'origine neuroectodermique et qui synthétisent la calcitonine. Elles sont situées de part et d'autres des follicules.

III. Synthèse et sécrétion des hormones thyroïdiennes

Les hormones thyroïdiennes sont synthétisées à partir d'iode et d'une glycoprotéine : la thyroglobuline.

L'apport d'iode constitue un élément essentiel au bon déroulement des différentes étapes de l'hormonosynthèse. L'iode est essentiellement d'origine exogène, apporté par l'alimentation. Une faible proportion de l'iode est d'origine endogène, principalement par désiodation périphérique des iodotyrosines libérées lors de l'hydrolyse de la thyroglobuline. Les besoins quotidiens en iode sont ~ 75 à 150 µg/j. Les fluctuations quotidiennes de l'apport alimentaire ne mettent pas en cause la stabilité de la production hormonale, la thyroïde disposant normalement d'une réserve d'iode importante (~ 10-15 mg).
La thyroglobuline est une glycoprotéine spécifique (660 kDa) synthétisée par les cellules folliculaires et stockée dans la colloïde. La thyroglobuline circule à faible concentration dans le plasma où elle peut être dosée.

A. **Biosynthèse**

La biosynthèse des hormones thyroïdiennes comporte plusieurs étapes (fig. 30.1). Chacune de ces étapes est stimulée par la TSH.

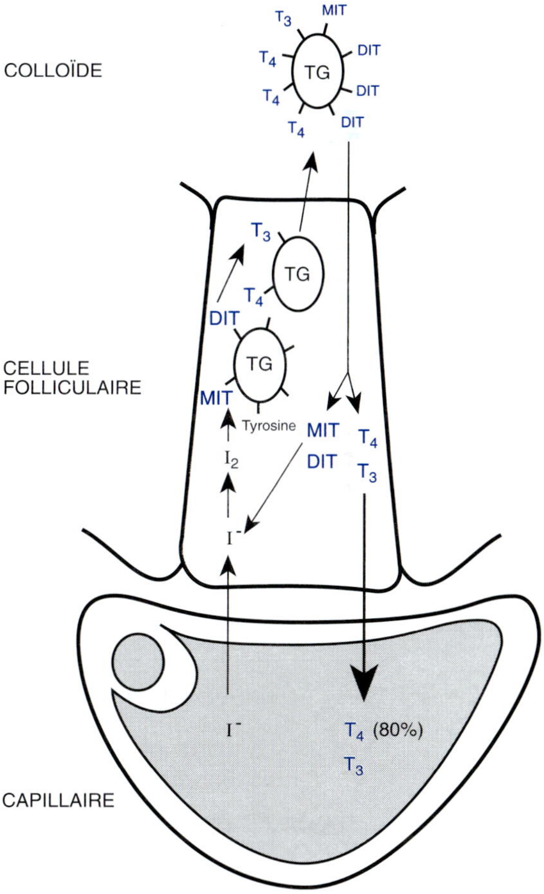

Fig. 30.1
Principales étapes de la biosynthèse des hormones thyroïdiennes.
TG : thryroglobuline

B. **Captation des iodures**

La thyroïde, par un phénomène actif (pompe à iodures) est capable de capter l'iode circulant et de le concentrer contre un gradient considérable (jusqu'à 50 à 100 fois la concentration plasmatique). Ce transport actif (ATP-dépendant) fait intervenir un transporteur d'iodures (iode inorganique : I^-), symporteur Na^+/I^-.

1. Oxydation de l'iodure

Sous l'action de la thyropéroxydase, l'iodure est oxydé pour donner de l'iode organique.

2. Iodation de la tyrosine

Puis l'iodure oxydé est fixé sur les acides aminés tyrosine de la thyroglobuline (115 résidus tyrosine par molécule de thyroglobuline). Il y a formation de monoiodotyrosine (MIT) et de diiodotyrosine (DIT). Cette réaction nécessite aussi la présence de la thyropéroxydase.

3. Couplage des tyrosines

Il conduit à la formation des thyronines ou hormones thyroïdiennes (T_3 et T_4). Le couplage d'une molécule de MIT avec une molécule de DIT donne la triiodothyronine ou T_3 (3, 5, 3'triiodo-thyronine) et le couplage de deux molécules de DIT conduit à la formation de la thyroxine ou T_4 (3, 5, 3', 5' tétraiodo-thyronine). Cette réaction nécessite la présence de la thyropéroxydase. Les thyronines ainsi formées restent donc toujours fixées sur la protéine porteuse d'origine c'est-à-dire la thyroglobuline.

4. Mise en réserve : la thyroglobuline

C'est sous forme liée à la thyroglobuline que les hormones thyroïdiennes sont stockées dans la substance colloïde. Ce n'est que lors du signal donné par la TSH que la thyroglobuline relâche T_4 et T_3, le rapport T_4/T_3 étant très élevé. Cette grande capacité à mettre en réserve ses hormones est particulière à la glande thyroïde. De plus, moins de 1 % de ce stock est libéré par jour. On considère qu'il existe approximativement 5 000 μg de T_4 stockée dans une thyroïde de 20 g, ce qui correspond à une réserve de T_4 suffisante pour 50 jours. Cet aspect de « l'économie thyroïdienne » a un rôle homéostatique, ce réservoir permettant une protection prolongée contre la déplétion de l'organisme en hormones thyroïdiennes, au cas où leur synthèse s'arrêterait.

C. **Sécrétion**

La thyroglobuline iodée est stockée dans le lumen du follicule (colloïde) et doit être recaptée par endocytose par les cellules folliculaires. Ensuite ces vésicules d'endocytose fusionnent avec les lysosomes présents dans les cellules folliculaires, permettant la protéolyse de la thyroglobuline sous l'effet de peptidases et la libération de T_4 et T_3 (avec un ratio sécrété de T_4/T_3 de l'ordre de 10/1). L'endocytose de la colloïde vers les cellules folliculaires est stimulée par la TSH.

La protéolyse de la thyroglobuline libère aussi des molécules de DIT et MIT : la désiodation de ces tyrosines permet de récupérer l'iode qui sera alors disponible pour la synthèse hormonale. Normalement, la thyroglobuline passe peu dans le sang (5-35 ng/mL).

IV. Devenir des hormones thyroïdiennes dans les tissus périphériques

A. Circulation

Les hormones thyroïdiennes circulent essentiellement sous forme liée – de façon réversible – à des protéines plasmatiques, principalement la TBG (*thyroxin binding globulin* ou globuline liant la thyroxine) (80 %), à la TBPA (*thyroxin binding prealbumin* ou préalbumine liant la thyroxine) et à l'albumine. Ces protéines sont synthétisées par le foie. L'affinité de la T_4 pour les protéines est environ 20 fois plus élevée que celle de la T_3. Ce sont les fractions libres (c'est-à-dire non liées à une protéine porteuse) de T_3 (soit 0,2 % de la T_3 totale) et de T_4 (0,02 % de la T_4 totale) qui sont biologiquement actives, d'où l'importance des méthodes de dosage actuelles permettant d'évaluer directement les concentrations plasmatiques de T_4 et T_3 libres.

B. Métabolisme

La T_4 représente l'essentiel de la sécrétion des hormones thyroïdiennes. La plus grande partie de la T_3 et toute la rT_3 (ou T_3 inverse : 3, 3', 5' triiodo-thyronine) en proviennent. La transformation de T_4 en T_3 est d'une importance majeure car la T_3 est l'hormone douée de la plus grande activité biologique. La T_3 inverse n'a aucun effet biologique connu. La possibilité d'une action propre de la T_4 reste discutée de nos jours (il semblerait que la T_4 n'ait pas d'autres effets biologiques que ceux liés à sa conversion en T_3).
C'est la désiodation périphérique de la T_4 qui transforme la T_4 en T_3 (sous l'action de la 5'désiodase) ou en rT_3 (sous l'action de la 5 désiodase) (tableau 30.I).

Tableau 30.I. **Caractéristiques des hormones thyroïdiennes**

	T_3	T_4
Action	Rapide	Plus lente
Demi-vie	24 h	7 j
Affinité pour le récepteur	+++	+
Origine	80 % : conversion périphérique de T_4 en T_3	Thyroïdienne exclusive

C. Mécanismes d'action

Les hormones thyroïdiennes agissent en activant des récepteurs nucléaires spécifiques.

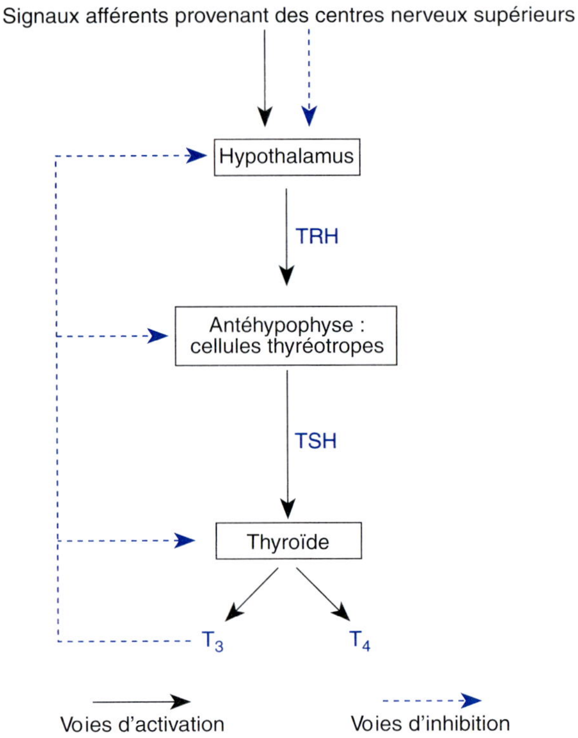

Fig. 30.2
Axe thyréotrope.

B. Influence de la disponibilité en iode

L'iode minéral joue un rôle direct non négligeable sur l'activité de la thyroïde. Si l'apport en iodure est trop faible ou trop élevé, la synthèse hormonale est stoppée.

POINTS CLÉS

- La sécrétion hormonale de la glande thyroïde est sous la dépendance de l'hypophyse et de l'hypothalamus : on parle d'axe hypopthalamo-hypophyso-thyroïdien. Il ne faut pas non plus oublier que cet axe est soumis au rétrocontrôle exercé par les hormones thyroïdiennes.
- Les hormones thyroïdiennes modulent tous les métabolismes. Elles sont aussi indispensables au développement du système nerveux central.

Métabolisme phosphocalcique

31

Objectifs

- Comprendre que la constance de la concentration de calcium plasmatique implique une régulation très stricte.
- Connaître les hormones impliquées dans la régulation de la calcémie et les sites d'action de ces hormones.

I. Réserves phosphocalciques

Le calcium et le phosphore sont les constituants principaux de l'os et représentent 65 % de la masse osseuse. La plus importante part du calcium (99 % de la masse calcique totale) est séquestrée dans le squelette, en association avec des phosphates sous forme de cristaux d'hydroxyapatite intégrés dans les réseaux d'une trame de collagène. Le pourcentage restant de la masse calcique (1 % de la masse calcique totale) se répartit pour une part quantitativement faible (0,9 % de la masse calcique totale), mais d'une importance physiologique considérable, en intracellulaire (membranes, infrastructures cellulaires, protéines porteuses du cytosol) et pour 0,1 % de la masse calcique totale dans les liquides extracellulaires. De plus, dans le sang, 50 % du calcium circule sous forme liée à des protéines, principalement l'albumine et des globulines. Le calcium ionisé (ou calcium libre, non lié à une protéine porteuse) représente la fraction biologiquement active, pouvant diffuser dans l'ensemble des liquides extracellulaires. Sa concentration plasmatique est en moyenne à 1,2 mmol/L (50 mg/L) *(à peine un millième du calcium total de l'organisme)*. C'est la concentration du calcium ionisé qui est soumise à régulation.

Au total, le calcium a deux fonctions dans l'organisme : c'est un élément essentiel du squelette osseux et c'est aussi un messager essentiel du fonctionnement cellulaire (voir *Physiologie cellulaire*, p. 16).

Pour maintenir le bon équilibre calcique, il faut que les entrées du calcium compensent les sorties. L'apport alimentaire quotidien est de l'ordre de

1 g de calcium dont 30 % sont absorbés au niveau digestif (le reste est éliminé dans les selles). L'excrétion se fait à raison de 200 mg dans les urines et 100 mg dans l'intestin. Le remodelage osseux mobilise 500 mg de calcium par jour (entrées et sorties de calcium depuis le *pool* osseux).

Le *phosphate* est plus largement distribué dans les tissus extraosseux que le calcium ; 85 % du phosphate de l'organisme est séquestré dans le squelette osseux et le reste est localisé sous forme organique ou inorganique dans les compartiments intra- et extracellulaires. Dans le sang, le phosphate inorganique est présent à une concentration de 1 mmol/L (30 mg/L) et existe pratiquement entièrement sous forme ionisée.

Le phosphate inorganique, en dehors de la réserve osseuse, diffuse lui aussi dans tout l'organisme et participe de façon importante à divers processus.

La constance de la concentration de calcium plasmatique implique une régulation. Le contrôle de la concentration de phosphate dans le sang est moins strict que celui du calcium. Les contrôles hormonaux sont exercés par la PTH, la calcitonine et la vitamine D au niveau de l'os, de l'intestin et du rein. De plus, le maintien de cet équilibre calcique nécessite un contrôle par le calcium lui-même de la production de PTH et de la production rénale de vitamine D. Ce contrôle s'effectue grâce à l'activation d'un récepteur spécifique du calcium, présent au niveau des cellules parathyroïdiennes, des cellules rénales et des cellules C de la thyroïde.

II. Hormone parathyroïdienne

L'hormone parathyroïdienne ou PTH est une hormone hypercalcémiante et hypophosphorémiante. Sa sécrétion est stimulée par la diminution de concentration du calcium ionisé (Ca^{2+}) sanguin.

A. Biosynthèse et sécrétion de la PTH

La PTH est sécrétée par les glandes parathyroïdes, petites formations glandulaires réparties dans l'épaisseur des quatre extrémités des lobes thyroïdiens dont elles sont anatomiquement, histologiquement et fonctionnellement disjointes. Leur poids total est de 130 mg.

1. Structure et sécrétion

La PTH est une hormone polypeptidique de 84 acides aminés (9 kDa) (« PTH intacte »), dont les 34 premiers acides aminés de l'extrémité N-terminale constituent la séquence supportant l'activité biologique de la molécule.

La PTH est sécrétée par un processus d'exocytose en réponse à toute hypocalcémie dans le sang perfusant les parathyroïdes.

2. Circulation et métabolisme

La PTH circule dans le sang sous forme libre, non liée à une protéine. La demi-vie de la PTH intacte est de 2 minutes dans la circulation périphérique car elle est très rapidement dégradée par le foie (70 %) et par les reins (20 %) par protéolyse.

B. Mécanismes d'action de la PTH

1. Action au niveau cellulaire

La PTH intervient sur les tissus cibles en agissant sur des récepteurs spécifiques membranaires, et par l'intermédiaire des Gs activant des systèmes adénylate cyclase-AMPc.

2. Action au niveau de l'organisme entier

La PTH est hypercalcémiante et hypophosphorémiante.

a. Action sur l'os

La PTH stimule surtout l'ostéolyse en augmentant l'activité et le nombre des ostéoclastes (résorption osseuse avec libération de calcium, phosphates, magnésium). *Les ostéoclastes sont les seules cellules osseuses capables de libérer du calcium depuis la trame osseuse vers la circulation générale.*

b. Action sur le rein

La PTH augmente la réabsorption du calcium par le tubule distal et inhibe la réabsorption du phosphate par le tubule proximal.

Enfin, la PTH augmente la synthèse rénale (tube proximal) de 1,25 dihydroxyvitamine D3, cette dernière augmentant à son tour la réabsorption de calcium par l'intestin.

c. Action sur l'absorption intestinale du calcium

La PTH l'augmente mais de façon indirecte, en stimulant la synthèse de la vitamine D (qui stimule l'absorption intestinale de Ca^{2+}).

C. Contrôle de la sécrétion de PTH

La mise en jeu de la sécrétion parathyroïdienne dépend directement de la fraction ionisée de la calcémie (Ca^{2+}), les incidences propres de la phosphorémie sur la sécrétion de PTH restant nulles. Ce contrôle par le calcium ionisé s'exerce de façon particulièrement étroite aux abords de la zone physiologique des valeurs de calcémie ionisée, soit 1,15 à 1,30 mmol/L.

De façon générale, toute hypocalcémie dans le sang perfusant les parathyroïdes provoque une libération de PTH, ce qui tend à normaliser la calcémie. Toute augmentation de la calcémie conduit à une diminution de la sécrétion de PTH. Le contrôle de la sécrétion de PTH est donc totalement indépendant de l'antéhypophyse et du système nerveux central.

III. Vitamine D

La vitamine D joue un rôle majeur sur le maintien de la calcémie en augmentant l'absorption intestinale du calcium. Elle est indispensable au métabolisme calcique.

▪ *L'hypoparathyroïdie s'accompagne d'une hypocalcémie dont les signes cliniques sont l'hyperexcitabilité neuromusculaire qui peut aboutir à la crise de tétanie (contractures généralisées ou localisées). À l'inverse, l'hyperparathyroïdie s'accompagne d'une hypercalcémie (avec hypophosphorémie) qui se traduit sur le plan clinique surtout par un syndrome polyuropolydipsique (polyurie osmotique liée à l'augmentation de la fraction de calcium filtrée du fait de l'importance de l'hypercalcémie) et des douleurs et des déformations osseuses liées à la résorption osseuse excessive.*

A. Biosynthèse et sécrétion

La vitamine D n'est pas une vraie vitamine, puisque sa supplémentation nutritionnelle n'est pas indispensable quand les sujets sont exposés à un ensoleillement suffisant. La vitamine D est une hormone (elle est produite dans la peau exposée au soleil puis libérée dans le sang pour agir à distance de son lieu de production). Tout commence avec le *cholestérol*, dans les couches profondes du derme. Sous l'effet des *rayons ultraviolets*, le cholestérol est converti en cholécalciférol (vitamine D_3). L'alimentation (poisson, foie) peut apporter de la vitamine D_3. L'apport recommandé est de 10 mg/j ; cet apport alimentaire est essentiel dans les pays où l'ensoleillement est rare.

Pour agir, la vitamine D_3 doit être hydroxylée. Elle l'est en deux étapes :

- une 25 hydroxylation au niveau du foie (le composé obtenu est déjà une préhormone, stockable dans le muscle et le tissu adipeux ; c'est aussi la forme la plus utilisée en thérapeutique) ;
- puis une un-alpha hydroxylation dans les mitochondries du rein produisant la 1,25 dihydroxyvitamine D3, dite vitamine D ; c'est le produit terminal de synthèse ; sa demi-vie est approximativement de 6 à 8 heures.

Cholestérol → cholécalciférol → 25 OH D_3 → 1,25 diOH D_3
↑ UV peau ↑ foie ↑ rein

La un-alpha hydroxylation est stimulée dans les situations de carence en calcium ou en phosphates, par la PTH mais aussi par la GH et la prolactine.

B. Action

1. Au niveau cellulaire

Comme tous les stéroïdes, la vitamine D se lie à un récepteur nucléaire et interagit avec une séquence spécifique du génome pour moduler la transcription de gènes spécifiques, en particulier ceux codant pour les calbindines (protéines liant le calcium).

2. Au niveau de l'organisme entier

a. Absorption digestive du calcium

L'action principale de la vitamine D est de stimuler l'absorption du calcium par l'intestin (stimulation de l'entrée du calcium dans l'entérocyte, de son transport dans l'entérocyte et de son transfert le long de la membrane basolatérale). Ces actions sont liées principalement à l'augmentation de synthèse d'une série de protéines liant le calcium.

■ *En l'absence de vitamine D apparaît une hypocalcémie avec hypocalciurie et minéralisation insuffisante du squelette, principalement au niveau des zones de croissance osseuse, ce qui donne le tableau de rachitisme (vitamine D = vitamine antirachitique) chez l'enfant et d'ostéomalacie chez l'adulte.*

b. Action sur l'os

Au niveau de l'os, la vitamine D exerce une double action : *permissive* en activant l'action de la PTH sur les ostéoclastes (d'où résorption osseuse), et *directe* en permettant l'utilisation sur place du calcium pour la reminéralisation de l'os nouveau. En d'autres termes, la minéralisation de l'os dépend aussi étroitement de la vitamine D.

IV. Calcitonine

A. Biosynthèse et sécrétion

La calcitonine est sécrétée par les cellules C, parafolliculaires, de la glande thyroïde. Ces cellules ont pour origine embryologique la *crête neurale*. Les cellules C sont disséminées en amas dans le stroma du corps thyroïdien, mais dépourvues de toute relation tant avec les vésicules thyroïdiennes qu'avec les parathyroïdes. Elles représentent 0,1 % des cellules épithéliales thyroïdiennes.
La calcitonine est une hormone peptidique (32 acides aminés). Sa demi-vie est de une heure. Elle est essentiellement dégradée par le rein.

B. Action

La calcitonine est une hormone hypocalcémiante, s'opposant aux situations d'hypercalcémie et de résorption osseuse excessive. Son action est rapide (elle amortit à court terme les augmentations de la calcémie). Par contre, en cas d'hypersécrétion prolongée, on observe un échappement à l'effet hypocalcémiant de la calcitonine.

a. Au niveau cellulaire

Les cellules cibles de la calcitonine possèdent un récepteur membranaire à la calcitonine.

b. Au niveau de l'os

Au niveau de l'os, elle inhibe l'activité ostéoclastique donc la résorption osseuse.

c. Au niveau des reins

La calcitonine augmente l'excrétion de phosphates, du calcium et du sodium.
La calcitonine n'a pas d'action au niveau de l'intestin.

C. Contrôle de la sécrétion

C'est la concentration de calcium ionisé (Ca^{2+}) dans le sang perfusant le corps thyroïde qui met en jeu et contrôle la sécrétion. Toute hypercalcémie implique une hypersécrétion de calcitonine. Toutefois, la présence de la calcitonine n'est pas nécessaire à la régulation de la calcémie chez l'adulte. L'importance physiologique de la calcitonine est discutée. En effet, l'ablation totale de la thyroïde et donc des cellules C n'implique pas d'hypercalcémie. Un excès important de calcitonine, par exemple en cas d'hypersécrétion tumorale, n'implique pas d'hypocalcémie.

V. Homéostasie du calcium et du phosphate

Les mécanismes impliqués dans l'homéostasie phosphocalcique peuvent être illustrés à travers l'exemple de l'insuffisance d'apports alimentaires en calcium (fig. 31.1).
Cette insuffisance d'apport, si elle n'est pas corrigée, conduit à une diminution des concentrations plasmatiques de Ca^{2+}, activant la sécrétion de PTH, ce qui augmente la synthèse de 1,25 diOH D_3 par le tube proximal des reins. Et la vitamine 1,25 diOH D_3 agit directement sur les entérocytes en augmentant l'absorption du calcium.

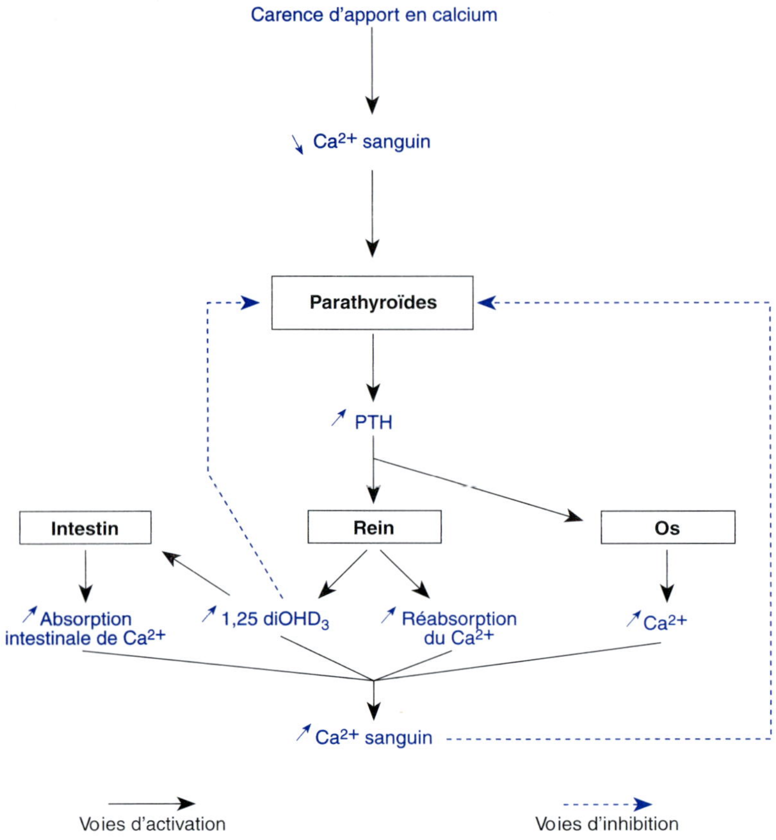

Fig. 31.1
Homéostasie calcique : mécanismes mis en jeu en cas d'insuffisance d'apports alimentaires en calcium.

L'augmentation de l'absorption du calcium est la réponse homéostatique la plus importante à une insuffisance d'apports alimentaires en calcium. Mais d'autres éléments limitent l'impact de ce stress. La réabsorption tubulaire rénale du calcium est augmentée par la PTH et 15 % de la privation de calcium alimentaire est compensée par la libération de calcium depuis l'os en réponse à la PTH. Enfin, pour éviter qu'une sécrétion non contrôlée de PTH conduise à une résorption osseuse excessive et à une hypophosphatémie sévère, le calcium va inhiber la sécrétion de PTH et la vitamine D va directement inhiber la synthèse de PTH.
Au total, les sujets privés d'apports calciques alimentaires vont maintenir une calcémie et une phosphatémie normales, au prix d'une augmentation de l'absorption intestinale du calcium, d'une augmentation de la résorption osseuse et d'une ostéopénie progressive, d'une augmentation de la réabsorption tubulaire de calcium, d'une faible excrétion urinaire de calcium et de concentrations augmentées de PTH et de 1,25 diOH D_3.

POINTS CLÉS

- La constance de la calcémie – indispensable au bon fonctionnement cellulaire – est principalement sous la dépendance de deux hormones : PTH et vitamine D.
- Les hormones assurant la constance de la calcémie agissent sur 3 sites : intestin, os et rein.

Pancréas endocrine

32

Objectifs

- Connaître le rôle de l'insuline et du glucagon dans la régulation de la glycémie.
- Comprendre les mécanismes leur permettant d'assurer cet effet majeur dans l'homéostasie glucidique.
- Savoir que l'insuline est la seule hormone hypoglycémiante de l'organisme alors qu'il existe plusieurs hormones hyperglycémiantes.

I. Insuline

A. Biosynthèse et sécrétion

L'insuline est fabriquée par les cellules β des îlots de Langerhans. Ces îlots (1 à 2 millions chez l'homme) sont disséminés dans le pancréas dont ils constituent 1 à 2 % de la masse. Ils comprennent plusieurs types de cellules : les cellules β sont les plus nombreuses (75 à 80 % des cellules des îlots) et sont spécialisées dans la synthèse et la sécrétion d'insuline ; les autres cellules sécrètent le glucagon (cellules α), la somatostatine (cellules δ) et le polypeptide pancréatique.

1. Structure

L'insuline est une *hormone polypeptidique* de 6 kDa. Elle est formée de deux chaînes distinctes : A (21 acides aminés) et B (30 acides aminés) liées par des ponts disulfures interchaînes et intrachaînes. Les ponts interchaînes jouent un rôle essentiel car les chaînes A et B isolées n'ont pas d'activité hormonale (fig. 32.1A).

2. Biosynthèse

L'insuline est synthétisée dans les cellules β sous forme d'un précurseur : la prépro-insuline de 111,5 kDa, comportant une séquence-signal qui assure son transport dans le réticulum endoplasmique. Dans le réticulum endoplasmique, le signal peptide N-terminal est clivé pour donner la pro-insuline de 9 kDa. Au sein de l'appareil de Golgi, les ponts disulfures sont formés : les deux chaînes A et B apparaissent ainsi reliées par un peptide de connexion ou peptide C (fig. 32.1B). Dans les grains de sécrétion, le peptide C est clivé par des enzymes à activité trypsique et carboxypeptida-

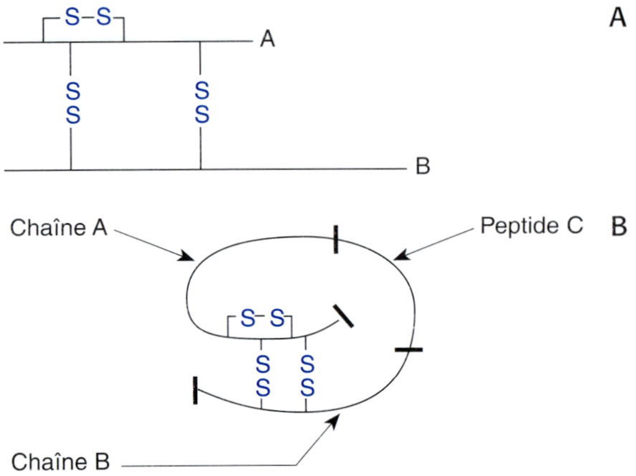

Fig. 32.1
A. Structure de la molécule d'insuline (A). Structure de la molécule de pro-insuline (B).

sique. Finalement, insuline et peptide C sont libérés dans le sang en quantité équimolaire.

3. Sécrétion

L'insuline est sécrétée par un processus d'exocytose. Le facteur déclenchant immédiat de sa sécrétion est une augmentation de la concentration cytosolique de calcium ionisé qui agit sur les protéines contractiles. L'insuline rejoint ensuite le système porte et environ la moitié est retenue et détruite lors d'un premier passage dans le foie.

4. Circulation et métabolisme

L'insuline circule dans le sang sous forme de monomère, non lié à une protéine. Ceci explique la brièveté de sa demi-vie (5 à 7 minutes) dans la circulation périphérique. L'insuline en circulation est captée et se lie à des récepteurs spécifiques au niveau des membranes des cellules cibles. Puis elle est très rapidement dégradée par le foie et le rein, mais également dans les tissus-cibles par des activités protéolytiques soit membranaires soit intracellulaires, actives après internalisation du complexe hormone-récepteur.

5. Contrôle de la sécrétion

Le contrôle humoral de l'insulinosécrétion fait intervenir des nutriments, des neurotransmetteurs et des hormones. L'îlot de Langerhans est un microorgane qui mesure constamment l'ensemble des nutriments circulants – et surtout le glucose – pour sécréter l'insuline en fonction des besoins de l'organisme.

6. Signal glucose

La molécule de glucose est le signal régulateur essentiel de la biosynthèse et de la sécrétion d'insuline. La sécrétion insulinique et la concentration plasmatique de glucose (= glycémie) sont liées entre elles par un système simple de régulation directe dans lequel l'augmentation de la glycémie entraîne la libération d'insuline qui à son tour conduit à une diminution de la glycémie (fig. 32.2).

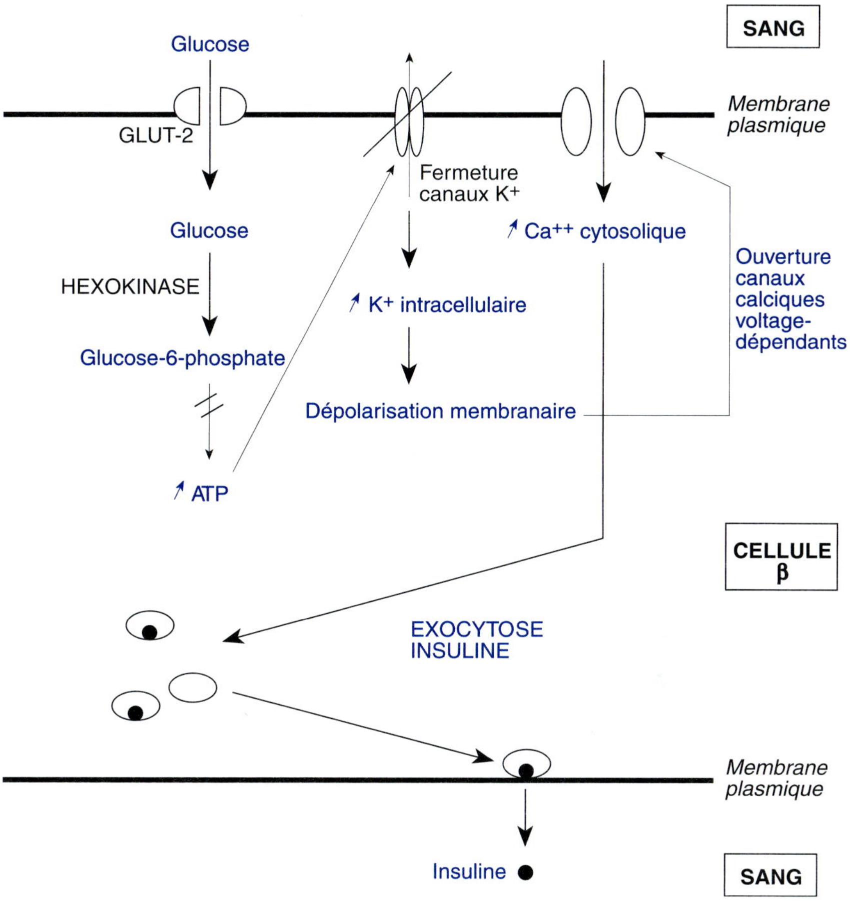

Fig. 32.2
Signal glucose et sécrétion d'insuline.

Le pouvoir insulinosécréteur du glucose est lié à son métabolisme (glycolyse et oxydation) dans la cellule β. Le glucose pénètre dans la cellule β grâce à un transporteur spécifique, GLUT-2. Ce système de transport est particulièrement efficace et permet à la concentration intracellulaire de glucose de rester très proche de celle du sang (toute augmentation du glucose extracellulaire est suivie d'une augmentation équivalente du glucose dans la cellule β). Le glucose est alors phosphorylé par une glucokinase qui catalyse la première étape de la voie glycolytique, l'étape limitante de l'oxydation du glucose dans la cellule β. Cette glucokinase a un Km élevé (environ 10 mM) ce qui permet d'adapter le flux glycolytique à l'intérieur de la cellule β aux variations de la concentration de glucose. L'activation du métabolisme intracellulaire du glucose induit une augmentation de la production d'ATP et élève le rapport énergétique ATP/ADP de la cellule β, ce qui entraîne la fermeture des canaux potassiques sensibles à l'ATP. Il en résulte une dépolarisation de la membrane qui permet l'ouverture des canaux calciques voltage-dépendants. Un flux massif de calcium entre dans la cellule et s'accumule dans le cytosol où il déclenche l'exocytose des granules contenant l'insuline.
Outre cet effet à court terme sur la sécrétion, le glucose est également le stimulus majeur de la biosynthèse de l'insuline dont il augmente rapidement la transcription du gène.

7. Autres nutriments circulants insulinosécréteurs

Le modèle de stimulation de la sécrétion d'insuline par le glucose s'applique également à la stimulation par la plupart des autres nutriments qui peuvent être métabolisés par la cellule β. C'est le cas d'autres hexoses (mannose), de certains acides aminés (la leucine et ses dérivés) et des corps cétoniques.

8. Hormones et neurotransmetteurs agissant directement sur l'insulinosécrétion

L'absorption des aliments provoque une libération d'hormones par le tractus gastro-intestinal. Ainsi, le *gastric inhibitory polypeptide* (GIP) et le *glucagon-like peptide 1* (GLP-1) stimulent la sécrétion d'insuline.
Le glucagon qui stimule la sécrétion d'insuline et la somatostatine (synthétisée par les cellules δ du pancréas et par les cellules intestinales) l'inhibe.
La stimulation du parasympathique par le nerf vague augmente la sécrétion d'insuline tandis que la stimulation sympathique par le nerf splanchnique l'inhibe.

B. **Mode de sécrétion**

La sécrétion de l'insuline se fait selon deux modes. Le premier, continu, maintient des niveaux à peu près constants d'insuline circulante tout au long de la journée (ce qui équivaut environ à une unité par heure d'insuline chez un homme de poids normal, soit 20 % de la sécrétion d'insuline quotidienne). Le second mode est celui de la sécrétion en réponse à un stimulus, le principal étant l'absorption des aliments. On peut distinguer deux phases dans cette réponse sécrétoire : l'une précoce, quasi immédiate, provient de la libération d'insuline déjà stockée et prête à être libérée ; l'autre plus tardive, culmine environ 40 minutes après le début de la stimulation et se maintient à un niveau élevé tant que dure le stimulus glucosé. On admet que la première phase correspond à la libération d'un *pool* d'insuline immédiatement mobilisable qui pourrait être constitué par des granules déjà situés au contact de la membrane ; la seconde correspond à la libération des autres granules stockés mais aussi à celle d'insuline nouvellement synthétisée.
L'insuline est sécrétée par la cellule β des îlots de Langerhans du pancréas qui fonctionne comme un véritable détecteur métabolique, *capable, à chaque instant, d'adapter la sécrétion d'insuline aux variations de la glycémie* et des autres substrats métaboliques.

C. **Mécanismes d'action**

La première étape de l'action cellulaire de l'insuline est sa liaison à un récepteur spécifique situé sur la membrane plasmique des cellules cibles. Ce récepteur est présent sur presque toutes les cellules, à des concentrations allant jusqu'à 20 000 par cellule.
Le récepteur à l'insuline est un hétérodimère composé de deux sous-unités α extramembranaires et de deux sous-unités β transmembranaires, liées par des ponts disulfures (fig. 32.3). La liaison de l'insuline au dimère des sous-unités α extramembranaires, rapproche ces deux sous-unités. Ce changement conformationnel permet à l'ATP de se lier au domaine intra-

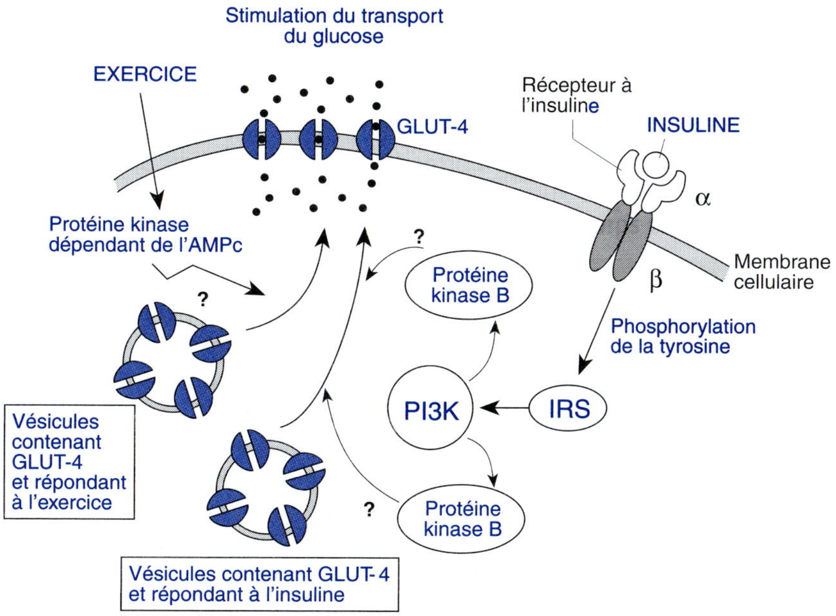

Fig. 32.3
Mécanismes de régulation du métabolisme du glucose dans les cellules musculaires squelettiques et les adipocytes : les transporteurs de glucose (GLUT-4) sont stockés sous forme de vésicules intracellulaires. L'insuline se lie à son récepteur membranaire, ce qui conduit à la phosphorylation de ce récepteur et de substrats dépendant du récepteur à l'insuline (IRS). Ces substrats vont former des complexes de fusion avec des protéines telle que la phosphoinositide-3 kinase (PI3K) qui participe à l'activation (*via* une protéine kinase B ou C) des vésicules de GLUT-4 qui vont migrer vers la membrane cellulaire. L'exercice stimule le transport de glucose par une voie indépendante de l'insuline et de la phosphoinositide-3 kinase : cette voie pourrait impliquer une protéine kinase dépendant de l'AMP cyclique.

cellulaire des sous-unités β, ce qui conduit à l'autophosphorylation du récepteur faisant apparaître de nombreux sites d'autophosphorylation dans le domaine intracellulaire de la sous-unité β avec, en particulier, apparition d'une activité tyrosine kinase au niveau du récepteur. Les premières protéines phosphorylées sont les IRS (*insulin receptor substrate*). Cette phosphorylation est suivie d'une cascade d'événements endocellulaires complexes.
La liaison de l'insuline entraîne une internalisation rapide du complexe insuline-récepteur puis une dissociation de l'insuline. Les complexes insuline-récepteurs plongent dans les cavités de phagocytose, puis s'orientent soit vers la destruction dans un lysosome, soit vers un recyclage des récepteurs.

D. **Rôle**

1. Métabolisme du glucose

L'insuline augmente l'utilisation du glucose et supprime sa production endogène. Elle diminue donc la concentration de glucose dans le sang (et l'ensemble des liquides extracellulaires). *C'est la seule hormone hypoglycémiante de l'organisme.*

a. Effets sur le transport membranaire du glucose

Le glucose, molécule polaire, traverse la bicouche lipidique par diffusion facilitée grâce à des transporteurs membranaires (transporteurs de glucose ou GLUT dont cinq isoformes ont été actuellement identifiées). GLUT-4 est le principal transporteur du glucose sensible à l'insuline. Il est surtout localisé au niveau des cellules musculaires squelettiques et des adipocytes. GLUT-4 diffère des autres transporteurs car 90 % de l'ensemble de ces transporteurs est séquestré à l'intérieur de la cellule en l'absence d'insuline. Par contre, en présence d'insuline, il existe une translocation de GLUT-4 depuis les vésicules de stockage intracellulaire vers la membrane plasmique (voir fig. 31.3). *Ainsi, l'insuline active le transport du glucose dans le muscle* (et le tissu adipeux) en favorisant le recrutement sur la membrane plasmique de son transporteur spécifique : GLUT-4. En d'autres termes, l'insuline augmente la pénétration cellulaire du glucose.

■ *La destruction totale des cellules β des îlots de Langerhans induit une hyperglycémie majeure et chronique qui définit le diabète insulinodépendant, car il est lié à une carence absolue en insuline. Le seul traitement pour éviter les complications aiguës (coma acidocétosique) et chroniques de l'hyperglycémie (accumulation de glucose dans différents tissus : rétine, reins, vaisseaux, nerfs…) est l'injection d'insuline exogène, à raison d'au moins deux à trois injections sous-cutanées par jour.*

■ *On exprime les quantités d'insuline injectées en unités internationales (UI), une UI correspondant à un effet biologique sur la glycémie prédéfini.*

b. Effets sur l'utilisation du glucose

L'insuline active l'utilisation intracellulaire du glucose par la voie oxydative (glycolyse) (muscle, foie, tissu adipeux) ou non oxydative (synthèse de glycogène) (muscle et foie principalement, et de façon mineure : tissu adipeux). Elle active la glycolyse en augmentant l'activité et la quantité de plusieurs enzymes clés dont la glucokinase, la phosphofructokinase et la pyruvate kinase. Enfin, l'insuline active la synthèse de glycogène (muscle et foie) en activant le glycogène synthase.

c. Effets sur la production de glucose

Le seul tissu capable de libérer du glucose dans la circulation générale est le foie (et à un moindre degré le rein). L'insuline diminue la production hépatique de glucose en bloquant la dégradation du glycogène. Elle inhibe aussi la néoglucogenèse hépatique.

2. Métabolisme lipidique

Dans la cellule adipeuse, l'insuline est un puissant inhibiteur de la lipolyse. De plus, c'est la seule hormone anticétogène de l'organisme.

3. Métabolisme protéique

L'insuline est *anabolisante* : elle stimule la synthèse protéique et inhibe la protéolyse.

II. Glucagon

A. Biosynthèse

Le glucagon est un polypeptide formé de 29 acides aminés synthétisé dans les cellules α des îlots de Langerhans.

B. Contrôle de la sécrétion

Le régulateur principal de la sécrétion du glucagon est le glucose. *C'est la chute de la glycémie qui stimule la sécrétion de glucagon.* Cet effet nécessite l'utilisation métabolique du glucose par la cellule α. L'insuline est nécessaire pour que s'exprime l'effet du glucose sur la sécrétion de glucagon. Ceci suggère que l'insuline pourrait contribuer de façon essentielle à la pénétration du glucose dans la cellule α.
Les acides aminés et notamment l'arginine augmentent la sécrétion de glucagon comme celle de l'insuline.

Les cellules α reçoivent comme les cellules β une innervation sympathique et parasympathique. Le parasympathique stimule la sécrétion de glucagon. La noradrénaline libérée par les fibres sympathiques et les catécholamines circulantes ont aussi un effet stimulant qui passe par les récepteurs β adrénergiques.
L'existence de facteurs capables de réguler la sécrétion de glucagon ne doit pas masquer le fait que contrairement à l'insulinémie qui augmente de façon très importante par rapport à son niveau basal lors des repas, la glucagonémie varie très peu au cours de la journée dans les conditions physiologiques normales.

C. **Action**

1. Métabolisme du glucose

Le glucagon est une hormone *hyperglycémiante*. Il exerce cet effet sur le foie en augmentant la production hépatique de glucose (activation de la glycogénolyse et de la néoglucogenèse). À côté de cet effet hyperglycémiant, il faut rappeler l'effet insulinosécréteur du glucagon : c'est un puissant stimulus de la sécrétion d'insuline.
Le glucagon est sécrété en réponse à toute hypoglycémie. Inversement, toute hyperglycémie annule la sécrétion de glucagon.

2. Métabolisme lipidique

Le glucagon a un effet *lipolytique*.

3. Métabolisme protéique

Le glucagon n'a pas d'effet sur le métabolisme protéique.
Même si l'insuline et le glucagon ont un effet opposé sur la glycémie, c'est surtout le rapport insuline/glucagon qui contrôle le métabolisme glucidique (plutôt que les seules variations de l'insulinémie ou de la glucagonémie). Une vue intégrée de la régulation de la glycémie est représentée sur la figure 32.4.
L'insuline est la seule hormone hypoglycémiante de l'organisme alors qu'il existe plusieurs hormones hyperglycémiantes. Quand la glycémie baisse, la première ligne de défense est la diminution de l'insulinémie et le glucagon est la première hormone de la contre-régulation qui est augmentée. Si l'hypoglycémie progresse l'adrénaline est sécrétée. *Ainsi, l'insuline, le glucagon et l'adrénaline ont un rôle primordial dans la hiérarchie de la glucorégulation*. La GH et le cortisol ne seront sécrétés, dans un second temps, que dans le cas d'une hypoglycémie prolongée.

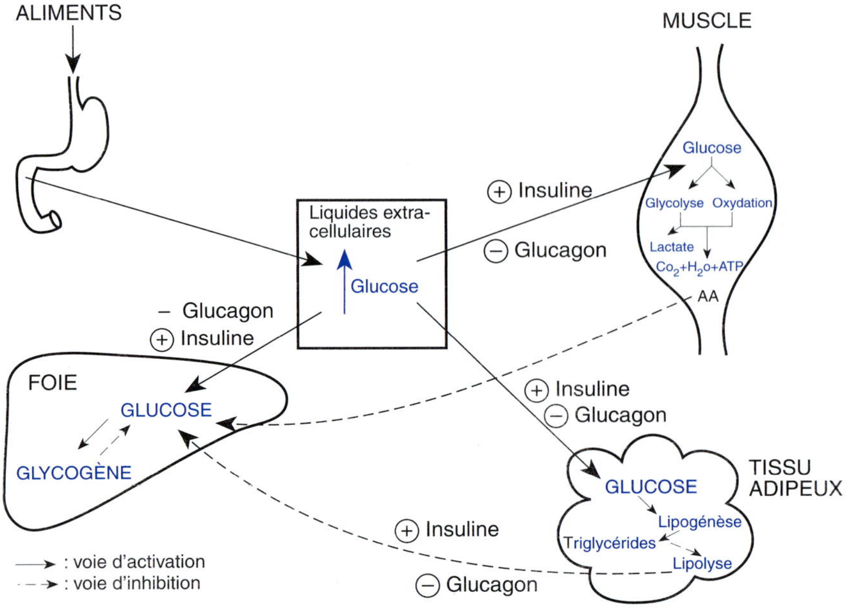

Fig. 32.4
Régulation d'une augmentation de la glycémie en rapport avec la prise alimentaire.
AA : acides aminés.

POINTS CLÉS

- L'insuline est la seule hormone hypoglycémiante de l'organisme.
- À l'inverse, plusieurs hormones sont hyperglycémiantes : GH, adrénaline, noradrénaline, glucagon et cortisol.

Glandes surrénales 33

Objectifs

- Savoir et comprendre que la sécrétion de cortisol est sous la dépendance de l'axe hypothalamo-hypophysaire, avec un rétrocontrôle exercé par le cortisol sur cet axe. La sécrétion d'aldostérone dépend essentiellement du système rénine-angiotensine.
- Comprendre le rôle fondamental joué par le cortisol et l'aldostérone dans l'homéostasie de l'organisme.
- Comprendre que la glande médullosurrénale est en fait un pseudoganglion sympathique, ce qui explique la rapidité avec laquelle elle peut libérer ses hormones, les catécholamines, dans la circulation générale.
- Savoir que les catécholamines agissent virtuellement sur tous les tissus et participent avec d'autres hormones (hormones thyroïdiennes et glucocorticoïdes) au maintien de l'homéostasie de l'organisme.

Chaque glande surrénale (petites glandes d'environ 4 g chacune, coiffant les pôles supérieurs des reins) correspond en fait à deux glandes endocrines distinctes. La partie externe ou cortex ou corticosurrénale, d'origine mésodermique, occupe 90 % de la glande et sécrète des hormones stéroïdes. La partie interne dite médullaire ou médullosurrénale produit des hormones appelées catécholamines. Son origine embryologique correspondant à des cellules neuroectodermiques, la médullosurrénale n'est en fait qu'un gros ganglion sympathique sécrétant des catécholamines.

I. Glandes corticosurrénales

A. Importance des hormones corticosurrénaliennes

Les corticosurrénales peuvent être la cible de certaines pathologies (tumeurs, maladies auto-immunes, tuberculose, traumatismes lombaires…) conduisant à une carence en hormones corticosurrénaliennes. Cette carence peut s'exprimer de façon progressive (insuffisance surrénalienne lente) ou de façon aiguë. Les signes cliniques de l'insuffisance surrénalienne lente sont l'asthénie, l'amaigrissement, l'hypotension artérielle, les troubles digestifs (anorexie, constipation, nausées), les signes hypoglycémiques et la mélanodermie (pigmentation cutanéomuqueuse). *L'insuffisance surrénalienne aiguë est une urgence médicale* dont les signes sont liés à une perte aiguë de sel, une hyperhydratation intracellulaire et à l'hypoglycémie, ce qui se traduit cliniquement par un collapsus associé à des troubles de la conscience pouvant aller jusqu'au coma.

Histologiquement, le cortex surrénalien est formé de trois zones :
- la zone glomérulée (15 % du cortex), la plus externe, est chargée de la synthèse d'aldostérone ;
- la zone moyenne, fasciculée, est la plus épaisse (75 % du cortex) : elle synthétise le cortisol ;
- la zone interne, réticulée, synthétise les androgènes.

Le précurseur de toutes les hormones corticosurrénaliennes est le cholestérol (fig. 33.1).

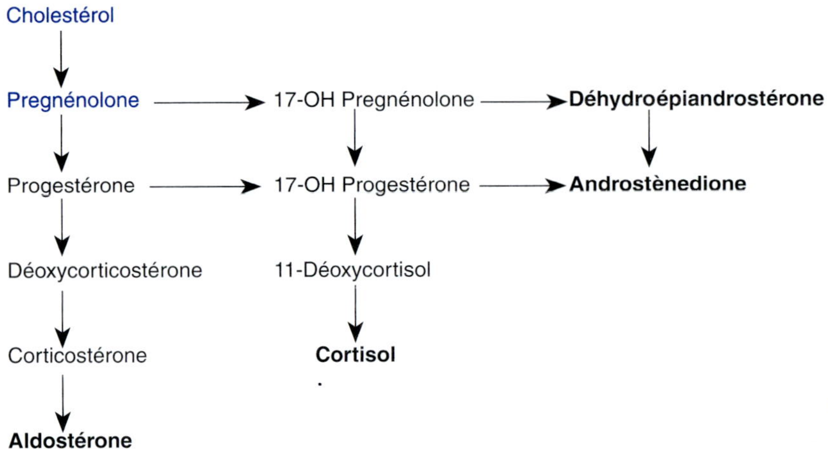

Fig. 33.1
Voies de synthèse des hormones cortico-surrénaliennes.

B. Synthèse des hormones corticosurrénnaliennes

1. Minéralocorticoïdes

Le principal minéralocorticoïde est l'*aldostérone* qui est synthétisée au niveau de la zone glomérulée de la corticosurrénale. Elle intervient dans le métabolisme hydroélectrolytique.

2. Glucocorticoïdes

Chez l'homme, le *cortisol* est le glucocorticoïde prédominant et il est synthétisé au niveau de la zone fasciculée de la corticosurrénale. Sa sécrétion moyenne est de 12,8 mg/sujet/j pour un volume de distribution de 3,5 L. Son action principale se situe au niveau du métabolisme glucidique (d'où le nom de glucocorticoïde).

3. Androgènes

Ils sont synthétisés au niveau de la zone réticulée de la corticosurrénale. Il s'agit de la déhydroépidandrostérone (DHEA) et de l'androstènedione. Ces androgènes sont transformés en androgènes plus puissants (testostérone) ou en estrogènes dans les tissus extrasurrénaliens.

C. Libération

Quel que soit le type de stéroïde surrénalien, les stéroïdes ne sont pas stockés et passent dans la circulation générale sitôt après leur synthèse.

Ainsi, le contrôle de la sécrétion ne peut-il porter que sur l'étape de la biogenèse.

D. Action au niveau cellulaire

Le récepteur aux glucocorticoïdes (GR) est exprimé en quantités importantes dans toutes les cellules normales nucléées de l'organisme, ce qui rend compte des effets généraux des glucocorticoïdes sur le métabolisme, la différenciation et le développement.

Le récepteur aux minéralocorticoïdes (MR) est surtout exprimé au niveau des tissus-cibles des minéralocorticoïdes : il s'agit principalement du rein.

Les MR et GR appartiennent à la superfamille des récepteurs nucléaires. Leur mode d'action s'identifie donc à cette famille de récepteurs.

E. Glucocorticoïdes

1. Circulation et métabolisme

Dans le plasma, le cortisol (molécule lipophile donc non hydrosoluble) est transporté grâce à sa liaison avec une protéine porteuse : la transcortine ou CBG (*corticosteroid binding globulin*). Il est aussi transporté par l'albumine. Le cortisol libre, c'est-à-dire non lié à une protéine de transport, représente 3 à 5 % du cortisol plasmatique total circulant. Or, seul le cortisol libre atteint les tissus cibles et induit des effets glucocorticoïdes. C'est pourquoi ce cortisol libre représente la fraction biodisponible et active du cortisol.

La demi-vie du cortisol lié est de 49 min et celle du cortisol libre oscille entre 1,8 min et 3,5 min.

La CBG est une glycoprotéine de 52 kDa, d'origine hépatique. Sa synthèse augmente au cours de la grossesse et de l'administration d'estradiol.

La plus grande partie du cortisol est réduite et conjuguée par le foie, puis excrétée dans les urines sous forme de glucuronides. Une partie du cortisol non dégradé s'élimine toutefois dans les urines sous forme libre.

▪ *L'élimination de ce cortisol libre urinaire (CLU) est très bien corrélée avec la part libre du cortisol sanguin, et son dosage dans les urines des 24 heures est un très bon reflet de la sécrétion intégrée sur 24 heures du cortisol.*

2. Mise en jeu de la sécrétion

La sécrétion du cortisol est sous le contrôle de l'axe hypothalamo-hypophysaire (ou axe corticotrope). La corticosurrénale est placée sous le contrôle de l'ACTH (hormone antéhypophysaire), elle-même sous la dépendance de l'hypothalamus (par l'intermédiaire de la CRH) dont l'activité est contrôlée par les centres nerveux supérieurs. L'ACTH provient d'un précurseur, la pro-opiomélanocortine (voir *Axe hypothalamo-hypophysaire*, p. 298). En retour, le cortisol module l'activité du système par divers mécanismes de rétrocontrôle au niveau de l'hypophyse et de l'hypothalamus (fig. 33.2). La rétroaction négative ne relève que du seul cortisol.

L'action de l'ACTH est multiple. Après liaison sur un récepteur membranaire spécifique, l'ACTH stimule toutes les étapes de la synthèse et de la libération des hormones. À court terme, et en quelques minutes, l'ACTH accélère la production de pregnénolone à partir du cholestérol et augmente la libération du cortisol dans le sang. À moyen terme, elle augmente aussi la transcription des enzymes impliquées dans la voie de biosynthèse du cortisol. Enfin, à long terme, elle a un effet trophique, augmentant la taille et le nombre des cellules corticosurrénaliennes.

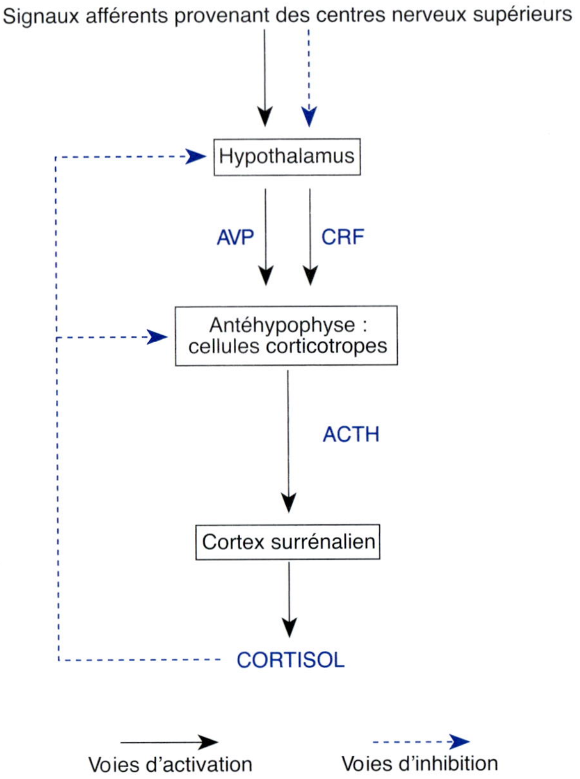

Fig. 33.2
Axe hypothalamo-hypophyso-corticosurrénalien.

3. Modulation de la sécrétion de l'axe corticotrope

L'activité de l'axe hypothalamo-hypophyso-surrénalien présente un rythme lié à l'alternance jour-nuit (rythme nycthéméral) dont la période est voisine de 24 heures (rythme circadien). Chez l'homme, dont l'activité est généralement diurne, la concentration plasmatique d'ACTH et la cortisolémie présentent minimum (nadir) au voisinage de minuit et un maximum (zénith ou acrophase) au réveil (fig. 33.3).

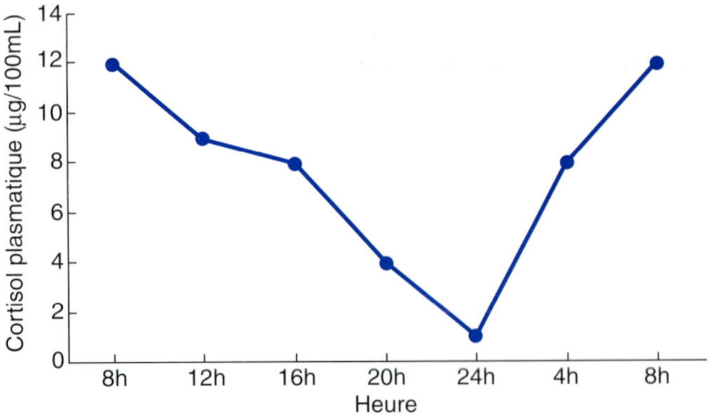

Fig. 33.3
Cycle nycthéméral du cortisol.

De nombreuses conditions physiologiques stimulent l'activité de l'axe corticotrope. De façon générale, il s'agit surtout des situations de stress (réponse non spécifique de l'organisme face à une agression extérieure quelle que soit sa nature.)
De nombreux facteurs peuvent induire une réponse de stress (hypoglycémie, exercice musculaire, hémorragie aiguë, émotion…) et il existe de plus une forte variabilité interindividuelle dans la réponse au stress.

4. Action du cortisol

Le cortisol est une hormone indispensable à la vie.

a. Métabolisme glucidique

L'action principale du cortisol sur le métabolisme des glucides est d'augmenter la production hépatique de glucose en favorisant la néoglucogenèse hépatique. En plus de l'induction hépatique d'enzymes de la néoglucogenèse, le cortisol stimule au niveau des tissus périphériques la glycolyse, la protéolyse et la lipolyse qui apportent les substrats de la néoglucogenèse. Au niveau des tissus périphériques (adipocytes, cellules musculaires et fibroblastes), le cortisol diminue aussi l'effet de l'insuline en inhibant la captation et l'utilisation du glucose.
Ainsi l'excès de cortisol favorise la synthèse de glycogène hépatique et la production hépatique de glucose mais diminue la captation hépatique de glucose et son utilisation dans les tissus périphériques. Ces effets combinés conduisent à une hyperglycémie. Au contraire, la carence en cortisol diminue la production hépatique de glucose et le contenu en glycogène hépatique et peut être responsable d'hypoglycémie.

b. Métabolisme lipidique

Le cortisol augmente la concentration plasmatique des acides gras libres et du glycérol en stimulant la lipolyse. Cette augmentation de la lipolyse potentialise aussi l'action lipolytique d'autres hormones telles que l'adrénaline. Il favorise la différentiation des préadipocytes en adipocytes : surtout au niveau du tissu adipeux viscéral.

c. Métabolisme protéique

Le cortisol exerce généralement un effet catabolique sur les protéines. Cette protéolyse, au niveau du muscle squelettique, du tissu conjonctif et du tissu adipeux, augmente la concentration plasmatique des acides aminés qui peuvent être utilisés comme substrats de la néoglucogenèse.

d. Métabolisme osseux

Le cortisol inhibe l'activité ostéoblastique. Il exerce aussi un effet osseux indirect en diminuant l'absorption intestinale du calcium et en augmentant l'élimination rénale du calcium. Ainsi, l'excès prolongé de cortisol est responsable d'une ostéopénie.

e. Autres actions

Le rôle du cortisol ne se restreint pas au maintien de l'homéostasie énergétique et métabolique. Les effets anti-inflammatoires et immunosuppresseurs du cortisol sont utilisés en thérapeutique. Le cortisol diminue le

■ Les effets anti-inflammatoires du cortisol sont utilisés en thérapeutique. En effet, des dérivés de synthèse des glucocorticoïdes ont été développés par les firmes pharmaceutiques : ils présentent souvent un effet anti-inflammatoire plus élevé que la molécule originale : il s'agit des anti-inflammatoires stéroïdiens (prednisone, prednisolone...).

■ Une tumeur développée aux dépens des cellules corticotropes hypophysaires (excès de sécrétion d'ACTH) ou aux dépens des cellules de la zone fasciculée de la corticosurrénale conduit à une hypersécrétion chronique de cortisol définissant le syndrome de Cushing. Cliniquement, il s'accompagne d'une obésité faciotronculaire, avec fonte musculaire importante, atrophie cutanée, ostéoporose, augmentation de la tension artérielle et tendance à l'hyperglycémie (voire véritable diabète).

nombre de lymphocytes T, favorise l'apoptose des cellules lymphoïdes, inhibe la synthèse d'un grand nombre de cytokines pro-inflammatoires, inhibe la migration des leucocytes et l'extravasation des liquides vers les sites d'inflammation.
Au niveau du système nerveux central, le cortisol franchit facilement la barrière hématoencéphalique et influence divers aspects du comportement que ce soit au niveau de l'humeur (il augmente l'irritabilité et la labilité émotionnelle), de la cognition (son excès provoque des troubles de la concentration et de la mémoire), du sommeil. L'excès comme le manque de glucocorticoïdes peuvent être associés à une dépression.

F. Aldostérone

1. Circulation et métabolisme

L'aldostérone circule dans le sang liée à une globuline de liaison spécifique, à l'albumine (40 %) et à la CBG (20 %). Le reste circule sous forme libre. Sa demi-vie n'est que de 20 minutes. Son métabolisme se fait également dans le foie sous forme de glucuronides.

2. Mise en jeu de la sécrétion

La mise en jeu de la sécrétion d'aldostérone et son contrôle sont peu dépendants de l'hypophyse et relèvent principalement du rein.
L'aldostérone est en fait soumise à un triple contrôle : par l'ACTH, l'angiotensine (système rénine-angiotensine) et le potassium. L'ACTH stimule la production d'aldostérone mais cette action est mineure dans les conditions physiologiques. La kaliémie joue un rôle direct sur la sécrétion d'aldostérone : l'hyperkaliémie stimule sa sécrétion tandis que l'hypokaliémie l'inhibe. Mais la sécrétion d'aldostérone dépend essentiellement du système rénine-angiotensine qui la stimule. *Le facteur limitant dans cette régulation est la production de rénine.*

a. Rénine et appareil juxtaglomérulaire

Le pôle vasculaire du glomérule comprend une artériole afférente qui se prolonge en un réseau de capillaires dans le glomérule avant de se regrouper en artériole efférente, formant un système porte artériolaire entourant les autres éléments du néphron. En plus de ce système porte, deux autres structures (cellules épithélioïdes de l'artériole afférente et macula densa) constituent l'appareil juxtaglomérulaire (fig. 33.4).
La rénine est principalement sécrétée par les cellules musculaires lisses de l'artériole afférente (de l'appareil juxtaglomérulaire) sous forme de prorénine inactive (90 %) et peu sous forme de rénine active (10 %). L'enzyme de maturation n'est pas clairement connue. L'activation se fait dans les granules de sécrétion et la rénine est libérée dans la circulation après stimulation. Les principaux stimulateurs de la sécrétion de rénine sont la baisse de la perfusion dans l'artériole afférente ainsi que toute hypovolémie (même relative, comme par exemple le passage de la position couchée à la position verticale), la stimulation du système nerveux sympathique (récepteurs β adrénergiques), l'augmentation de la concentration urinaire de sodium au niveau de la macula densa et la baisse de la concentration plasmatique en angiotensine II (rétrocontrôle négatif).

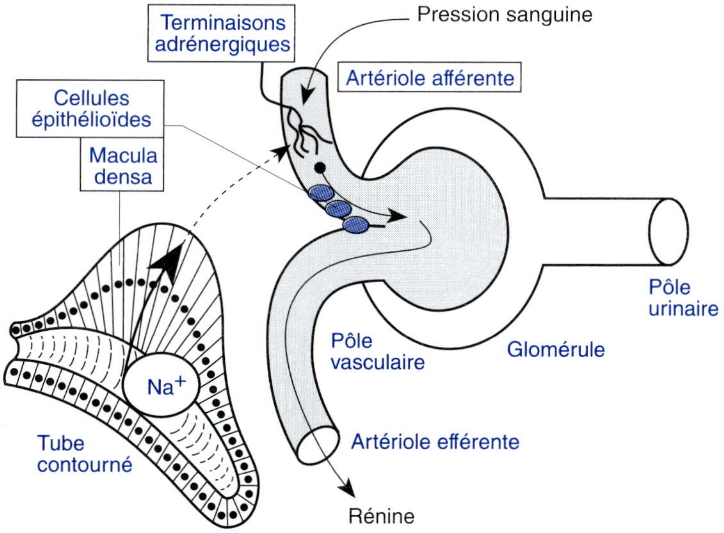

Fig. 33.4
Appareil juxta-glomérulaire.
L'artériole afférente renferme dans sa paroi des cellules dérivées des fibres musculaires lisses, de structure dite épithélioïde, présentant des caractères histochimiques d'activité sécrétoire : ces cellules produisent et sécrètent la rénine. Elles sont aussi équipées de β-récepteurs et entourées de nombreuses terminaisons adrénergiques. Les cellules du tube contourné distal jouxtant les glomérules présentent une nette différenciation histologique. Elles deviennent plus hautes et plus serrées, ce qui a valu à cette zone tubulaire le nom de macula densa. Celle-ci répond aux variations de concentrations sodiques dans l'urine primitive qui la traverse ; la diminution de concentration de sodium à ce niveau stimule la sécrétion de rénine et son augmentation la freine.

b. Système rénine-angiotensine-aldostérone

Le foie produit de façon constitutive un décapeptide : l'angiotensinogène. Il est clivé en angiotensine I par la rénine. Puis l'angiotensine I est rapidement transformée en angiotensine II par l'enzyme de conversion de l'angiotensine d'origine vasculaire et pulmonaire (fig. 33.5). Cette enzyme est produite par les cellules endothéliales de tous les tissus, sa synthèse est donc ubiquitaire. Cependant, l'essentiel de son activité est porté à la surface des cellules et son taux plasmatique est faible. En effet, l'enzyme de conversion existe principalement sous deux formes : une forme membranaire et une forme circulante sécrétée par l'endothélium vasculaire. L'angiotensine I n'a pas d'action biologique connue. La demi-vie plasmatique de l'angiotensine II est très brève : 90 secondes, ce qui explique la rapidité des régulations où elle intervient. L'angiotensine II agit sur ses organes cibles par l'intermédiaire de sa liaison à deux types de récepteurs membranaires, les récepteurs AT1 et AT2 présents dans de nombreux tissus dont le cœur, les vaisseaux, les glomérules, le cerveau, les glandes surrénales. À noter que les effets connus de l'angiotensine II, dans leur quasi-totalité, sont médiés par le récepteur de type I (ATI). L'angiotensine II induit deux effets principaux : au niveau de la zone glomérulée de la corticosurrénale, elle stimule la sécrétion d'aldostérone, et au niveau des fibres musculaires lisses des vaisseaux, elle exerce un puissant effet vasoconstricteur évalué à huit fois celui de la noradrénaline. Par ailleurs, l'angiotensine stimule la libération des catécholamines au niveau des terminaisons nerveuses orthosympathiques.

c. Contrôle de l'activité du système rénine-angiotensine-aldostérone

Le facteur essentiel du fonctionnement du système rénine-angiotensine reste la régulation du taux de rénine circulante, la régulation du taux d'angiotensinogène étant un mécanisme beaucoup plus lent (de l'ordre de l'heure voire de la journée). La concentration physiologique de rénine

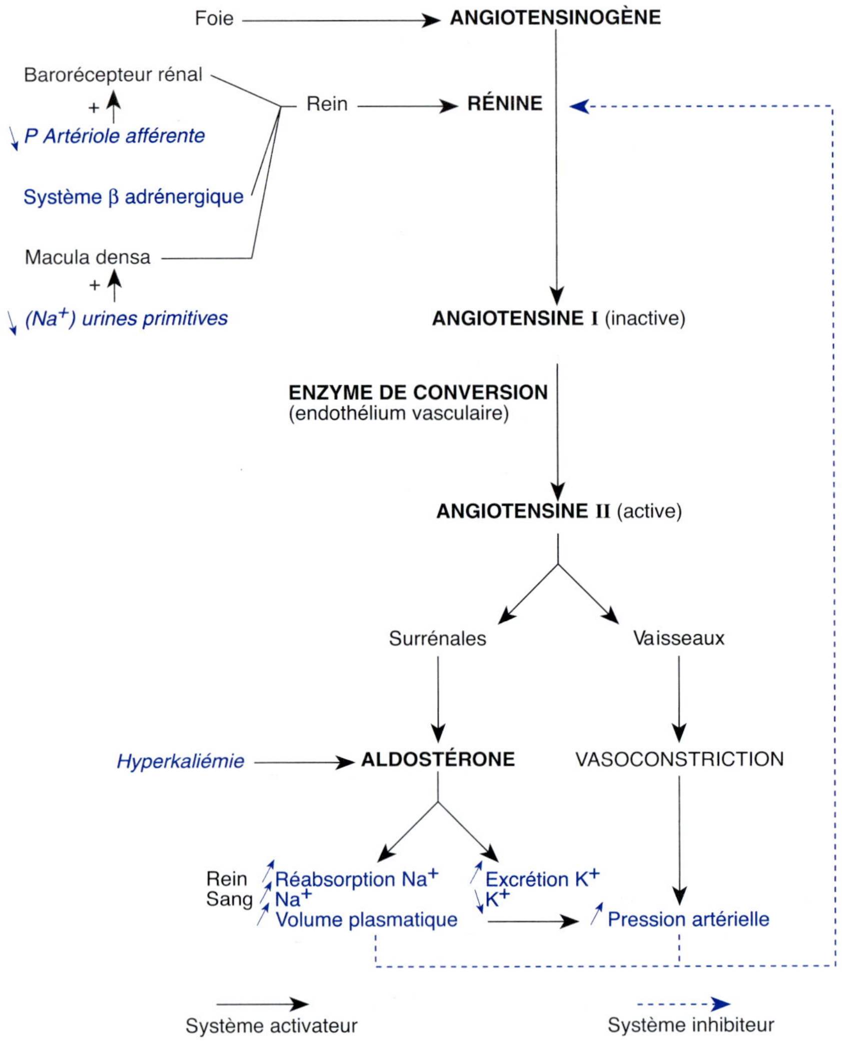

Fig. 33.5
Contrôle de la sécrétion du système rénine-angiotensine-aldostérone.

est de l'ordre de la picomole par litre mais peut varier de 10 à 1 000 fois, et est régulée de façon fine et rapide.

Le principal contrôle de la sécrétion de rénine procède de rétroactions négatives sur la production de rénine, en provenance de l'angiotensine et de l'aldostérone. D'abord, une augmentation de l'angiotensine II va entraîner la stimulation d'une boucle de rétrocontrôle négatif entraînant rapidement (de l'ordre de la seconde ou de la minute) la diminution de la sécrétion de rénine par les cellules juxtaglomérulaires. Ensuite, la stimulation finale de la sécrétion d'aldostérone conduit à une rétention hydrosodée et à une augmentation relative de la volémie avec mise au repos du système des barorécepteurs rénaux (sensibles à la diminution de la pression). De même, les variations induites par l'aldostérone de la concentration sodique dans le tube contourné distal interviennent interviendront par le biais des chémorécepteurs de la macula densa (augmentation de la concentration sodique et inhibition de la sécrétion de rénine) (voir fig. 33.5).

d. Action de l'aldostérone

L'aldostérone est une hormone indispensable à la vie. Elle a trois rôles majeurs : elle est impliquée directement dans *l'homéostasie hydroélectrolytique* (elle participe au contrôle de la balance hydrosodée : réabsorption du sodium, excrétion de potassium), dans *la régulation de la volémie* et elle joue un rôle majeur dans *le maintien de la pression artérielle.*
Le rein est le principal site d'action de l'aldostérone : elle stimule la réabsorption du sodium par le tube contourné distal et le canal collecteur, ce qui entraîne une rétention osmotique d'eau (d'où expansion isotonique du volume liquidien extracellulaire), tandis qu'en même temps, elle augmente l'excrétion des ions H^+ et K^+ (activation de la pompe Na-K-ATPase) provoquant une tendance à l'hypokaliémie et à l'alcalose. Ces effets se traduisent au niveau systémique par une élévation de la pression artérielle.
L'angiotensine II, en plus de ses effets vasoconstricteurs sur les vaisseaux et trophiques sur les cellules musculaires lisses des parois du sytème cardiovasculaire, et en plus de son effet stimulant sur la production d'aldostérone, a d'autres effets propres : c'est aussi un facteur de croissance pour le cœur et les vaisseaux. Enfin, au niveau du système nerveux central, l'angiotensine joue un rôle dans la stimulation de la soif (en activant la sécrétion de vasopressine), l'appétence au sel, et, enfin, dans la régulation centrale de la pression artérielle. N'oublions pas non plus qu'il exerce un rétrocontrôle négatif rapide sur la sécrétion de rénine.

▪ *L'aldostérone est impliquée dans un certain nombre de pathologies chez l'homme, en particulier l'hypertension artérielle et l'insuffisance cardiaque. Une tumeur développée aux dépens de la zone glomérulée de la corticosurrénale peut donner une hypersécrétion d'aldostérone définissant le syndrome de Conn. Il se traduit par une hypertension artérielle permanente associée à une hypokaliémie.*

G. **Androgènes surrénaliens**

1. Circulation et métabolisme

Près de 90 % de la DHEA, du sulfate de DHEA et de l'androstènedione sont liés à l'albumine, et 3 % à la SBG (*sex binding globulin*). Puis ils sont conjugués dans le foie et éliminés dans les urines sous forme de 17-cétostéroïdes.

2. Mise en jeu de la sécrétion

Les cellules de la zone réticulée contiennent aussi des récepteurs à l'ACTH, ce qui signifie que l'ACTH contrôle aussi la synthèse des androgènes surrénaliens. Il existe donc un rythme circadien de sécrétion des androgènes surrénaliens, mais il est moins marqué que celui du cortisol.
La sécrétion de DHEA augmente de l'enfance à l'âge adulte pour ensuite diminuer dès l'âge de 20 ans. Ainsi la concentration plasmatique de DHEA diminue de 2 % par an à partir de 20 ans.

3. Action

La DHEA est l'hormone stéroïdienne la plus abondante dans le plasma. En périphérie, la DHEA est convertie en testostérone ou en estrogènes, et ses effets se confondent donc avec ceux de ces stéroïdes sexuels.

▪ *La DHEA aurait aussi des effets propres, ne passant pas par sa conversion en estrogènes et en androgènes. Ainsi, la DHEA posséderait des effets immunomodulateurs. Chez l'animal, certaines études ont montré que l'apport de DHEA corrigerait les effets du vieillissement, en particulier dans ses composantes vasculaires, métaboliques et neuropsychiques. Néanmoins, les études réalisées sur l'homme sont actuellement peu concluantes.*

II. **Médullosurrénale**

La glande médullosurrénale appartient en fait au système nerveux sympathique. Elle peut être assimilée à un pseudoganglion sympathique au sein duquel les neurones postganglionnaires se sont différenciés en cellules endocrines, les médiateurs adrénaline et noradrénaline étant déversés non plus dans un espace synaptique mais dans la circulation (fig. 33.6).

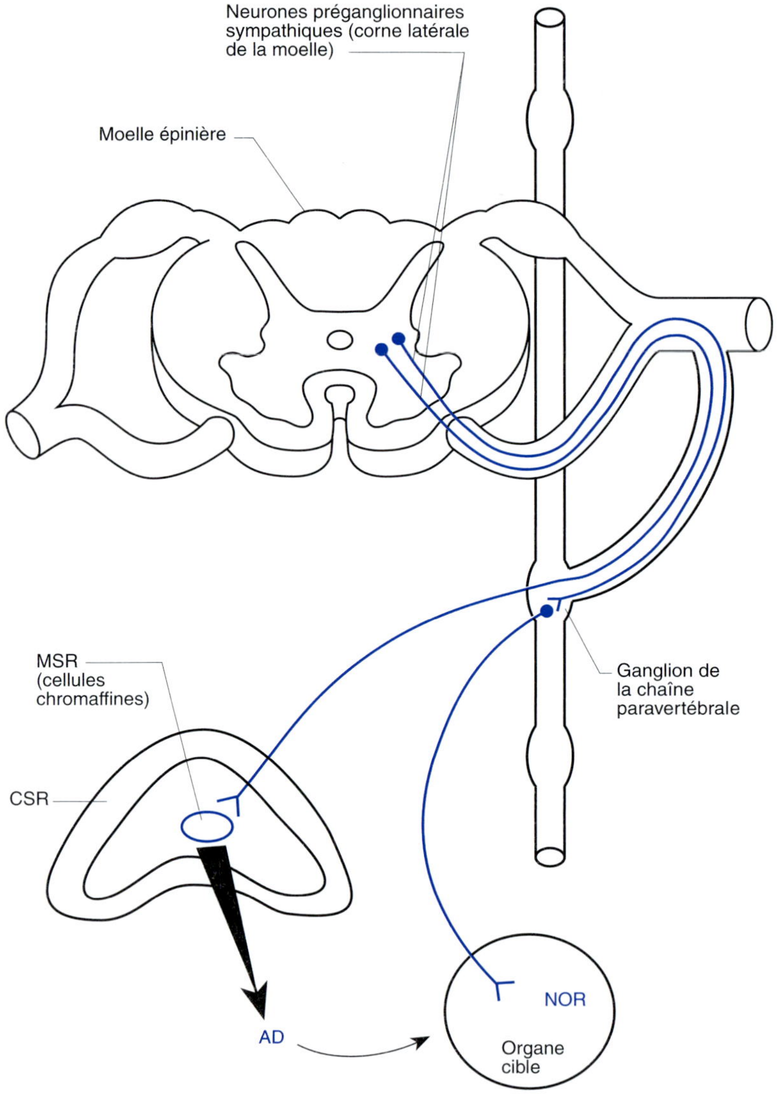

Fig. 33.6
Organisation du système sympatho-médullo-surrénalien.
MSR : médullo-surrénale ; CSR : cortico-surrénale ; AD : adrénaline ; NOR : noradrénaline.

A. Embryologie et histologie

Tous les neurones du système nerveux autonome dérivent de la crête neurale. Très tôt au cours du développement embryonnaire, les cellules primitives ou sympathogonies se différencient en sympathoblastes (à l'origine des ganglions sympathiques) et en chromoblastes qui vont envahir, dès la sixième semaine de gestation, le cortex surrénalien en cours de développement pour former la médullosurrénale. Ces chromoblastes vont former les cellules chromaffines en présence des glucocorticoïdes de la corticosurrénale.

B. Métabolisme des catécholamines

Les catécholamines sont formées d'un noyau « catéchol » (groupe phénol) et d'une chaîne latérale comportant une fonction amine, d'où leur nom.

1. Voie de biosynthèse

La biosynthèse des catécholamines se fait à partir de la *tyrosine* (apportée par l'alimentation ou synthétisée dans le foie à partir de la phénylalanine). Elle est transformée en DOPA sous l'action de la tyrosine hydroxylase, puis en dopamine puis en noradrénaline puis en adrénaline. La *tyrosine hydroxylase* est l'enzyme limitante de cette série de réactions. Son activité est 200 fois moindre que celle des autres enzymes. L'action de cette enzyme est activée par le cortisol (témoignant du lien existant entre médullosurrénale et corticosurrénale. Il s'agit ici d'un lien vasculaire par le système porte intrasurrénalien, conduisant à un gradient de concentration de cortisol 100 fois plus élevé que celui du sang artériel systémique), et elle subit une rétroaction négative locale par les catécholamines.
L'adrénaline représente 75 à 80 % de la sécrétion médullosurrénalienne, la noradrénaline 10 à 25 % et la dopamine est présente en très faibles quantités.

2. Stockage et sécrétion des hormones

Toute l'adrénaline circulante provient de la médullosurrénale. À l'inverse, la plus grande partie de la noradrénaline provient des terminaisons nerveuses sympathiques et du cerveau.
Dans la médullosurrénale, les catécholamines sont stockées dans des granules de diamètre de 50 à 350 nm. Dix mille à 30 000 granules sont présents dans chaque cellule chromaffine.
La sécrétion des catécholamines dans le sang se fait par un mécanisme d'exocytose, déclenché par la libération d'acétylcholine provenant des terminaisons nerveuses sympathiques préganglionnaires (contenues dans le nerf splanchnique) (couplage excitation-sécrétion, sachant que c'est la fréquence des influx nerveux qui détermine l'importance de la sécrétion).
La stimulation du nerf splanchnique est contrôlée par l'hypothalamus et le tronc cérébral : de nombreux stimuli physiologiques intégrés au niveau de l'hypothalamus et du tronc cérébral et empruntant les nerfs splanchniques augmentent cette sécrétion : hypoglycémie, exercice, hypoxie, anxiété... Il s'agit de façon plus générale de situations de stress.
Les catécholamines circulent dans le plasma sous forme libre (40 à 50 %) et sous forme liée à des protéines plasmatiques (albumine).

3. Catabolisme

Le catabolisme des catécholamines est très rapide et leur demi-vie est de l'ordre de une à trois minutes. Les catécholamines sont très rapidement éliminées de la circulation par différentes voies :

- élimination urinaire sous forme intacte, concernant 5 à 15 % des catécholamines ;
- stockage dans les cellules chromaffines ou dans des neurones du système sympathique par un mécanisme de recapture saturable, ayant une affinité plus élevée pour la noradrénaline que pour l'adrénaline ;

- fixation sur les récepteurs au niveau des cellules effectrices ;
- dégradation enzymatique pour la majeure partie : deux enzymes principales sont responsables de la dégradation des catécholamines en dérivés inactifs : la catéchol-O-méthyltransférase (COMT) et la monoamine oxydase (MAO) ; chez l'homme, le principal métabolite formé est l'acide vanyl-mandélique (40 %) ; il y a aussi production de métanéphrines (par action de COMT et/ou MAO) ou de dérivés méthoxylés (méthoxydopamine, méthoxynoradrénaline, méthoxyadrénaline) qui peuvent être éliminés sous forme libre ou conjuguée (avec l'acide glucuronique ou avec l'acide sulfurique) dans les urines.

C. Action des catécholamines

1. À l'échelon cellulaire

Les récepteurs des catécholamines sont tous membranaires. Ces récepteurs interagissent avec des protéines G et ils diffèrent entre eux par leur système effecteur intracellulaire, c'est-à-dire par l'intermédiaire de seconds messagers différents.
Certaines tumeurs sont développées spécifiquement à partir des cellules chromaffines de la médullosurrénale : il s'agit des phéochromocytomes. Elles conduisent à une sécrétion exagérée de catécholamines donnant les signes cliniques suivants : hypertension, tachycardie, céphalées, sueurs. Ainsi, le phéochromocytome représente une cause curable d'hypertension artérielle.
La noradrénaline se fixe essentiellement aux récepteurs α et l'adrénaline aux récepteurs α et β. L'effet résultant des catécholamines dépend de la balance α/β. Les effets des catécholamines dépendent du tissu-cible et du type de récepteurs dont sont équipées ces tissus-cibles.

2. Sur l'organisme entier

Les catécholamines agissent virtuellement sur tous les tissus. Elles participent avec d'autres hormones au maintien de l'homéostasie de l'organisme. Les effets principaux des catécholamines sont décrits dans le tableau 33.I.

Tableau 33.I. **Effets de la stimulation respective des récepteurs α et β adrénergiques**

Organes	Effets α	Effets β
Vaisseaux	Vasoconstriction	Vasodilatation
Cœur		Effets inotropes + chronotropes + dromotropes + bathmotrope + d'où augmentation du débit cardiaque (et de la consommation d'O_2 par le myocarde)
Utérus	Contraction	Relaxation
Tractus gastro-intestinal	Relaxation	Relaxation
Sphincters	Contraction	
Pupilles	Dilatation (mydriase)	

Tableau 33.I. **Effets de la stimulation respective des récepteurs α et β adrénergiques** ***suite***

Bronches		Relaxation
Tissu adipeux	Inhibition de lipolyse	Lipolyse
Foie	Glycogénolyse Néoglucogenèse	Glycogénolyse
Muscles squelettiques		Glycogénolyse Lipolyse (TG intramusculaires) Entrée de potassium dans le muscle (stimulation de la Na^+ K^+-ATPase)
Pancréas	Diminution de la sécrétion d'insuline	Sécrétion d'insuline Sécrétion de glucagon
Calorigenèse		Augmentation

POINTS CLÉS

- ▶ Cortisol et aldostérone sont deux hormones indispensables à la vie.
- ▶ La sécrétion de cortisol est sous la dépendance de l'axe hypothalamo-hypophysaire, avec un rétrocontrôle exercé par le cortisol sur cet axe.
- ▶ La sécrétion d'aldostérone est peu influencée par l'axe hypothalamo-hypophysaire mais dépend du système rénine-angiotensine.
- ▶ Les catécholamines, sécrétées par la médullosurrénale, sont libérées dans la circulation générale de façon extrêmement rapide (< 1 min). De ce fait, les catécholamines sont les premières hormones à être libérées en réponse à toute perturbation de l'homéostasie.

34 Gonades

Objectifs

- Savoir que l'ovaire a une double fonction : exocrine et endocrine, cette double fonction étant établie à partir de la puberté jusqu'à la ménopause, de façon cyclique (28 jours), sous contrôle hypothalamo-hypophysaire avec rétrocontrôle de l'ovaire sur l'hypophyse.
Comprendre le rôle des estrogènes et de la progestérone.
- Comprendre que la double fonction testiculaire (endocrine et exocrine) est commandée par l'hypothalamus avec un relais au niveau de l'hypophyse antérieure, et un rétrocontrôle exercé par la testotérone sur l'hypothalamus et l'hypophyse.
- Savoir que cette double fonction apparaît au moment de la puberté, sans qu'on puisse systématiquement parler d'épuisement de la fonction testiculaire (andropause) au cours du vieillissement chez le sujet masculin.

I. Ovaires

L'ovaire a une double fonction : exocrine et endocrine. Cette double fonction est établie à partir de la puberté jusqu'à la ménopause, de façon cyclique (28 jours), sous contrôle hypothalamo-hypophysaire avec rétrocontrôle de l'ovaire sur l'hypophyse.

La fonction exocrine assure la maturation et l'émission cyclique du gamète femelle : l'ovocyte. La fonction endocrine permet l'imprégnation hormonale de l'appareil reproducteur, nécessaire à la fécondation de l'ovocyte et à l'implantation de l'œuf fécondé.

A. Physiologie de la fonction ovarienne

1. Fonction exocrine

La fonction exocrine de l'ovaire aboutit à l'émission de la cellule germinale en vue de la fécondation. Plusieurs phases sont nécessaires (fig. 34.1).

a. Phase folliculaire

D'une durée de 12 à 16 jours, elle est marquée par la maturation d'un follicule ovarien sélectionnable qui est destiné à devenir le follicule ovulatoire. Cette phase de croissance folliculaire comporte plusieurs séquences.

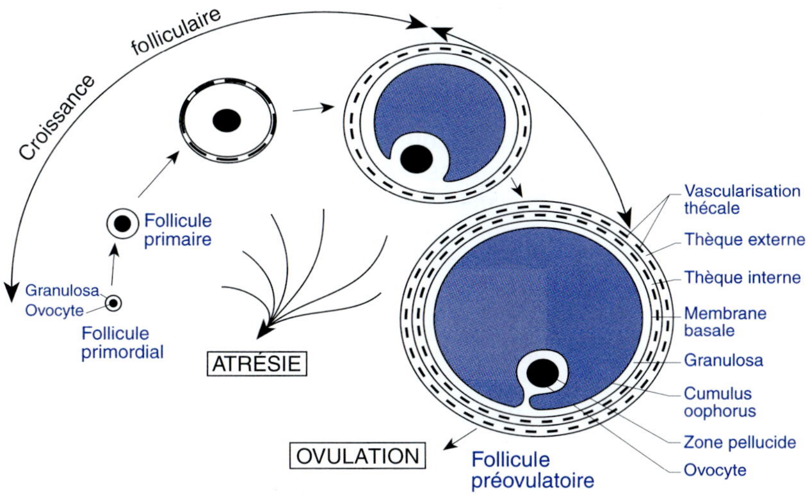

Fig. 34.1
Principales étapes du développement d'un follicule ovarien.

▸ Recrutement (ou initiation)

C'est le procédé de sélection qui détermine que quelques *follicules primordiaux* (400 à 500) parmi les quelques milliers existant au moment de la puberté (400 000), vont croître au commencement de chaque cycle. En d'autres termes, plusieurs follicules primordiaux quittent le *pool* des follicules quiescents et débutent leur développement. La transformation du follicule primordial en *follicule secondaire* (possédant plusieurs couches de cellules de la granulosa) s'effectue dans un délai de plusieurs mois.

▸ Sélection

Un seul de ces follicules devient l'élu, destiné à la maturation et à l'ovulation tandis que les autres follicules recrutés deviennent atrétiques. Ce follicule sélectionné subit de nombreuses modifications. D'abord, tout autour de l'ovocyte, les cellules granuleuses prolifèrent et se disposent en plusieurs assises, formant la granulosa. Le *follicule dit de De Graaf* s'entoure d'une membrane à sa périphérie, et le tissu conjonctif ovarien se différencie en deux couches : la thèque interne et la thèque externe. À l'intérieur du follicule, une cavité liquide apparaît. Ainsi, au cours de la maturation préovulatoire, la taille du follicule destiné à ovuler passe de 6,9 ± 0,5 mm en phase folliculaire précoce à 18,8 ± 0,5 mm en phase folliculaire tardive. Cette augmentation de taille est liée à l'accumulation de liquide folliculaire dans l'antrum et à la prolifération des cellules de la granulosa dont le nombre au début de la phase folliculaire est compris entre 2 et 5 millions et entre 50 et 100 millions au moment de l'ovulation.

▸ Dominance

Le follicule préovulatoire est appelé dominant. Le concept de dominance repose sur le fait qu'en présence d'un follicule préovulatoire, les autres follicules sélectionnables n'arrivent pas à se développer.
Une trentaine d'heures seulement avant son expulsion, l'ovocyte termine sa maturation qui se trouvait bloquée depuis la fin de la vie fœtale. Cette ultime division conduit à l'émission d'un premier globule polaire qui est

expulsé et à un ovocyte de second ordre (cellule diploïde), le *gamète femelle*, qui sera ensuite éventuellement fécondé.

b. Ovulation

À mi-parcours du cycle (généralement à J14 du cycle), se produit l'ovulation qui se manifeste par la turgescence du follicule, la rupture de la paroi folliculaire et *l'expulsion de l'ovocyte* hors de la masse folliculaire. La rupture du follicule est due à l'apparition d'une activité protéolytique au niveau de la membrane basale. L'ovocyte est capté par le pavillon puis orienté vers la trompe dans laquelle se produira une éventuelle fécondation. Ensuite, les éléments restants du follicule sont profondément remaniés.

c. Phase lutéale

Le *corps jaune* est formé juste au moment de la rupture du follicule ovulatoire mature. Le corps jaune résulte du plissement de la paroi folliculaire après expulsion de l'ovocyte. Puis, il y a envahissement vasculaire des cellules de la granulosa lutéinisées par des capillaires provenant de la thèque interne, conduisant à une hypertrophie des cellules granuleuses qui vont se charger d'enclaves lipidiques.
En l'absence de fécondation, le corps jaune involue, après une activité moyenne de 14 à 16 jours, devient atrétique puis cicatriciel. En cas de fécondation, il s'hypertrophie et se pérennise sous la forme d'un corps gestatif. L'involution du corps jaune, en l'absence de fécondation, précède immédiatement la menstruation. Il se réduit progressivement à une cicatrice (*corpus albicans*) perdue dans le stroma, mais qui reste la preuve indélébile qu'il y a eu ovulation.
Durant la période d'activité génitale (allant de la puberté à la ménopause), 300 à 500 ovocytes, en moyenne, parviennent jusqu'au stade de l'ovulation, soit 0,1 % du stock ovocytaire présent à la puberté.

2. Fonction endocrine

a. Classification des hormones ovariennes

▸ Stéroïdes ovariens

Au cours du cycle menstruel, l'ovaire sécrète trois types d'hormones stéroïdiennes.

▹ Estrogènes

Ce sont le 17β *estradiol* et l'*estrone*, tous deux en permanence interconvertibles. L'estradiol, dix fois plus actif que l'estrone, peut être considéré comme l'estrogène principal de l'ovaire. Bien que l'estrone soit aussi produit par l'ovaire, la principale source d'estrone est extraovarienne par conversion de l'androstènedione dans les tissus périphériques.
Dans le plasma, les estrogènes sont liés à une protéine porteuse : la SBG (*sex binding globulin*) avec une affinité toutefois moindre que celle de la testostérone, ou à l'albumine. Seule une petite fraction d'estradiol circule sous forme libre (donc active) (2 à 3 %) dans le plasma.
Les estrogènes sont éliminés dans les urines sous forme de dérivés sulfatés et glucuronidés.

▷ Progestatifs

Il s'agit de la pregnénolone, la progestérone et de la 17-hydroxyprogestérone (17-OHP).

C'est la progestérone qui est le principal progestatif (la 17-OHP a une faible activité biologique). Elle est élaborée par les cellules lutéales pendant la deuxième partie de cycle. La progestérone circulante peut se lier à la CBG mais du fait de la concentration élevée de cortisol, elle circule plutôt en association étroite avec l'albumine.

Le catabolisme hépatique assure une dégradation complexe, pouvant se poursuivre jusqu'à la production d'eau et de CO_2.

▷ Androgènes

Il s'agit de l'androstènedione, de la testostérone et de la déhydroépiandrostérone : DHEA.

Ils sont synthétisés, en quantités relativement faibles, par les cellules de la thèque interne, et à un degré moindre par les cellules interstitielles du stroma ovarien. L'androstènedione est l'androgène sécrété de façon prédominante par l'ovaire : une partie est transformée en estrogènes par les cellules de la granulosa et l'autre est libérée dans le plasma. Dans les tissus périphériques, l'androstènedione peut être convertie en estrogènes ou en testostérone. (À noter que dans le plasma, les androgènes proviennent à part égale de la surrénale et de l'ovaire).

La testostérone circule dans le sang sous forme presque exclusivement liée à la SBG (90 %) alors que l'androstènedione présente une faible liaison à la SBG.

▸ Peptides ovariens

En dehors des stéroïdes ovariens, l'ovaire produit des peptides qui sont impliqués dans le contrôle des fonctions de reproduction. L'inhibine est un hétérodimère formé d'une chaîne α et d'une chaîne βA (inhibine A) ou βB (inhibine B), liées par des ponts disulfures.

Le rôle physiologique essentiel de l'inhibine est de diminuer la sécrétion de FSH. Mais la régulation de la FSH au cours du cycle menstruel est cependant davantage liée à l'estradiol qu'à l'inhibine.

b. Biogenèse des hormones ovariennes stéroïdiennes

Le type de stéroïde sécrété varie en fonction du *type de cellules*. Ainsi, les cellules de la thèque et du stroma sécrètent des androgènes, les cellules de la granulosa produisent surtout des estrogènes et le corps jaune (cellules de la granulosa lutéinisées) produit principalement de la progestérone (fig. 34.2).

3. Cycle ovarien

La durée moyenne du cycle ovarien est de 28 jours (25 à 30 jours). La longueur du cycle est définie par la période allant du premier jour des menstruations (premier jour du cycle) jusqu'à la survenue des prochaines menstruations.

schématique 35 à 44 heures après le début de la montée initiale de LH. Dans la trentaine d'heures précédant cette ovulation, l'ovule aura parachevé sa maturation qui restait bloquée à mi-course depuis la vie fœtale, opérant une division aboutissant à l'émission du premier globule polaire.

Ensuite, la masse cellulaire du follicule éclaté est lutéinisée, c'est-à-dire convertie en corps jaune, toujours sécréteur d'estradiol mais surtout de progestérone. Cette sécrétion de progestérone atteint son maximum autour de 8 jours après le pic ovulatoire.

Puissante freinatrice gonadotrope, la progestérone, en association avec une sécrétion désormais modérée d'estradiol, inhibe la sécrétion hypophysaire de FSH et de LH dont les concentrations plasmatiques diminuent, et retrouvent sensiblement leurs valeurs de première moitié de cycle. Si l'ovule n'est pas fécondé, survient la lutéolyse, c'est-à-dire l'involution et la cicatrisation du corps jaune vers le 28e jour du cycle. Les concentrations plasmatiques d'estradiol et de progestérone s'effondrent alors. La muqueuse utérine dépourvue de son soutien hormonal desquame, laissant à nu chorion et vaisseaux d'où l'hémorragie cataméniale qui marque le début d'un nouveau cycle.

Les *menstruations* marquant le premier jour du cycle surviennent environ 3 jours après la chute de la concentration plasmatique de progestérone au-dessous de 1 ng/mL (en phase lutéale, les concentrations plasmatiques de progestérone sont comprises entre 10 et 20 ng/mL).

▪ *La contraception utilise le principe du rétrocontrôle négatif hypothalamo-hypophysaire. Les estrogènes et la progestérone exogènes inhibent GnRH donc FSH et LH, d'où absence d'ovulation. Les follicules ovariens ne sont pas stimulés et ne sécrètent alors pas d'estrogènes ni de progestérone. La majeure partie des estrogènes et de la progestérone est donc apportée par voie exogène (contenue dans la pilule contraceptive) : il y a ainsi à la fois blocage de l'ovulation et supplémentation en hormones sexuelles de façon à ne pas créer de carence estroprogestative.*

B. Action des hormones sexuelles

1. Au niveau cellulaire

Estrogènes et progestérone partagent le mécanisme d'action intracellulaire de tous les stéroïdes.

2. Rôle de l'estradiol

a. Effets sur le tractus génital

L'estradiol exerce une action proliférative et trophique sur les muqueuses du tractus génital. Elle provoque tout d'abord la reconstitution de l'endomètre en début de cycle, mettant fin à l'hémorragie cataméniale, puis sa croissance (la hauteur de l'endomètre passe de 0,5 à 5 mm). La muqueuse s'épaissit, avec de nombreuses mitoses. Les glandes, encore peu tortueuses et à lumière étroite, plongent dans un chorion encore peu œdémateux. Cette première moitié du cycle menstruel, dominée par la sécrétion et l'action des estrogènes, porte le nom de *phase proliférative*.

L'estradiol augmente les contractions spontanées du myomètre et sa sensibilité à l'ocytocine. Au niveau du col, elle stimule la sécrétion des glandes cervicales (la sécrétion de mucus est multipliée par 30), donnant naissance, au moment de l'ovulation, à une glaire claire et filante, pouvant cristalliser « en feuilles de fougère ». La prolifération des cellules de l'épithélium vaginal est aussi favorisée par l'estradiol.

Au niveau des glandes mammaires, l'estradiol favorise le développement du tissu glandulaire par multiplication des canaux galactophores (croissance des seins à la puberté chez la petite fille et maintien de la structure mammaire et prolifération cyclique chez la femme en activité génitale).

b. Autre action

L'estradiol accélère la croissance osseuse et la maturation squelettique, engendrant la poussée de croissance pubertaire suivie de l'arrêt définitif du développement statural. Elle modifie la répartition du tissu adipeux, selon le type gynoïde. Elle permet l'apparition puis le maintien de l'ensemble des caractères sexuels non liés à la fonction de reproduction (caractères sexuels secondaires) : développement des glandes mammaires, pilosité pubienne et axillaire, implantation des cheveux, morphologie gynoïde…

L'estradiol intervient aussi dans les métabolismes. Citons son effet stimulant sur le métabolisme osseux. Au niveau du métabolisme lipidique, l'estradiol diminue le cholestérol total et augmente le rapport cholestérol HDL/LDL. Elle stimule la synthèse de nombreuses protéines hépatiques (CBG, SBG, protéines de la coagulation…).

Elle module l'activité psychique et la féminisation du comportement.

3. Rôle de la progestérone

La progestérone n'a aucune action sur une muqueuse au repos, c'est-à-dire sur une muqueuse qui n'a pas été préalablement imprégnée par l'estradiol. De ce fait, la progestérone a une double action : anti-estrogénique d'une part et, d'autre part, une action spécifique.

Au niveau de l'endomètre, la progestérone poursuit l'action initiée par l'estradiol. *C'est la progestérone qui donne à la muqueuse sa structure optimale pour la nidation* (transformations sécrétoires) : hyperplasie de l'endomètre, développement en spirale des tubes glandulaires et des vaisseaux, dilatation des capillaires, apparition dans les cellules d'enclaves riches en glycogène. Cet aspect histologique est connu sous le nom de « dentelle utérine ». Le myomètre subit aussi une hypertrophie globale et sa vascularisation s'accroît mais la progestérone, hormone sédative, inhibe les contractions utérines et diminue les sécrétions cervicales. Au niveau des glandes cervicales, la progestérone abolit les effets des estrogènes sur la glaire cervicale qui devient épaisse et peu favorable aux spermatozoïdes. L'épithélium vaginal, après sa préalable imprégnation par les estrogènes, fait l'objet d'une accélération du processus de desquamation. Au niveau de la glande mammaire, la progestérone exerce une action hyperplasiante sur les acinus.

En résumé, les estrogènes préparent l'organisme à la fécondation et la progestérone prépare l'organisme à la nidation et à la gestation.

En dehors du tractus génital, la progestérone est responsable du *décalage thermique* observé en seconde moitié de cycle. La température corporelle, inférieure à 37 °C en première moitié de cycle, la dépasse au moment de l'ovulation et se maintient en plateau au-dessus de 37 °C jusqu'au début du cycle suivant (voir fig. 34.3). Ces minimes variations thermiques ont un intérêt clinique majeur : elles permettent de connaître l'existence et la date d'une ovulation au cours des cycles.

4. Rôle des androgènes ovariens

Le rôle des androgènes ovariens se confond avec celui des androgènes surrénaliens (pilosité axillaire, acné…).

C. Puberté et ménopause

La fonction ovarienne endocrine et exocrine s'établit depuis la puberté jusqu'à la ménopause.

1. Puberté

La puberté débute vers onze ans, avec l'activation des neurones à GnRH hypothalamiques. La sécrétion de GnRH va stimuler les cellules gonadotropes antéhypophysaires, libérant la FSH et la LH dont la fréquence et l'amplitude de sécrétion vont augmenter, stimulant la fonction ovarienne. La production d'estrogènes va stimuler le développement des caractères sexuels secondaires et modifier la répartition des graisses (répartition gynoïde, c'est-à-dire prédominant au niveau de la partie inférieure du corps). La production d'androgènes (d'origine surrénalienne d'abord puis surrénalienne et ovarienne) va provoquer la poussée de croissance pubertaire. Les estrogènes seront responsables de la soudure des cartilages de conjugaison et donc de l'arrêt de la croissance.
Quelques années avant la puberté, survient l'adrénarche qui correspond à l'augmentation de la sécrétion d'androgènes par les surrénales. Elle survient approximativement entre l'âge de 6 à 8 ans, c'est-à-dire bien avant la maturation des cellules gonadotropes antéhypophysaires. Cette augmentation de la sécrétion des androgènes surrénaliens induit la poussée de croissance initiale et l'apparition de la pilosité axillaire et pubienne. Néanmoins, les mécanismes qui contrôlent la survenue de l'adrénarche et celle de la ménarche (maturation de la fonction ovarienne) sont indépendants.

2. Ménopause

La ménopause est définie par l'arrêt définitif des menstruations chez la femme, par épuisement de l'ovaire en follicules primordiaux. L'âge moyen au moment de la ménopause est de 51 ans.

▪ *Cet épuisement du capital folliculaire se produit inexorablement quels que soient le nombre de grossesses et la prise éventuelle d'une contraception hormonale.*

Bien que la ménopause soit liée au vieillissement, il ne faut pas penser que les ovaires vieillissent brutalement et soudainement au moment de la ménopause. Au contraire, les ovaires commencent à vieillir dès le début de la vie. En fait, cela commence même avant la naissance car la réduction du nombre de follicules primordiaux commence au cours de la vie intra-utérine. L'épuisement ovarien est progressif selon une courbe qui présente deux pics de dégénérescence plus brutale : au cinquième mois de la vie intra-utérine (7 millions de follicules primordiaux) et à la puberté (400 000 follicules primordiaux), puis la décroissance se poursuit jusqu'à la disparition complète des follicules provoquant la ménopause.
La ménopause se caractérise donc par l'arrêt définitif des fonctions ovariennes endocrines et exocrines. L'épuisement de l'ovaire en follicules primordiaux va conduire à un arrêt du développement folliculaire et donc à un arrêt des sécrétions d'estradiol et d'inhibine d'où une perte du rétrocontrôle négatif sur l'hypothalamus et l'hypophyse entraînant une augmentation de sécrétion de FSH et de LH.
Il existe après la ménopause une certaines quantités de stéroïdes sexuels circulants. La sécrétion cyclique de progestérone disparaît, l'anovulation entraînant l'arrêt de la formation du corps jaune. En revanche, estrogènes et androgènes continuent à être sécrétés : la corticosurrénale, peu touchée par les phénomènes involutifs de la ménopause, continue à

sécréter en quantités physiologiques des estrogènes et des androgènes ; les cellules du stroma ovarien continuent également à sécréter des androgènes. En postménopause, l'estrogène circulant prédominant est l'estrone provenant de la conversion périphérique (tissu adipeux, muscles) des androgènes surrénaliens, en particulier de l'androstènedione.

Les signes cliniques qui accompagnent la ménopause sont principalement liés au défaut de production d'estradiol : peu de tissus ou d'organes n'auront pas tôt ou tard à souffrir des conséquences de la carence hormonale de la ménopause. Ce fait s'explique notamment par le caractère quasi ubiquitaire des récepteurs aux estrogènes de l'organisme féminin. Citons surtout l'ostéoporose postménopausique et l'augmentation du risque cardiovasculaire.

▪ *Une année après l'arrêt définitif des menstruations, la concentration plasmatique de FSH est 10 à 15 fois plus élevée que la concentration observée en début de phase folliculaire chez les femmes jeunes tandis que la concentration de LH est environ trois fois plus élevée. Cette hypersécrétion de gonadotrophines va persister toute la vie.*

D. **Grossesse**

Lors de chaque cycle ovarien, il y a émission du gamète femelle. Si ce gamète est fécondé par un spermatozoïde, il y a fusion des noyaux du spermatozoïde et de l'ovule (qui aura achevé sa deuxième méiose) formant le zygote. Cette fécondation a lieu dans la trompe. Puis le zygote va migrer vers l'endomètre et s'implanter 7 jours après l'ovulation. L'endomètre modifié au contact du trophoblaste devient la membrane déciduale. Puis le placenta va se développer à partir du trophoblaste et de la membrane déciduale. Le placenta est l'organe spécialisé dans les échanges entre le fœtus et l'organisme maternel. C'est aussi une glande endocrine qui produit deux types d'hormones. Ainsi, le milieu endocrine de la gestation dépend principalement du placenta et non pas de la fonction ovarienne.

1. Hormones protéiques du placenta

La gonadotrophine chorionique humaine (hCG) est l'hormone de la grossesse. Elle est produite exclusivement par le placenta. Sa sécrétion augmente rapidement pendant les premières semaines de la grossesse, puis la concentration va diminuer progressivement jusqu'au 120e jour de gestation, et ensuite se maintenir jusqu'à l'accouchement.

Le rôle physiologique de l'hCG est de maintenir le corps jaune *via* une action *LH-like* (l'hCG se lie au récepteur de LH et mime son action).

Le placenta produit une autre hormone : l'hormone lactogène placentaire (HLP). Les concentrations d'HLP augmentent progressivement dans le sang maternel, parallèlement à la croissance du placenta. Peu d'HLP atteint la circulation fœtale. Son rôle est à la fois lactogène et somatotrope, mais sa capacité à stimuler la croissance est 100 fois plus faible que celle de la GH.

▪ *Cette augmentation précoce (~ 7 jours après la fécondation) de la concentration d'hCG dans les urines maternelles est utilisée en pratique clinique pour le diagnostic précoce de grossesse.*

2. Hormones stéroïdes du placenta

Le placenta synthétise et sécrète des estrogènes et de la progestérone, mais pas d'autres hormones stéroïdiennes. À l'inverse, peu des stéroïdes maternels atteignent le compartiment fœtal. Ainsi par exemple, peu de cortisol maternel traverse le placenta parce que le cortisol est transformé dans le trophoblaste en cortisone (inactive) par l'action de la 11β hydroxystéroïde déshydrogénase. Les autres stéroïdes maternels (DHEA, androstènedione, testostérone) ne passent pas non plus la barrière hématoplacentaire parce qu'ils sont transformés en estrogènes dans le trophoblaste sous l'action de différentes enzymes. Ces mécanismes empêchent la virilisation des fœtus féminins.

a. Devenir des stéroïdes placentaires

Les estrogènes et la progestérone placentaires sont en majorité sécrétés dans le compartiment maternel. Cette distribution est liée à l'anatomie de la placentation. En effet, le syncytiotrophoblaste baigne directement dans le sang maternel au niveau des espaces intervillositaires mais est séparé du sang fœtal par plusieurs couches de tissus. En conséquence, le transfert net de stéroïdes depuis le placenta vers le sang maternel est à peu près 10 fois celui du placenta vers le sang fœtal. Les mêmes considérations anatomiques expliquent le faible transfert de stéroïdes depuis le sang maternel à travers le placenta vers le sang fœtal.

b. Parturition

Au moment de l'accouchement, vont se produire des contractions du myomètre qui vont peu à peu augmenter en fréquence et en intensité jusqu'à l'expulsion du fœtus. Le signal qui déclenche ces contractions est mal connu mais certains éléments suggèrent qu'il pourrait s'agir, entre autres, d'une augmentation de la production d'ACTH et de cortisol par le fœtus. Les contractions se produisent sous l'action d'une diminution du rapport progestérone/estrogènes et d'une augmentation du nombre de récepteurs à l'ocytocine.

II. Testicules

A. Rappels histologiques

Le testicule comprend *deux grandes unités fonctionnelles* : un réseau de tubules (les tubes séminifères) assurant la production et le transport du sperme et un système de cellules interstitielles entourant les tubes séminifères contenant des cellules spécifiques : les cellules de Leydig responsables de la production des hormones androgéniques. Les tubes séminifères sont bordés d'une membrane basale. Immédiatement sur la membrane basale se trouvent les cellules de Sertoli, dont le cytoplasme s'étend jusqu'à la lumière des tubes séminifères. Les cellules germinales (spermatogonies) se différencient en spermatocytes et en spermatides au cours de leur progression depuis la membrane basale de la cellule de Sertoli vers la lumière du tube séminifère.

B. Physiologie de la fonction testiculaire

1. Fonction exocrine

La fonction exocrine correspond à la formation des *spermatozoïdes*, c'est-à-dire des gamètes mâles. Au moment de la puberté, il existe approximativement 6×10^8 spermatogonies par testicule. Chaque jour (depuis la puberté jusqu'à un âge très avancé) sont produits 100 à 200 millions de spermatozoïdes par un processus de maturation qui dure 65 à 70 jours. L'acheminement du sperme depuis l'épididyme jusqu'aux canaux éjaculateurs nécessite 12 à 21 jours supplémentaires.

2. Contrôle hormonal de la spermatogenèse

La spermatogenèse dépend étroitement de l'axe hypothalamo-hypophyso-testiculaire (GnRH, FSH, LH, testostérone). À partir de la puberté, l'élévation franche de la sécrétion des gonadotrophines implique des modifications majeures : la FSH stimule les cellules de Sertoli augmentant leur activité mitotique, (d'où augmentation du nombre des cellules de Sertoli à la puberté) et stimulant leur maturation.
La *testostérone* est aussi indispensable à la spermatogenèse. Les cellules de Sertoli possèdent (en plus des récepteurs à FSH) des récepteurs à la testostérone. La testostérone est synthétisée par les cellules de Leydig, sous l'influence de la LH. La testostérone diffuse à travers la membrane basale vers les cellules de Sertoli. *Cette concentration locale élevée (cent fois supérieure à la concentration plasmatique) est essentielle à une spermatogenèse normale.*
Les cellules de Sertoli fournissent le milieu nécessaire à la maturation des cellules germinales. FSH agit sur les cellules de Sertoli en augmentant la captation de glucose et sa conversion en lactate. Sous l'effet de la FSH et de la testostérone, les cellules de Sertoli sécrètent une protéine de 90 kDa : l'*androgen binding glycoprotein* (ABP) analogue à la SBG circulante. Cette ABP module le passage des hormones sexuelles (testostérone, dihydrotestostérone et estradiol) vers les cellules germinales. Les cellules de Sertoli sécrètent aussi l'inhibine, une glycoprotéine qui inhibe la sécrétion de FSH par l'hypophyse et de l'activine qui la stimule.

3. Fonction endocrine des cellules de leydig

a. Sécrétion et métabolisme des androgènes

La testostérone, hormone stéroïdienne, est la principale hormone androgénique. Sa voie de synthèse dans la cellule de Leydig se fait à partir du cholestérol, sous l'action stimulante de LH.
La sécrétion de testostérone s'opère selon un rythme circadien, la concentration plasmatique de testostérone étant de 25 % plus élevée à 8 heures qu'à 20 heures.
Dans le sang, 44 % de la testostérone est liée à la SBG (*sex binding globulin*) (ainsi nommée car elle lie indifféremment la testostérone ou l'estradiol) d'origine hépatique et 54 % est liée à l'albumine. Il existe une faible part de la testostérone plasmatique qui circule sous forme non liée (2 % de la testostérone), libre et échangeable, représentant le signal hormonal opérationnel.
La testostérone subit un catabolisme hépatique puis est majoritairement excrétée dans les urines sous forme de 17-cétostéroïdes qui sont communs avec les métabolites d'origine surrénalienne.

b. Action des androgènes

▸ Mode d'action de la testostérone

Le mode d'action de la testostérone est complexe : soit la testostérone se lie directement à son récepteur nucléaire dans les cellules-cibles (muscles squelettiques, os), soit elle se lie à ce même récepteur après conversion intracellulaire en dihydrotestostérone (DHT) (prostate, appareil génital externe) sous l'action d'une enzyme intracytoplasmique : la 5α réductase.

Si testostérone et DHT se lient au même récepteur, l'affinité du récepteur est supérieure pour la DHT que pour la testostérone. Puis le comportement de la testostérone ou de la DHT est du même type que celui des autres stéroïdes (fig. 34.4).

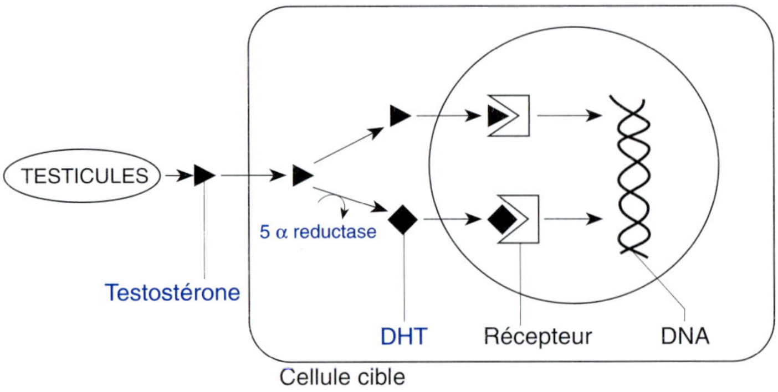

Fig. 34.4
Mécanismes d'action cellulaire de la testostérone.
DHT : dihydrotestostérone.

▸ Action des androgènes

▷ Action virilisante

L'administration de testostérone en période prépubertaire précipite l'évolution vers la puberté :

- développement de la verge, du scrotum qui se pigmente et se plisse, enfin de la prostate ;
- apparition des pilosités pubienne, axillaire et faciale ;
- augmentation des sécrétions sébacées au niveau de la peau, génératrices d'acné et de séborrhée du cuir chevelu ;
- stimulation nette de la croissance, suivie de son arrêt définitif par soudure des cartilages de conjugaison ;
- développement des masses musculaires, modification de la voix et virilisation du comportement.

▷ Action endocrinienne sur la fonction exocrine

La testostérone intervient dans la maturation de spermatozoïdes. Elle contribue à augmenter la concentration de fructose dans le liquide séminal, fournissant ainsi aux spermatozoïdes leur principale source d'énergie et leur conférant donc une meilleure mobilité et une meilleure survie.

▷ Action métabolique

La testostérone est une hormone *anabolisante* qui positive le bilan azoté. La synthèse protéique est globalement accrue, mais prédomine au niveau des muscles et de la trame osseuse. La poussée de croissance pubertaire et le développement musculaire qui l'accompagne sont liés à la mise en route de la sécrétion.

▷ DHT ou testostérone ?

C'est la testostérone qui contrôle la régulation de la sécrétion des gonadotrophines hypophysaires (rétrocontrôle). Les autres tissus testostérone-

dépendants sont les canaux Wolffiens durant la vie fœtale (la testostérone est responsable de la différenciation des canaux de Wolff), la verge, le scrotum, le larynx et la masse musculaire à la période pubertaire. En revanche, la DHT est nécessaire à la différenciation des organes génitaux externes chez le fœtus (tubercule génital et bourrelets labioscrotaux). C'est aussi la DHT qui agit sur les tissus impliqués dans le développement pubertaire des caractères sexuels secondaires (prostate et appareil pilosébacé).
La spermatogenèse serait surtout sous la dépendance de la testostérone, mais certains éléments suggèrent qu'elle pourrait aussi dépendre de la DHT.
Enfin, il faut signaler que dans certains tissus, la testostérone est aromatisée en estradiol qui peut avoir des effets propres (l'action minéralisante de la testostérone sur l'os se ferait après conversion locale en estradiol).

C. Mise en jeu de la sécrétion

La double fonction testiculaire (endocrine et exocrine) est commandée par l'hypothalamus avec un relais au niveau de l'hypophyse antérieure (fig. 34.5). L'hypothalamus sécrète GnRH de façon pulsatile. Cette sécrétion pulsatile de GnRH dans le sang porte hypothalamo-hypophysaire conduit à la sécrétion hypophysaire de FSH et LH. Contrairement à ce qui est observé chez la femme, il n'existe pas de cycle de sécrétion de FSH et de LH et leurs concentrations plasmatiques moyennes restent constantes d'un jour à l'autre.
LH stimule la production de testostérone par la cellule de Leydig. En retour, la testostérone exerce sur l'axe hypothalamo-hypophysaire une rétroaction négative, tant au niveau hypophysaire sur la LH qu'au niveau hypothalamique sur la GnRH. Cette action est possible, d'une part directement, mais aussi après conversion en estradiol (au niveau de l'hypophyse ou du cerveau). La rétroaction négative sur la sécrétion de FSH est exercée par la testostérone et par l'inhibine, peptide sécrété par les cellules de Sertoli.

D. Évolution de la fonction testiculaire au cours de la vie

1. Différenciation sexuelle masculine

Entre le 3e et le 5e mois de la vie fœtale, la concentration sanguine de testostérone s'élève pour s'effondrer ensuite : cette période correspond à l'étape de différenciation sexuelle masculine. En l'absence de testostérone, il n'y aura pas de masculinisation de l'appareil reproducteur. Après la naissance, la sécrétion de testostérone s'effondre jusqu'à la puberté.
Pendant la vie fœtale, la production de testostérone ne dépend pas des gonadotrophines hypophysaires mais plutôt de l'hormone placentaire hCG qui a une action semblable à celle de la LH.

2. Puberté

La puberté débute avec l'activation des neurones à GnRH hypothalamiques. La GnRH va stimuler les cellules gonadotropes antéhypophysaires, libérant la FSH et la LH qui vont stimuler la fonction testiculaire. La production de testostérone va stimuler le développement de l'appareil urogénital, des caractères sexuels secondaires, modifier la répartition des

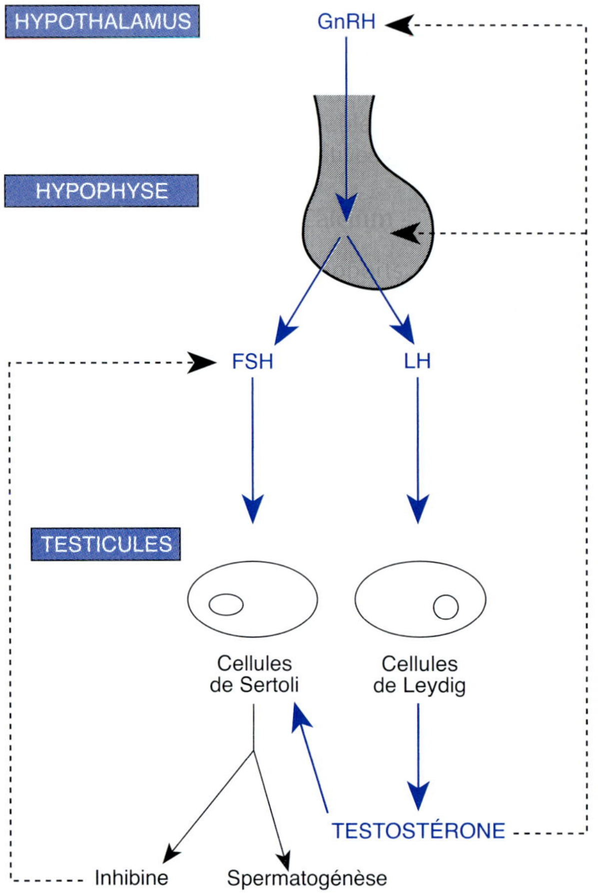

Fig. 34.5
Axe hypothalamo-hypophyso-testiculaire.

graisses (répartition androïde c'est-à-dire prédominant au niveau de la partie supérieure du corps) et favoriser le développement de la masse musculaire. La spermatogenèse survient très tôt au cours du développement pubertaire (elle peut même apparaître alors que le volume des testicules a encore peu augmenté).

La castration survenue avant la puberté ou un dysfonctionnement primitif hypothalamo-hypophysaire (syndrome de Kalmann et de Morsier ou dysplasie olfacto-génitale) se traduit par un aspect eunuchoïde : grande taille, répartition gynoïde des graisses (prédominant au niveau des membres inférieurs), absence de pilosité faciale, musculature peu développée (surtout au niveau des épaules et des avant-bras). Dans le cas d'un dysfonctionnement primitif hypothalamo-hypophysaire il existe aussi une atrophie testiculaire.

La concentration plasmatique de testostérone atteint sa concentration d'adulte vers 17 ans. Par la suite, la concentration plasmatique de testostérone reste stable et elle commence à diminuer lentement vers la 7e décade. Mais il n'y a pas à proprement parler d'épuisement de la fonction testiculaire chez l'homme (andropause).

POINTS CLÉS

- La fonction endocrine et exocrine de l'ovaire est sous la dépendance de l'axe hypothalamo-hypophysaire.
- Elle apparait au moment de la puberté et s'arrête à la ménopause.
- La fonction endocrine et exocrine testiculaire est sous la dépendance de l'axe hypothalamo-hypophysaire.
- Elle apparaît au moment de la puberté sans qu'on puisse affirmer l'existence d'une andropause chez le sujet masculin.

E N T R A Î N E M E N T

QCM

1. La GH :

- ❑ **A.** est une hormone stéroïdienne sécrétée par l'hypophyse antérieure.
- ❑ **B.** sa sécrétion est maximale le matin, juste avant le réveil.
- ❑ **C.** sa sécrétion est sous un double contrôle hypothalamique : somatostatine et GnRH.
- ❑ **D.** sa sécrétion est stimulée en cas d'hypoglycémie.
- ❑ **E.** au niveau du foie, la GH stimule la synthèse et la sécrétion d'IGF-I.

2. La prolactine :

- ❑ **A.** est une hormone produite par la posthypophyse.
- ❑ **B.** l'administration d'un antagoniste dopaminergique (qui bloque l'action de la dopamine) conduit à une diminution de la sécrétion de prolactine.
- ❑ **C.** la sécrétion de prolactine augmente en réponse au stress.
- ❑ **D.** la TRH stimule la sécrétion de prolactine.
- ❑ **E.** la sécrétion de prolactine est augmentée au cours de l'alitement.

3. L'ACTH :

- ❑ A. inhibe la sécrétion du cortisol.
- ❑ B. la sécrétion d'ACTH est sous le contrôle du CRH, d'origine posthypophysaire.
- ❑ C. est synthétisée dans l'hypophyse antérieure sous forme d'un précurseur : la POMC.
- ❑ D. il existe des récepteurs à l'ACTH au niveau de la zone fasciculée de la corticosurrénale.
- ❑ E. sa sécrétion peut être inhibée par le cortisol (rétrocontrôle positif).

4. L'hormone antidiurétique (ADH) :

- ❑ **A.** est une hormone stéroïdienne.
- ❑ **B.** est d'origine rénale.
- ❑ **C.** sa sécrétion est stimulée quand l'osmolarité plasmatique diminue.
- ❑ **D.** sa sécrétion est stimulée en cas d'hypovolémie.
- ❑ **E.** d'importants apports hydriques peuvent freiner sa sécrétion.

5. Madame Z. présente des signes cliniques évoquant une hypothyroïdie (insuffisance de fonctionnement de l'axe hypothalamo-hypophyso-thyroïdien). D'après ce que vous savez du rôle physiologique des hormones thyroïdiennes, choisir les signes cliniques qui peuvent évoquer ce diagnostic :

- ❑ **A.** constipation.
- ❑ **B.** diarrhée.
- ❑ **C.** tachycardie (augmentation de la fréquence cardiaque).
- ❑ **D.** bradycardie (diminution de la fréquence cardiaque).
- ❑ **E.** frilosité.
- ❑ **F.** transpiration excessive.

6. Madame Z. présente une hypothyroïdie clinique. Le diagnostic est confirmé par la biologie puisque les concentrations plasmatiques de T_3 et T_4 sont inférieures à la normale. En revanche, la TSH est augmentée. Cela signifie que (une seule bonne réponse) :

- ❑ **A.** madame Z. présente en fait une hyperthyroïdie biologique.
- ❑ **B.** l'hypothyroïdie est d'origine thyroïdienne.
- ❑ **C.** l'hyperthyroïdie est d'origine hypophysaire.
- ❑ **D.** l'hypothyroïdie est d'origine hypophysaire.
- ❑ **E.** il est impossible de dire si l'hypothyroïdie est d'origine hypophysaire ou thyroïdienne.

7. Métabolisme phosphocalcique :

- ❑ **A.** la constance de la concentration plasmatique de calcium implique une régulation.
- ❑ **B.** la PTH est une hormone hypercalcémiante.
- ❑ **C.** la PTH diminue la réabsorption du calcium par le tubule rénal.
- ❑ **D.** la PTH inhibe la réabsorption du phosphate par le tubule proximal.
- ❑ **E.** la vitamine D stimule l'absorption du calcium par l'intestin.

QCM

8. Le signal glucose :

- ❑ **A.** le pouvoir insulinosécréteur du glucose est lié à son métabolisme dans la cellule β.
- ❑ **B.** le glucose pénètre dans la cellule β grâce à un transporteur spécifique : GLUT-4.
- ❑ **C.** le facteur déclenchant immédiat de la sécrétion d'insuline est une augmentation de la concentration cytosolique de calcium ionisé à l'intérieur de la cellule β .
- ❑ **D.** le glucose augmente aussi la transcription du gène codant pour l'insuline.

9. Surrénales :

- ❑ **A.** la glande corticosurrénale sécrète les catécholamines.
- ❑ **B.** le cortisol exerce un rétrocontrôle sur l'hypophyse (cellules à ACTH).
- ❑ **C.** la DHEA exerce un rétrocontrôle sur l'hypophyse (cellules à ACTH).
- ❑ **D.** le cortisol exerce un rétrocontrôle sur l'hypothalamus (neurones à CRH).
- ❑ **E.** la DHEA exerce un rétrocontrôle sur l'hypothalamus (neurones à CRH).

10. L'aldostérone :

- ❑ **A.** est une hormone peptidique dont la sécrétion conduit à une rétention hydrosodée.
- ❑ **B.** sa sécrétion est principalement sous le contrôle de l'axe hypothalamo-hypophysaire.
- ❑ **C.** elle joue un rôle dans le maintien de la pression artérielle.
- ❑ **D.** toute diminution de la concentration de sodium dans l'urine primitive qui traverse la macula densa stimule la sécrétion de rénine.
- ❑ **E.** l'hyperkaliémie stimule directement la sécrétion d'aldostérone.

11. La spermatogenèse :

- ❑ **A.** représente la fonction endocrine du testicule.
- ❑ **B.** dépend exclusivement de FSH.
- ❑ **C.** dépend directement de LH et indirectement de FSH.
- ❑ **D.** nécessite la présence de cellules de Sertoli.
- ❑ **E.** nécessite la coopération avec les cellules de Leydig.

12. La testostérone :

- ❑ **A.** a une action androgénique faible.
- ❑ **B.** sa voie de synthèse dans la cellule de Sertoli se fait à partir du cholestérol.
- ❑ **C.** sa sécrétion par les testicules présente un rythme circadien.
- ❑ **D.** agit sur des récepteurs membranaires après transformation préalable en dihydrotestostérone.
- ❑ **E.** est transportée dans le plasma en partie sous forme liée à la CBG.

13. Dans les deux sexes :

- ❑ **A.** FSH et LH sont sécrétées par l'hypophyse antérieure.
- ❑ **B.** la sécrétion de FSH et LH a une évolution cyclique.
- ❑ **C.** la sécrétion hypothalamique de GnRH se fait sur un mode pulsatile.
- ❑ **D.** les gonades produisent de la testostérone.
- ❑ **E.** la testostérone peut être aromatisée en estradiol.

14. Chez la femme en période d'activité génitale :

- ❑ **A**. l'estrone est l'estrogène principal.
- ❑ **B.** la biogenèse des estrogènes est une poursuite de celle de la progestérone.
- ❑ **C.** ce sont les cellules lutéales (cellules de la granulosa lutéinisées) qui élaborent la progestérone en première partie de cycle.
- ❑ **D.** l'androstènedione est l'androgène sécrété de façon prédominante par l'ovaire.
- ❑ **E.** LH contrôle la synthèse de progestérone.

15. Chez la femme en période d'activité génitale :

- ❑ **A.** la progestérone est transformée en estradiol sous l'action de l'aromatase.
- ❑ **B.** FSH contrôle la conversion des androgènes en estrogènes.
- ❑ **C.** les androgènes ovariens sont synthétisés au niveau de la granulosa.
- ❑ **D.** l'estradiol est produit et sécrété en phase folliculaire.
- ❑ **E.** l'estradiol est produit et sécrété en phase lutéale.

Pour les corrections, se reporter à la page 410

Neuro-physiologie

VIII

Nathalie Kubis

Organisation et structure du système nerveux

35

Objectifs
- Comprendre l'organisation du système nerveux.
- Assimiler les distinctions entre nerfs, faisceaux, cordons, commissures, voies et entre ganglions et noyaux.
- Connaître les définitions de dermatome et myotome.
- Connaître l'anatomie des éléments essentiels de la moelle spinale et de l'encéphale.

I. Système nerveux périphérique et central

Le système nerveux est structuré en système nerveux central (SNC) comprenant l'encéphale et la moelle spinale et en système nerveux périphérique (SNP).

Le système nerveux périphérique a pour rôle de transmettre l'information entre le système nerveux central et le reste du corps. Il est constitué :
- de récepteurs périphériques sensibles à un type de modalité sensorielle (tact, goût, etc.) ;
- de voies afférentes qui véhiculent l'information traduite en signaux électriques des récepteurs périphériques vers le système nerveux central ;
- de voies efférentes qui véhiculent l'information traduite en signaux électriques du système nerveux central vers l'organe effecteur périphérique, qui assure ainsi la réponse. Elles sont de deux types : la partie efférente du système nerveux somatique qui innerve les muscles squelettiques et dont les neurones sont appelés pour cette raison neurones moteurs ou *motoneurones* et la partie efférente du système nerveux végétatif qui innerve les muscles lisses, le muscle cardiaque, les glandes et le tube digestif.

Le système nerveux central est constitué de centres intégrateurs qui traitent l'information, l'organisent et y répondent. L'information est transmise par les *interneurones* (fig. 35.1).

A. Système nerveux périphérique

Le système nerveux périphérique est formé de nerfs. Un nerf désigne la réunion de plusieurs fibres nerveuses qui cheminent ensemble vers la

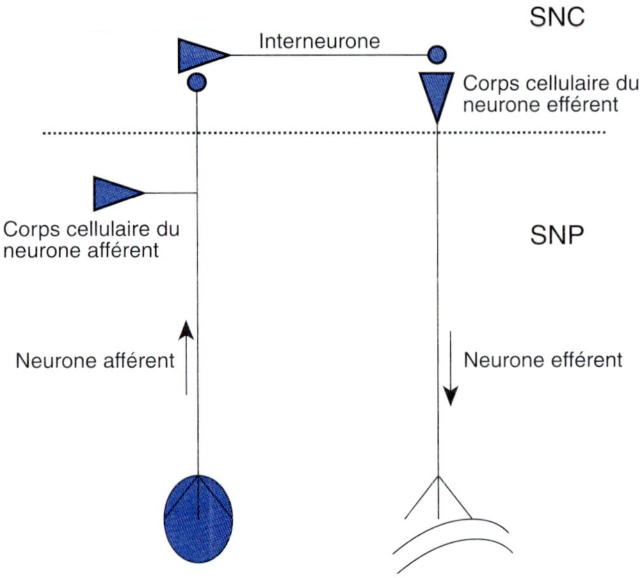

Fig. 35.1
Organisation des neurones dans le système nerveux.
Le neurone afférent a son corps cellulaire dans le ganglion rachidien et envoie un prolongement périphérique vers le récepteur et un prolongement central vers le système nerveux central. Le neurone efférent a son corps cellulaire dans le système nerveux central. On trouve des interneurones uniquement dans le système nerveux central. Le SNC sur ce schéma correspond à la moelle spinale ou à l'encéphale.

même destination. Le regroupement des corps cellulaires dans le système nerveux périphérique, porte le nom de *ganglion*. Ils sont de quatre types : les ganglions rachidien, sympathique, parasympathique et les ganglions du système nerveux entérique. Par abus de langage, on distingue les nerfs myélinisés ou amyéliniques. En fait, c'est la fibre nerveuse, élément unitaire du nerf, qui est myélinisée ou non. Ainsi, un nerf est un assemblage de fibres nerveuses de constitution différente.
Les fibres nerveuses sont les *axones* des neurones afférents et les axones des neurones efférents. Le neurone afférent a pour particularité de ne pas avoir de dendrites mais un seul prolongement axonal. Du corps cellulaire est émis un prolongement jusqu'au récepteur et un prolongement jusqu'au système nerveux central. Le neurone efférent possède de très nombreux dendrites et un seul prolongement axonal jusqu'à son récepteur (fig. 35.1).

B. Système nerveux central

Le système nerveux central comprend l'encéphale protégé par la boîte crânienne et la moelle spinale, cylindre de système nerveux protégé par la colonne vertébrale. Les méninges sont formées de trois feuillets qui se trouvent entre l'os et le système nerveux central ; la dure-mère est accolée à l'os, la pie-mère est accolée au tissu nerveux et l'arachnoïde est située entre les deux. L'espace sous-arachnoïdien est défini par l'espace situé entre la pie-mère et l'arachnoïde ; il contient le liquide céphalorachidien (LCR) ou liquide cérébrospinal (LCS) qui a de nombreux rôles dont celui de tampon mécanique entre le tissu nerveux et l'os.

II. Moelle spinale

Elle a trois fonctions :
- c'est le centre récepteur et effecteur de chaque étage *métamérique* du corps, matérialisé par les nerfs sensoriels et moteurs ;

• c'est le premier centre intégrateur du message nerveux par ses circuits transversaux (voir *chapitre* 37) ;

• c'est une voie de conduction des messages nerveux : elle est parcourue longitudinalement de faisceaux d'axones *descendants* qui transmettent l'information motrice de l'encéphale à la moelle spinale, et de faisceaux d'axones *ascendants* qui transmettent l'information sensorielle à l'encéphale.

Sur une coupe transversale (fig. 35.2), on distingue au centre, la *substance grise* (SG) qui a une forme de papillon. Autour de la substance grise se trouve la *substance blanche* (SB), constituée d'axones myélinisés. Le septum médiodorsal ou postérieur et le sillon médioventral ou antérieur permettent de distinguer deux hémimoelles d'anatomie et de fonctions identiques.

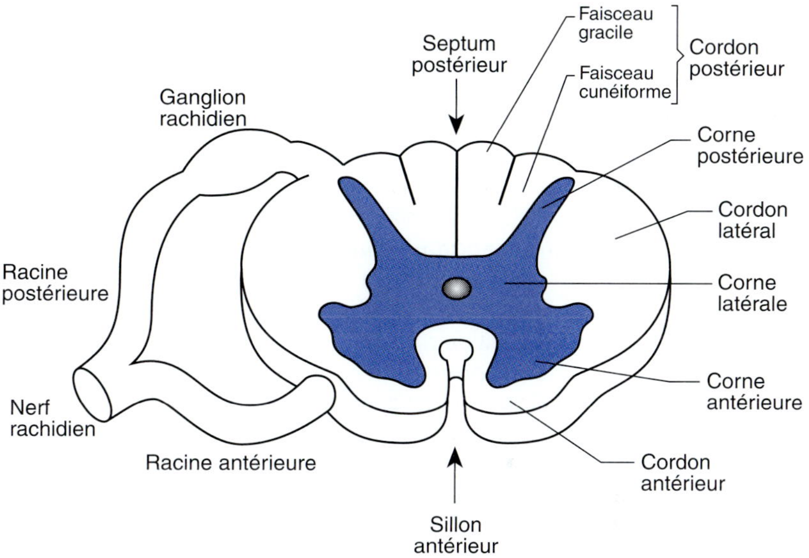

Fig. 35.2
Représentation d'une coupe transversale de moelle spinale formée de substance grise au centre, entourée de substance blanche en périphérie.
Les fibres nerveuses véhiculant la sensibilité y parviennent par la corne postérieure, les fibres nerveuses véhiculant la motricité en sortent par la corne antérieure.

A. Substance blanche

Les faisceaux d'axones de substance blanche sont regroupés en trois paires de cordons qui sont d'arrière en avant :

• les cordons postérieurs divisés en colonnes postérieures que sont les faisceaux de Goll ou gracile en dedans prenant en charge la partie inférieure du corps, et de Burdach ou cunéiforme en dehors prenant en charge la partie supérieure du corps. Ils transmettent la sensibilité profonde consciente (sens de position d'un segment de corps dans l'espace) et le tact épicritique (tact fin ou discriminatif) : ils sont exclusivement ascendants ;

• les cordons latéraux situés entre les racines dorsale (postérieure) et ventrale (antérieure) comportent des voies ascendantes transmettant la sensibilité douloureuse et thermique en particulier, et descendantes (faisceau pyramidal croisé) ;

- les cordons antérieurs sont constitués de voies descendantes motrices (faisceau pyramidal direct et faisceaux tecto-, vestibulo-, olivo- et rubrospinal extrapyramidaux) et ascendantes.

Ainsi, ces trois faisceaux anatomiques correspondent à une fonctionnalité différente.

B. Substance grise

La substance grise est organisée en cornes. Les cornes postérieures reçoivent des fibres en provenance des racines *postérieures* et servent de relais à la sensibilité thermoalgique (sensibilité thermique et douloureuse). Des cornes *latérales* émergent les fibres préganglionnaires sympathiques de D1 à L2 et les fibres préganglionnaires parasympathiques de S2 à S4 assurant une fonction végétative (voir *chapitre* 6, p. 87). Des cornes *antérieures* partent les neurones par les racines antérieures et arrivent les influx descendants en provenance de l'ensemble du système nerveux. Elles reçoivent des informations sensorielles des récepteurs périphériques soit directement des racines dorsales, soit indirectement par les voies d'association intersegmentaires de neurones de la corne postérieure controlatérale. Les neurones issus des cornes antérieures sont les motoneurones qui innervent les fibres musculaires squelettiques extrafusoriales responsables du mouvement.

À chaque niveau de la moelle spinale, on reconnaît une racine ventrale (ou antérieure) et une racine dorsale (ou postérieure) qui porte le ganglion rachidien, siège des corps cellulaires des neurones sensoriels. Au niveau du trou de conjugaison vertébral, les deux racines se réunissent pour former le nerf rachidien. Peu après son émergence, ce nerf donne naissance à une branche dorsale qui innerve les muscles paravertébraux. La branche ventrale de ces nerfs prend en charge un segment corporel ou *métamère* différent selon le niveau anatomique dont elle est issue. Au niveau thoracique, ces nerfs restent individualisés. Au niveau cervical, lombaire et sacré les nerfs rachidiens échangent des fibres entre eux formant un réseau ou plexus nerveux appelés les *plexus brachial* et *plexus lombosacré*. À l'issue de ce réseau, émergent les troncs nerveux sensitivomoteurs. De manière schématique, les huit nerfs cervicaux sont responsables de l'innervation du cou et des membres supérieurs, les douze nerfs thoraciques ou dorsaux sont responsables de l'innervation des parois thoracique et abdominale, les cinq nerfs lombaires sont responsables de l'innervation des membres inférieurs et les cinq nerfs sacrés sont responsables de l'innervation des organes urogénitaux et de la partie terminale du tube digestif. Les racines, les plexus et les troncs nerveux définissent le système nerveux périphérique. Dix nerfs crâniens qui assurent la sensibilité et la motricité des organes contenus dans la tête et de la face (du III au XII) appartiennent au système nerveux périphérique. Les nerfs I (olfactif) et II (optique) appartiennent, malgré leur nom, au système nerveux central.

▪ *On désigne par un chiffre romain les douze paires successives de nerfs crâniens.*

Le territoire corporel innervé par une seule racine dorsale est appelé *dermatome* : il s'agit d'un territoire sensitif. Le territoire corporel innervé par une seule racine ventrale est appelé *myotome* : il s'agit d'un territoire moteur.

III. Encéphale

L'encéphale (fig. 35.3A) désigne le prosencéphale – qui est constitué par le télencéphale et le diencéphale –, le tronc cérébral et le cervelet. Le tronc cérébral comprend de haut en bas le mésencéphale ou pédoncules cérébraux, la protubérance ou pont et enfin le bulbe rachidien. Le cervelet est situé en arrière du tronc cérébral. Le bulbe rachidien se continue dans la colonne vertébrale par la moelle spinale.

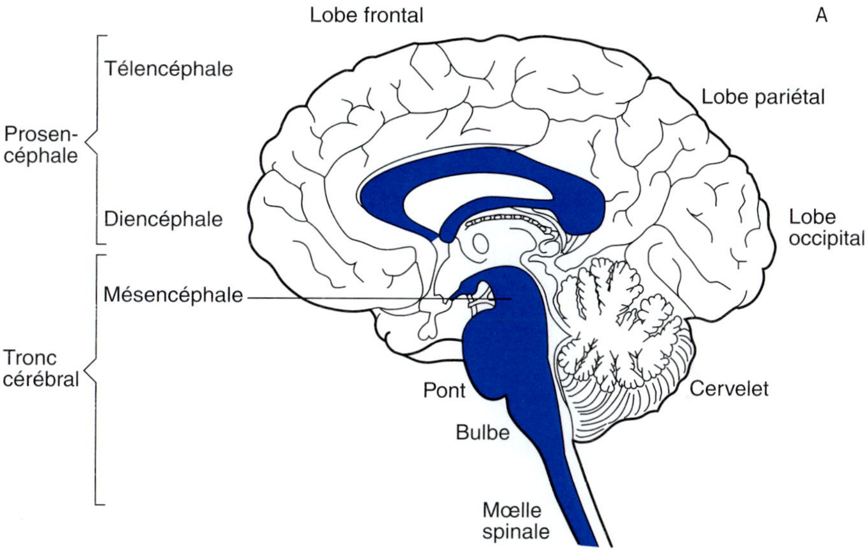

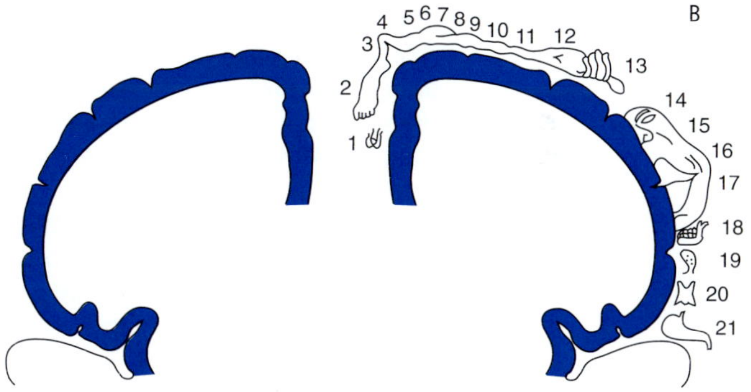

Fig. 35.3

Représentation schématique de l'encéphale.

A. Le lobe temporal a été ôté afin de visualiser les structures profondes de l'encéphale.

B. Somatotopie du cortex cérébral.

Les voies afférentes qui se projettent sur l'hémisphère gauche proviennent de l'hémicorps droit. 1 : organes génitaux ; 2 : pied ; 3 : jambe ; 4 : hanche ; 5 : tronc ; 6 : cou ; 7 : tête ; 8 : épaule ; 9 : bras ; 10 : coude ; 11 : avant-bras ; 12 : main ; 13 : pouce ; 14 : œil ; 15 : nez ; 16 : face ; 17 : lèvres ; 18 : mâchoire ; 19 : langue ; 20 : pharynx ; 21 : viscères.

A. Tronc cérébral

Toutes les voies passent par le tronc cérébral : du prosencéphale à la moelle spinale et du cervelet à la moelle spinale en empruntant les voies de passage aux trois étages du tronc cérébral que sont les pédoncules cérébelleux supérieurs, moyens et inférieurs. Le mésencéphale est divisé par l'aqueduc de Sylvius en région ventrale ou *tegmentum* et en région dorsale ou *tectum*. En plus de ces voies de passage, le tronc cérébral comporte des noyaux intrinsèques :

- les noyaux de dix des douze nerfs crâniens ;

- les noyaux de la *formation réticulée* dont les voies se distribuent au reste de l'encéphale, en particulier vers les structures profondes que sont le thalamus et l'hypothalamus, et vers le cortex cérébral : ces voies ascendantes, ou formation activatrice ascendante réticulée, régulent la vigilance et l'attention vers des événements spécifiques (voir *chapitre* 38, p. 394). Les voies descendantes de la formation réticulée se rendent à la moelle spinale et forment les voies réticulospinales. Un troisième type de voies se distribue vers le cervelet. Enfin, un amas de noyaux appelé *locus cœruleus*, à la partie latérale ou externe de la substance grise périaqueducale et constitué de neurones noradrénergiques est également impliqué dans l'éveil et l'attention.

B. Cervelet

Le cervelet est situé en arrière du tronc cérébral et lui est relié par les trois paires de pédoncules cérébelleux. Il est constitué de deux *lobes cérébelleux* latéraux et d'une structure centrale, le *vermis*. Le cortex cérébelleux recouvre les deux lobes et les noyaux cérébelleux situés en profondeur qui sont de dehors en dedans les noyaux dentelé, interposé et fastigial. Il sert à l'apprentissage et au contrôle du mouvement qui va s'effectuer par l'intégration de l'information provenant des différentes voies sensorielles et de l'encéphale.

C. Hémisphères cérébraux

Le *prosencéphale* est formé du diencéphale en son centre qui est recouvert par le télencéphale. Le télencéphale est la partie la plus externe et la plus volumineuse du prosencéphale et est divisé en deux *hémisphères cérébraux*. Ces hémisphères ont des fonctions élaborées différentes. Le cortex cérébral est l'enveloppe externe formée de substance grise qui recouvre les noyaux gris profonds ou noyaux de la base, les fibres de connexion entre ces différentes structures, les fibres afférentes et les fibres efférentes qui proviennent ou se rendent dans la moelle spinale. Dans le système nerveux central, il n'y a pas de nerfs : les fibres nerveuses sont regroupées en *voies*, *faisceaux* ou encore *fascicule* ou *lemnisque* ; les cordons désignent le renflement longitudinal de la moelle spinale où cheminent les faisceaux ; les *commissures* désignent les fibres nerveuses qui croisent ensemble d'un hémisphère à l'autre, le *corps calleux* étant la structure la plus importante d'entre elles renseignant en permanence chacun des hémisphères sur l'activité de l'autre et leur permettant une coordination parfaite. Le regroupement de corps cellulaires porte, dans le système nerveux central, le nom de *noyau*.

Le cortex cérébral a une structure plissée délimitant des sillons ou des scissures qui lorsqu'elles sont plus importantes définissent des subdivisions anatomiques et des aires fonctionnelles. Par rapport aux autres animaux, le cortex cérébral chez l'homme s'est développé de manière considérable aboutissant à cette structure plissée. La scissure la plus importante est la *scissure de Rolando* qui sépare les aires motrice et sensitive primaires qui se trouvent respectivement dans les lobes frontal et pariétal. L'encéphale est divisé en quatre lobes : les lobes *frontal*, *pariétal*, *temporal* et *occipital*. Le lobe frontal et plus particulièrement le lobe préfrontal est extrêmement développé chez l'homme. Enfin, une dernière caractéristique de l'espèce humaine est une représentation somatotopique de l'homme ou *homunculus* (« petit homme ») des cortex *moteur* et *sensoriel* (fig. 35.3B). L'homunculus est une carte de représentation nerveuse de la tête et du corps avec une certaine distorsion traduisant la densité des récepteurs périphériques : la bouche et la main occupent la partie la plus grande du cortex cérébral et sont localisées le long du tiers *latéral* ou externe du cortex, la partie haute du tronc et le membre supérieur sont localisés le long du tiers moyen du cortex et le membre inférieur et la partie basse du tronc sont localisés le long du tiers *médial* ou interne du cortex.

■ *Cette somatotopie explique la survenue d'une paralysie du membre inférieur en cas de lésion de la partie médiale du cortex moteur.*

Le cortex cérébral est formé de six couches de cellules, la couche I désignant la couche la plus superficielle et la couche VI la couche la plus profonde. Elles sont caractérisées par la densité de types cellulaires qui les composent. Les *cellules pyramidales* de la couche V sont les seules cellules efférentes du cortex et sont appelées pour cette raison neurones de *projection*. Les cellules non pyramidales sont les *cellules étoilées* qui composent la couche IV ou couche granulaire dont les axones vont servir d'interneurones au sein même du cortex. La subdivision du cortex en aires a été réalisée en fonction de la densité relative en type neuronal des différentes couches : c'est l'*analyse cytoarchitectonique de Brodmann*. Cette subdivision en aires anatomiques recouvre une certaine subdivision fonctionnelle.

Les cortex primaires sont dits *hétérotypiques* : le cortex somesthésique primaire ou « SI » est dit granulaire car riche en cellules étoilées dans la couche IV ; le cortex moteur primaire ou « MI » est dit agranulaire car la couche IV est quasiment inexistante. Ils s'opposent aux cortex associatifs dits homotypiques dont les différentes couches sont homogènes.

Les afférences corticocorticales se projettent sur les couches II et III. La couche IV reçoit des informations afférentes du thalamus tandis que les neurones de la couche VI envoient leur information vers le thalamus. Les afférences qui rentrent dans le cortex ainsi que les efférences qui en sortent sont excitatrices et contiennent les neurotransmetteurs glutamate et aspartate ; les systèmes de neurones intrinsèques contiennent les neurotransmetteurs inhibiteurs de type GABA et neuromodulateur de type neuropeptidergique.

Les aires primaires reçoivent directement une information sensorielle provenant de la périphérie (cortex SI) ou envoient directement une commande à la périphérie (cortex MI). Les aires associatives sont le lieu de rencontre de l'information provenant de diverses autres régions de l'encéphale qui servent à confronter et coordonner leurs informations.

D. Structures profondes

Les *noyaux gris profonds* sont des structures situées dans la profondeur des hémisphères cérébraux, impliqués dans le contrôle des mouvements et de la posture : le *striatum*, formé du *putamen* et du *noyau caudé*, le *pallidum*, le *noyau accumbens* et l'*amygdale*. L'amygdale est constituée par plusieurs noyaux de la partie antérieure du lobe temporal, à l'extrémité antérieure de l'hippocampe impliqué dans la mémorisation et l'apprentissage.

Le diencéphale est situé à la profondeur et à la partie médiane du prosencéphale et est constitué principalement par le *thalamus* et l'*hypothalamus*. Le thalamus est une station de relais synaptique fondamentale. L'hypothalamus est situé sous le thalamus et au-dessus de l'hypophyse à laquelle il est rattaché par la tige pituitaire ; il intègre à la fois les fonctions neuronales et endocriniennes et a un rôle majeur dans l'homéostasie du milieu intérieur et la régulation du comportement de l'individu.

Le *système limbique* est une structure complexe associant à la fois de la substance grise et de la substance blanche. Il est formé de structures impliquant les lobes frontal et temporal, le thalamus, l'hypothalamus et des fibres d'association. Il a un rôle essentiel dans les processus de mémorisation, d'apprentissage et des émotions.

L'encéphale est creusé par un système de quatre cavités reliées entre elles : ce sont les ventricules latéraux, le IIIe ventricule et le IVe ventricule. Ils communiquent entre eux par les *trous de Monro* (ventricules latéraux et IIIe ventricule), l'*aqueduc de Sylvius* (IIIe ventricule et IVe ventricule). Le IVe ventricule s'ouvre classiquement dans l'espace sous-arachnoïdien par les *trous de Luschka et de Magendie*, dont l'existence est mise en doute.

▪ *Si les voies de circulation sont obstruées, le LCR va s'accumuler entraînant une hydrocéphalie, c'est-à-dire un gonflement des cavités.*

Le liquide céphalorachidien (LCR) ou liquide cérébrospinal (LCS) circule dans cet espace, des plexus choroïdes où il est sécrété jusqu'à l'espace sous-arachnoïdien où il est résorbé par les villosités arachnoïdiennes qui se drainent à leur tour dans les sinus veineux. Le LCR se renouvelle jusqu'à quatre fois par jour.

Le LCR est un liquide clair, paucicellulaire, pauvre en protéines, dont la concentration en glucose est diminuée par rapport à celle du plasma alors que celle en chlore est augmentée. Il a un rôle de protection mécanique en cas de choc ; il élimine les substances dangereuses pour le fonctionnement cérébral ; il permet la diffusion des hormones vers leur site d'action.

▪ *L'alcool, très lipophile, traverse facilement la barrière hématoencéphalique.*

Le système nerveux est isolé par une barrière quasiment étanche qui sépare le sang du LCR et le sang du tissu nerveux : c'est la *barrière hématoencéphalique* que ne traversent que les substances très lipophiles, le glucose et les acides aminés utilisant un système de protéines de transport.

POINTS CLÉS

▶ On distingue le système nerveux central (SNC) (encéphale, moelle spinale) du système nerveux périphérique (SNP).

▶ Le SNP transmet l'information entre le SNC et le reste du corps ; le SNC a un rôle d'intégrateur.

▶ L'information qui arrive de la périphérie au SNC est véhiculée par les nerfs afférents ; l'information qui part du SNC vers la périphérie est véhiculée par les nerfs efférents.

▶ L'encéphale baigne dans le liquide cérébrospinal qui a un rôle de tampon mécanique, d'élimination des substances dangereuses et de diffusion des hormones et des médicaments.

Système somatosensoriel

36

Objectifs

- Connaître les définitions de récepteurs, d'unité sensorielle, de champ récepteur.
- Connaître les modalités du codage sensoriel primaire, de l'organisation des différents réseaux neuronaux et de l'analyse du signal du système nerveux central.
- Connaître les spécificités de ces différents éléments dans les modalités sensorielles suivantes : la somesthésie, l'audition, le système vestibulaire, la vision, le goût, l'odorat.

I. Généralités

Le système sensoriel est une aptitude essentielle du système nerveux permettant de réagir à des stimuli internes ou externes. Ces stimuli sont traduits en signal électrique qui chemine par des voies nerveuses spécifiques jusqu'à des régions spécifiques de l'encéphale chargées de traiter l'information. L'information sensorielle qui atteint la conscience est appelée *sensation* ; la *perception* est la compréhension de la signification de la sensation.

A. Récepteurs

L'information, ou stimulus, du monde extérieur vers le système nerveux existe sous la forme d'énergie (lumière, son, pression…). Cette énergie est transduite par le récepteur en potentiel électrotonique, capable de déclencher un potentiel d'action qui se propage le long du neurone. Les récepteurs existent soit comme extrémité spécialisée du neurone afférent, soit comme cellule spécialisée qui transmettra à son tour l'information au neurone afférent.
Il existe plusieurs types de récepteurs qui répondent de manière spécifique, c'est-à-dire plus facilement à un stimulus donné. Toutefois, si le

stimulus est assez puissant, le récepteur non spécifique y répond, mais toujours par la même modalité sensorielle. Par exemple, si au lieu d'une stimulation lumineuse, la rétine est stimulée par la pression mécanique du doigt sur l'œil de manière importante, le récepteur rétinien y répond par une sensation de lumière blanche.

Le stimulus induit des modifications d'ouverture et de fermeture des canaux ioniques de la membrane spécialisée du récepteur, responsables de modifications des flux ioniques et donc du potentiel de membrane. Ce potentiel de membrane constitue un *potentiel électrotonique* ou *potentiel récepteur* ou *potentiel générateur*. Si le récepteur est la terminaison du neurone afférent, le potentiel générateur induit un courant local qui circule jusqu'à une région où le seuil membranaire est moins élevé ; s'il s'agit d'une cellule spécialisée, le potentiel récepteur induit la libération d'un neurotransmetteur, qui libéré dans la fente synaptique se lie à des sites spécifiques sur le neurone afférent où est engendré le potentiel électrotonique. Lorsque le neurone afférent est dépolarisé jusqu'au seuil, il s'ensuit la génération et la propagation d'un potentiel d'action.

L'extrémité périphérique d'un neurone afférent se divise en plusieurs branches qui se terminent toutes par un récepteur et définissent ainsi l'unité sensorielle. Le champ récepteur d'un neurone afférent correspond à la surface corporelle dont la stimulation provoque l'activité de ce neurone. Les champs récepteurs des neurones afférents se chevauchent de telle sorte que la stimulation d'un seul point active plusieurs unités sensorielles. Dans le SNC, le champ récepteur est plus large car il reçoit les informations de plusieurs afférences primaires, chacune ayant un champ récepteur différent.

B. Codage sensoriel primaire

Il est défini par plusieurs éléments.

1. Modalité

Elle peut être cutanée : température, douleur, pression et tact, ou non cutanée : sens de position des segments du corps dans l'espace, vision, audition, odorat et goût ; tous les récepteurs d'un neurone afférent sont sensibles au même stimulus.

2. Intensité

Elle est déterminée par la fréquence des potentiels d'action et non par leur amplitude. La loi du tout ou rien détermine l'amplitude. En revanche, plus la dépolarisation est grande et plus le seuil est atteint rapidement, plus la fréquence des potentiels d'action est grande. Lors de l'augmentation de l'intensité du stimulus, les autres branches du neurone et leurs récepteurs sont recrutés (sommation spatiale) et commencent à répondre. En effet, les potentiels d'action se propagent sur les branches et rejoignent tous ceux qui arrivent au neurone afférent. Par ailleurs, l'intensité du stimulus est perçue plus grande si le stimulus est au centre du champ récepteur plutôt qu'en périphérie. L'activité neuronale peut être prolongée ou même auto-entretenue : ce sont les *circuits réverbérants* où un neurone envoie une collatérale axonale récurrente excitatrice sur son propre corps cellulaire. Lorsqu'un neurone est stimulé par un potentiel postsynaptique excitateur (PPSE) puis immédiatement par un deuxième provenant du même neurone présynaptique avant que le premier ait disparu, ils s'additionnent et créent une plus grande dépolarisation que ne le ferait un seul potentiel synaptique : ce phénomène est appelé *sommation temporelle*, car les signaux parviennent à la cellule à différents moments ; les potentiels s'additionnent en raison d'un plus grand nombre de canaux ouverts. L'*adaptation* est définie par la diminution de la fréquence des potentiels d'action dans un neurone afférent en dépit du maintien du stimulus à une intensité constante.

3. Localisation

Pour la somesthésie, nous pouvons localiser quelle région du corps a été stimulée (la main ou l'épaule). Pour les autres sens (odorat, goût, vue), c'est l'objet initiant le stimulus que nous localisons. Elle est moins précise si la convergence est grande, si l'étendue du champ récepteur et la surface de chevauchement sont importantes. L'*inhibition latérale* est un mécanisme utilisé par les voies dont l'information est la plus précise. Les fibres d'une voie donnée donnent des branches collatérales qui excitent des neurones inhibiteurs ; ceux-ci inhibent l'activité des neurones qui ne sont que faiblement excités par le stimulus. Ce phénomène permet l'augmentation du contraste car seules les fibres fortement excitées par la stimulation maintiennent leur activité ; le corollaire de ce phénomène est la précision de la transmission du signal.

4. Durée

Elle est fonction de la réponse à un stimulus donné lorsque celui-ci est maintenu constamment. Les récepteurs à adaptation rapide ou *récepteurs phasiques*, répondent très rapidement puis plus du tout : ils ont pour fonction d'indiquer les changements d'application du stimulus. Les récepteurs à adaptation lente ou *récepteurs toniques* signalent les changements lents ou prolongés, comme ceux impliqués dans la posture.

C. Voies sensorielles

Les voies sensorielles ascendantes sont constituées de neurones en série reliés entre eux par les synapses, du récepteur jusqu'au cerveau, et cheminant parallèlement. L'information est véhiculée par des fibres de diamètre plus ou moins gros, myélinisées ou non myélinisées. Leur type, leur provenance et le tissu innervé sont précisés dans le tableau 36.I.

Tableau 36.I. **Classifications des différents types de fibres nerveuses sensorielles**

Type de fibres	Groupe	Sous-groupe	Provenance	Tissu innervé
A	$A\alpha = I$	Ia	Terminaison primaire des fuseaux neuromusculaires	Muscle
		Ib	Organe tendineux de Golgi	Muscle
	$A\beta = II$		Terminaison secondaire des fuseaux neuromusculaires	Muscle
			Récepteur au tact, récepteur de Pacini	Peau
	$A\delta = III$		Terminaison sensible à la pression, à la douleur	Muscle
			Récepteur au tact, à la température, à la douleur	Peau
C	IV		Récepteur à la douleur	Muscle
			Récepteur au tact, à la température, à la douleur	Peau

Lorsque le prolongement central du neurone afférent forme des synapses avec plusieurs interneurones de la moelle spinale (ou de l'encéphale), cela constitue un système *divergent* : la stimulation des fibres afférentes d'un noyau entraîne l'excitation d'un nombre plus grand de fibres efférentes de ce noyau. Si au contraire les prolongements de plusieurs neurones afférents se projettent sur un même interneurone, cela constitue un système *convergent*. Les voies ascendantes qui transmettent l'information d'un seul type de récepteur sont les voies ascendantes spécifiques et passent par le tronc cérébral et le thalamus. Les voies des récepteurs somatiques, de la peau, des muscles squelettiques, des tendons et des articulations, parviennent au cortex somesthésique dans le lobe pariétal. Les voies des récepteurs des yeux vont au cortex visuel dans le lobe occipital et des oreilles au cortex auditif dans le lobe temporal ; les voies des récepteurs olfactifs se rendent à certaines régions limbiques et les voies des récepteurs du goût au cortex pariétal.
Les neurones des voies ascendantes non spécifiques sont activés par des unités sensorielles de divers types. Ils ne transmettent que l'information générale : ce sont des neurones dits polymodaux. Ces voies arrivent à la réticulée et à certaines régions du cortex somesthésique non discriminantes.
L'analyse de l'information est transmise des aires primaires aux aires d'association. Ainsi une lésion des aires sensorielles entraîne une incapacité à reconnaître les formes complexes des objets par la palpation ou *astéréognosie*, une lésion étendue du cortex pariétal droit entraîne une perte de la perception de l'hémi-espace ou l'hémicorps controlatéral appelée *négligence*.
Les facteurs de variation d'analyse de la sensation sont modulés par l'expérience, l'émotion, la personnalité. Un filtre de certaines informations peut être effectué, de même des lésions des circuits neuronaux ou l'administration aiguë ou chronique de drogues peuvent modifier la sensation et la perception.

II. Somesthésie

La somesthésie renseigne sur les sensations provenant de la peau, des os, des muscles, des articulations et des viscères.

A. Récepteurs

On peut les classer en récepteurs transmettant l'information de l'environnement extérieur ou *extérorécepteurs*, de l'environnement intérieur ou *entérorécepteurs* et de la position du corps dans l'espace ou *propriocepteurs*. On peut également les classer en fonction de leur localisation (récepteurs cutanés, musculaires, articulaires et viscéraux).

1. Récepteurs cutanés

Ils sont de deux types.
À terminaison axonale libre, conduisant l'information le long d'axones fins, non myélinisés, les fibres C et Aδ : ce sont les *récepteurs sensibles à la température* et les *nocicepteurs*, récepteurs sensibles à la douleur. Les récepteurs sensibles à la chaleur (30-43 °C) augmentent la fréquence de décharge des potentiels d'action lors d'un réchauffement le long des fibres C et les récepteurs sensibles au froid (20-35 °C) augmentent leur

fréquence de décharge des potentiels d'action lors d'un refroidissement le long des fibres Aδ. La douleur est provoquée par tout stimulus susceptible d'engendrer une lésion tissulaire et active les nocicepteurs. Les conséquences de la perception de la douleur permettent au sujet de protéger la partie blessée du corps et de favoriser la cicatrisation. La douleur s'accompagne de manifestations comportementales comme l'anxiété, un comportement de retrait, une tachycardie par activation du système nerveux sympathique. Les nocicepteurs répondent soit à des stimuli intenses polymodaux mécaniques, des stimuli de température ou chimiques et sont alors véhiculés par les fibres C, soit à des stimuli plus spécifiques comme le pincement ou la piqûre, et sont véhiculés par les fibres Aδ. La libération d'histamine, de bradykinine, de prostaglandines ou d'ions est à l'origine de la dépolarisation. Le seuil peut s'abaisser lors d'une répétition ultérieure du stimulus et les nocicepteurs peuvent décharger de manière spontanée : c'est l'*hyperalgésie* qui traduit une sensation de douleur accrue lors de la répétition de stimuli habituellement peu douloureux. L'*allodynie* est une sensation de douleur accrue à des stimuli habituellement non douloureux.

En structures réceptrices qui conduisent l'information le long d'axones gros et myélinisés, les fibres Aβ :

- les récepteurs de la sensibilité superficielle : les *corpuscules de Meissner* qui répondent au toucher léger et sont essentiels au tact épicritique et qui répondent aux vibrations de basse fréquence (10-50 Hz) ; les *cellules ou disques de Merkel* qui répondent au tact prolongé ;
- les récepteurs de la sensibilité profonde : les *corpuscules profonds de Pacini* que l'on trouve dans les aponévroses, les séreuses, le derme des mains et des pieds, et qui répondent aux déformations mécaniques rapides des tissus et particulièrement aux vibrations de haute fréquence (100-300 Hz) ; les *corpuscules de Ruffini* que l'on trouve dans les couches les plus profondes de la peau, des tissus et dans les capsules articulaires qui répondent également à la pression soutenue et à la position des articulations ; les *récepteurs pileux* qui transmettent le mouvement des poils et aident à localiser la partie du corps qui est stimulée.

Le tact et la pression stimulent des récepteurs à adaptation rapide (toucher, mouvement, vibration) et lente (pression). Les récepteurs à champ récepteur les plus petits se concentrent au bout des doigts. Les corpuscules de Merkel sont à petit champ récepteur et à adaptation lente, les corpuscules de Meissner sont à petit champ récepteur et à adaptation rapide, les corpuscules de Pacini sont à grand champ récepteur et à adaptation rapide, les corpuscules de Ruffini sont à grand champ récepteur et à adaptation lente.

2. Récepteurs musculaires, articulaires et viscéraux

Dans les muscles, les fuseaux neuromusculaires sont sensibles à l'étirement du muscle et les organes tendineux de Golgi sont sensibles à l'augmentation de sa tension. Ils interviennent à un niveau inconscient et permettent le contrôle réflexe de la contraction musculaire, la *proprioception*, qui est le sens de position du corps dans l'espace, et la *kinesthésie*, qui est la sensation du mouvement des parties du corps.

Des nocicepteurs répondant à la pression exercée sur le muscle sont sensibles à certaines substances chimiques libérées localement, en parti-

culier en cas d'ischémie, et transmettent l'influx le long des fibres de type II, III et IV (ou fibres Aβ, Aδ et C).
Dans les articulations, les corpuscules de Pacini (à adaptation rapide) et de Ruffini (à adaptation lente) répondent aux positions extrêmes de l'articulation et transmettent l'influx le long des fibres de type II (ou fibres Aβ). Les nocicepteurs sont surtout sensibles à l'inflammation au sein de l'articulation, et transmettent l'influx le long des fibres de type III et IV (ou fibres Aδ et C).
Dans les viscères, des mécanorécepteurs répondent à la distension de l'organe et les nocicepteurs signalent une lésion.

B. Voies sensorielles

Elles sont composées d'une chaîne de trois neurones que sont les neurones de 1er ordre, de 2e ordre et de 3e ordre. Ils font synapse en des endroits différents du système nerveux en fonction du type de sensibilité véhiculée. On distingue les voies de la *sensibilité superficielle* ou *extéroceptive* :

- tactile épicritique qui permet la discrimination fine, consciente et la localisation de l'information ;
- tactile protopathique qui permet la discrimination grossière consciente conduisant au cortex cérébral et inconsciente conduisant au cervelet ;
- thermique qui apprécie le chaud et le froid ;
- douloureuse ou nociceptive ;
- et les voies de la sensibilité *profonde* ou *proprioceptive*, qui permet d'apprécier le sens de position d'un segment de corps.

Les axones de gros diamètre (Aα et Aβ) empruntent la voie des colonnes dorsales ipsilatérales sans relais dans la moelle jusqu'au tronc cérébral où ils font synapse avec les neurones de 2e ordre ; les fibres de petit diamètre (Aδ et C) contactent les neurones de 2e ordre dans la moelle spinale, que ces derniers traversent pour former dans le cordon latéral controlatéral le *faisceau spinothalamique* qui remonte jusqu'au tronc cérébral.

1. Voie des colonnes dorsales et du lemnisque médian

Les fibres de gros calibre Aα et Aβ du premier neurone qui véhiculent la sensibilité profonde et la sensibilité tactile épicritique gagnent la moelle spinale en empruntant les racines postérieures, puis les cordons postérieurs sans relais jusqu'au bulbe. Le deuxième neurone prend naissance dans le bulbe où il décusse à sa partie inférieure, emprunte le ruban de Reil médian jusqu'au noyau *ventropostérolatéral* du thalamus, entrant ainsi dans la constitution du système *lemniscal*. Les informations cutanées rejoignent la région centrale du noyau ventropostérolatéral du thalamus, tandis que les informations profondes rejoignent la périphérie de ce noyau. La synapse avec le troisième neurone s'effectue dans le thalamus. Il se projette sur l'aire somesthésique primaire située dans le cortex pariétal ascendant, selon une topographie d'homunculus sensitif (fig. 36.1). Le cortex somesthésique primaire S1 est la juxtaposition de colonnes dans lesquelles les neurones appartenant à une même colonne corticale sont activés par le même type de récepteurs et reçoivent leur information de la même zone du corps.

Les informations sont transmises du cortex somesthésique primaire au cortex somesthésique secondaire puis au système limbique indiquant un probable travail de reconnaissance des informations tactiles et enfin aux cortex prémoteur et moteur primaire.

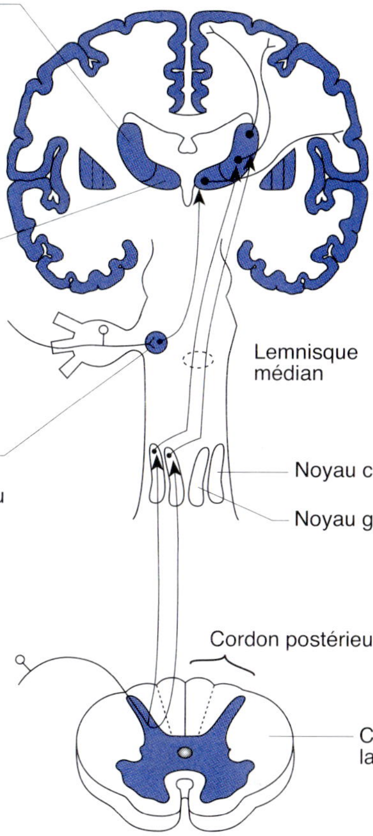

Fig. 36.1
Représentation schématique des voies et des relais du système des colonnes dorsales ou lemnisques médian.

2. Voie spinothalamique

Les voies qui conduisent l'information thermique et douloureuse sont formées de fibres peu myélinisées ou amyéliniques (Aδ et C). Les fibres du premier neurone pénètrent par la racine postérieure jusqu'à la corne postérieure de la moelle où elles font synapse avec le deuxième neurone qui décusse la ligne médiane sur un ou deux segments médullaires plus haut. Elles forment du côté opposé, dans la partie ventrale du cordon latéral, le faisceau *spinothalamique* ou *antérolatéral*. Dans le tronc cérébral certaines fibres vont se terminer dans la formation réticulée (fibres C) puis dans les noyaux intralaminaires du thalamus, la substance grise périaqueducale, le colliculus supérieur et le noyau ventropostérolatéral du thalamus (fibres Aδ). Dans le thalamus ce faisceau fait relais avec le troisième neurone jusqu'au cortex pariétal (fig. 36.2).

V. Audition

L'énergie sonore se transmet par l'intermédiaire des vibrations des molécules dans un milieu. Le milieu le plus répandu est l'air et tout objet susceptible de perturber les molécules d'air peut être la source d'un son. Cette perturbation consiste en des compressions où les molécules sont rapprochées les unes des autres et où la pression est élevée et des raréfactions où les molécules sont plus éloignées les unes des autres. Une onde sonore au cours du temps présente une alternance de pressions : les pressions élevées au moment des compressions et les pressions faibles au moment des raréfactions. La différence de pression des molécules d'air entre les zones de pression détermine l'amplitude de l'onde qui est une mesure de l'intensité du son. Plus la fréquence de vibration est élevée, plus le son est haut. La tonalité d'un son est exprimée en Hertz (Hz) : l'oreille humaine perçoit les fréquences comprises entre 20 Hz-20 000 Hz mais au mieux entre 1 000 Hz-4 000 Hz qui correspondent au registre des conversations. La limite des fréquences supérieures diminue progressivement avec l'âge. Plus l'amplitude est grande, plus le son est fort : l'amplitude d'un son est exprimée en décibels (dB).

▪ *Les motifs sonores répétés sont perçus comme de la musique ; les motifs sonores non répétés sont perçus comme des bruits.*

L'appareil sonore est divisé en trois parties : le conduit auditif externe, l'oreille moyenne et l'oreille interne. Les ondes sonores pénètrent dans le conduit auditif externe de l'oreille, sont amplifiées grâce au pavillon de l'oreille et sont transmises jusqu'à la membrane tympanique. Celle-ci, située à l'extrémité du conduit auditif externe, vibre à la même pression que l'onde sonore, et se creuse à l'intérieur quand la pression augmente au cours d'une zone de compression. Au cours de la zone de raréfaction suivante, la membrane retrouve sa position initiale. La membrane tympanique vibre lentement aux sons de basse fréquence et rapidement aux sons de haute fréquence. La cavité de l'oreille moyenne remplie d'air fait suite à la membrane tympanique. Elle est située dans l'os temporal du crâne. Dans le conduit auditif externe et la cavité de l'oreille moyenne la pression est égale à la pression atmosphérique. Celle-ci est assurée dans l'oreille moyenne par la trompe d'Eustache qui la relie au pharynx. L'orifice de la trompe d'Eustache, normalement fermé, s'ouvre au cours des mouvements de déglutition et de bâillements afin d'équilibrer la pression de l'oreille moyenne avec la pression atmosphérique. Des changements de pression peuvent se produire lors de modifications brutales en altitude (la pression dans la cavité de l'oreille moyenne reste constante si l'orifice de la trompe d'Eustache ne s'ouvre pas, et est responsable alors d'un étirement de la membrane tympanique occasionnant une douleur). Les mouvements du tympan sont ensuite transmis aux osselets de l'oreille moyenne qui transmettent la vibration du son à l'oreille interne où le signal sonore est transduit.

▪ *L'otospongiose est une maladie de la diminution des mouvements de l'étrier et aboutit à une perte de l'audition.*

L'oreille interne est constituée par le limaçon osseux ou cochlée, qui permet l'audition, et l'appareil vestibulaire, qui participe à l'équilibre. Elle est séparée de la cavité de l'oreille moyenne par la *fenêtre ovale*. La chaîne des trois osselets constituée de dehors en dedans par le marteau, l'enclume et l'étrier amplifie les sons reçus de la membrane tympanique jusqu'à la fenêtre ovale. L'énergie sonore est amplifiée à la fois par l'effet de levier des trois osselets et par la diminution de surface considérable entre la membrane tympanique et la fenêtre ovale.

Le muscle de l'étrier ou muscle stapédien protège l'oreille interne en limitant les mouvements de l'osselet. Il est innervé par le VII et l'hyperacousie traduisant une impression de sons d'intensité anormalement élevée peut traduire une atteinte du VII.

Dans la cochlée sont situées les cellules réceptrices de l'audition. Elle s'enroule sur deux tours et demi et de fait ressemble à la coquille d'un limaçon. Le limaçon osseux est divisé en deux sur sa longueur par le canal cochléaire. Ce canal sépare deux compartiments remplis d'un liquide, la *périlymphe* : la *rampe vestibulaire*, à la partie supérieure du canal cochléaire, qui fait suite à la fenêtre ovale et la *rampe tympanique*, à la partie inférieure du canal cochléaire, qui se termine sur la *fenêtre ronde*, deuxième orifice de l'oreille moyenne (fig. 36.4A et B). Ainsi, le canal cochléaire ou rampe médiane, qui contient les cellules sensorielles réceptrices du son ou *organe de Corti*, est entouré des deux rampes vestibulaire et tympanique. Ces deux rampes se rejoignent à l'extrémité du canal cochléaire, à l'hélicotrème, qui est une petite ouverture à l'apex de la spirale cochléaire. La cochlée est limitée par la *membrane de Reissner* qui la sépare de la rampe vestibulaire et par la *membrane basilaire* qui la sépare de la rampe tympanique et par la *strie vasculaire*, qui est responsable de la sécrétion de l'*endolymphe*, liquide dans lequel elle baigne. L'énergie est transmise du tympan à la rampe vestibulaire, puis par l'hélicotrème à la rampe tympanique jusqu'à la fenêtre ronde qui s'incurve à son tour dans l'oreille moyenne. Ces mouvements déplacent la membrane basilaire, support de l'organe de Corti qui comporte les cellules réceptrices de l'audition. Les ondes de pression se propageant dans le canal cochléaire, entraînent la vibration de la membrane basilaire.

Les cellules ciliées de l'organe de Corti sont attachées à la membrane basilaire. Ce sont des mécanorécepteurs pourvus de structures en forme de poils, les stéréocils, et qui transforment l'onde sonore en potentiel récepteur. La stimulation des cellules ciliées est proportionnelle au déplacement de la membrane basilaire. Une cellule ciliée répond de manière préférentielle et engendre un potentiel récepteur maximal à une fréquence donnée de stimulation.

Chaque stéréocil est composé de microfilaments d'actine entrecroisés ; ils sont en contact avec la *membrane tectoriale* qui les recouvre. Quand la membrane basilaire vibre, les cellules ciliées se déplacent par rapport à la membrane tectoriale et les stéréocils fléchissent, ce qui entraîne la déformation de la protéine canal, l'entrée d'ions K^+ dans le stéréocil, la dépolarisation du corps cellulaire qui active un courant Ca^{2+} entrant induisant à son tour un courant sortant d'ions K^+ ; le déplacement des ions résulte en une dépolarisation membranaire et crée un potentiel récepteur.

▪ *Lorsque les cellules ciliées sont lésées par des intensités sonores trop importantes de manière répétée, elles peuvent disparaître.*

La dépolarisation de la cellule ciliée entraîne la libération d'un transmetteur chimique qui active les sites récepteurs des neurones afférents qui sont en contact avec chaque cellule ciliée. Un potentiel d'action est donc généré dans les neurones. Ces neurones forment le nerf cochléaire ou VIIIe paire crânienne dont le corps cellulaire est dans le *ganglion spiral* de l'oreille interne. Les mouvements de la membrane basilaire sont maximaux près de la base de la cochlée pour les sons de haute fréquence, et maximaux près de l'apex pour les sons de basse fréquence : la membrane basilaire se comporte comme un analyseur de fréquence. Chaque fibre répond le mieux à l'intérieur d'une bande de fréquence et d'intensité sonore. Il existe des fibres efférentes provenant du tronc cérébral qui se terminent sur les cellules ciliées et les terminaisons des neurones afférents qui ont un rôle modulateur de la sensibilité au stimulus sonore. Les

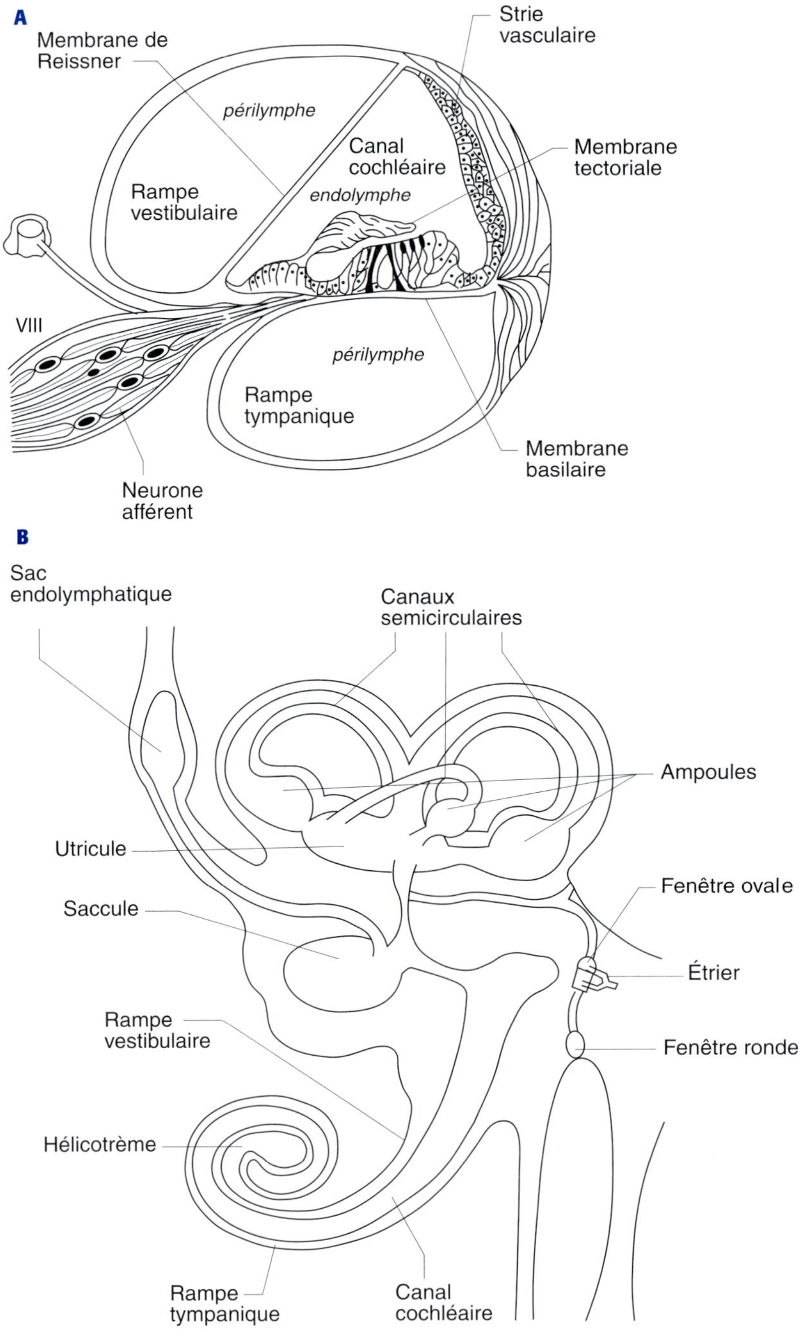

Fig. 36.4
Représentation de l'organe de l'audition (A). Représentation schématique de l'oreille interne (B).

fibres cochléaires afférentes établissent des synapses dans les noyaux cochléaires du bulbe puis les neurones issus de ces noyaux se projettent sur les colliculi inférieurs situés dans le mésencéphale. Ces fibres ascendantes sont bilatérales avec néanmoins une projection préférentielle controlatérale. À partir du tronc cérébral, l'information est dirigée vers les *corps genouillés médians* du thalamus, puis vers les *cortex auditifs* primaire et secondaire situés dans le lobe temporal. Les projections bilatérales, la sensibilité des neurones à l'intensité du stimulus qui provient de chaque oreille et la rapidité avec laquelle il y parvient, déterminent l'orientation du son. L'organisation *tonotopique* des sons en fonction de leur fréquence codée dans l'organe de Corti est conservée. Des colonnes d'isofréquence répondent mieux à une stimulation monoauriculaire de l'oreille controlatérale ou bien à une stimulation biauriculaire.

VI. Système vestibulaire

Les changements de position des membres et du tronc modifient le centre d'équilibre du corps et impliquent le repositionnement de la tête grâce au système vestibulaire ; il coordonne les mouvements de la tête et des yeux pour fixer l'image sur la rétine ; il participe au tonus musculaire et à la posture. L'ensemble de ces modifications est perçu par les cellules ciliées de l'appareil vestibulaire situé dans l'oreille interne. Ce dernier est composé d'une série de tubes membraneux remplis de liquide, l'*endolymphe*, reliés les uns aux autres et au canal cochléaire : ce sont trois *canaux semicirculaires* membraneux et deux renflements que sont l'*utricule* et le *saccule*. Ils sont eux-mêmes entourés de périlymphe. Les canaux osseux logeant la cochlée d'une part et l'appareil vestibulaire d'autre part constituent le *labyrinthe*. Les canaux semicirculaires sont connectés à l'utricule lui-même connecté au saccule qui communique avec la cochlée ce qui permet la circulation de l'endolymphe (fig. 36.4B).
Les canaux semicirculaires osseux logent les canaux semi-circulaires membraneux qui détectent l'accélération angulaire au cours de la rotation de la tête selon trois axes perpendiculaires. Ils se terminent dans l'*ampoule*, renflement situé à l'extrémité de chacun des trois canaux. Le plancher de l'ampoule contient une crête de cellules ciliées spécialisées, la *crête ampullaire*, dont le sommet est recouvert par une masse gélatineuse, la *cupule*. Lorsque la tête se déplace, les structures osseuses, membraneuses des canaux semicirculaires et les cellules ciliées se déplacent avec elle. L'endolymphe a une certaine inertie qui résulte par conséquent d'un mouvement de la cupule dans l'ampoule, un fléchissement des cils et ainsi une stimulation des cellules ciliées. Lorsque le mouvement est constant l'endolymphe se déplace avec le reste des autres structures et les cils reprennent leur position originelle. Aussi, on comprend bien qu'ils ne soient stimulés qu'aux changements de position.
L'accélération linéaire dans les plans horizontal et vertical et l'inclinaison de la tête par rapport à la verticale sont détectées dans l'utricule et la saccule situés dans le *vestibule*, cavité qui sépare les canaux semi-circulaires de la cochlée. Les cellules réceptrices de la *macula* de l'utricule et la saccule sont des mécanorécepteurs sensibles au déplacement des cils. Les cils sont couverts d'une substance gélatineuse dans laquelle de petites pierres, les *otolithes* (de carbonate de calcium) sont enfouis. Ces cristaux denses de carbonate de calcium rendent la membrane otolithique plus pesante. Cette substance et les otolithes qui la composent se déplacent, lors de toute accélération linéaire, contre les cellules ciliées ; les cils fléchissent et les cellules réceptrices sont stimulées.
Les cellules ciliées sont sensibles à la vitesse et à l'intensité du stimulus ; chaque récepteur répond à une direction donnée par le sens de fléchissement du cil. Quand un cil fléchit dans une position donnée, la cellule se dépolarise. Quand le cil fléchit dans une direction opposée, la cellule

s'hyperpolarise. La fréquence des potentiels d'action des axones qui font synapse avec ces cellules ciliées dépend de ces paramètres. Lorsque le cil est fléchi, la membrane apicale est déformée ce qui augmente le flux d'ions potassiques entrants qui dépolarise la cellule ciliée, créant un flux entrant d'ions Ca^{2+} et la libération d'un transmetteur chimique, qui active les terminaisons neuronales qui établissent des synapses avec les cellules ciliées. Un mouvement inverse des cils hyperpolarise la cellule en réduisant le flux entrant de K^+.

Les cellules ciliées de la crête ampullaire et des macula sont innervées par des cellules bipolaires dont le corps cellulaire se trouve dans le *ganglion de Scarpa* situé dans le conduit auditif interne. L'information circule le long des axones qui rejoignent les neurones de la branche du nerf VIII cheminant avec les neurones qui véhiculent l'information auditive. À la jonction du bulbe et de la protubérance, le nerf fait relais dans quatre noyaux vestibulaires. Sur ceux-ci arrivent des projections afférentes du cervelet et du cortex modulant leur activité. L'information est transmise le long d'une voie polyneuronale à une aire du cortex pariétal près de la représentation de la face et est intégrée avec l'information proprioceptive provenant des articulations, des tendons, de la peau permettant ainsi le sens de la posture et du mouvement ; elles émettent des projections vestibulocérébelleuses vers les noyaux moteurs oculaires extrinsèques (réflexes oculovestibulaires) et des projections commissurales qui coordonnent l'activité vestibulaire des côtés droit et gauche ; il existe enfin des projections descendantes spinales qui facilitent l'activité des motoneurones des muscles extenseurs et inhibent l'activité des muscles fléchisseurs.

L'information vestibulaire permet donc la fixation des globes oculaires avec les mouvements de la tête ; elle participe aux mécanismes réflexes permettant la position debout ; elle transmet au thalamus, puis au cortex, l'information qui va être analysée comme une sensation consciente de la position et de l'accélération du corps.

VII. Odorat

Les cellules réceptrices de l'odorat sont des chémorécepteurs sensibles aux variations chimiques externes. Elles sont situées dans la muqueuse olfactive, qui sécrète du mucus, dans la partie supérieure des fosses nasales. Les cellules réceptrices ne sont pas des cellules distinctes mais des neurones afférents spécialisés ; leur corps cellulaire possède un élargissement à partir duquel plusieurs prolongements en forme de cils se projettent sur la muqueuse olfactive. Les axones amyéliniques de ces neurones constituent le nerf olfactif (I) qui se projette sur le bulbe olfactif ipsilatéral de l'encéphale en pénétrant le crâne par de petites perforations qui forment la *lame criblée de l'ethmoïde*. Les molécules odorantes une fois dans le nez se dissolvent dans le mucus qui recouvre les cellules réceptrices avant de se lier sur les sites récepteurs des cils olfactifs par l'intermédiaire de molécules liant les odeurs. Celles-ci se fixent sur une protéine réceptrice transmembranaire située sur un cil olfactif de type protéine G. L'une des voies utilisée est l'activation d'une adénylate cyclase qui induit la production d'AMPc et l'ouverture de canaux sodiques dépolarisant la cellule, à l'origine d'un potentiel récepteur puis d'un potentiel d'action qui se propage le long de l'axone. L'autre voie utilisée est l'activation de la phospholipase C qui induit la production d'inositol triphosphate

(IP3), l'ouverture de canaux calciques et la dépolarisation de la cellule. Chaque récepteur est sensible à plusieurs substances différentes. La reconnaissance des odeurs semble obéir à un profil d'activité de plusieurs neurones, plutôt qu'à un stimulus spécifique d'un seul type de neurones.

La réponse est analysée dans les lobes olfactifs situés à la face interne des lobes frontaux du cortex cérébral et dans le cortex limbique qui rend compte des liens forts entre l'odorat et la mémoire.

La discrimination olfactive dépend de l'état de la muqueuse olfactive, du degré d'attention, de l'appétit, du sexe, de la présence d'un tabagisme, de l'âge.

L'olfaction se dégrade avec l'âge principalement en raison de la détérioration de l'épithélium olfactif.

- *La perte de l'odorat ou anosmie correspond à une perte du transport de la molécule odorante (affections périnasales) ou à une lésion des cellules sensorielles ou de leurs axones (traumatisme crânien déplaçant l'encéphale et sectionnant les nerfs au niveau de la lame criblée ou bien tumeurs cérébrales comprimant le bulbe olfactif).*

VIII. Goût

Les récepteurs du goût sont des chémorécepteurs qui répondent à des variations chimiques externes. Ils agissent sur la recherche de nourriture et l'évitement des substances dangereuses mais aussi sur l'appétit, la salivation et les sécrétions gastriques.

L'organe sensoriel constituant le goût est composé de récepteurs spécialisés que sont les bourgeons gustatifs situés sur les papilles de la face dorsale de la langue mais aussi sur le voile du palais, l'épiglotte, le larynx, le pharynx et le tiers supérieur de l'œsophage. Les quatre sensations principales sont le salé, le sucré, l'amer et l'acide codées par un mécanisme de transduction différent. Il existe des différences régionales des seuils gustatifs. La pointe de la langue est la plus sensible au sucré et au salé ; la partie postérieure de la langue et le voile du palais sont plus sensibles aux substances acides et amères. Ces cellules réceptrices sont polylobées comme une orange. Leur pôle supérieur est en contact avec le liquide de la bouche par un pore. La transduction s'effectue par l'intermédiaire de la liaison des substances sapides aux récepteurs situés sur les villosités à l'intérieur des petits pores. La transduction du sucré ressemble à celle des substances odorantes par l'activation d'une protéine G couplée à l'adénylate cyclase, et celle du goût amer par l'activation d'une protéine G couplée à la phospholipase C. La transduction du goût salé se fait par une diffusion et un flux entrant des ions Na^+ qui dépolarise la cellule, augmente la concentration intracellulaire en ions Ca^{2+} et provoque la libération d'un neurotransmetteur qui active les axones afférents faisant synapse avec la cellule réceptrice. Le goût acide est déclenché par la fermeture des canaux K^+ qui dépolarise la cellule et induit la libération d'un neurotransmetteur.

Les bourgeons gustatifs sont innervés par les nerfs trijumeau (V), facial (VII), glossopharyngien (IX) et vague (X). De manière schématique les deux tiers antérieurs de la langue sont innervés par la *corde du tympan*, branche du VII et le tiers postérieur de la langue par le IX. Les prolongements centraux de ces nerfs arrivent dans le noyau du faisceau solitaire du bulbe ; les neurones de second ordre se rendent sans croiser jusqu'au noyau ventropostéromédian (VPM) du thalamus. Les neurones de troisième ordre se projettent sur le cortex gustatif primaire dans le cortex pariétal, près de la représentation de la région de la bouche dans le cortex somesthésique et orbitofrontal. Les sensations différentielles correspondent plus vraisemblablement à un profil de décharge, car la plupart des neurones gustatifs sont activés par des stimuli différents. Les intercon-

- *La perte totale du goût est l'agueusie.*

nexions avec l'odorat jouent un rôle dans la reconnaissance de ces saveurs, car cette discrimination disparaît ou s'atténue fortement quand l'odorat est perturbé.

POINTS CLÉS

- Les stimuli sensoriels sont traduits en potentiel électrique qui chemine le long de voies nerveuses spécifiques, en fonction de la modalité sensorielle véhiculée (somesthésie, vision, audition, équilibre, odorat, goût) après activation de terminaisons nerveuses libres ou de récepteurs spécialisés.
- La durée du stimulus, son intensité, sa modalité et sa localisation sont codées de manière très précise.
- La somesthésie est constituée de voies sensorielles à 3 neurones, dont le 1er relais se fait dans le bulbe pour le système lemniscal et dans la corne postérieure pour le système extralemniscal.

37 Mouvement

- I. Réflexes
- II. Centres moteurs cérébraux et voies descendantes
- III. Voies non pyramidales

Objectifs

- Connaître les différents éléments composant le réflexe myotatique monosynaptique et leurs conditions de mise en jeu.
- Comprendre les différences d'organisation et de fonction des différents types de cortex et leur hiérarchie d'activation (cortex primaires et associatifs).
- Connaître les différents éléments de la voie corticospinale et comprendre l'organisation parallèle des voies non pyramidales spinales.
- Comprendre que les noyaux gris centraux ont un rôle dans l'initiation du mouvement et le cervelet dans la précision du mouvement sans rôle direct sur la force motrice.

Pour réaliser correctement un mouvement, il faut que :

- les effecteurs de la réponse motrice (nerfs moteurs et muscles) soient fonctionnels ;
- l'activité de ces effecteurs soit correctement coordonnée par les centres nerveux encéphaliques (cortex, noyaux gris profonds et cervelet) ;
- le mouvement ainsi engendré soit contrôlé grâce aux informations sensorielles qui renseignent le centre nerveux à chaque instant sur la réalisation du mouvement.

On distingue classiquement le *mouvement volontaire* du *mouvement involontaire* ou encore *automatique* ou *réflexe* ou *inconscient*, mais les deux types de mouvement participent pour une part à toute action, comme la conduite automobile par exemple.

L'ordre du mouvement volontaire est émis dans le cortex au niveau de régions non précisément identifiées mais en partie impliquées dans l'émotion et la mémoire. Puis il est transmis à des régions de niveau intermédiaire : le cortex moteur cérébral, les noyaux gris centraux, le cervelet et le tronc cérébral dont les actions coordonnées vont permettre l'exécution du mouvement. Ces régions reçoivent également les afférences provenant des récepteurs des muscles, des tendons, des articulations, de la peau, de l'appareil vestibulaire, des yeux, quant à la position du corps qui reçoit l'ordre de se mouvoir. Le programme moteur peut alors se dérouler. L'information est transmise par les voies descendantes aux motoneurones qui seront activés. Au fur et à mesure que s'exécute le mouvement, les régions de commande de niveau intermédiaire continuent de recevoir les informations du niveau inférieur les renseignant sur

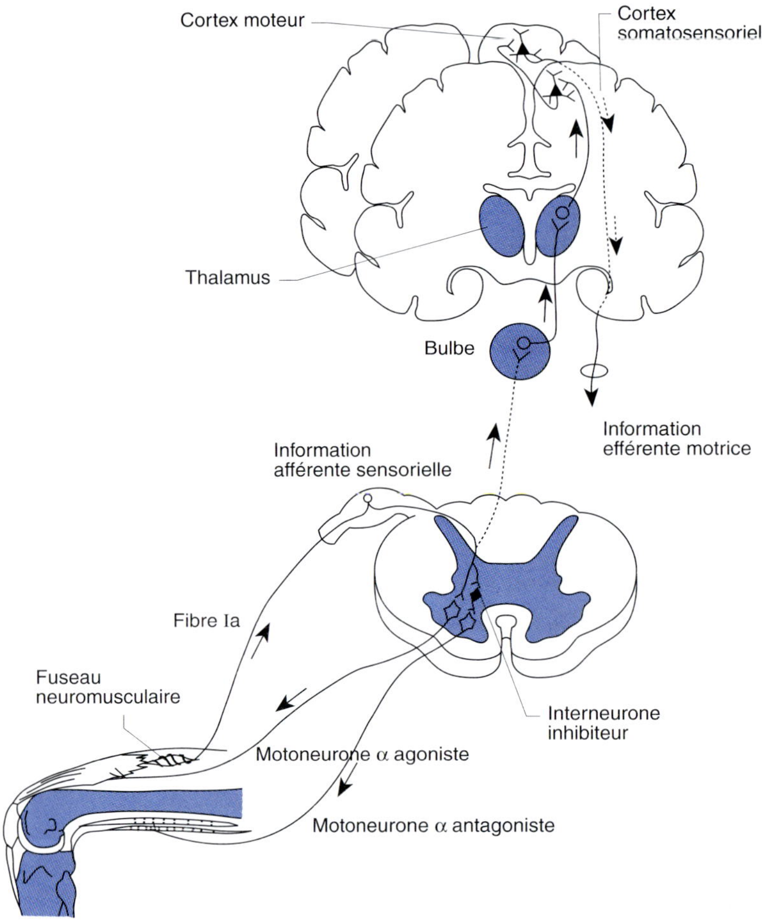

Fig. 37.2
Représentation schématique des voies impliquées dans le réflexe myotatique et son contrôle suprasegmentaire.

Ainsi, les interneurones sont des éléments intégrateurs importants : ils peuvent recevoir des afférences facilitatrices ou inhibitrices mais avoir eux-mêmes une fonction inhibitrice ou excitatrice.

Lorsque le muscle se contracte, les fibres intrafusales se relâchent, les récepteurs d'étirement du fuseau neuromusculaire ne sont plus stimulés et cessent d'engendrer des potentiels d'action. Tant que la contraction dure, il n'y a plus d'information au sujet de la longueur du muscle ; pour empêcher cette perte d'information, les deux extrémités de chaque fibre intrafusale se contractent au cours du raccourcissement des fibres extrafusales : ainsi la tension est maintenue au centre des fibres intrafusales où se situent les récepteurs d'étirement.

■ *Les fibres intrafusales ne contribuent pas à la force du muscle car elles sont trop peu nombreuses et ne contiennent quasiment pas d'actine ou de myosine dans leur partie centrale.*

La contraction est réalisée en réponse à l'activation des *motoneurones gamma* (γ) (fibres Aγ), plus petits que les motoneurones alpha (α) (fibres Aα).

Ce mécanisme permet aux fibres intrafusales d'être toujours prêtes à fonctionner quelle que soit la longueur du muscle. Le système γ agit comme une boucle de rétroaction permettant au système nerveux de connaître de façon continue l'état des muscles même si la tension et la longueur changent au cours du mouvement. Les deux types de motoneurones gamma (γ) et alpha (α) sont toujours coactivés. Ils libèrent de l'acétylcholine au niveau de la synapse avec les fibres intrafusales et extrafusales respectivement.

B. Réflexe myotatique inverse ou inhibition autogénique

Il existe un autre système de récepteurs qui informe en permanence sur la tension subie par le tendon lorsque le muscle se contracte. Cette tension varie selon la longueur du muscle, la charge exercée et la fatigue du muscle. Ces récepteurs sont les *organes tendineux de Golgi*, qui sont près du point d'insertion musculaire dans les tendons. Les terminaisons des fibres nerveuses afférentes sont enroulées autour de faisceaux de collagène dans le tendon. Au repos, ces faisceaux sont fléchis ; au cours de la contraction des fibres musculaires extrafusales, le tendon est étiré, ainsi que les faisceaux, ce qui excite les terminaisons sensorielles ; les organes tendineux de Golgi sont alors activés, déchargent leur potentiel d'action qui se propage le long des branches des neurones afférents de type Aα (fig. 37.1B)). L'information est transmise d'une part à la moelle et d'autre part aux centres sus-jacents. Au niveau médullaire d'une part, ils excitent un interneurone inhibiteur, qui inhibe les motoneurones du muscle dont proviennent les fibres Aα, ce qui aboutit au relâchement du muscle contracté, d'autre part ils excitent un interneurone activateur des motoneurones du muscle antagoniste ce qui aboutit à sa contraction. Cette *innervation réciproque* est l'inverse de celle qui se produit par les afférences des fuseaux neuromusculaires. Ce réflexe est appelé *réflexe myotatique inverse*. Il s'agit d'un réflexe disynaptique. Il a un rôle de protection contre les conséquences néfastes d'un excès de tension.

C. Réflexes de flexion et d'extension croisée

Ces réflexes de flexion sont des réflexes induits par la stimulation cutanée sensorielle de la peau d'un membre : la stimulation cutanée douloureuse active les motoneurones des muscles fléchisseurs ipsilatéraux et inhibe les motoneurones des muscles extenseurs ipsilatéraux. Les récepteurs musculaires, articulaires ou viscéraux peuvent également être impliqués. On les appelle encore *réflexes nociceptifs* ou *réflexes de défense* dont la fonction est d'éloigner la partie du corps qui est soumise au stimulus douloureux. Ce même stimulus a un effet inverse sur les muscles controlatéraux : il provoque l'activation des muscles extenseurs et l'inhibition des muscles fléchisseurs. C'est le *réflexe d'extension croisée*. Par exemple, lorsqu'un stimulus douloureux est appliqué sur la plante du pied droit, ce réflexe permet l'extension du membre inférieur gauche qui ainsi supporte une plus grande partie du poids corporel. C'est un *réflexe polysynaptique* car il met en jeu des projections intersegmentaires des neurones de la corne postérieure *ipsilatérales* à la stimulation douloureuse, et des interneurones qui traversent la ligne médiane pour innerver les motoneurones de la corne antérieure *controlatérale*.

II. Centres moteurs cérébraux et voies descendantes

A. Cortex sensorimoteur

Le cortex sensorimoteur est la partie du cortex impliquée dans la régulation des mouvements. Il comprend :

- le *cortex moteur primaire* (MI), situé à la face postérieure du lobe frontal et en avant de la scissure de Rolando ;
- le *cortex prémoteur* ou *aire prémotrice* situé immédiatement en avant ;
- l'*aire motrice supplémentaire* (MII) située à la face interne du lobe frontal ;
- le *cortex somesthésique primaire* (SI) situé en arrière de la scissure de Rolando et donc du cortex moteur primaire ;
- le *cortex associatif secondaire* situé dans le lobe pariétal immédiatement en arrière de SI.

Il existe une somatotopie des neurones du cortex moteur primaire en fonction des régions du corps qu'ils activent, l'homunculus moteur. Les neurones de projection donnent naissance aux neurones du faisceau pyramidal ou corticospinal. L'aire motrice primaire reçoit les projections du cortex prémoteur et de l'aire motrice supplémentaire.

■ *Le cortex pariétal postérieur est le carrefour d'informations sensorielles multiples, somesthésiques, proprioceptive, vestibulaire, visuelle et auditive qui permet au sujet d'avoir en tête la perception de son corps dans l'espace et de permettre l'activité volontaire rapide et coordonnée.*

Dans l'aire prémotrice, les neurones interviennent dans des schémas plus complexes comme adapter la vitesse du mouvement, passer d'une tâche à une autre ou encore coordonner les membres. C'est également un relais de l'information, en provenance, en particulier, des aires sensorielles associatives qui analysent la position d'un segment de membre dans l'espace.

Ces régions ne sont pas le déclencheur de l'action mais sont déjà un relais d'intégration. Au moyen d'électrodes placées sur le cuir chevelu, on peut déceler un potentiel d'intention dans l'aire motrice supplémentaire 800 ms avant un mouvement volontaire, puis un potentiel moteur dans le cortex moteur primaire 55 ms avant le mouvement. Au cours de l'intervalle entre ces deux potentiels, les structures sous-corticales impliquées dans le mouvement s'activent. Les fibres du cortex prémoteur se projettent dans le cortex moteur primaire et, en accord avec les afférences sensorielles et visuelles du cortex pariétal postérieur et avec les projections corticoréticulaires qui permettent les mouvements de la musculature axiale et proximale, règlent le programme moteur pour la coordination des mouvements du torse, des membres supérieurs et des doigts.

L'aire motrice supplémentaire comme le cortex prémoteur influence les mouvements volontaires par ses projections corticales sur le cortex moteur primaire. Le cortex prémoteur contrôle la musculature axiale ou engendre les mouvements proximaux bilatéraux. Il est possible que l'aire motrice supplémentaire ou cortex MII « répète » avant MI le programme moteur que ce dernier est sur le point d'exécuter.

Une lésion du cortex moteur primaire produit une parésie, ou faiblesse musculaire, dont l'importance et la localisation dépendent du niveau de l'atteinte. En général, les muscles proximaux des membres et du tronc sont peu touchés car ceux-ci dépendent aussi en partie du contrôle du cortex prémoteur. Une lésion du cortex prémoteur provoque une parésie des mouvements axiaux et bilatéraux ; une lésion de l'aire motrice supplémentaire produit une altération de la séquence d'événements planifiés et dirigés vers un but.

B. Voies descendantes pyramidales

La voie corticospinale ou pyramidale transmet l'information du cortex cérébral aux motoneurones et aux interneurones qui exercent directement leur activité sur eux. Les mouvements volontaires sont sous la dépendance de ce faisceau corticospinal.
Les fibres corticospinales descendent par le bras postérieur de la capsule interne pour former le faisceau pyramidal à la face antérieure du bulbe, puis environ 80 % des fibres croisent la ligne médiane par la décussation pyramidale et forment, dans le cordon dorsolatéral de la moelle, le faisceau corticospinal latéral. Les neurones de l'hémisphère droit régissent ainsi les muscles squelettiques de l'hémicorps gauche. Les 20 % des fibres restantes descendent dans le cordon ventral sans croiser la ligne médiane : c'est le faisceau corticospinal ventral. La majeure partie de ces fibres descendantes se termine sur les interneurones impliqués dans la réalisation de l'arc réflexe influençant les motoneurones alpha. Près de 60 % des fibres viennent du cortex moteur primaire, 20 % du cortex prémoteur, et 20 % des aires corticales somesthésiques. Les projections issues du cortex moteur se terminent dans la partie ventrale de la corne ventriculaire de la substance grise, alors que les projections issues du cortex somesthésique se terminent dans la corne dorsale afin de moduler les influx afférents. Le faisceau pyramidal est particulièrement impliqué dans le contrôle des muscles distaux et surtout de ceux des membres supérieurs. Ainsi une lésion de cette voie donne une paralysie qui prédomine sur la main. L'influx descendant moteur a pour effet de limiter l'influence des systèmes afférents, sensoriels, sur les aires de régulation motrices locales ou cérébrales.
La voie corticobulbaire accompagne les fibres corticospinales ; les fibres proviennent du cortex sensorimoteur et descendent jusqu'au bulbe rachidien. Elles gouvernent directement, ou par l'intermédiaire d'interneurones, les motoneurones innervant les muscles oculomoteurs, les muscles de la face, de la langue et de la gorge.

III. Voies non pyramidales

Ces voies non pyramidales interviennent dans le mouvement à des degrés divers :

- les voies non pyramidales spinales coordonnent en permanence le vestibule, les voies visuelles et le système proprioceptif ;
- les noyaux gris centraux interviennent dans l'initiation du mouvement, le tonus musculaire et la posture ;
- le cervelet intervient dans la précision du mouvement, la balistique ou l'adéquation du mouvement à la cible et la posture.

A. Voies non pyramidales spinales

La voie pyramidale est complétée par d'autres systèmes naissant du tronc cérébral et dont les axones se projettent sur les neurones médullaires. Ces voies sont issues de trois groupes de noyaux du tronc cérébral. La *formation réticulée* commande les muscles axiaux (tronc et cou) et la partie proximale des membres (épaules et hanches) et maintient la posture du corps contre la gravité. Elle donne naissance au faisceau réticulospinal. Elle coordonne son activité avec les fibres issues des noyaux vestibulaires (muscles antigravitaires et mouvements de la tête et du cou) qui donnent naissance au faisceau vestibulospinal. Ces deux faisceaux, avec le faisceau tectospinal (qui se termine sur des interneurones de la moelle cervicale et est impliqué dans les mouvements de la tête et des yeux) se projettent sur les neurones du groupe médian de la moelle et contrôlent les mouvements axiaux et de la posture : ils appartiennent au système descendant médian.

Enfin le *noyau rouge* est constitué d'une partie parvocellulaire et d'une partie magnocellulaire qui donne naissance à la voie rubrospinale. Il existe une représentation somatotopique des muscles du corps dans cette zone cependant moins précise que pour le cortex moteur. Cette voie est impliquée dans les mouvements fins distaux et les mouvements de flexion. Ses fibres se projetant sur les interneurones de la corne latérale : elle appartient au système latéral descendant.

Il existe une redondance entre les voies pyramidales corticospinales et les voies non pyramidales spinales, ce qui explique qu'une perte de fonction d'une voie peut en partie être compensée par l'autre.

B. Cervelet

Le cervelet influence le comportement moteur sans avoir de rôle sur l'initiation du mouvement. Il reçoit des informations des autres voies motrices et des afférences sensorielles proprioceptives lui permettant de réguler la précision du mouvement. Il compare ce que les muscles sont en train de faire à ce qu'ils devraient faire, et envoie des messages de rectification rendant possible l'exécution des mouvements sans à coup, c'est-à-dire sans *dysmétrie*. Il a également pour fonction de réguler le tonus postural et permet l'apprentissage moteur.

Le cervelet est relié au tronc cérébral par les pédoncules cérébelleux supérieurs, moyens et inférieurs. Sur le plan sagittal, on peut le diviser en trois lobes qui sont d'avant en arrière les lobes antérieur, postérieur et flocculonodulaire. Ce dernier est étroitement associé au système vestibulaire ; sur le plan coronal, on peut le diviser en deux hémisphères cérébelleux latéraux séparés au milieu par le vermis. Le cortex cérébelleux est formé d'une structure plissée et recouvre la substance blanche sous-jacente qui contient les noyaux cérébelleux profonds : ce sont de la partie médiale à la partie latérale les noyaux fastigial, interposé (globuleux, emboliforme) et dentelé (fig. 37.3A). Le vermis contrôle les mouvements des muscles axiaux (cou, hanches, épaules, muscles du tronc) ; la partie intermédiaire des hémisphères cérébelleux contrôle le fonctionnement des muscles distaux des membres et la partie latérale des hémisphères cérébelleux est impliquée dans la planification des centres moteurs. Il existe une représentation somatotopique du corps dans le vermis et la partie intermédiaire des hémisphères cérébelleux mais qui est moins précise que celle du cortex sensorimoteur.

Il existe trois types d'afférences au cervelet :

- vestibulaire se projetant sur le lobe floculonodulaire ;
- des noyaux du pont ou protubérance se projetant sur les hémisphères cérébelleux ;

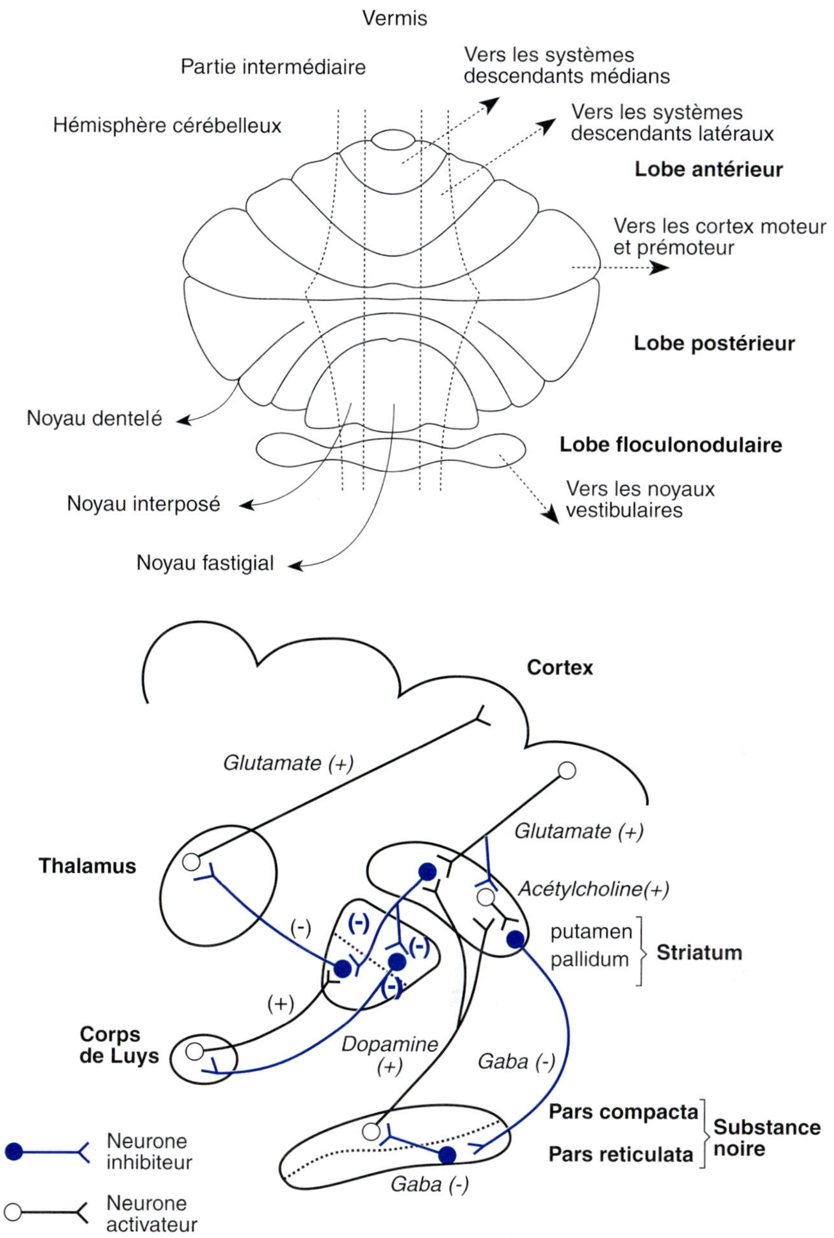

Fig. 37.3
Représentation schématique de l'organisation du cervelet et de ses connexions avec ses noyaux profonds (vue de dessus) (A). Représentation schématique des voies nigro-striées (B).

- spinale se projetant sur le vermis et constituant le faisceau spinocérébelleux, dont les fibres sont issues des récepteurs des fuseaux neuromusculaires, des organes tendineux de Golgi mais aussi articulaires, et dont la vitesse de conduction très rapide permet au cervelet d'être aussitôt informé de ses afférences, et ainsi de rétablir l'équilibre.

Le cortex cérébelleux est constitué de trois couches et, contrairement au cortex cérébral, ne montre pas de différence régionale avec de dehors en dedans la couche moléculaire, la couche des cellules de Purkinje et la couche des cellules granulaires. Les principales cellules du cervelet sont les cellules de Purkinje qui sont les neurones efférents de transmission gabaergique inhibitrice et qui se projettent sur les noyaux cérébelleux profonds. L'organisation histologique des différents types cellulaires du cervelet est décrite dans l'ouvrage *Histologie, les tissus* dans la même collection.

Les efférences du cervelet passent par les noyaux cérébelleux, exceptés les neurones du lobe floculonodulaire qui se rendent directement dans les noyaux vestibulaires latéraux dont ils reçoivent l'influx afférent. Ils contrôlent les muscles axiaux et proximaux du corps ainsi que les mouvements oculaires.

Les neurones issus du vermis reçoivent l'information afférente des influx vestibulaire et spinal et leurs efférences se rendent *via* le noyau fastigial dans le système médian descendant moteur. Les neurones de la région paravermienne ou partie intermédiaire des hémisphères cérébelleux latéraux reçoivent l'information afférente des influx spinaux et trigéminaux et les neurones efférents font relais dans les noyaux interposés puis dans le noyau rouge formant le faisceau rubrospinal pour se projeter dans la moelle formant le système latéral descendant moteur. Ces deux types d'efférences ont un rôle dans l'exécution motrice.

Enfin, les neurones issus de la partie la plus latérale des hémisphères cérébelleux reçoivent l'information afférente des noyaux pontiques qui relaient l'information du cortex cérébral. Les neurones efférents font relais dans le noyau dentelé puis dans le noyau thalamique ventrolatéral jusqu'aux cortex moteur et prémoteur. Ils influencent ainsi la préparation et l'initiation du mouvement. Le cervelet, au moment opportun, envoie un message inhibiteur au cortex moteur afin d'arrêter l'activité des muscles agonistes, de déclencher l'activité des muscles antagonistes, et d'arrêter le mouvement lorsque celui-ci atteint son but.

C. Noyaux sous-corticaux

Ils sont nombreux et sont situés dans la partie ventrale du cerveau antérieur. Nous n'illustrerons que le rôle de certains d'entre eux : le *striatum*, qui associe le *noyau caudé* et le *putamen* et le *globus pallidus* ou pallidum, subdivisé en pallidum externe et pallidum interne, qui forme avec le putamen le *noyau lenticulaire*. Ces noyaux reçoivent des afférences de la substance noire ou *locus niger* situé dans le mésencéphale. La substance noire comprend deux parties : la pars compacta composée de neurones dopaminergiques et la pars reticulata composée de neurones gabaergiques. Nous ne décrirons que deux voies de ce système extrêmement complexe : la voie cortico-striato-pallido-thalamo-corticale et la voie nigrostriée dont la dégénérescence est responsable de la *maladie de Parkinson*.

Les projections corticostriées (c'est-à-dire du cortex vers le striatum) sont glutamaergiques et excitatrices. Le striatum est composé de neurones gabaergiques inhibiteurs et de neuropeptides modulant leur effet. Ses fibres se projettent sur le pallidum dont les neurones efférents sont également gabaergiques, puis dans les noyaux ventral antérieur et latéral du thalamus, puis de nouveau dans le cortex cérébral. Cette boucle aurait une fonction de rétroaction négative sur le thalamus et le cortex.

Les neurones de l'aire motrice supplémentaire activent le striatum par la voie glutamaergique corticostriée. Les neurones GABAergiques striés inhibent à leur tour les neurones GABAergiques du Globus Pallidus interne et la pars reticulata. La diminution d'activité de ces neurones GABAergiques permet la levée d'inhibition des noyaux du thalamus et ainsi d'augmenter leur activité. Ils se projettent sur les neurones du cortex prémoteur ce qui permet l'initiation du mouvement. La voie nigrostriée a une importance considérable : les fibres issues de la pars compacta du locus niger se projettent sur le striatum, en libérant de la dopamine et facilitent cette voie dite « voie directe ». Au cours de la maladie de Parkinson, liée à une dégénérescence de la substance noire, les neurones issus de la pars compacta, qui normalement se projettent sur le striatum disparaissent progressivement. La « voie indirecte » est alors privilégiée : elle conduit à l'augmentation des influx inhibiteurs au pallidum externe qui résulte en une diminution de l'activité inhibitrice sur le noyau sous-thalamique, ce qui conduit à l'augmentation de son influence excitatrice sur le pallidum interne. Celui-ci augmente l'inhibition qu'il exerce sur le thalamus, causant une réduction de l'influence excitatrice sur le cortex cérébral. Ceci explique le ralentissement observé chez les patients parkinsoniens (voir fig. 37.3B).
Ces noyaux gris centraux sont également impliqués dans l'apprentissage des tâches motrices et le fonctionnement intellectuel.

■ *On améliore les symptômes de la maladie de Parkinson en administrant au patient de la L-Dopa qui passe la barrière hématoencéphalique, est convertie en dopamine et pallie le déficit des neurones de la substance noire. On peut aussi administrer une enzyme inhibitrice de la dégradation de la dopamine. La pallidotomie ou lésion du pallidum interne diminue l'hypokinésie et le tremblement parkinsonien.*

POINTS CLÉS

▶ Le réflexe myotatique est le seul réflexe monosynaptique ; il s'oppose à l'étirement du muscle. Le réflexe myotatique inverse est un réflexe polysynaptique qui a un rôle de protection contre les conséquences néfastes d'un excès de tension.

▶ La force motrice, l'initiation, la coordination et la précision du mouvement sont sous la dépendance du cortex sensorimoteur, des noyaux gris centraux et du cervelet. Les principaux neurotransmetteurs impliqués sont le glutamate et la dopamine.

38 Fonctions supérieures

Objectifs

- Connaître les définitions d'état de conscience, d'attention, de motivation.
- Savoir interpréter les différents éléments d'un électroencéphalogramme et les différentes phases du sommeil. Connaître les définitions de la latéralisation, des différents types de mémoire et des différents types d'aphasie.
- Connaître les bases neurobiologiques de la potentiation à long terme.

I. État de conscience

L'expression « état de conscience » recouvre deux notions :

- les faits dont le sujet a connaissance au moment où il les évoque, dont il a conscience ;
- l'état d'éveil qui s'oppose à toutes les altérations de la conscience que sont la somnolence, l'endormissement, ou en pathologie, la confusion ou le coma.

On peut enregistrer à la surface du cuir chevelu grâce à l'électroencéphalogramme (EEG) l'activité électrique qui se manifeste dans les neurones cérébraux. Cette activité peut être corrélée à l'état d'éveil et à ses altérations physiologiques et pathologiques. L'enregistrement est réalisé grâce à des électrodes placées sur le scalp et reliées à des fils transmettant les signaux de surface à un appareil d'EEG. Le tracé correspond à la somme des potentiels postsynaptiques des neurones qui se trouvent sous l'électrode d'enregistrement. L'amplitude du tracé (0,5 µV à 100 µV) témoigne de l'importance de l'activité électrique de même type sous l'électrode à un moment donné. La fréquence (cycles par seconde) indique la vitesse avec laquelle l'onde oscille entre son amplitude maximale et son amplitude minimale et caractérise les différentes phases du tracé EEG.

L'état de veille est caractérisé par la présence d'un rythme alpha de 8 à 12 cycles par seconde enregistrable en postérieur en regard des lobes pariétaux et occipitaux, chez un adulte au repos les yeux fermés. Le rythme bêta est plus rapide et remplace le rythme alpha quand le sujet a son attention attirée par un stimulus externe (dès qu'il ouvre les yeux). La disparition de l'alpha lors de l'ouverture des yeux est appelée réaction d'arrêt. Au cours de l'endormissement, le rythme alpha est peu à peu remplacé par un rythme d'amplitude plus ample et de fréquence moins élevée : les ondes thêta de fréquence 4 à 7 cycles par seconde et les ondes delta de fréquence 1 à 3 cycles par seconde. La première phase de sommeil ou *sommeil à ondes lentes* se divise en quatre phases, chaque stade étant caractérisé par une amplitude de plus en plus grande et une fréquence de plus en plus faible. Le tonus musculaire se relâche ensuite progressivement. Le sujet passe du stade 1 au stade 4 puis de nouveau au stade 1 en sens inverse. La phase suivante, ou *sommeil REM* (*rapid eye movement*) est caractérisée par la présence de mouvements oculaires rapides, le sujet est difficile à réveiller alors même que son EEG est proche de l'état de vigilance : c'est la phase de *sommeil paradoxal* au cours de laquelle se déroulent les rêves. La tension musculaire a complètement disparu au cours de cette phase en dehors des mouvements oculaires. Ainsi, le sommeil chez l'adulte se déroule de façon cyclique avec une succession de sommeil à ondes lentes et de sommeil paradoxal, à raison de 4 à 5 cycles par nuit de 90 à 100 minutes chacun. Le temps consacré au sommeil paradoxal s'allonge au cours de la nuit. Au cours du vieillissement, la durée totale du sommeil diminue ainsi que la durée du sommeil paradoxal suggérant que celui-ci est associé à la maturation du cerveau.

Au cours du sommeil à ondes lentes, il y a libération d'hormones de croissance et d'hormone gonadotrope par le lobe antérieur de l'hypophyse ; il y a une diminution de la pression sanguine, de la fréquence cardiaque et de la fréquence respiratoire. Au contraire, le sommeil REM est associé à des irrégularités de ces paramètres, il se produit une érection du pénis, une tumescence du clitoris et des secousses des muscles de la face et des membres malgré l'absence de tonus musculaire squelettique.

Le stade d'éveil ou stade 0 est caractérisé par des ondes alpha postérieures. Le sommeil est classé par quatre stades : le stade 1 caractérisé par une désagrégation de l'alpha et l'apparition d'ondes thêta correspondant à l'endormissement ; le stade 2 caractérisé par des ondes thêta et des ondes kappa (κ) qui sont les complexes ou fuseaux de sommeil de 12 à 14 cycles par seconde ; le stade 3 caractérisé par des ondes thêta et des ondes delta de grande amplitude correspondant à un sommeil plus profond et le stade 4 caractérisé par des ondes delta encore plus lentes. Les stades 3 et 4 correspondent au sommeil à ondes lentes. Le graphique récapitulant les caractéristiques du sommeil de nuit est appelé *hypnogramme*.

L'alternance du rythme veille-sommeil obéit à un cycle circadien d'environ 25 heures, réglée par le noyau suprachiasmatique de l'hypothalamus. L'aire préoptique de l'hypothalamus favorise le sommeil et une région postérieure de l'hypothalamus favorise l'éveil. De nombreuses sécrétions hormonales sont régulées par les différentes phases du sommeil. La prolactine et la TSH augmentent au cours de la nuit, l'aldostérone est basse en fin de nuit, l'hormone de croissance augmente au cours de la première phase du sommeil lent profond. Des régions du tronc cérébral établissent le rythme veille-sommeil et le déclenchement cyclique du REM au cours du sommeil à ondes lentes. Les neurotransmetteurs impliqués sont la dopamine, la sérotonine, la noradrénaline et l'acétylcholine.

▪ *La mort cérébrale désigne l'état de mort déclarée quand bien même les autres organes restent viables, en particulier grâce à la ventilation artificielle. Elle correspond à une perte définitive de toutes les fonctions du cerveau. Elle se caractérise par une absence d'activité électrique ou tracé plat à l'EEG.*

Le *coma* désigne une altération des fonctions d'éveil et des fonctions supérieures qui lui sont associées. Il est dû à des altérations anatomiques (structurales) ou métaboliques (fonctionnelles) du cerveau.

A. Attention

Nous avons accès aux idées si, et seulement si, nous y prêtons attention. L'attention sélective se manifeste par la recherche de stimuli importants et la concentration sur ceux-ci ; s'il a un sens pour le sujet, son comportement se modifie et il marque la réponse d'orientation. Elle nécessite trois étapes : libérer l'attention de la préoccupation en cours ; déplacer l'attention vers la nouvelle source d'intérêt ; concentrer l'attention sur le nouveau centre d'intérêt. Cela signifie que le système nerveux est capable de sélectionner l'information significative. Il existe une analyse préattentive du cerveau qui effectue déjà un tri parmi toutes les informations sélectionnées. Il agit comme un filtre pour ne laisser passer que les informations pertinentes et éventuellement les mémoriser.

Un stimulus dépourvu d'attention qui se répète conduit à une adaptation, ce qui permet d'ignorer un stimulus répétitif sans intérêt pour le sujet comme le bruit de la circulation par exemple. L'adaptation correspondrait à une diminution de la transmission synaptique (inactivation prolongée des canaux Ca^{2+} présynaptiques).

Les zones du cerveau intéressées sont le lobe pariétal et des régions frontale et pariétale droites quelle que soit la latéralisation du sujet (voir *infra*) ainsi que le locus cœruleus de la protubérance à médiation noradrénergique qui envoie des projections au cortex pariétal.

Il a été postulé qu'un ensemble de neurones activés en même temps pour analyser l'information de manière temporaire conduit à la conscience de l'information. Néanmoins, d'autres processus inconscients façonnent nos pensées, nos idées, nos sentiments et notre mémoire.

Le cortex préfrontal est particulièrement impliqué dans les mécanismes de l'attention. En fait, une lésion de ce dernier s'accompagne d'une difficulté à organiser les séquences d'opérations mentales. Il s'y associe, outre les troubles de l'attention, des troubles de la concentration et de l'humeur à type d'euphorie ou au contraire de dépression, une incapacité à passer rapidement d'une tâche à l'autre, des difficultés à planifier des opérations mentales et une perte des inhibitions sociales sexuelles, alimentaires et sphinctériennes : c'est le *syndrome frontal*.

B. Motivation

La motivation est essentielle à la survie de l'individu. Elle permet de réguler l'homéostasie des fonctions vitales, comme la recherche de boisson quand le sujet a soif. En revanche, le choix du type de boisson lorsque le sujet a le choix est la conséquence de la somme des apprentissages, des habitudes, des émotions qui ont été guidés initialement en partie par les concepts de punition et de récompense. La récompense renforce un comportement qui va être recherché pour donner du plaisir au sujet, la punition est le comportement inverse. Ces deux éléments vont déterminer nos degrés de motivation. Des zones du cerveau semblent sélectivement associées à la gratification comme l'hypothalamus latéral ou le noyau accumbens. Ceci a été mis en évidence chez l'animal par des manipulations d'autostimulation. Des électrodes sont disposées dans différentes régions cérébrales et l'animal peut déclencher et activer ces zones cérébrales en pressant un levier qui déclenche un stimulus électrique. Si elles lui procurent une gratification, il les activera beaucoup plus que ne le veut le hasard.

La noradrénaline et la dopamine sont les transmetteurs des voies associées à la gratification. Ainsi, les drogues qui augmentent l'activité synaptique de ces voies catécholaminergiques (amphétamines, cocaïne) renforcent les phénomènes d'autostimulation. C'est également le cas pour l'alcool, la nicotine et l'héroïne.

C. Émotions

Elles désignent des états affectifs complexes. Elles sont intriquées aux motivations dans le sens où elles donnent de l'intensité aux actions guidées par les motivations. Ces émotions s'accompagnent de comportements émotionnels intégrés au système nerveux végétatif comme la sudation, la rougeur, la tachycardie…
L'amygdale, qui est à l'extrémité du lobe temporal, l'aire située à la face inférieure du lobe frontal ainsi que d'autres aires associatives corticales participent à la mise en place et à l'activation des émotions. L'amygdale contient une densité importante de récepteurs gabaergiques, qui lie le neurotransmetteur inhibiteur GABA et les benzodiazépines, molécules anxiolytiques de synthèse. De nombreux systèmes monoaminergiques (sérotonine et dopamine) projettent sur le complexe amygdalien. Or, le rôle de ces monoamines est particulièrement bien démontré dans les troubles de l'humeur et dans la dépression en particulier. Le *comportement émotionnel* est quant à lui lié à l'hypothalamus. Ces structures interagissent dans un système anatomique qui est le *système limbique* (fig. 38.1) associant des structures corticales (cortex limbique, hippocampe), l'amygdale et les corps mammillaires. La stimulation électrique de certaines régions cérébrales au cours d'une intervention chirurgicale déclenche chez le sujet des sentiments de peur ou d'angoisse. Le système limbique servirait de relais d'intégration du signifiant du stimulus externe ; l'information est transmise à l'hypothalamus qui guide ensuite le comportement émotionnel externe et le comportement moteur adapté. Les structures du prosencéphale permettent la compréhension et l'inhibition des émotions.

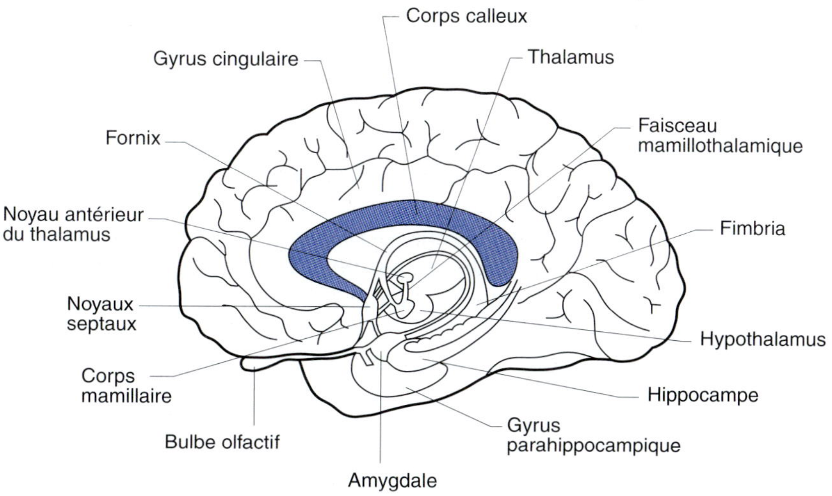

Fig. 38.1
Organisation du système limbique.

Les substances psychotropes modifient l'humeur de la simple euphorie (amphétamines) à des états hallucinatoires (LSD). Des molécules ont été développées de structure proche, afin de diminuer certains symptômes liés à des troubles de l'humeur comme la dépression ou des états psychiatriques comportant des hallucinations ou des troubles du cours de la pensée comme la schizophrénie ; en effet, la dépression est associée à des taux faibles de certains neurotransmetteurs comme la sérotonine, et la schizophrénie à des taux élevés de certains neurotransmetteurs comme la dopamine.

II. Apprentissage et mémoire

L'apprentissage est l'acquisition et la mise en réserve de l'information par suite de l'expérience. Les notions de punition et de récompense conditionnent en partie l'apprentissage. La mémoire est la mise en réserve de ces informations. La trace mnésique correspond à la modification des circuits neuronaux entre le stimulus et le comportement qui en résulte.

La mémoire peut être définie par sa durée : la mémoire immédiate dure quelques secondes, la mémoire à court terme dure de quelques secondes à quelques minutes en opposition à la mémoire à long terme qui peut durer des années. La consolidation de la mémoire est le processus qui permet le transfert des informations de la mémoire à court terme à la mémoire à long terme. Ceci correspond au transfert d'un compartiment mnésique à l'autre qui s'effectue par des opérations de codage régies selon certaines règles permettant le rappel des informations. L'hippocampe est la structure principale impliquée dans ces phénomènes.

La mémoire immédiate implique l'activation des mécanismes d'attention, la confrontation avec les données engrangées dans la mémoire à long terme et l'information sensorielle ou verbale qui lui est associée. L'information est alors analysée et stockée ou non dans la mémoire à long terme. Elle est codée dans certaines régions des lobes frontaux et la dopamine est le neurotransmetteur associé à ces processus. L'oubli pathologique est classé en amnésie antérograde qui est l'incapacité à fixer un nouveau souvenir (anomalie de la consolidation) et en amnésie rétrograde en cas de difficulté à retrouver des informations dans la mémoire à long terme. Les lésions bihippocampiques ou des deux corps mamillaires empêchent l'encodage, soulignant leur rôle dans l'élaboration ou le rappel de nouveaux souvenirs. Le lieu de stockage des souvenirs se fait dans d'autres zones plus spécialisées du cortex cérébral.

La mémoire à long terme est dépendante du glutamate, de l'acétylcholine et de la noradrénaline, mais aussi d'hormones comme l'ACTH (hormone corticotrope) qui est libérée lors d'expériences stressantes.

Dans la mémoire à long terme on distingue la mémoire verbale (ou déclarative ou sémantique) et la mémoire procédurale. La première sert au souvenir des faits et des événements et la mémoire procédurale des séries d'actions motrices à accomplir (comme la pratique de la bicyclette). Les structures activées lors de la mémoire verbale sont l'hippocampe et les zones du cortex associées au cortex limbique. Le cervelet, les noyaux gris de la base et le cortex prémoteur participent aux processus liés à la mémoire procédurale ; l'amygdale participe aux processus liés à la mémoire émotionnelle.

La consolidation de la mémoire fait appel à des modifications cellulaires et moléculaires des neurones impliqués : le phénomène de potentiation à long terme (PLT) regroupe les modifications résultant de l'activation électrique répétée de mêmes neurones. Elle correspond à une augmentation de l'efficacité se traduisant par une augmentation de la fréquence de la décharge postsynaptique. Elle se manifeste essentiellement dans l'hippocampe qui est la structure principale des premières phases de l'apprentissage. L'apprentissage est associé à une augmentation de la libération du neurotransmetteur par le neurone présynaptique. Au cours de la mémoire à long terme on observe des modifications anatomiques dans le cortex cérébral, le cervelet et l'hippocampe des animaux soumis à un environnement plus riche en stimuli externes : les cellules gliales sont plus nombreuses, les ramifications des dendrites neuronales et leurs épines sont plus nombreuses, les synapses elles-mêmes établissent des connexions plus riches. La capacité du cerveau à se modeler en fonction de son activation est la *plasticité*. Cette dernière apparaît même chez les animaux adultes placés dans un milieu enrichi en stimuli.

Par l'utilisation d'inhibiteurs spécifiques, il a été montré que le glutamate est essentiel à ces phénomènes de PLT. Si le neurone est à son potentiel de repos, le glutamate active les récepteurs AMPA ce qui induit la dépolarisation des cellules pyramidales de l'hippocampe ; cette dépolarisation entraîne une levée des ions Mg^{2+} qui bloquent les récepteurs NMDA (N-méthyl-D-aspartate). Il y a alors influx d'ions Na^+ et Ca^{2+} dans la cellule ; l'entrée des ions Ca^{2+} induit alors le phénomène de PLT en activant certaines protéines kinases qui sont des enzymes qui en phosphorylant certaines protéines permettent leur activation. Ces phénomènes induisent l'activation de gènes et la synthèse de nouvelles protéines (fig. 38.2). Un autre modèle propose que le neurone postsynaptique informe en amont le neurone présynaptique de son augmentation d'activité. Le monoxyde d'azote est un messager diffusible fortement impliqué dans le rôle d'informateur rétrograde. Il induit une modification de la perméabilité au calcium donc de la modification des potentiels d'action arrivant à la terminaison du neurone présynaptique et de la quantité de neurotransmetteurs libérés.

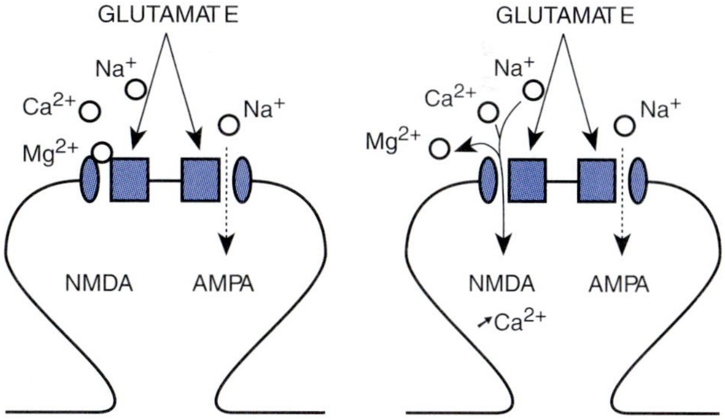

Fig. 38.2
Schématisation des mécanismes aboutissant à la potentiation à long terme.

Il existe un phénomène inverse appelé dépression à long terme où au contraire, certaines stimulations électriques provoquent une baisse de l'efficience synaptique.

III. Langage

Les deux hémisphères cérébraux présentent des capacités anatomiques, chimiques et fonctionnelles différentes. L'hémisphère qui est spécialisé dans le langage est appelé hémisphère dominant et est le plus souvent l'hémisphère gauche chez le droitier tandis que l'hémisphère droit est appelé hémisphère mineur. Le langage regroupe la conceptualisation des idées, leur expression orale ou écrite et la mémoire verbale récente. Certaines phases peuvent manquer comme la lecture ou l'écriture (analphabétisme) ou l'expression orale (langage des sourds).

■ *Chez le gaucher, les fonctions du langage semblent réparties dans les deux hémisphères.*

L'hémisphère gauche se spécialise également dans l'analyse séquentielle des événements. L'hémisphère droit analyse l'information comme une entité dans son ensemble, comme l'orientation spatiale ou la reconnaissance d'un visage. Les souvenirs verbaux sont traités dans l'hémisphère gauche et les souvenirs non verbaux dans l'hémisphère droit. Cette dominance cérébrale peut aussi être soumise à une certaine plasticité au cours des premières années de la vie et ce jusqu'à l'adolescence.

À l'intérieur du cerveau des zones sont spécialisées pour écouter les mots, les lire, les dire et les produire. L'*aphasie* désigne la perturbation du langage qui n'est pas liée à une paralysie des muscles phonatoires. On distingue différents types d'aphasie en fonction de la zone qui est touchée. Ainsi, une lésion de l'*aire de Wernicke* située dans le lobe temporal entraîne une aphasie qui touche surtout la compréhension alors même que l'audition est intacte. L'aphasie de Wernicke est une aphasie sensorielle dont la lésion siège près du cortex auditif. Le patient utilise des mots déformés (paraphasies), des nouveaux mots (néologismes) pouvant aboutir à un jargon. Une lésion dans l'*aire de Broca* située dans le pied de F3 du lobe frontal entraîne une aphasie qui touche l'expression de la parole alors même que la compréhension est relativement préservée. L'aphasie de Broca est une aphasie motrice, la lésion causale siège en avant du cortex moteur qui commande les muscles du larynx, de la bouche et de la face, essentiels à l'articulation des mots.

POINTS CLÉS

▶ L'état d'éveil, de sommeil et les altérations de la conscience s'enregistrent sur l'électroencéphalogramme.

▶ Des régions spécialisées du cerveau sont impliquées dans l'attention, la motivation, les émotions, dans les processus mnésiques et le langage. Ces fonctions sont susceptibles d'apprentissage. Il existe une latéralisation hémisphérique qui conditionne la localisation des fonctions du langage.

ENTRAÎNEMENT

QCM

1. Quelle(s) est (sont) la (les) proposition(s) exacte(s) ?

- ❑ **A.** les fibres véhiculant l'information sensorielle pénètrent dans la moelle épinière par la corne postérieure.
- ❑ **B.** les fibres efférentes pénètrent dans la moelle épinière par la corne postérieure.
- ❑ **C.** les ganglions sont des amas de corps cellulaires regroupés dans le système nerveux central.
- ❑ **D.** le myotome définit la projection corporelle de la racine ventrale.
- ❑ **E.** certains noyaux du tronc cérébral ont un rôle majeur dans l'éveil.

2. À quel(s) niveau(x) du système nerveux tous les types d'information sensorielle somatique consciente sont-ils représentés du côté controlatéral ?

- ❑ **A.** la moelle épinière.
- ❑ **B.** le bulbe.
- ❑ **C.** la protubérance.
- ❑ **D.** le thalamus.
- ❑ **E.** le cortex

3. À quel(s) type(s) d'altération vous attendez-vous dans le cas d'une section complète de l'hémimoelle droite en regard de la vertèbre D10 ?

- ❑ **A.** abolition de la sensibilité thermoalgique de l'ensemble de l'hémicorps droit.
- ❑ **B.** abolition de la motricité du membre inférieur droit.
- ❑ **C.** abolition du tact grossier du membre inférieur droit.
- ❑ **D.** abolition de la sensibilité thermoalgique du membre inférieur gauche.
- ❑ **E.** abolition de la kinesthésie du membre inférieur droit

4. À propos des voies de la douleur, quelle(s) est (sont) la (les) proposition(s) exacte(s) ?

- ❑ **A.** elles sont véhiculées par les fibres de conduction rapide de type Aβ.
- ❑ **B.** les fibres afférentes se projettent sur la corne postérieure.
- ❑ **C.** les fibres afférentes provenant du système nerveux périphérique et se projetant dans la moelle ont les enképhalines pour neuromédiateur.
- ❑ **D.** le contrôle de la douleur s'effectue au niveau périphérique par l'intermédiaire d'interneurones inhibiteurs avec les enképhalines pour neuromédiateur.
- ❑ **E.** les collatérales des fibres Aα et Aβ ont un rôle activateur sur les interneurones de la substance gélatineuse de Rolando.

5. À propos du goût, quelle(s) est (sont) la (les) proposition(s) exacte(s) ?

- ❑ **A.** les cellules réceptrices sont des terminaisons neuronales.
- ❑ **B.** la transduction fait intervenir des seconds messagers.
- ❑ **C.** les projections centrales sont ipsilatérales.
- ❑ **D.** il existe des projections secondaires au bulbe olfactif.
- ❑ **E.** les fibres afférentes sont principalement véhiculées par les fibres du VII et du IX.

6. Quels sont les mécanorécepteurs impliqués dans la sensation vibratoire ?

- ❑ **A.** les corpuscules de Meissner.
- ❑ **B.** les corpuscules de Pacini.
- ❑ **C.** les corpuscules de Ruffini.
- ❑ **D.** les disques de Merkel.
- ❑ **E.** les organes tendineux de Golgi.

QCM

7. Quelle(s) est (sont) la (les) proposition(s) exacte(s) ?

- ❑ **A.** le motoneurone γ innerve les fibres extrafusoriales.
- ❑ **B.** le fuseau neuromusculaire est le récepteur sensible à la tension du muscle.
- ❑ **C.** les fibres véhiculant l'information apportée par le fuseau neuromusculaire jusqu'au cortex cérébral sont amyéliniques.
- ❑ **D.** les fibres véhiculant l'information apportée par le fuseau neuromusculaire jusqu'au cortex cérébral empruntent le lemnisque médian.
- ❑ **E.** le motoneurone γ innerve les organes tendineux de Golgi.

8. Quelle(s) est (sont) la (les) proposition(s) exacte(s) ?

- ❑ **A.** les neurones pyramidaux sont les principaux neurones du cortex cérébelleux.
- ❑ **B.** l'amygdale est impliquée dans la mémoire émotionnelle.
- ❑ **C.** le phénomène de potentiation à long terme n'intervient que dans certains types de mémoire.
- ❑ **D.** les récepteurs NMDA et AMPA sont les principaux récepteurs impliqués dans le phénomène de potentiation à long terme.
- ❑ **E.** le monoxyde d'azote agit comme un inhibiteur de la potentiation à long terme.

9. Quel(s) réflexe(s) est (sont) dépendant(s) de l'activité de l'organe tendineux de Golgi ?

- ❑ **A.** le réflexe de flexion croisée.
- ❑ **B.** le réflexe de l'extension croisée.
- ❑ **C.** le réflexe myotatique inverse.
- ❑ **D.** le réflexe myotatique.
- ❑ **E.** le réflexe de défense.

10. Quel(s) est (sont) l'(les) élément(s) composant le réflexe myotatique ?

- ❑ **A.** un récepteur sensoriel : le fuseau neuromusculaire.
- ❑ **B.** un récepteur sensoriel : l'organe tendineux de Golgi.
- ❑ **C.** un arc afférent : la fibre sensorielle de gros diamètre Ib.
- ❑ **D.** un arc afférent : la fibre sensorielle de gros diamètre Ia.
- ❑ **E.** un arc efférent : le motoneurone gamma.

11. Quelle(s) est (sont) la (les) proposition(s) exacte(s) concernant le glutamate ?

- ❑ **A.** il est utilisé par les neurones de la voie corticostriatale.
- ❑ **B.** il est le principal neuromédiateur des neurones de la substance noire.
- ❑ **C.** il intervient dans le phénomène de potentiation à long terme.
- ❑ **D.** il est inhibiteur.
- ❑ **E.** il est le principal neuromédiateur des neurones de Purkinje.

12. Quelle(s) est (sont) la (les) proposition(s) exacte(s) concernant les récepteurs cutanés ?

- ❑ **A.** à terminaison libre, ils véhiculent la sensation de pression soutenue.
- ❑ **B.** à terminaison libre, ils véhiculent la sensation de douleur.
- ❑ **C.** à terminaison libre, ils véhiculent l'influx nerveux par les fibres amyéliniques C et A delta.
- ❑ **D.** les récepteurs pileux participent à la sensation de froid.
- ❑ **E.** à terminaison libre, ils véhiculent la sensation de douleur le long de la voie du lemnisque médian.

13. Quelle(s) est (sont) la (les) proposition(s) exacte(s) concernant les conséquences prévisibles d'une lésion hémisphérique droite ?

- ❑ **A.** une aphasie dans la plupart des cas.
- ❑ **B.** une hémiplégie droite.
- ❑ **C.** une hémianopsie latérale homonyme gauche.
- ❑ **D.** un déficit de la sensibilité thermoalgique de l'hémicorps gauche.
- ❑ **E.** un déficit de la sensibilité vibratoire de l'hémicorps droit.

Pour les corrections, se reporter à la page 411

Réponses aux QCM

Physiologie cellulaire – partie I

1.

A	B	C	D	E
☒	☒	☒	☐	☒

Les molécules d'adhérence cellulaire sont à la base de la communication juxtacrine.

2.

A	B	C	D	E
☒	☒	☒	☒	☐

La communication entre l'hypothalamus et l'antéhypophyse est bien une communication endocrine, les molécules de signalisation sont, dans ce cas, appelées neurohormones. La communication entre les neurones de l'hypothalamus est une communication neurocrine.

3.

A	B	C	D	E
☒	☐	☐	☒	☒

Les hormones sont les molécules de signalisation de la communication endocrine, elles sont habituellement transportées dans le sang en se liant à des protéines porteuses, comme l'albumine.

4.

A	B	C	D	E
☒	☒	☒	☒	☐

Les hormones peptidiques, les catécholamines et les prostaglandines se lient classiquement à des récepteurs membranaires. Les photons agissent sur une classe particulière de RCPG. Le NO et le CO diffusent à travers la membrane cellulaire et agissent en activant une enzyme cytosolique, la guanylyl cyclase soluble.

5.

A	B	C	D	E
☒	☒	☒	☐	☒

Les hormones glucocorticoïdes, comme la plupart des hormones stéroïdiennes, agissent en se liant à un récepteur intracellulaire ; les RCPG appartiennent à la plus importante (en nombre) famille de récepteurs membranaires, leurs diversités expliquent probablement notre capacité à distinguer les odeurs.

6.

A	B	C	D	E
☐	☒	☐	☐	☒

Les hormones liposolubles agissent directement sur des récepteurs cytosoliques et nucléaires et n'ont pas besoin d'autres relais intracellulaires ; l'AMP et le GMP sont des produits inactifs de l'AMPc et du GMPc, qui sont de véritables seconds messagers ; ceux-ci sont par définition intracellulaires et ne sont donc pas sécrétés à l'extérieur de la cellule.

7.

A	B	C	D	E
☐	☒	☒	☒	☐

8.

A	B	C	D	E
☐	☒	☒	☐	☐

Physiologie générale – partie II

1.

A	B	C	D
☒	☒	☐	☐

2.

A	B	C	D
☐	☐	☒	☒

3.

A	B	C	D
☐	☒	☐	☐

4.

A	B	C	D
☐	☐	☐	☒

5.

A	B	C	D
☒	☐	☒	☐

6.

A	B	C	D
☒	☐	☒	☐

7.

A	B	C	D
☐	☒	☒	☐

8.

A	B	C	D
☐	☒	☒	☐

9.

A	B	C	D
☐	☒	☒	☒

10.

A	B	C	D
☒	☒	☒	☐

	A	B	C	D	E
11.	☐	☒	☒	☐	
12.	☒	☐	☒	☒	
13.	☒	☐	☒	☒	
14.	☒	☒	☐	☒	
15.	☐	☒	☐	☐	
16.	☒	☐	☒	☐	☐
17.	☐	☐	☐	☒	☒
18.	☐	☒	☐	☐	☒
19.	☐	☒	☐	☒	☒
20.	☐	☒	☐	☒	☒
21.	☒	☒	☐	☐	☐
22.	☐	☐	☒	☒	☒
23.	☐	☐	☒	☐	☒
24.	☒	☐	☐	☒	☒
25.	☒	☒	☐	☒	☐
26.	☐	☐	☐	☒	☒
27.	☐	☐	☒	☒	☒
28.	☒	☒	☐	☒	☒
29.	☒	☒	☐	☐	☐
30.	☐	☒	☐	☐	☒
31.	☐	☐	☐	☒	☒
32.	☐	☒	☒	☒	☒
33.	☐	☐	☒	☐	☐
34.	☒	☐	☐	☐	☒
35.	☒	☒	☒	☒	☐
36.	☐	☐	☒	☐	☒
37.	☒	☐	☐	☐	☒
38.	☐	☐	☒	☐	☐
39.	☒	☐	☒	☐	☐
40.	☒	☐	☒	☐	☐

Physiologie respiratoire – partie III

	A	B	C	D	E
1.	☐	☒	☐	☐	☐
2.	☐	☒	☐	☐	☐
3.	☒	☐	☐	☒	☐
4.	☒	☐	☒	☒	☐
5.	☒	☐	☐	☒	☐
6.	☒	☐	☒	☒	☐
7.	☐	☒	☐	☒	☐
8.	☐	☐	☒	☒	☐
9.	☒	☒	☐	☐	☐
10.	☐	☒	☒	☐	☐
11.	☐	☒	☒	☒	☐
12.	☒	☒	☐	☐	☐
13.	☒	☐	☒	☐	☐
14.	☒	☒	☒	☒	☐
15.	☒	☒	☒	☒	☐
16.	☐	☐	☐	☐	☐
17.	☒	☐	☐	☐	☐
18.	☐	☐	☐	☐	☐
19.	☐	☐	☒	☐	☐
20.	☐	☒	☐	☒	☐
21.	☒	☒	☒	☒	☐
22.	☐	☐	☒	☒	☐
23.	☒	☒	☒	☐	☐
24.	☒	☒	☒	☐	☒
25.	☒	☐	☐	☐	☒
26.	☐	☐	☒	☒	☒
27	☒	☒	☐	☐	☐

Physiologie cardiovasculaire – partie IV

	A	B	C	D	E	F	G
1.	☒	☒	☐	☐	☐		
2.	☒	☐	☐	☐	☐		
3.	☒	☐	☐	☒	☐		
4.	☒	☒	☐	☒	☐		
5.	☒	☒	☐	☐	☒	☒	☒
6.	☐	☐	☒	☐	☐		
7.	☐	☐	☐	☐	☐	☒	
8.	☒	☒	☒	☒	☐		
9.	☒	☐	☐	☐	☐		
10.	☐	☒	☐	☒	☐		
11.	☒	☒	☐	☒	☐		
12.	☒	☒	☐	☒	☒	☒	☒
13.	☒	☒	☐	☐	☐		
14.	☐	☒	☒	☐	☐		
15.	☐	☐	☒	☐	☐		
16.	☐	☒	☐	☒	☐		
17.	☒	☐	☐	☐	☐		

Physiologie rénale – partie V

	A	B	C	D	E
1.	☐	☒	☒	☒	☐
2.	☒	☒	☒	☐	☒
3.	☐	☒	☐	☐	☐
4.	☐	☒	☐	☒	☐
5.	☒	☐	☒	☒	☒
6.	☒	☐	☒	☐	☐
7.	☐	☒	☐	☐	☒
8.	☐	☐	☐	☐	☒
9.	☐	☒	☒	☒	☐
10.	☒	☒	☐	☒	☒
11.	☒	☒	☐	☒	☐
12.	☒	☒	☒	☐	☐

	A	B	C	D	E
13.	☒	☐	☐	☐	☒
14.	☒	☐	☐	☒	☐
15.	☐	☐	☒	☒	☒
16.	☒	☒	☒	☐	☐
17.	☐	☐	☐	☒	☒
18.	☐	☐	☒	☐	☐
19.	☒	☒	☒	☒	☐
20.	☐	☒	☒	☒	☐
21.	☒	☐	☒	☐	☒
22.	☐	☒	☒	☐	☒
23.	☒	☐	☒	☐	☐
24.	☒	☒	☐	☐	☒
25.	☒	☒	☐	☒	☐

Physiologie digestive – partie VI

	A	B	C	D	E
1.	☐	☐	☒	☐	☒
2.	☐	☐	☒	☒	☐
3.	☒	☐	☐	☒	☒
4.	☐	☒	☐	☒	☐
5.	☒	☐	☐	☒	☐
6.	☐	☒	☒	☒	☒
7.	☒	☐	☒	☐	☒
8.	☒	☐	☒	☐	☒
9.	☒	☒	☒	☒	☒
10.	☒	☒	☐	☒	☐
11.	☒	☒	☐	☐	☐
12.	☐	☐	☒	☐	☒
13.	☐	☒	☒	☐	☐
14.	☒	☐	☒	☐	☐
15.	☒	☐	☒	☒	☒
16.	☒	☒	☒	☐	☒
17.	☒	☐	☐	☐	☒
18.	☐	☐	☒	☒	☒

19. A B C D E
☒ ☐ ☒ ☐ ☒

20. A B C D E
☒ ☒ ☐ ☐ ☒

Physiologie endocrinienne – partie VII

1. A B C D E
☐ ☐ ☐ ☒ ☒

La GH est une hormone peptidique, dont la sécrétion est maximale pendant le sommeil à ondes lentes (c'est la sécrétion du cortisol qui est maximale le matin, juste avant le réveil). Sa sécrétion est stimulée par la GH-RH hypothalamique (GnRH stimule la sécrétion de FSH et LH hypophysaires).

2. A B C D E
☐ ☐ ☒ ☒ ☐

La prolactine est une hormone antéhypophysaire dont la sécrétion est en permanence freinée par la dopamine (donc si on bloque l'action de la dopamine, on observe une augmentation – par défreination – de la sécrétion de prolactine). La sécrétion de prolactine est augmentée au cours de l'allaitement (et non pas de l'alitement).

3. A B C D E
☐ ☐ ☒ ☒ ☐

La sécrétion d'ACTH est sous le contrôle du CRH hypothalamique. Quand le cortisol inhibe la sécrétion hypophysaire d'ACTH c'est par un rétrocontrôle négatif.

4. A B C D E
☐ ☐ ☐ ☒ ☒

L'ADH est une hormone peptidique, posthypophysaire dont le site d'action principal est le rein où elle augmente la réabsorption de l'eau libre. Sa sécrétion est stimulée par toute hyperosmolarité plasmatique, l'hypovolémie pouvant conduire à une situation d'hyperosmolarité plasmatique.

5. A B C D E
☒ ☐ ☐ ☒ ☒

Les hormones thyroïdiennes jouent un rôle d'« activateurs métaboliques ». Leur insuffisance de production induira un ralentissement de tous les métabolismes. Sur le plan viscéral, toutes les grandes fonctions seront aussi ralenties (fonction cardiaque, motricité digestive…).

6. A B C D E
☐ ☒ ☐ ☐ ☐

Il existe une hypothyroïdie avec une TSH augmentée. Du fait de la diminution de production par la thyroïde de T_3 et T_4, le rétrocontrôle exercé par ces hormones sur l'hypophyse est levé d'où une augmentation de la TSH. Ce qui signifie que l'hypothyroïdie est due à une anomalie de fonctionnement de la thyroïde. Si l'hypothyroïdie était d'origine hypophysaire, l'anomalie initiale viendrait de la production de TSH qui serait abaissée, induisant secondairement une diminution de production par la thyroïde de T_3 et T_4 (par stimulation insuffisante par la TSH) : on aurait alors le profil biologique suivant : TSH diminuée et T_3 et T_4 diminuées.

7. A B C D E
☒ ☒ ☐ ☒ ☒

8. A B C D E
☒ ☐ ☒ ☒ ☐

Le glucose rentre dans la cellule β grâce à un transporteur spécifique : GLUT-2 (GLUT-4 est le principal transporteur sensible à l'insuline : il est présent dans les cellules musculaires squelettiques et le tissu adipeux).

9. A B C D E
☐ ☒ ☐ ☒ ☐

C'est la médullosurrénale qui sécrète les catécholamines. Parmi les hormones corticosurrénaliennes (cortisol, aldostérone, androgènes surrénaliens dont la DHEA), seul le cortisol exerce un rétrocontrôle sur la production hypothalamique de CRH et sur la production hypophysaire d'ACTH.

10. A B C D E
☐ ☐ ☒ ☒ ☒

L'aldostérone est une hormone stéroïdienne dont la sécrétion est principalement sous le contrôle du système rénine-angiotensine.

11. A B C D E
☐ ☐ ☐ ☒ ☒

La spermatogenèse représente la fonction exocrine du testicule. Elle dépend de FSH qui stimule les cellules de Sertoli et de LH qui stimule la production de testostérone par les cellules de Leydig, la testostérone étant indispensable à la spermatogenèse.

12.	A	B	C	D	E
	☐	☐	☒	☐	☐

La testostérone est synthétisée dans les cellules de Leydig. C'est une hormone stéroïdienne donc elle agit en se fixant sur des récepteurs intracellulaires. Elle est transportée dans le plasma principalement sous forme liée à la SBG.

13.	A	B	C	D	E
	☒	☐	☒	☒	☒

14.	A	B	C	D	E
	☐	☐	☐	☒	☒

L'estradiol est l'estrogène principal. La biogenèse des estrogènes est une poursuite de celle des androgènes. FSH stimule la sécrétion d'estrogènes par la granulosa et LH stimule la synthèse d'androgènes par les cellules de la thèque et de la progestérone par la granulosa lutéinisée c'est-à-dire que la progestérone est produite en deuxième partie de cycle (phase lutéale).

15.	A	B	C	D	E
	☐	☒	☐	☒	☒

Neurophysiologie – partie VIII

1.	A	B	C	D	E
	☒	☐	☐	☒	☒

2.	A	B	C	D	E
	☐	☒	☒	☒	☒

3.	A	B	C	D	E
	☐	☒	☒	☒	☒

4.	A	B	C	D	E
	☐	☒	☐	☒	☒

5.	A	B	C	D	E
	☐	☒	☒	☒	☒

6.	A	B	C	D	E
	☒	☒	☐	☐	☐

7.	A	B	C	D	E
	☐	☐	☐	☒	☐

8.	A	B	C	D	E
	☐	☒	☒	☒	☐

9.	A	B	C	D	E
	☐	☐	☒	☐	☐

10.	A	B	C	D	E
	☒	☐	☐	☒	☒

11.	A	B	C	D	E
	☒	☐	☒	☐	☐

12.	A	B	C	D	E
	☐	☒	☒	☐	☐

13.	A	B	C	D	E
	☐	☐	☒	☒	☐

Index

B

S

T

Elsevier-Masson s.a.s.

62, rue Camille-Desmoulins
92442 Issy-les-Moulineaux Cedex
Dépôt légal : septembre 2008
Normandie Roto Impression s.a.s.
61250 Lonrai
septembre 2008 – 082953

*
* *

402052 - (II) - (2,4) - CSB 90° - EXEGRAPH+BLEU REFLEX

Imprimé en France